ALBERT TERSON

OPHTALMOLOGIE DU MÉDECIN PRATICIEN

MASSON ET CIE ÉDITEURS.

OPHTALMOLOGIE

DU

MÉDECIN PRATICIEN

DANS LA MÊME COLLECTION

Dr Georges Laurens. — *Oto-rhino-laryngologie du médecin praticien.* 1 vol. in-8°, avec 560 figures dans le texte.. . . **10** fr.

Dr ALBERT TERSON

OPHTALMOLOGIE

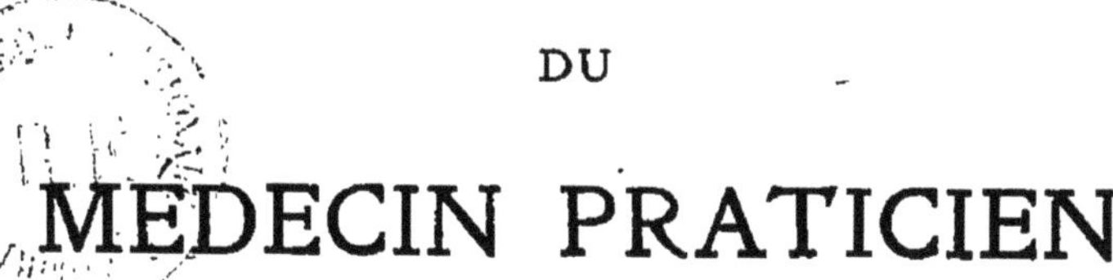

DU

MÉDECIN PRATICIEN

Avec 347 figures dans le texte
et une planche hors texte en couleurs

MASSON ET Cie, ÉDITEURS
LIBRAIRES DE L'ACADÉMIE DE MÉDECINE
120, BOULEVARD SAINT-GERMAIN, PARIS (VIe)
1916

INTRODUCTION

Le problème que pose, sous tant de formes, l'ophtalmologie *journalière*, est naturellement d'arriver, le plus sûrement et le plus vite possible, pour la satisfaction réciproque du malade et du médecin, à un *diagnostic* et à un *traitement* précis de l'affection oculaire qui les préoccupe.

L'établissement du *pronostic* constitue le troisième acte, et non le moins intéressant. Il est, comme tout « troisième acte », le plus délicat à réussir. Il compromet le succès des deux premiers, s'il n'est pas exécuté avec le tact et l'expérience indispensables. Que de fois, optimisme ou pessimisme, trop nettement affirmés, n'ont-ils pas provoqué déceptions ou même désastres, quand ils se sont appliqués aux maladies des yeux ! Le traitement sera ordinairement suivi d'un succès total ou partiel, lent ou rapide, mais la chute brusque ou progressive dans la nuit définitive suivra parfois les efforts les plus éclairés et les plus énergiques.

Dès les premières lignes de ce livre, nous remontrerons cette évidence même, que le praticien *non spécialiste* se trouve, *tôt ou tard*, plus ou moins souvent, mais *forcément*, contraint de voir, *le premier et seul*, un *œil malade*. Il sera donc obligé de « dire son mot ». Son action, plus encore son abstention, devront être motivées. Il aura besoin d'un avis, d'un conseil. Il ne les trouvera pas dans ses livres de médecine et de chirurgie ; il les découvrira malaisément dans les livres d'ophtalmologie dont la complexité le rebutera.

Est-ce à dire que le praticien, attiré, sinon séduit, par la tentation, si tentation il y a, de traiter les yeux souffrants, puisse « rechercher » les maladies des yeux? Nous croyons, sans arrière-pensée, que ce serait lui rendre un bien mauvais service que de l'engager à se substituer systématiquement au spécialiste.

Sans lui rappeler que trop d'affections oculaires, *d'apparence bénigne*, peuvent tourner fort mal et entraîner la *perte* des *deux* yeux, que tel ou tel collyre banal, mais inopportun, aggravera (glaucome et atropine) ce qu'aurait amélioré tel autre collyre (glaucome et pilocarpine), nous pensons que nous n'avons pas à ajouter un livre de spécialiste à tant d'autres livres spéciaux, sans compter les nôtres, pour lancer le praticien dans la technique touffue du diagnostic et du traitement ophtalmologiques complets et modernes.

Or, les explications ne valent que si elles sont accompagnées d'un *apprentissage* régulier. Nous *ne croyons* certes *pas* que le médecin doive exécuter un *cathétérisme lacrymal*, s'il n'a été, dans un service ophtalmologique, appelé à le pratiquer fréquemment, quelqu'un « lui tenant la main et lui poussant le coude ». Nous savons aussi que le choix des lunettes est délicat, combien la moindre opération sur l'œil, entreprise par quelqu'un qui n'en a ni fait, ni vu faire, provoque de dégâts visuels et esthétiques peu réparables. Nous n'arrivons pas à concevoir comment on a pu conseiller au premier confrère venu, d'aborder l'iridectomie, d'*urgence*, dans le *glaucome aigu*, quand, pour tout ophtalmologiste, c'est *alors* la plus ardue entre les interventions oculaires. Pourquoi ne pas dire simplement que le praticien devra, d'abord, *savoir reconnaître le glaucome* aigu, puis *prescrire* plusieurs instillations quotidiennes d'un collyre à la pilocarpine à 1 pour 100, qui permettront au malade, *tout en lui faisant du bien*, d'attendre une intervention prochaine, sûre, pratiquée dans de préférables conditions? Sans cela, pour le praticien non spécialiste, agir vite n'est plus agir bien : c'est sacrifier un œil pour n'avoir pas su dire, ou se dire, non. N'ayez pas à vous rappeler que l'opération a été exécutée, mais l'œil aussi.

Le praticien restera dans son rôle, considérable, mais limité, pour son propre bien.

Enseigner la spécialité rien qu'avec des idées et des mots, c'est un secret qui ne se vend nulle part, ici moins qu'ailleurs. Vous n'êtes pas ophtalmologiste et, tout de même, sans chercher à le devenir, vous êtes forcé de soigner des yeux, ***à l'improviste***. Contentez-vous d'être *utile* et de *ne pas nuire*, en conscience de vos droits et de vos devoirs, en connaissance de cause. Le reste, si, tout en continuant la médecine générale, vous voulez « faire des yeux », vous ne l'apprendrez qu'*en voyant soigner, et en soignant devant un spécialiste*, fort longtemps, les yeux les plus imprévus.

Nous désirons par contre, nous mettant sincèrement à la place du médecin et, il nous le permettra, du malade, indiquer ce que le praticien doit entreprendre, comment il le peut, ce dont il doit s'abstenir.

Sachant combien, pour le ***débutant***, l'*examen du fond de l'œil*. même normal et chez un sujet tranquille, comporte de tâtonnements, d'efforts, et d'erreurs, nous ne ferons *aucune place à l'ophtalmoscopie*, si complètement étudiée dans l'immense iconographie des types de l'endoscopie oculaire. Tant que le praticien n'aura pas *tenu* un miroir ophtalmoscopique et n'aura pas été *guidé, pendant des semaines*, il ne pourra se douter des difficultés qui l'attendent sur un terrain où l'échec, immédiat et répété, le ferait douter de l'ophtalmoscopie elle-même.

Mais nous étudierons la manière de procéder, ***simplement*** *et avec un outillage réduit*, à l'*examen clinique* d'un client, qui se plaint d'un état oculaire ou péri-oculaire anormal, organique ou fonctionnel. C'est la *consultation*, la *première* consultation *ophtalmologique*, établie *sans connaissances spéciales*, mais avec **ordre** et ***patience***.

L'étude *séméiologique* des phénomènes *prédominants, suggestifs*, qui conduisent à *penser* à telle ou telle maladie, à se *méfier* de telle autre, à les *reconnaître* avec certitude ou probabilité, à les *traiter* au besoin, en est le corollaire direct.

Des notions indispensables sur l'***adaptation*** *oculaire* de la ***thérapeutique*** *locale* et *générale*, sur les ***principales maladies*** *des* ***yeux***, leur diagnostic, leur évolution, leur pronostic, leur traitement, *leur union avec les maladies* ***générales***, leur ***prophylaxie*** *sociale* et leur importance *médico-légale*, leur intérêt décuplé par l'inattendu de la ***blessure*** de l'œil, l'*urgence* des secours, tout cela formera le corps de cet ouvrage, *sans double emploi* avec les manuels et les traités spéciaux, pas plus qu'avec ceux de neurologie, de syphiligraphie et de dermatologie qui contiennent une partie ophtalmologique.

Nous avons supprimé la bibliographie pour ne pas modifier le caractère pratique de ce livre.

Nous supposerons, comme lecteur, *le praticien qui n'a* ***jamais*** *fait d'études ophtalmologiques*.

Ce guide essaiera de le « piloter », de lui indiquer la conduite à tenir, les responsabilités qui lui incombent, *dans les circonstances auxquelles* ***rien*** *ne peut le soustraire*. Il cherchera, sauf erreur ou omission, s'adressant à ce lecteur *bénévole*, à lui permettre de guérir, de soulager ou de consoler, suivant la formule éternelle, que son patient ait longé, traversé la cécité ou sombré dans son abîme. Pour cela, le praticien est appelé à séparer les malades qu'il convient, *logiquement — et même déontologiquement — de confier à un des ophtalmologistes*, nombreux aujourd'hui et si rapidement accessibles dans tous les coins de France.

Il nous reste à remercier nos éditeurs de la bonne grâce avec laquelle ils ont mis à notre disposition les ressources de leur compétence et de leur courtoisie.

L'habileté de nos dessinateurs, MM. Moreaux et Warisse, nous a été également précieuse. Nous aurions pu leur demander davantage, mais nous avons résisté au désir de multiplier inlassablement les dessins aux dépens du texte. Nous avons voulu éviter le papillotement cinématographique des livres *très* illustrés, parce qu'il supprime un effort d'assimilation indispensable et ne laisse au lecteur ayant *vu trop*, et *trop vite, à la fois*, que... l'*illusion* d'avoir compris.

A. Terson.

Paris, le 15 février 1916.

L'OPHTALMOLOGIE
DU MÉDECIN PRATICIEN

NÉCESSITÉ JOURNALIÈRE DE NOTIONS D'OPHTALMOLOGIE POUR LE PRATICIEN

Vous vous trouverez *nécessairement* placé dans *trois catégories principales d'éventualités.*

Dans la première, vous êtes consulté pour une ***affection oculaire chronique***, parce que vous êtes le médecin de la famille, parce qu'il n'y a pas d'ophtalmologiste dans le voisinage, parce que le malade, avant de voir un spécialiste, veut, tout en vous demandant une recommandation, se rendre compte de ce qui lui est arrivé.

Le praticien sera conduit, parfois à traiter avec succès le patient, parfois à faire appel à une collaboration indispensable. De ses connaissances, de son expérience, de sa conscience, qu'elles se basent sur un altruisme éclairé ou un égoïsme intelligent, dépendra le maximum d'utilité de sa conduite. Il devra toujours, *après le premier contact, apprécier* s'il **doit** *confier le malade à un ophtalmologiste.* L'ophtalmologiste pourra renvoyer le malade à son médecin, quand le traitement et la maladie seront dans la bonne voie, lorsque nulle rechute ne sera redoutable, avec les indications indispensables pour *terminer* la cure. Dans les affections des yeux relevant d'un traitement presque exclusivement général, ce traitement, établi en commun, relèvera du médecin habituel, s'il l'accepte, et le spécialiste se bornera à réexaminer périodiquement l'œil souffrant. Au médecin de s'inspirer de la déontologie, pour se mettre à la place de l'ophtalmologiste, afin d'éviter l'envoi « réflexe » d'une affection oculaire à l'hôpital, quelle que soit la situation du malade. Il est très certain (et il existe une carte de la répartition des oculistes en France,

Giroux, éd.), que tout malade, *dans toute condition*, peut actuellement recevoir des soins rapides d'un ophtalmologiste.

Dans un autre ordre de faits, il s'agit d'***urgence*** médicale ou chirurgicale.

On vous amène un chasseur criblé de grains de plomb, et dont un œil ou les deux yeux sont perforés. Que faire, ***en attendant l'ophtalmologiste***? Les innombrables ***traumatismes*** oculaires (coups, brûlures, blessures avec ou sans corps étrangers, explosions, etc.), le médecin ou le pharmacien les verront *toujours* les premiers. Ou bien, ***sans traumatisme***, une affection oculaire ***à début rapide*** est apparue. Une conjonctivite aiguë, une hémorragie du fond de l'œil, une obstruction vasculaire rétinienne, un décollement de la rétine, un glaucome aigu, obligeront tout médecin à *parer au plus pressé*, fût-ce involontairement. Ici encore il doit agir par lui-même, pour commencer, en sachant ***réserver*** son ***pronostic***.

Chez tel malade, alité ou non, une ***complication oculaire***, *localisation inattendue,* surgira. Un tabétique, un varioleux, un syphilitique, un typhique présenteront une lésion de l'œil, dont le diagnostic et le pronostic intéressent immédiatement le médecin traitant.

Enfin, dans bien des circonstances disparates, le médecin aura un avis à formuler, qu'il s'agisse d'une inspection d'***écoliers***, d'un examen de ***candidats*** à une *administration,* aux *chemins de fer, au service militaire, d'émigrants, d'aveugles* à placer.

Telle est l'***ophtalmologie vécue*** par le praticien.

Aussi le plan général du livre est-il de mettre ce praticien en présence du dilemme quotidien, *tel qu'il lui apparaît*, et d'en faciliter la *solution. C'est une vaste consultation détaillée.*

Après plus de vingt ans d'exercice ophtalmologique, nous voudrions inspirer au praticien ***sa*** *ligne de conduite*, par des moyens d'appréciation et d'observation *différents de ceux* que l'*ophtalmologiste* applique, d'une façon *machinale*, où le sentiment de la complexité a disparu. Puisqu'il est nécessaire que le praticien arrive cependant à une appréciation *motivée*, il doit avoir *sa méthode à lui.* Ce sont souvent les choses les plus simples pour un ophtalmologiste qui intrigueront le plus le praticien, et, inversement, ce dernier ne soupçonnerait pas, s'il n'était prévenu, les difficultés, prévues, mais longues à vaincre, quand elles ne sont pas insurmontables, qu'entraînera un trouble visuel *minime*, sans douleur ni inflammation, et pourtant avant-coureur d'une affection des plus graves.

CHAPITRE I

L'OUTILLAGE

INSTRUMENTATION EXPLORATRICE ET CHIRURGICALE INDISPENSABLE

Le praticien n'a besoin, bien entendu, que d'un nécessaire ophtalmologique *rudimentaire*, si on le compare à l'outillage compliqué du spécialiste.

INSTRUMENTS DE PETITE CHIRURGIE OCULAIRE

Vous utiliserez déjà nombre d'instruments faisant partie de *votre arsenal de chirurgie générale d'urgence* (*petits* bistouris, aiguilles à sutures, pinces à griffes, porte-aiguilles, pinces hémostatiques, plateaux, etc.), en évitant ceux dont le volume serait incompatible avec la délicatesse de l'œil, et en y ajoutant quelques instruments spéciaux. Par exemple, pour la suture des paupières et de la conjonctive, il vous faudra de *très fines aiguilles* à chas rond (qui ne se désenfilent pas comme les aiguilles à chas à ressort) et des *soies* plates, solides, mais très délicates, n° 000, noires (très visibles sur les tissus cruentés).

J'ai supprimé depuis longtemps, pour les sutures de l'œil lui-même, le catgut, fragile et trop vite résorbable, et *je l'ai remplacé, dans les cas où l'on ne voudra pas employer la soie*, c'est-à-dire lorsqu'une suture *perdue* est indiquée, par de *très fins* filaments de *tendon de renne* (n° 000 spécial de Carrion), *résorbables* comme le catgut et *plus solides* que lui.

Comme instruments spéciaux de **première nécessité**, adjoignez à l'arsenal chirurgical *usuel* :

2 écarteurs palpébraux (petit et grand), à manche (modèle de Desmarres);

1 blépharostat de A. Terson, à *enlèvement instantané*, s'appliquant indifféremment à chaque angle de la fente palpébrale;

1 crochet mousse olivaire (à strabisme) utile pour diverses manœuvres;

1 pince à cils;

1 paire de petits ciseaux courbes, très pointus;

1 aiguille-lance à corps étranger;

1 curette mousse (à cataracte), qui « cueille » bien les *corps étrangers* des culs-de-sac conjonctivaux;

1 pince, sans arrêt et à mors arrondis, pour fixer le globe de l'œil;

1 pince palpébrale à anneau hémostatique (pince de Desmarres);

1 curette à chalazion;

1 pince-érigne, préférable aux crochets et aux pinces à griffes pour saisir fortement les petites tumeurs;

Seuls, les praticiens qui auront, *à **l'hôpital***, appris le *cathétérisme lacrymal,* se procureront :

1 dilatateur lacrymal conique;

1 couteau boutonné droit, dit de Weber;

Des sondes lacrymales *olivaires*, n°s 2, 3, 4, 5; prendre 3 ou 4 exemplaires des trois premiers numéros, les plus usuels;

1 seringue toute en verre; éviter absolument les pistons de cuir, de caoutchouc (qui se dissolvent dans les huiles), et d'autres substances détériorables.

La seringue toute en verre, de 2 centimètres cubes, répond à de multiples besoins. Pour les *voies lacrymales*, à la place de l'aiguille à injection hypodermique, mettez notre canule olivaire en platine, qui rougit instantanément à la lampe à alcool ou à la moindre flamme;

1 pointe fine et une olive spéciales s'adapteront au thermocautère, si le praticien n'a pas de galvano-cautère ou tout simplement de petits cautères coniques et olivaires de dentiste, montés sur un manche de bois.

Et c'est tout.... A ce tout, placé dans une boîte en métal ou en noyer, pas en maroquin et velours, libre au praticien qui aura fait quelques études ophtalmologiques d'adjoindre les autres instruments justifiés par ses connaissances plus étendues. Mais, en principe, en dehors du traitement médicamenteux éventuel des affections externes de l'œil, le praticien aura, principalement, à enlever des corps étrangers de la cornée et des culs-de-sac, à épiler des cils déviés, à sonder des voies lacrymales, *s'il en a déjà l'habitude* (car cela ne doit pas s'improviser), à faire des sutures palpébrales, à pratiquer l'ablation de petites tumeurs des paupières ou de la conjonctive... et les instruments précédents, *combinés à ceux qu'il emploie en chirurgie générale*, lui suffiront certainement.

INSTRUMENTS D'OPTIQUE MÉDICALE

Pour la partie optique, vous aurez :

1 ophtalmoscope simple et sa loupe, plus une autre loupe dont l'anneau devra être assez large pour dépasser le verre et le protéger ainsi contre les rayures; *nous verrons que l'**ophtalmoscope ne sera pas destiné à voir**, ni à essayer de voir le **fond** de l'œil,* mais sera très utile comme ***réflecteur*** ;

1 loupe d'horloger, précieuse pour l'examen de la cornée et de l'iris;

Pendues au mur :

1 échelle visuelle *décimale*, telle que celle d'Armaignac;

1 échelle visuelle de A. Terson, à caractères *mélangés*, pour l'examen de la ***simulation*** dans les accidents du travail, l'ophtalmologie médico-légale, les candidatures à l'armée, à la marine, aux chemins de fer;

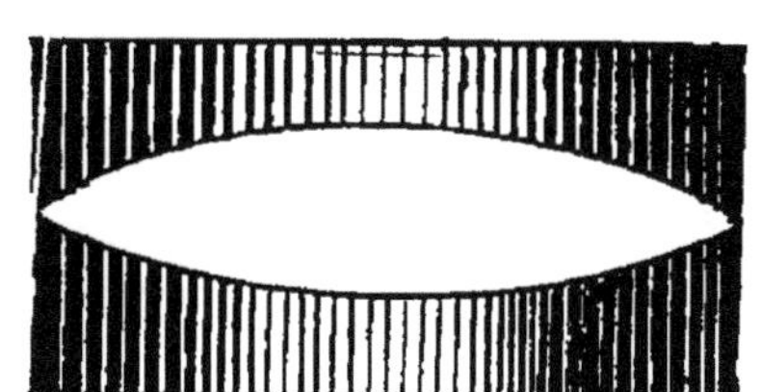

Fig. 1. — Loupe avec anneau métallique très large.

1 échelle en couleurs de *Stilling;*

1 échelle visuelle pour l'examen de la vision rapprochée :

(Une échelle pliante, *de poche*, sera commode pour mesurer, en ville, la valeur de la vue de loin et de la vue de près, les deux échelles appropriées étant collées sur le même carton.)

Un paquet d'écheveaux colorés pour l'appréciation de la *vision des couleurs* par le procédé de Holmgren ;

Quelques verres convexes, concaves, cylindriques, 1 prisme pour l'examen de la simulation, une lunette d'essai avec un opercule plein, un opercule perforé (*trou sténopéique*) et un verre rouge pour l'examen des paralysies oculaires.

Une lampe électrique de poche est commode pour l'éclairage latéral : munie d'un petit entonnoir formé par un spéculum auriculaire (fig. 38), elle est très pratique pour l'examen des *réflexes pupillaires* et suffit chez bien des sujets, pour l'*éclairage diaphanoscopique* par contact.

Si vous avez déjà *vu* prendre le champ visuel et si, sous un contrôle compétent, vous avez exécuté cet examen vous-même à diverses reprises, vous pourrez vous procurer un *périmètre* et des schémas d'inscription du champ visuel, mais il s'agit d'un instrument cher et encombrant. De plus, l'examen, si précieux d'ailleurs, du champ visuel, demande, pour donner des résultats probants, un observateur exercé. Nous indiquerons, au cours de « la consultation ophtalmologique élémentaire », comment le praticien pourra se rendre un compte relatif des anomalies du champ visuel, mais il devra généralement réserver au spécialiste leur détermination précise, leur inscription comparée sur les feuilles *ad hoc* et l'appréciation de leurs modifications significatives.

Il en serait autrement si le praticien, ou surtout le neurologue qui a si fréquemment besoin de données sur le champ visuel de ses malades, ont fait un apprentissage *personnel* de ce mode d'examen.

MATÉRIEL PHARMACEUTIQUE INDISPENSABLE POUR LE CABINET

Collyres :

1 flacon compte-gouttes stérilisé contenant une solution de chlorhydrate de *cocaïne* à 1/30.

Ampoules de chlorhydrate de *cocaïne* à 1/50, à 1/100.

— d'*adrénaline* à 1/1000.

— de *nitrate de pilocarpine* à 1/100.

— de *sulfate d'atropine* à 1/200.

Un petit flacon de poudre de *dionine*.

Un flacon de poudres de *calomel* et lactose à parties égales. (Flacon à large ouverture avec pinceau coupé court tenant au bouchon.)

1 pot de pommade jaune suivant notre formule :

Oxyde jaune d'hydrargyre (préparé par voie humide, lavé et porphyrisé) . .	quinze centigr.
Gaïacol synthétique.	cinq centigr.
Lanoline	6 gr.
Huile de vaseline.	4 gr.

1 pot de la pommade suivante, remplaçant, à de rares exceptions près, l'iodoforme et son odeur, le xéroforme, etc.

Ectogan (peroxyde de zinc)	vingt centigr.
Lanoline. } Vaseline . } ãã	5 gr.
ou Lanoline	6 gr.
Huile de vaseline. . . .	4 gr.

1 flacon de collodion.

1 Stylet-spatule métallique.

Solutions de nitrate d'argent en flacon noir, 1/50, 1/100, 1/200.

Boîtes métalliques soudées, contenant des rondelles oculaires, ouate et gaze stérilisées.

Des bandes de crépon de 5 cent. et de 7 cent. de large.

Quelques-uns de nos bandeaux de *feutre* (ovalaires, en scapulaire, triangulaires, pour adultes et enfants chez Robert et Carrière).

Nos canules de verre, à extrémité large et mousse, s'introduisant sans danger sous les paupières, et s'adaptant à un bock-laveur ou à un vide-bouteille.

Avec cela, vous pouvez « marcher ». Le reste sera *prescrit sur ordonnance* (pommades, collyres, injections, remèdes externes et internes de toute nature).

CHAPITRE II

LA CONSULTATION OPHTALMOLOGIQUE ÉLÉMENTAIRE

Nous allons maintenant aborder le malade, avec des moyens sans doute *simplifiés*, *sommaires*, *réduits*, mais qui, cependant, ***si vous voulez bien les employer méthodiquement***, vous permettront, ordinairement, d'aboutir à un *diagnostic*, à un *pronostic*, provisoires ou définitifs, et à un *traitement d'urgence*.

Sinon, il n'y a d'autre alternative que d'envoyer le malade à un spécialiste ou de le faire appeler. Ici, *vous serez seul juge*, seul appréciateur de vos connaissances, de vos aptitudes, aussi bien dans votre intérêt que dans l'intérêt du malade, *si vous êtes sincère envers vous-même*, et c'est votre premier, votre principal devoir.

PRÉCAUTIONS A PRENDRE POUR TOUT EXAMEN OCULAIRE

Ne vous contentez pas :

1° D'un simple examen à la *lumière du jour* et **sans loupe**;

2° D'un examen où vous n'aurez pas *renversé les paupières* et surtout retourné *totalement* la *paupière* **supérieure**;

3° ***D'un examen à distance***, « dans l'espace », vous satisfaisant, sans plus ample informé, des *lointaines* apparences et des *affirmations*, plus ou moins inconsistantes, *du malade*.

Nous avons été consulté, comme tous les ophtalmologistes, pour d'*énormes* corps étrangers méconnus pendant des mois, parce qu'ils s'étaient logés sous la paupière supérieure, sorte de « noli me tangere », qu'on avait considérée comme un refuge inviolable et qui, en tout cas, était resté inviolé, pour des iritis confondues, ***de loin***, avec des conjonctivites, pour des glaucomes pris pour des iritis, pour des granulations ignorées, pour des corps étrangers ***cornéens***, absolument *accessibles à la vue, à l'œil nu, sans toucher aux paupières*, et qui entretenaient une opacité et une vascularisation considérables, enfin, pour des affections diverses où les yeux étaient rouges, suintants, douloureux, affaiblis. ***Le médecin ne s'était pas approché*** *de ces yeux*, auxquels il avait pourtant infligé de nombreux collyres, inutiles ou dangereux.

Non seulement : « Pour savoir ce qu'a un œil malade, ***il faut*** le voir ***de près*** »; mais encore : « ***Il faut y toucher***, toucher ses paupières, *ses voies lacrymales*, ***le palper***. »

C'est au moins *autant avec vos doigts qu'avec vos yeux* que *vous devez examiner l'œil et ses annexes*, si vous voulez arriver à un résultat positif ou éviter de véritables désastres.

Pour examiner cet œil, ***il faut*** *s'en rapprocher*, en gardant une vision nette ; n'hésitez pas à porter des verres pour corriger votre réfraction si elle est anormale, pour ***pouvoir***, avec ou sans la *loupe*, *que vous emploierez* d'ailleurs *toujours avec avantage*, vous mettre *très près du patient*. N'imitez pas ces praticiens qui ne sont pas ou plus capables de *voir* un corps étranger cornéen et un point lacrymal sans verres correcteurs et qui s'obstinent à ne pas employer le binocle, indispensable pour être, au moins momentanément, ophtalmologiste.

Même si vous avez les doigts fins et légers, *méfiez-vous des* ***pressions*** *sur l'œil* et *autour* de l'œil ; le cristallin, l'iris peuvent sortir d'une cornée amincie ou perforée, alors que, *sans habitude spéciale*, ***on croyait n'exercer qu'une pression insignifiante***.

Nous avons vu semblable accident arriver entre les mains de chirurgiens très habiles, mais non spécialisés, cependant rompus aux sutures intestinales et aux autoplasties les plus délicates.

LES CONDITIONS VARIABLES DE L'EXAMEN DANS LA PRATIQUE QUOTIDIENNE

Vous aurez à examiner les yeux malades dans *deux* conditions différentes : ***chez vous*** ou ***hors de chez vous***.

1° HORS DE CHEZ VOUS

Qu'emporterez-vous pour cet examen ?

Votre ophtalmoscope, et *surtout la loupe* ; si possible, une lampe électrique *de poche*; un stylet de trousse boutonné ou une sonde lacrymale *forte, n° 5*, qui vous aideraient à retourner une paupière récalcitrante: les releveurs-écarteurs palpébraux; deux ampoules de solution de chlorhydrate de cocaïne à 1/50; 3 verres concaves, — 1 — 2, — 3 dioptries; 3 verres convexes de numéros analogues; la petite échelle visuelle pliante *de poche* pour l'examen visuel *de loin* et *de près*; la lunette d'essai avec son opercule plein et son opercule *à trou* sténopéique... et c'est suffisant en somme pour une consultation oculaire *à domicile* sans caractère particulier. Mais vous serez obligé d'y ajouter les instruments et les remèdes d'urgence que tel cas exigera. Qu'il s'agisse d'une blessure palpébrale à suturer, d'un abcès à ouvrir, d'un glaucome aigu, d'une ophtalmie purulente, entre mille autres éventualités, c'est vous qui devrez, pour choisir votre *supplément* portatif (instruments, atropine, dionine, pilocarpine, nitrate d'argent, pommades diverses), *vous informer de ce dont il s'agit* probablement, lorsqu'on viendra vous chercher pour quelqu'un qui se « plaint des yeux ».

ÉCLAIRAGE

Arrivé *chez le malade*, vous avez d'abord, s'il est mobilisable près d'une fenêtre, à l'examiner *au grand jour*, mais à compléter cet examen par un second, *à la lumière artificielle*.

La source de lumière pourra être, en outre de la lampe électrique de poche, toujours précieuse, une bougie, *toujours insuffisante*, une lampe sans abat-jour (huile, pétrole), préférable à la lampe électrique *d'appartement*, *sauf si celle-ci est* **dépolie** et **transportable à côté de la tête** *du malade*. La lampe électrique à feu *nu* est *intolérable pour l'examiné* qui ferme instinctivement les yeux et elle l'est même pour l'observateur. Le bec Auer est aussi désagréable. En somme, la lampe à pétrole, à huile, quelquefois un bec de gaz ordinaire, à tuyau de caoutchouc, *sans* incandescence, sont encore, lorsqu'il n'y a pas de lampe électrique *dépolie portative*, les sources de lumière dont l'emploi sera le moins pénible et donnera les moins mauvais résultats.

Si vous examinez le malade *au grand jour*, rappelez-vous que ce jour doit, en principe, ***venir « par côté »***. *Le malade ne doit* ***pas*** *être* ***en face*** *de la fenêtre*; la lumière en pleine figure l'éblouira d'autant plus qu'il souffre davantage des yeux et provoquera des reflets cornéens très gênants. De plus, la pupille se trouvera rétrécie et immobilisée par la trop vive lumière.

L'éclairage ***latéral*** *avec la loupe* que vous tiendrez de la main droite, se fera dans la *position de choix* suivante.

Devant le malade *assis*, éclairé par le jour ou par la lumière artificielle, le médecin se placera sur une chaise d'égale hauteur ou mieux un peu plus haute. Une petite table, à gauche du malade, et par conséquent *à votre droite*, portera, s'il y a lieu, la source de lumière, ***à hauteur de l'œil de l'examiné***; un *écran* de fortune (livre, carton, calendrier) sera, par moments, placé entre le visage du malade et la lumière à intercepter.

Si le malade est *au lit*, la lampe sera installée sur la *table de nuit* ou *tenue à la hauteur de son visage*, mais ***jamais en face***, ***toujours latéralement***, par une personne de la famille.

Vous devrez, à un moment donné, *obscurcir la chambre* avec les rideaux ou les moyens éventuels que votre ingéniosité vous inspirera (draps de lit, habits, etc.).

2° CHEZ VOUS

Votre cabinet devient instantanément la ***chambre noire*** nécessitée par l'examen ophtalmologique, si vous avez d'*épais rideaux*; à 5 mètres de distance, sont pendues *au mur* les *échelles de caractères* destinées à évaluer l'*acuité visuelle* et la *simulation*.

Dans un coin, une table porte la source lumineuse nécessaire, (lampe ordinaire, lampe électrique *dépolie* de 16 bougies, lampe de poche modifiée, gaz *sans bec à incandescence*), pourvue d'un *écran* mobile. Vous aurez sous la main, la cocaïne, quelques remèdes (nitrate d'argent, dionine, adrénaline, pommade jaune, etc.), des stylets à bout plat et à bout olivaire (genre porte-coton), des sondes lacrymales, des pansements stérilisés, vos loupes, votre ophtalmoscope, les verres de lunettes, une échelle destinée à apprécier la *vision de près*, les écheveaux colorés, bref, votre outillage ***nécessaire***, ***suffisant*** et qui tiendra très peu de place.

EXAMEN SIMPLIFIÉ D'UN MALADE ATTEINT D'UNE AFFECTION OCULAIRE

C'est à dessein que *nous ne disons pas : examen d'un œil*; en réalité, pour faire un diagnostic sûr, vous devrez, ***avant*** d'avoir examiné l'œil et ***après*** l'avoir examiné, *examiner aussi votre malade.*

L'examen oculaire se fera dans un ordre relativement déterminé, sauf si le diagnostic se fait littéralement de lui-même, (blessures, etc.).

INSPECTION GÉNÉRALE A L'ENTRÉE DU MALADE

Vous ouvrez la porte de votre cabinet et, déjà, la façon d'entrer du consultant vous donne des renseignements utiles.

Il *entre* seul ou il est introduit, tenu par la main ; il est aveugle ou à peu près aveugle, mais, aveugle ou non, ***il craint la lumière ou il ne la craint pas***, et ceci est fort important.

S'il est *photophobe*, il aura le chapeau rabattu sur les yeux, des visières, des lunettes de couleur ; *s'il ne l'est pas*, cela ne voudra pas dire qu'il n'est pas gravement atteint, au contraire.

Le malheureux, privé de la vue par atrophie des nerfs optiques, s'avancera, les yeux levés et grands ouverts.

« Que cherchent-ils au ciel, tous ces aveugles ? » s'écriait justement Baudelaire.

Remarquez l'***aspect général*** du malade, gros, maigre, rouge, pâle, jeune, vieux, cassé, ingambe. Quelquefois sa physionomie vous induira à supposer qu'il s'agit d'un *simulateur*.

Sa démarche est hésitante, ferme, franchement pathologique (affections cérébro-spinales).

Son *masque* est calme, grimaçant, inconscient, placide, paralysé, contracté ; le front plissé, les sourcils rabaissés ou surélevés, le visage couvert d'éruptions, la face inclinée, tordue par une attitude qui corrige en partie la gêne due à une paralysie oculomotrice.

Les *yeux* sont ouverts, fermés, d'un seul côté ou des deux ; les paupières sont contractées ou largement ouvertes. Il y a, ou non, une déviation, une propulsion, une anomalie congénitale, une rougeur, un larmoiement, une suppuration, une tumeur, de l'œil ou de son voisinage.

Si c'est un ***nouveau-né***, il *ouvre* les yeux ou il les tient *fermés* et ses paupières sont gonflées, croûteuses, suppurantes.

Si c'est un ***petit enfant***, il sera souvent atteint de terreur panique, ou crispé, photophobe (fréquence de la conjonctivite pustuleuse, dite phlycténulaire, et des kératites scrofuleuses).

POURQUOI LE MALADE VIENT-IL VOUS TROUVER? SON INTERROGATOIRE

Vous demandez au malade, ou à son entourage, de quoi il se plaint ou en quoi vous pouvez espérer lui être utile.

Vous le laisserez quelque peu parler sur ce qui l'inquiète : *trouble visuel, douleur* oculaire ou péri-oculaire, *sécrétion* gênante, accident, défaut esthétique.

Vous **coupez** *systématiquement* **l'interrogatoire** pour préciser **depuis combien de temps** il existe un *état anormal* **d'un œil** ou **des deux yeux**, ce que le malade peut encore « faire » (**lecture**, métier), si ces yeux **coulent** et sont **collés**, le *matin*, s'il **souffre** d'une façon *constante*, graduelle ou *intermittente*, à *quel moment de la journée* et dans quelles conditions, si la maladie est survenue **brusquement** ou **peu à peu**, **aux deux yeux** ensemble, ou d'abord à **un seul œil**....

Règle générale, *ne faites* **jamais**, au début de la consultation, un **trop long** interrogatoire. A notre avis, l'examen doit se passer *entre deux interrogatoires*, le premier chargé de déblayer la situation, le second, de corroborer les **résultats de l'examen direct**.

Il sera bon de terminer par un aperçu de la **santé** et de l'**hygiène générales**, avant d'écrire l'*ordonnance*.

Tel sera l'ensemble, le schéma de la **première consultation**, parfois unique, mais ordinairement base solide des suivantes.

Un interrogatoire très prolongé fatigue les malades inintelligents et faibles, énerve les malades intelligents ou trop délicats et diminue la confiance des exigeants qui s'attendent à ce que le médecin *voie* et surtout *devine* ce dont ils se plaignent. Un long interrogatoire est considéré comme une preuve d'incertitude et même d'incompétence; un *minutieux* et *muet examen*, comme une marque de sollicitude et de compétence.

Nous n'avons pas besoin de dire à quelles erreurs un *insuffisant* interrogatoire expose le malade et le médecin.

EXAMEN DIRECT

Examen des enfants. — S'il s'agit d'un **nouveau-né**, faites-le placer sur les genoux de la personne qui le porte, la tête bien-appuyée sur la cuisse *gauche* de la nourrice, par exemple (fig. 2). De sa main gauche, elle pourra tenir la tête de l'enfant au niveau et au-dessus des oreilles, ou même avec ses deux mains largement ouvertes.

Si possible, une autre personne à genoux tiendra les mains et,

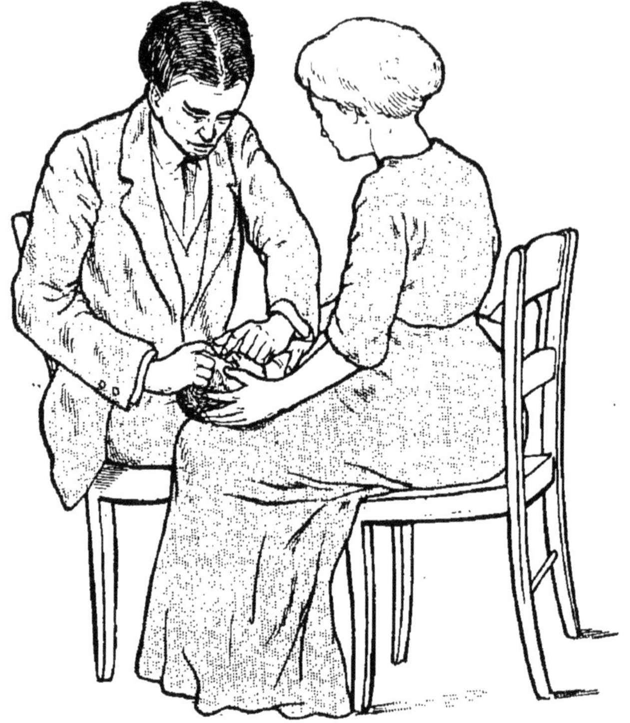

Fig. 2. — Examen des yeux des enfants. Position latérale.

en appuyant son buste ou ses coudes sur les pieds, empêchera l'enfant de remuer les jambes.

Si vous n'êtes que deux, la position précédente est encore passable; le nouveau-né agite ses pieds laissés libres, sans compromettre l'examen.

Dans certains cas, vous pouvez mettre l'enfant sur le dos, la tête sur vos genoux, position réputée classique (fig. 3), mais, en général, nous préférons la position où la tête est bien appuyée et immobilisée sur la cuisse de la personne qui porte l'enfant, de façon à pouvoir nous mettre presque *en face du petit malade et examiner ses yeux dans la position où nous verrions un adulte assis*, au lieu de l'examiner de derrière et d'en haut.

Lorsque vous devez examiner un ***enfant plus âgé***, causez d'abord avec le petit malade, *sage*, *bien élevé*, *raisonnable*, mais *toujours craintif*.

Ordinairement, après avoir vu que vous ne tenez aucun instrument piquant ou coupant, il vous laissera approcher, car il comprend alors, évidemment, *qu'on ne peut lui faire aucun mal* et qu'on est sincère avec lui, tout en étant ferme, sans brutalité, pour lui rendre service.

Il faut le prévenir successivement de toutes les manœuvres nécessaires. Il ne se méprend que rarement aux promesses, assez

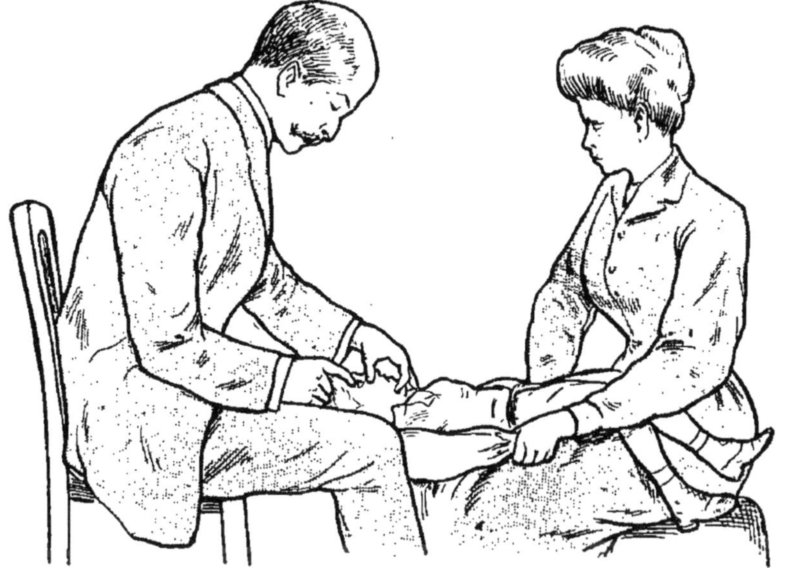

Fig. 3. — Examen des yeux des enfants. Position classique.

niaises, de chocolat et de joujoux : avec les enfants gâtés, habitués à un chantage perpétuel, ce procédé réussit quelquefois, mais laissez-le aux parents.

S'il s'agit d'un enfant *terrifié*, *froidement indocile* ou véritablement *indomptable*, agissez par surprise, comme un vétérinaire, après vous être concerté avec les personnes qui l'accompagnent, si elles sont elles-mêmes bien élevées ou raisonnables. Mais allez *vite*, et aussi *légèrement* que possible.

Les instillations de *cocaïne* rendent quelques services chez l'adulte, rarement chez les enfants, car déjà l'instillation est une manœuvre redoutée et d'ailleurs la goutte de cocaïne est désagréable, sauf si l'on a pu fortement abaisser la paupière inférieure pour l'y déposer, en évitant ainsi le brusque contact immédiat avec la *cornée*.

Ecartement des paupières. — Chez l'enfant *rebelle*, vous serez obligé d'écarter *de force* les paupières pour ***voir le*** BUT, ***la cornée***, mais, s'il y a une

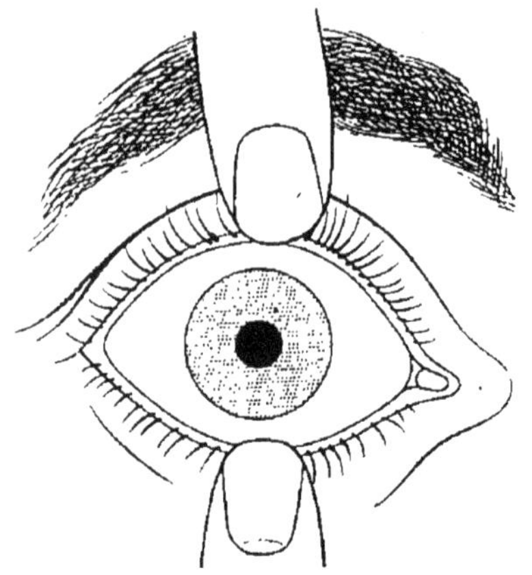

Fig. 4. — Écartement des paupières. *Bonne position* des doigts qui, placés *sur le bord ciliaire*, empêchent les paupières de glisser.

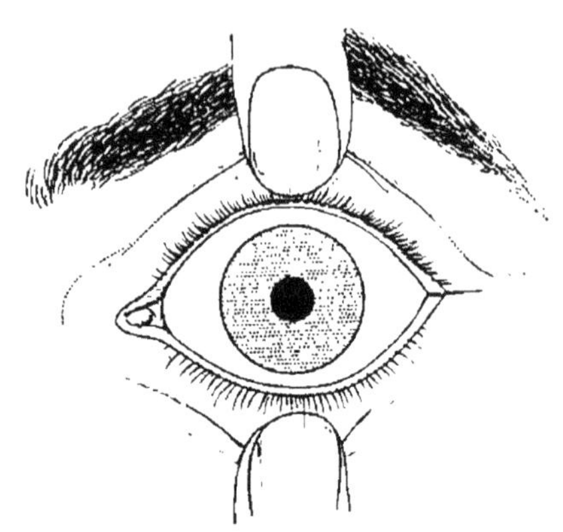

Fig. 5. — *Mauvaise* position des doigts, placés *trop loin* du bord ciliaire, d'où le résultat déplorable que montre la fig. 6.

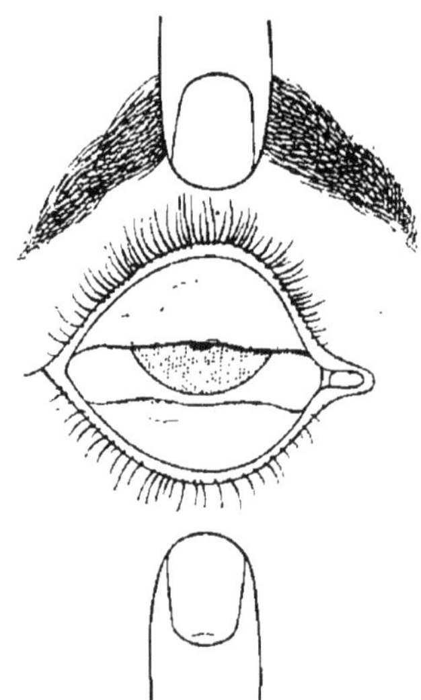

Fig. 6. — Les paupières *glissent* sous les doigts *placés trop loin des cils* et, *en se retournant*, masquent la cornée.

blessure ou une *ulcération* de l'œil, *agissez avec la plus grande prudence*, progressivement, de façon à ne pas aggraver la situation par vos manœuvres, au cours des violents efforts du patient qui se débat, même maîtrisé.

Le plus souvent, ***avec les doigts seuls***, les paupières se laissent écarter suffisamment, lorsqu'elles sont ***séchées*** avec de l'ouate hydrophile; pour la *paupière inférieure*, cela va toujours, il suffit de l'abaisser avec le doigt placé très près des cils. Pour la *paupière supérieure*, appuyez l'index ou le pouce, *recourbés*, sur le bord des cils, et fixez la paupière au rebord orbitaire, sous le sourcil (fig. 4). *Vous voyez, dès lors, facilement* ***toute la*** *cornée*; si vous ne savez pas vous y prendre, si vous mettez les doigts *à plat, trop loin des cils*, vous ne pourrez voir toute la cornée, parce que les paupières se *retournent* et la cachent (fig. 6) en partie.

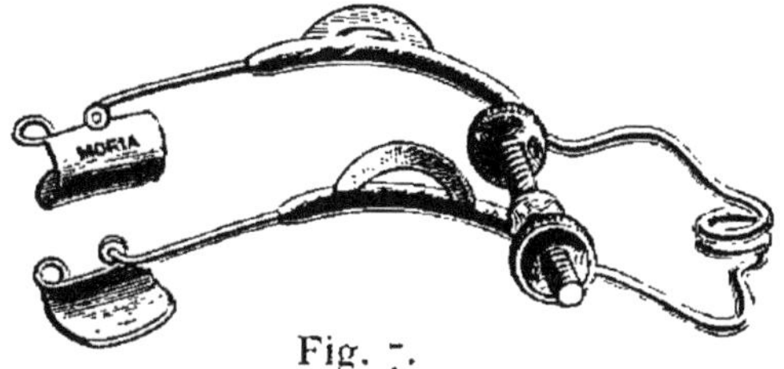

Fig. 7.
Blépharostat-écarteur de A. Terson.

Le ***blépharostat-écarteur*** (fig. 7) est applicable, surtout chez l'adulte, car un enfant qui contracte violemment ses paupières, l'expulserait : de plus, la cornée est moins découverte que par le releveur, si le patient regarde énergiquement en haut et plisse ses culs-de-sac conjonctivaux.

Aussi, soit que vous manquiez d'expérience, soit que vous ayiez de trop gros doigts, soit que vous vous méfiiez de vos ongles (avoir au moins l'ongle de l'*index* coupé assez court) ou si, décidément, le malade est par trop difficile, mieux vaudra employer les ***releveurs à manche, « les valves »*** (fig. 8), et les introduire doucement sous les paupières, la paupière venant d'elle-même se mettre à cheval sur la valve (fig. 11).

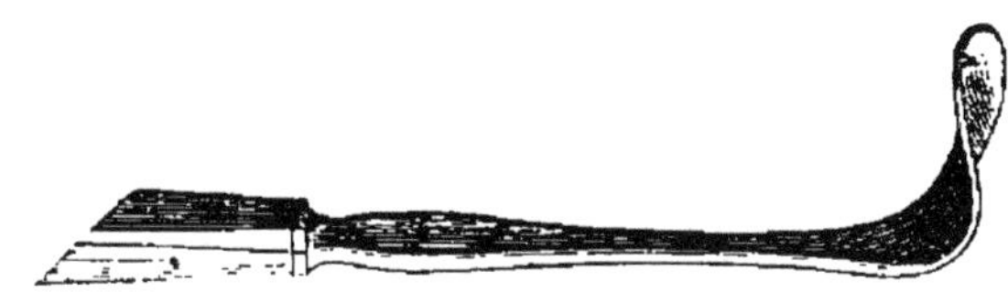

Fig. 8. — Écarteur à valve.

Évitez de racler la cornée, comme le montre la figure 10, ce qui est pénible ou dangereux. En dirigeant ainsi l'appareil, *vous ne tiendrez pas bien* les paupières *qui vous échapperont. Tout est à recommencer* au milieu des cris et des appels désespérés.

Utilisez une *épingle à cheveux*, recourbée, pas seulement coudée, si vous n'avez pas de releveur (fig. 9).

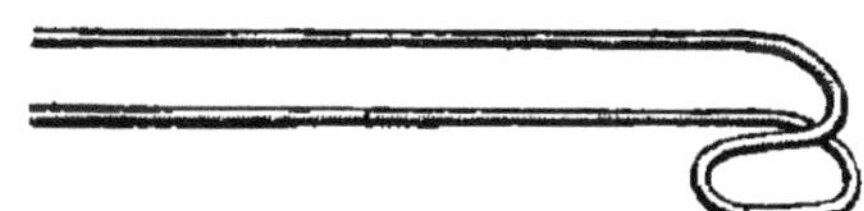

Fig. 9. — Épingle à cheveux recourbée (releveur d'urgence).

Mais, dans une foule de cas, le malade vous laissera, de bonne grâce, voir sa cornée, tout à votre aise, ***sans aucun instrument***, sans que vous le touchiez.

Vous procédez *tranquillement* à votre *examen sommaire*. Rien ne vous gêne, vous ne devez pas vous presser.

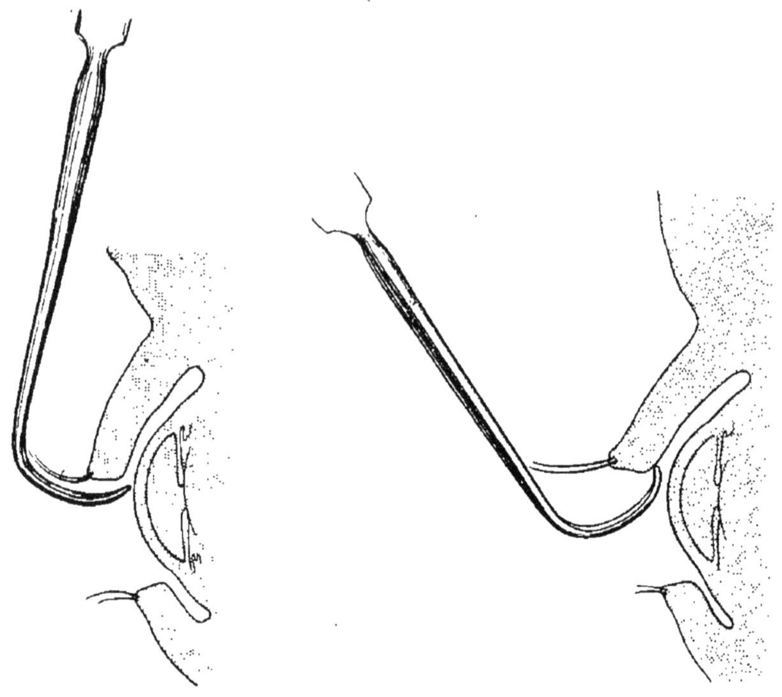

Fig. 10. — Brusque et *mauvaise introduction* du releveur qui appuie sur la cornée.

Fig. 11. — Introduction *correcte* du releveur sous la paupière légèrement soulevée.

Vous seriez donc impardonnable, en ***négligeant de voir ce que vous pouvez voir***, SANS INSTRUMENTATION SPÉCIALE.

EXAMEN RÉGIONAL

PAUPIÈRES ET VOIES LACRYMALES

Vous examinerez l'*aspect extérieur* normal ou anormal des

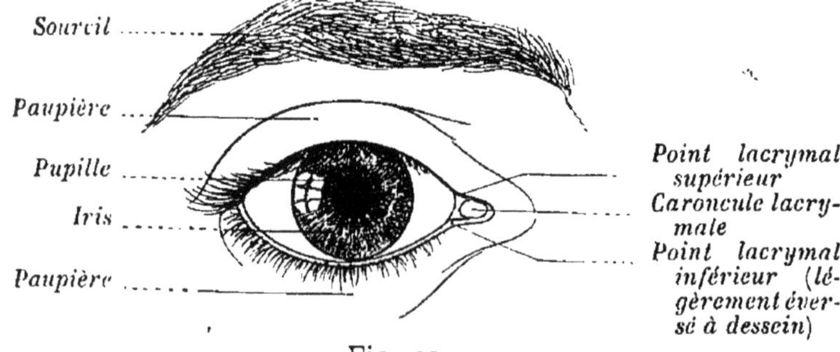

Fig. 12.

paupières et des *sourcils*, les dimensions et la forme des deux *fentes* palpébrales, surtout la *margelle* des paupières, avec son bord *antérieur* muni de *cils* et son bord *postérieur* (orifices des glandes de Meibomius).

Voyez tout de suite si les *cils* sont *à leur place* et s'il n'y en a pas un qui, dévié, va frotter la cornée. Palpez rapidement les paupières pour vérifier s'il n'y a aucune « grosseur » profonde. Vérifiez l'état des *ganglions* préauriculaires (devant le *tragus*), parotidiens, sous-maxillaires.

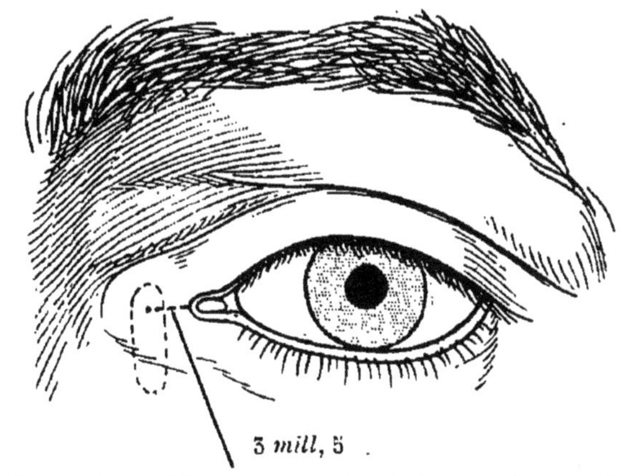

Fig. 13. — Siège *sous-cutané* du sac lacrymal, à un peu plus de 3 millimètres du *coin* de l'œil.

Pressez la région du *sac lacrymal* (fig. 13 et 14) avec l'index pour voir s'il n'y a aucun *reflux* par les *points* lacrymaux. Voyez si le point lacrymal *inférieur* n'est pas *éversé*, déplacé *en avant*. Quand il est à sa place, « dans son intérieur », *on ne doit pas le voir* sans toucher aux paupières.

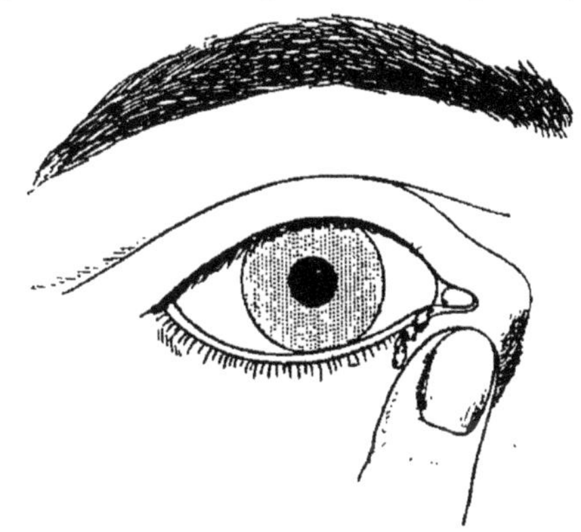

Fig. 14. — Pression et évacuation d'un sac lacrymal plein de pus.

Retournement des paupières. — Toutes les fois qu'il y a une inflammation ou une douleur oculaires, *retournez la paupière supérieure*; la paupière *inférieure* se laisse, lorsqu'on abaisse son bord libre, examiner complètement, avec, vu sa faible dimension, le *cul-de-sac inférieur* (conjonctivite folliculaire, suppurations, filaments), si le malade *regarde fortement en haut en même temps* (fig. 15).

La paupière *supérieure* demande toute une série de précautions : 1° pour qu'on puisse la retourner; 2° pour que l'on ne fasse pas souffrir l'examiné; 3° pour que l'œil ne coure aucun risque.

Très *rarement*, cocaïnisation préalable, chez les pusillanimes et pour les yeux douloureux.

Il est indispensable que le malade regarde en bas.

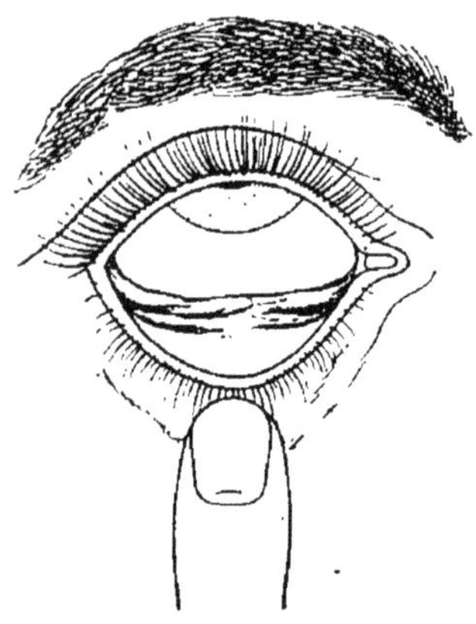

Fig. 15. — Retournement de la paupière inférieure.

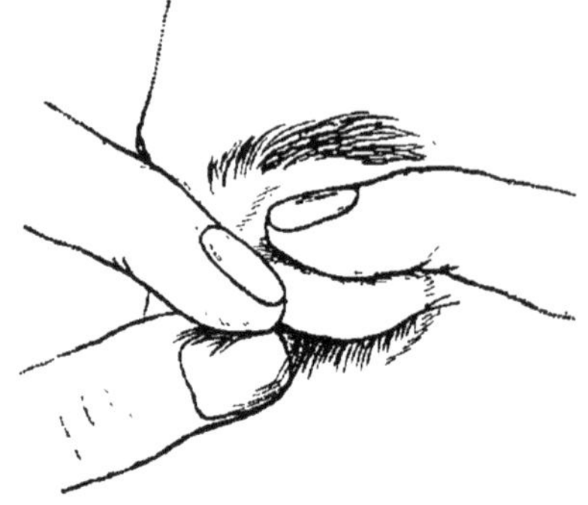

Fig. 16. — Retournement de la paupière supérieure avec les doigts.

« *Regardez vos genoux* », s'il est assis, est l'injonction qui le guidera. Puis le médecin saisit les cils entre le pouce et l'index de la main *gauche* (fig. 16) : ensuite, avec l'extrémité de l'*index* de la main *droite*, il fait basculer le tarse et fixe la paupière renversée (fig. 17).

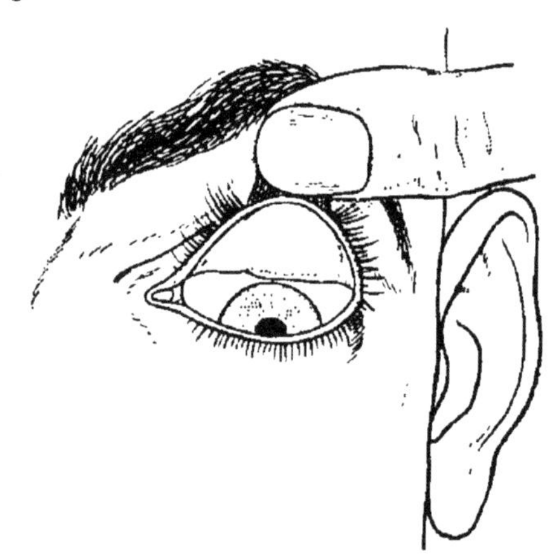

Fig. 17. — Fixation de la paupière retournée.

Si les doigts ne sont pas suffisamment effilés, l'index sera remplacé par un stylet de trousse, une grosse sonde lacrymale (n° 5), une sonde cannelée, un passe-lacet ou tout autre objet mince et mousse (fig. 18). S'il n'y a que peu ou pas de cils, on prend le bord même de la paupière. Il est *essentiel* que ***le malade*** CONTINUE A REGARDER ***fixement*** EN BAS, ***pendant toutes ces manœuvres***.

Le renversement de la paupière supérieure effraie beaucoup certains malades, *à l'avance*; d'autres ne peuvent supporter la sensation bizarre, mais nullement douloureuse, de la *mise à l'air* du tarse et de son reploiement, et regardent *obstinément en haut*.

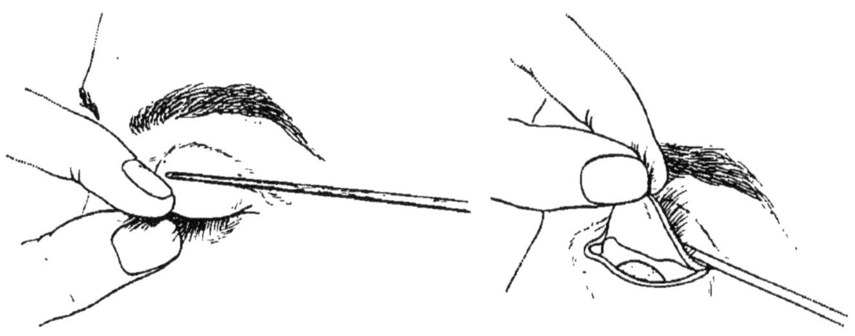

Fig. 18. — Retournement de la paupière supérieure avec un stylet (1er temps).

Fig. 19. — 2e temps.

Vous échouez; il sera quelquefois indispensable de répéter « la

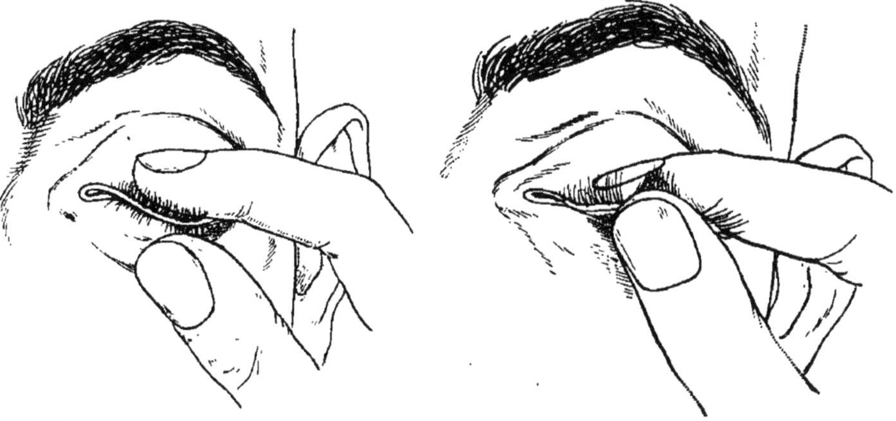

Fig. 20. — Retournement de la paupière supérieure avec une seule main (1er temps) (à éviter).

Fig. 20'. — 2e temps.

manœuvre » devant le malade, sur une personne obligeante, au besoin sur soi-même.

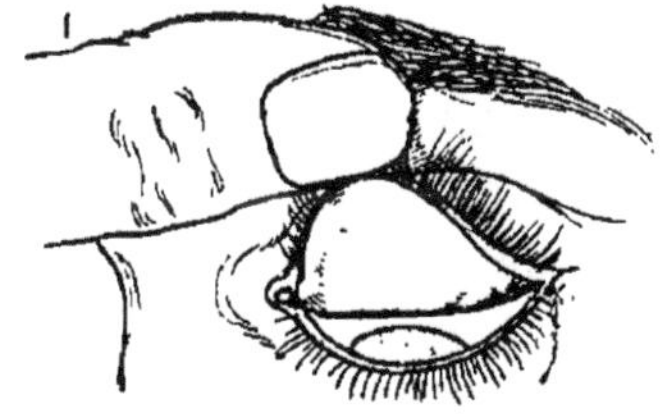

Fig. 20''. — 3e temps.

Nous déconseillons en général de retourner la paupière supérieure *avec une seule main* (fig. 20); ce procédé est plus pénible pour le malade, et, en plus, exerce *sur l'œil une* **pression dangereuse**. Il est plus brillant, « tour de maître » stupéfiant les spectateurs novices, mais plus brutal et plus aléatoire. Pratiqué avec douceur, le procédé du stylet ou de l'index, exécuté avec les *deux mains* sur un malade *raisonnable* ***qui regarde en bas***, ne « se sent » pour ainsi dire pas.

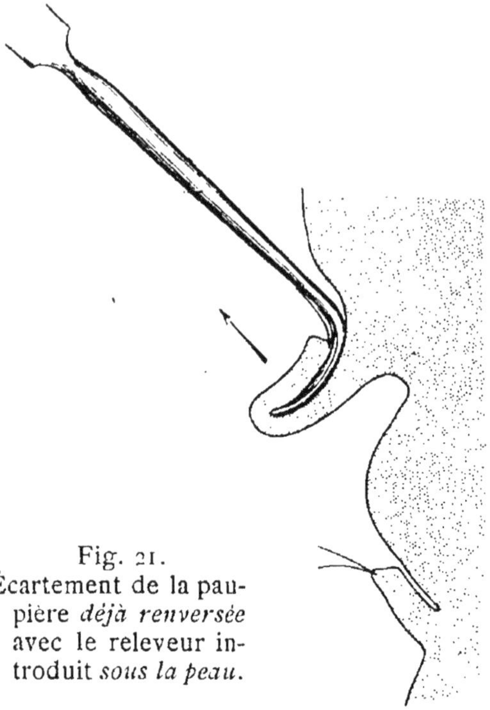

Il suffit enfin de dire au malade : « *Regardez en haut* » et tout se remet en place.

Examen du cul-de-sac supérieur. — Cependant, derrière la paupière supérieure *totalement renversée*, il est resté un *cul-de-sac* invisible. Pour voir, *à ciel ouvert*, ce qui se passe dans cette « arrière-boutique », trois procedés :

Fig. 21. Écartement de la paupière *déjà renversée* avec le releveur introduit *sous la peau*.

1° La paupière ***étant d'abord renversée***, introduire ***sous la peau*** le releveur à valve qui déplisse le cul-de-sac (fig. 21) :

2° *Soulever*, *avec la valve*, un stylet mousse, un *crochet à strabisme* (fig. 22), le ***tarse préalablement renversé***, pour visiter ce qui est *derrière lui*;

3° Après injection sous-cutanée de cocaïne à 1 pour 100 et instillation à 1/20, *enrouler la paupière* et le cul-de-sac sur une *pince* hémostatique ou une pince à pansements de Lister (munir ses branches de caoutchouc (drains). Ce procédé est le plus désagréable mais le plus complet (fig. 25 et 26).

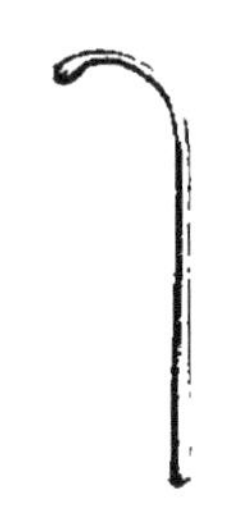

Fig. 22. Crochet à strabisme.

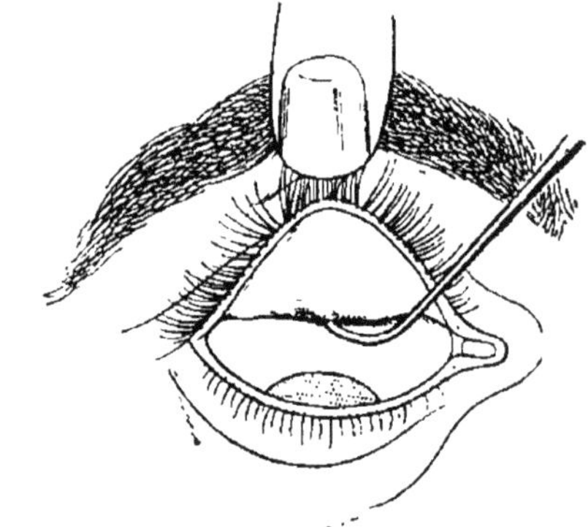

Fig. 23. — Soulèvement du tarse avec un crochet à strabisme.

On *voit* ainsi ***tout*** le cul-de-sac, surtout les *corps étrangers* méconnus, difficiles à extraire, incrustés (éclats de verre, de bois, etc.), que le *procédé ancien*, consistant à passer, *à l'aveuglette*,

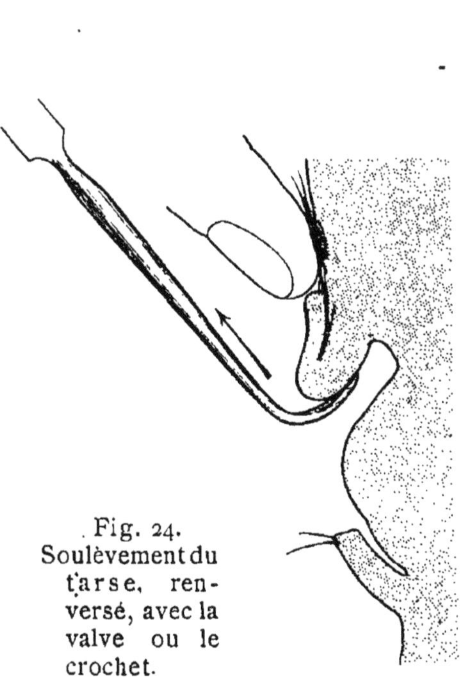

Fig. 24. Soulèvement du tarse, renversé, avec la valve ou le crochet.

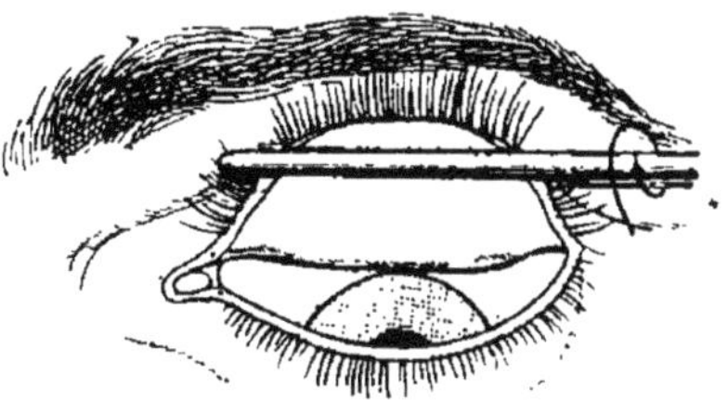

Fig. 25. — Enroulement de la paupière sur une pince à pansements (1er temps).

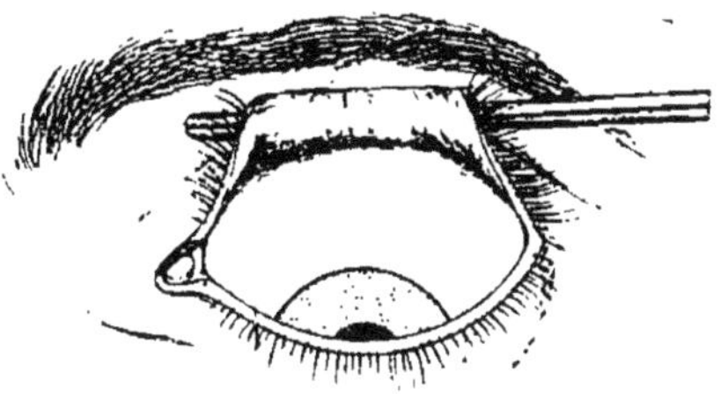

Fig. 26. — 2e temps, mise à nu du cul-de-sac supérieur (recherche des *corps étrangers* profonds).

une *curette mousse* ou un cure-oreille dans le cul-de-sac, risquait d'implanter dans le tissu sous-muqueux.

Vous avez examiné les paupières, *en dehors, en dedans*, et leur *cul-de-sac*.

Pas besoin de dire que cela est inutile pour un choix de lunettes, un examen visuel et d'autres éventualités.

Vous passez ensuite à l'examen de la **cornée.**

EXAMEN DE LA CORNÉE

1° **Au jour.** — L'éclairage du jour, nous l'avons dit, ne devra *pas* porter *en pleine figure*, car le malade *ébloui* souffre, cligne ; les reflets blanchissent la cornée et masquent la pupille. Cependant, très exceptionnellement, suivez l'image d'une fenêtre sur la cornée, miroir convexe. Les bords de cette image paraîtront flous ou sinueux sur les points où la cornée est *dévernie* ou *irrégulière*.

2° **A la lumière artificielle.** — Si vous examinez, comme vous devez ***toujours*** le faire, le malade avec l'***éclairage latéral artificiel*** (fig. 27), avec *une*, voire *deux* ***loupes***, ce genre

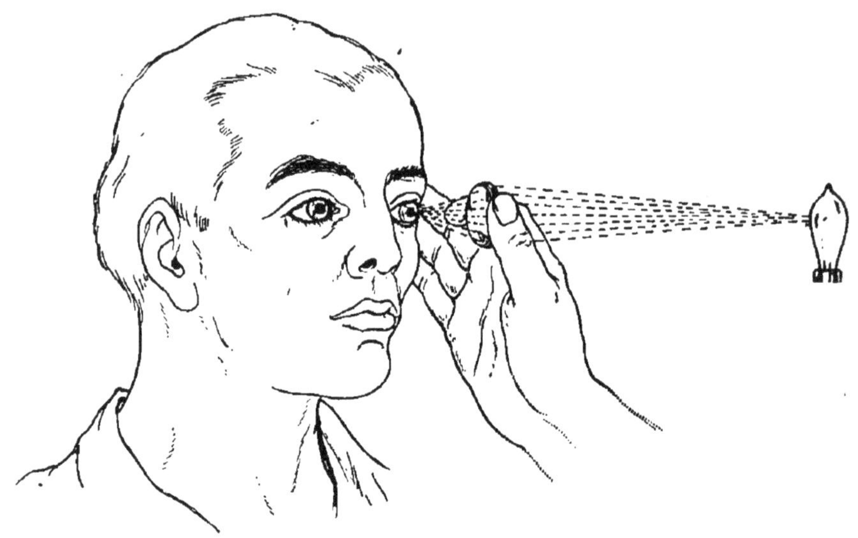

Fig. 27. — Éclairage latéral avec la loupe.

d'examen rendra le précédent inutile. Faites-le assez minutieusement pour ne rien omettre.

Vérifiez, au besoin avec la *loupe d'horloger* (fig. 28), placée *sur votre œil*, si la cornée n'est pas ***dépolie***, si elle n'a pas de ***perte de substance***, d'ulcération, si elle est ***vernie*** ou ***dévernie***, *mate* ou *luisante*, ***transparente***, ***opaque*** ou ***nuageuse***, s'il n'y a pas de ***corps étrangers*** adhérents.

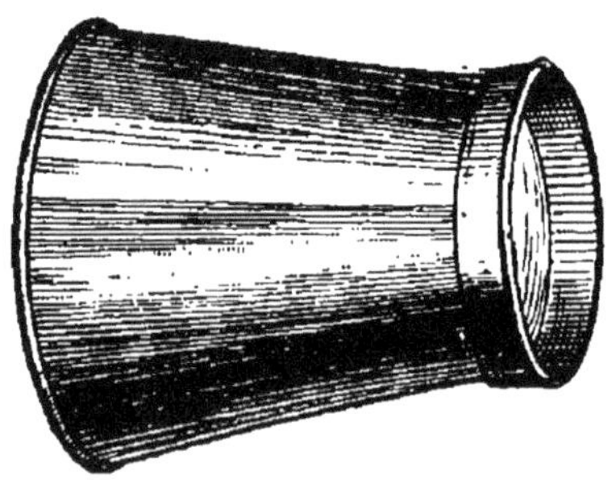

Fig. 28. — Loupe d'horloger.

Au cours de toute inflammation oculaire, vous devrez *journellement* revoir la cornée.

Avec l'examen des *contours pupillaires*, il n'est pas de recherche qui soit plus indispensable.

Le praticien qui s'en acquittera consciencieusement, préservera son malade des plus réels déboires.

EXAMEN DE LA SCLÉROTIQUE ET DE LA CONJONCTIVE

Après la cornée, examinez la ***sclérotique*** et la ***conjonctive*** qui recouvre le ***globe***.

Souvent le ***blanc de l'œil*** possède ***normalement*** d'*assez gros vaisseaux*.

Voyez rapidement s'il n'y a pas une *pustule*, un *ulcère*, une éruption *vésiculaire* transparente, des *cicatrices adhérentes aux paupières* (*symblépharon*), une *tumeur* solide ou kystique, des replis anormaux (*ptérygion*), des *varices sanguines* ou *lymphatiques*.

La conjonctive peut être *œdémateuse* (**chémosis**) : ce chémosis (χημωσις, gonflement), tantôt indolore (œdème froid), tantôt douloureux (œdème inflammatoire), flottant ou lardacé, a une signification importante (Voy. ***M. de la conjonctive***).

Vérifiez s'il existe, dans le *cul-de-sac* ***inférieur*** ou aux coins de l'œil, des *sécrétions filamenteuses, purulentes, des croûtes, des fissures*.

LA ROUGEUR OCULAIRE

La ***rougeur*** du globe oculaire affecte plusieurs formes.

Il sera essentiel de *déterminer* : 1° si la rougeur du globe de l'œil et de tout le sac conjonctival, est ***généralisée*** et à peu près ***uniforme***, avec légère prédominance *dans les culs-de-sac* et sur la face interne des paupières ; 2° si, *médiocre* ou *nulle sur la conjonctive palpébrale*, la rougeur est ***intense***, ***plus fortement marquée*** AUTOUR DE LA CORNÉE, formant une ARÉOLE vasculaire, ce que l'on appelle le CERCLE PÉRIKÉRATIQUE (Voy. p. 57) ; 3° si la rougeur est ***sous-conjonctivale***, tamisée, d'un rouge laiteux tirant sur le mauve, rougeur de *siège profond*, ***sclérotical***. Ces éléments sont *concluants*, nous le verrons, pour le diagnostic des diverses inflammations de l'œil.

Vérifiez si la *sclérotique* n'a pas de ***saillies***, de « bosses » et de ***taches*** *noires*, *grises* ou *rougeâtres*.

EXAMEN DE LA CHAMBRE ANTÉRIEURE

La chambre antérieure est normale ou vide ou remplie de sang (*hypoéma*), de pus (*hypopion*), de flocons blanchâtres, de dépôts cellulaires grisâtres.

Examen de l'iris et des pupilles. — Observez, à la lumière du ***jour***, quelle est la *couleur* de l'iris.

A la lumière ***artificielle***, *latéralisée*, voyez si les *pupilles* sont *égales*, *immobiles*, *mobiles*, *rétrécies* ou *dilatées*, *régulières* ou *irrégulières*, *bouchées* ou *libres*. Si sommaire que soit votre examen, vérifiez au moins si la pupille, est, ou non, mobile à la *lumière* et à l'*accommodation*.

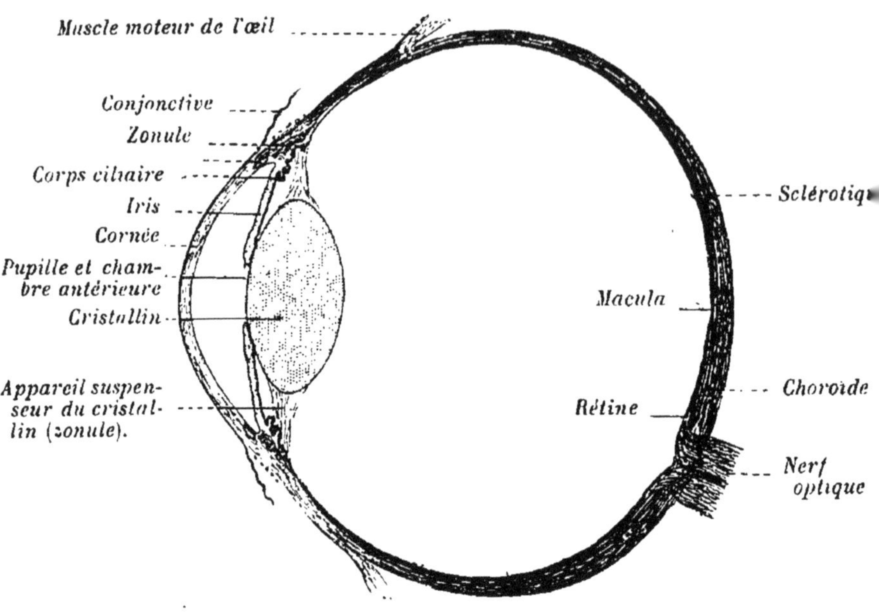

Fig. 29. — Coupe de l'œil.

Pour cela, le malade devra d'abord *regarder assez loin*, par-dessus votre tête ou à côté, *sans rien fixer*, pour relâcher l'accommodation, *son œil restant dans l'ombre*. Il vous est facile de le cacher avec la paume de la main qui tient la loupe. Puis, brusquement, en abaissant votre loupe, tenue entre le pouce et l'index, vous projetez un rayon lumineux qui contracte violemment la pupille si elle réagit à la lumière. Vous pouvez employer aussi notre lampe électrique de poche munie (fig. 38) d'un spéculum auriculaire, à ***fusée*** lumineuse.

Au jour, vous vous bornerez à abaisser et à relever rapidement la paupière supérieure, *sans comprimer* l'œil.

Le miroir ophtalmoscopique donne une lumière trop brutale et trop directe.

Pour rechercher le réflexe à l'*accommodation*, vous dites au malade de fixer votre index brusquement rapproché ou de vous regarder la face.

Vous verrez alors telle pupille, *immobile à la plus vive lumière*, se contracter instantanément.

La pupille opposée se contracte quand la lumière tombe sur le premier œil (*réflexe consensuel*), dans des conditions que nous retrouverons.

Ne négligez jamais l'examen de la pupille ***à la lumière artificielle*** et ***à la loupe***, examen toujours plus précis que celui que vous feriez en plein jour.

Cette habitude *systématique* vous préservera de beaucoup de fautes et d'omissions.

Après avoir examiné les parties *extérieures* de l'œil et des annexes, le moment est venu de vérifier l'***acuité visuelle***, la *valeur*, la *force* de la vision de l'examiné.

L'*examen ophtalmoscopique* est réservé *pour la fin* de la consultation. *afin d'éviter la fatigue de l'œil*, avant la recherche de sa valeur visuelle qui en serait diminuée.

EXAMEN DE LA VALEUR VISUELLE (*ACUITÉ VISUELLE*).

Vous placez le sujet *à 5 mètres de distance* d'une échelle visuelle (fig. 30) fixée au mur bien éclairé. Vous le priez d'***obturer un œil***, rarement avec la main dont la pression troublerait la vue, mais avec une carte de visite appuyée contre le nez ou avec la lunette d'essai et son opercule *non perforé*. Vous l'invitez à lire, avec l'*autre œil*, les caractères *les plus gros*, puis les plus petits, **sans cligner**. La *vision de l'œil examiné* est *normale* (10/10 ou 1), si cet œil *épèle* correctement les *lettres de la ligne ci-contre*, tenue *à 5 mètres de distance* et *dans un bon éclairage* (fig. 31). Sinon, il faudra déterminer si la vision est défectueuse par ***lésion***, par ***anomalie de la réfraction***, par *association* des deux, et si des *verres* sont capables de l'améliorer.

Rappelez-vous alors qu'un opercule *perforé* d'un *trou sténopéique*, ou une simple carte *trouée*, *amélioreront* la vision des patients atteints de *troubles de la réfraction*. Ils « gagneront » ainsi une ou plusieurs lignes.

Le trou sténopéique *diminuera* au contraire la *vision* de ceux qui ont *des lésions* intra-oculaires (voy. chapitre III).

Vous vous demanderez si des appareils (optomètres, etc.) ne détermineraient pas *automatiquement* l'acuité visuelle et la réfraction du sujet, comme une machine à compter. De même que les ophtalmomètres, ils sont coûteux et encombrants, *sans remplacer* les autres *méthodes* et instruments.

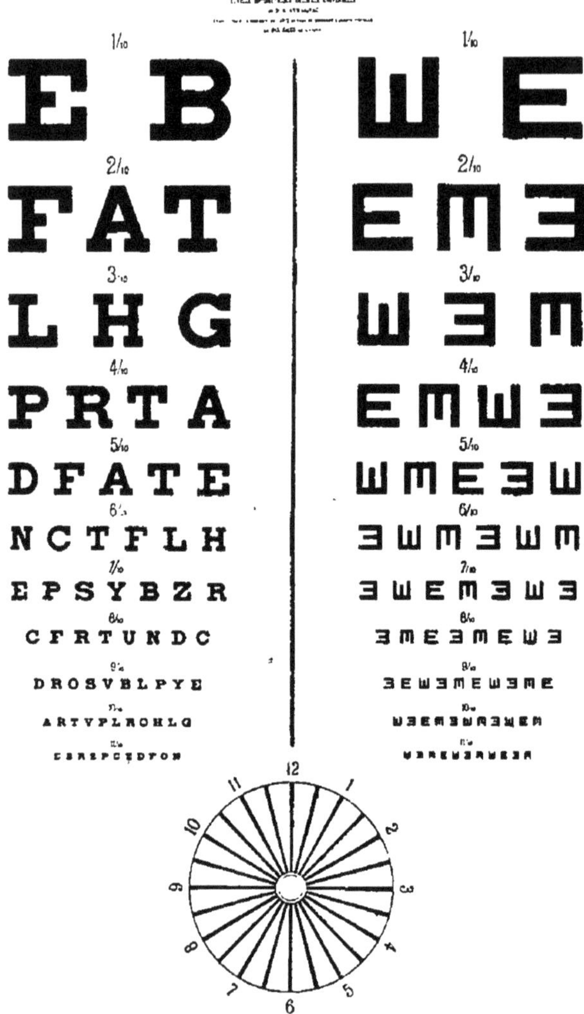

Fig. 30. — Échelle optométrique d'Armaignac avec tableau pour les illettrés et cadran pour les astigmates.

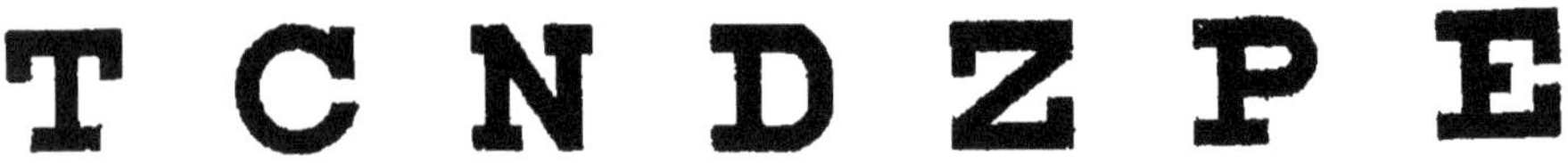

La *skiascopie*, examen d'ombres pupillaires avec le miroir, *sans voir le fond de l'œil*, donne des indications, mais, malgré sa facilité apparente, elle nécessite un *apprentissage* précis pour éviter nombre d'erreurs, et ne s'acquiert que par la pratique.

Examen visuel d'un ***illettré***. — Vous saurez examiner l'acuité visuelle d'un malade *qui ne sait pas* ou *ne sait* ***plus*** *lire*.

Voici comment : l'échelle ci-contre porte un signe, rectangle ou fourchette, (fig. 30) dont vous découpez un modèle en carton. Le malade *le tient à la main*

T C N D Z P E

Fig. 31. — Un œil normal épèle ces lettres à 5 mètres de distance.

et le met dans la position que ce signe occupe à chaque ligne de l'échelle murale. Mesurez ainsi la vision d'un très petit enfant, d'un illettré, voire d'un *alexique* par lésion cérébrale.

Les ***sujets qui ne perçoivent aucune lettre, quel que soit le secours des verres, voient et comptent encore les doigts*** à une distance variable à *noter*.

Perception et projection lumineuses. — Si le sujet ne lit aucun caractère ni voit aucun objet (cataracte avancée, pupille fermée, lésions du fond de l'œil), il sera nécessaire de vérifier, ***dans l'obscurité, avec une bougie***, s'il voit, ***en tous sens***, *cette lumière*, à 5 mètres de distance, *dans la position où elle se trouve*, pour savoir si, par exemple, *derrière la cataracte* ou la pupille bouchée, il n'y a pas des lésions qui rendraient l'opération infructueuse.

EXAMEN DU CHAMP VISUEL.

L'examen du champ visuel est décrit partout comme très utile, ce qui est vrai, et comme très facile, ce qui est faux.

Le champ visuel est l'espace perçu *à la fois* par un œil regar-

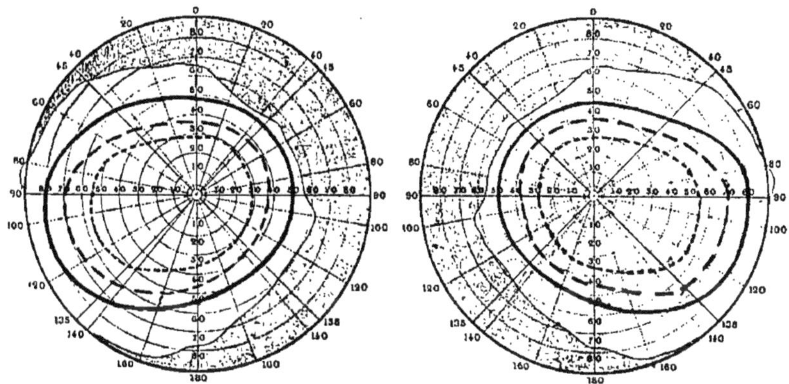

Fig. 32. — Transcription des champs visuels.
La zone blanche correspond au champ visuel pour le blanc.
Le trait plein —— marque la limite de la perception du bleu.
Le trait ---- — — rouge.
Le trait ······ — — vert.

dant, droit devant lui, *un point fixe*. Le cône ainsi obtenu a une base dont on transcrit les limites sur des schémas en feuilles (fig. 32); ces limites sont différentes pour le blanc et pour les couleurs.

Les lacunes du champ visuel décèlent exactement la place et l'étendue des *lésions intra-oculaires*; son examen renseigne précieusement sur divers états *cérébraux*, surtout par la constatation de l'*hémianopsie*. Son résultat *localise* les lésions *dans l'œil, sans, ou avant, qu'on les voie à l'ophtalmoscope.*

Il les localise aussi *dans le crâne* et *le cerveau.*

Le champ visuel s'examine, *le jour venant par derrière.* Le campimètre ou mieux le *périmètre* (fig. 33) sont les instruments usuels pour cet examen. Le malade a un œil fermé et l'examinateur promène un index blanc ou coloré sur divers points du champ, en venant des parties inaccessibles au regard. Le malade s'écrie : « *Je vois* », *dès que* l'objet devient perceptible. *Pendant tout l'examen, l'œil doit fixer* ***uniquement*** la ***mire*** placée devant lui. L'examinateur réunit sur le schéma, par une ligne, les limites ainsi obtenues.

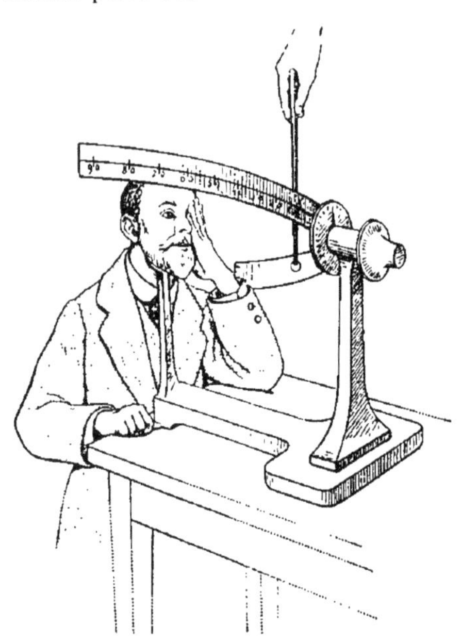

Fig. 33. — Examen du champ visuel avec le périmètre.

Vous pouvez, grossièrement, *sans appareil*, avoir une « idée » du champ visuel du malade. *Il ferme un œil* avec la main, fixe votre visage, le nez, par exemple, et vous promenez un doigt ou un bout de papier blanc tenu par une pince, de façon à savoir s'il y a de *vastes lacunes* latérales, supérieures, inférieures (glaucome, décollement de la rétine, hémianopsies, etc.) ou de grands rétrécissements concentriques (rétinite pigmentaire, névroses) du champ de la vision.

Après les défectuosités externes, ***périphériques***, il reste à constater les lacunes ***centrales***, *paracentrales* et périphériques, ***scotomes***, *positifs* (taches noires) ou *négatifs* (vides). Le scotome *central* est le plus singulier, il s'observe au cours des amblyopies (alcool et tabac), des lésions de la macula, etc.

Pour l'apprécier sommairement, mettez des rondelles de papier de couleur derrière un carton perforé d'un *1/2 centimètre* de diamètre environ. Les alcooliques atteints d'amblyopie forte ne distinguent plus le rouge et le vert. A la rigueur, de petites pièces de monnaie d'or et d'argent sont utilisables chez les sujets très atteints.

Les périmètres portatifs ou de fortune (fils de fer, etc.) peuvent rendre service à l'occasion. Notre modèle est démontable et facilement transportable.

OPHTALMOSCOPIE.

L'***ophtalmologiste*** procède alors à l'*ophtalmoscopie*, c'est-à-dire à l'***examen du fond de l'œil***, le mot ophtalmoscopie ayant peu à peu, par un abus de langage, désigné l'*endoscopie*, alors qu'avant l'invention de l'ophtalmoscope (1851), il désignait l'examen complet de l'œil. Mieux vaudrait dire exoscopie et endoscopie.

Ici, nous devons nettement nous expliquer avec le praticien, une fois pour toutes, sur la possibilité *pour lui* d'exécuter ou non, des examens ophtalmoscopiques réguliers.

Pour arriver à BIEN VOIR, RÉGULIÈREMENT, CHEZ TOUS les malades, faciles ou difficiles, le fond de l'œil, il faut déjà trois semaines ou un mois d'apprentissage *dans un service très fréquenté*, puis des années sont nécessaires pour apprécier exactement l'infinie variété des tableaux ophtalmoscopiques.

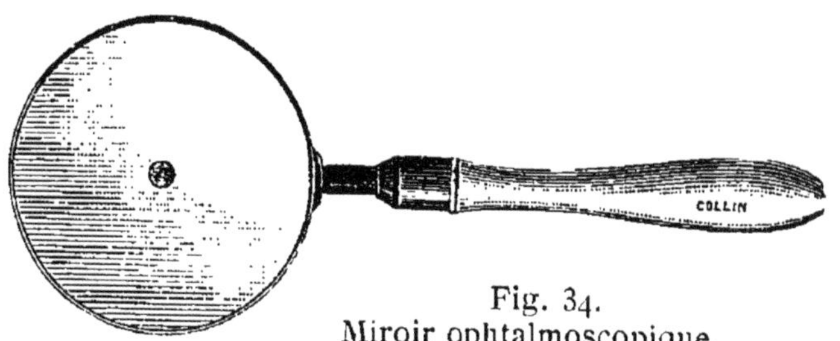

Fig. 34.
Miroir ophtalmoscopique.

L'ŒIL ARTIFICIEL DE PERRIN NE SERT A RIEN, parce qu'avec cet instrument, il n'y a aucune des difficultés de la pratique. *On voit toujours* et cela n'a aucun intérêt.

Si le médecin désire se rendre compte de ce qu'un spécialiste peut voir comme types ophtalmoscopiques principaux, il pourra se procurer un *atlas manuel d'ophtalmoscopie*, tel que notre adaptation de l'atlas de Haab (3e édition).

Mais, s'il désire voir *lui-même* le fond de l'œil, il doit suivre longtemps un service d'ophtalmologie.

La réalisation de l'ophtalmoscopie, trouvée par Helmholtz, est très simple.

Le fond de l'œil étant obscur, il faut naturellement l'éclairer, donc, y projeter avec un miroir (fig. 34) plan ou, mieux, concave qui envoie plus de lumière, cette lumière qui passe par la pupille.

L'image du fond de l'œil examiné est aperçue par l'examinateur, grâce au trou ménagé dans le miroir ophtalmoscopique, l'œil de l'examiné et l'œil de l'examinateur étant placés vis-à-vis, *comme deux appareils photographiques*, l'un éclairant le fond de l'autre (fig. 35).

Tout cela *paraît* enfantin en théorie et en pratique; or le moindre

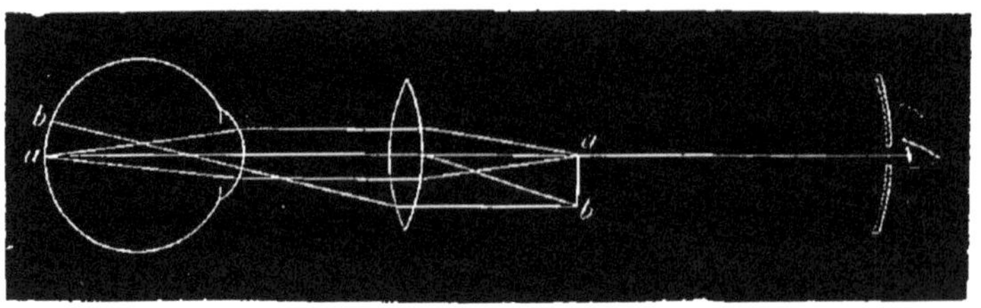

Fig. 35. — Examen ophtalmoscopique avec le miroir concave et la loupe.

mouvement de l'œil de l'examiné, le moindre mouvement de la tête de l'examinateur, les variations d'étendue de la pupille, *empêchent le débutant de voir* **automatiquement** le fond de l'œil, soit à l'image *droite*, soit à l'image *renversée* (avec loupe), procédés usuels qui se complètent pour l'examen de l'œil et aussi de sa réfraction.

Il suit de là que le praticien qui aura « *fait un peu d'ophtalmoscopie* », pourra peut-être la continuer, pour savoir (surtout après une *dilalation pupillaire artificielle* qui facilite l'observation) s'il y a ou s'il n'y a pas de *grosse* lésion intra-oculaire, mais que celui qui n'a pas fait cet apprentissage prolongé, n'apprendra pas, tout SEUL, la technique dans un livre.

Qu'il se rappelle de plus qu'il n'y a que l'examinateur qui voit le fond de l'œil *à travers le trou de son miroir* et qu'il n'imite pas ces confrères qui, *pendant un examen ophtalmoscopique*, cherchent, en se penchant vers l'examinateur, à voir eux-mêmes ce que le spécialiste peut, forcément seul, apercevoir.

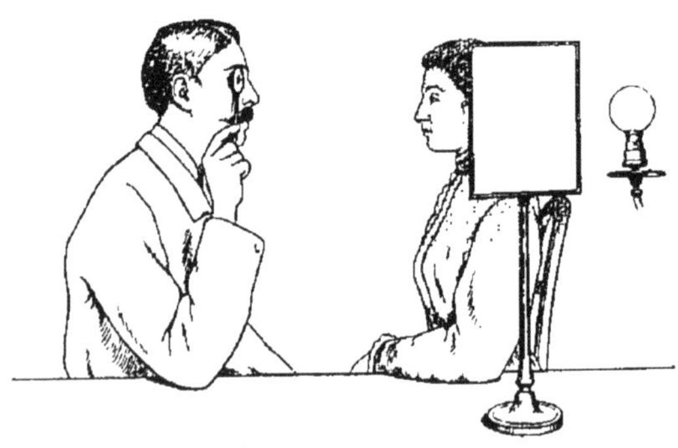

Fig. 36. — Éclairage *simple* et *facile* de la pupille et du fond de l'œil.

Éclairage simple du fond de l'œil avec le miroir. Ses résultats. — Est-ce à dire que ***le praticien ne doive jamais tenir un miroir ophtalmoscopique***? Nous ne le pensons pas ; il pourra, il devra ÉCLAIRER le fond de l'œil (fig. 36), *après avoir dit au malade de regarder* **de côté** pour éviter l'éblouissement et le rétrécissement excessif de la pupille, masquée aussi par le reflet du miroir ophtalmoscopique. Alors apparaissent, surtout si la pupille est ***dilatée*** par la cocaïne, les *opacités partielles du cristallin* (fig. 37), les dépôts cellulaires, les *synéchies* iriennes, les *corps flottants* dans le corps vitré. Tout cela se détache ***en noir sur le rouge*** du fond de l'œil éclairé. Au moindre *mouvement* de l'œil, les corpuscules du corps vitré *s'agiteront* et se distingueront des opacités *fixes*. Le champ pupillaire apparaîtra de plusieurs *couleurs* (cataractes partielles, luxation du cristallin, tumeurs, décollement de la rétine).

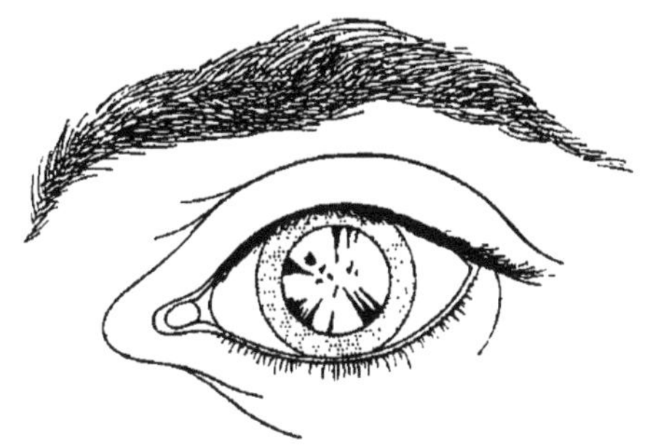

Fig. 37. — Stries de cataracte incomplète se détachant *en noir* dans la pupille simplement éclairée par le miroir.

Quand un malade vous dit que sa vision a baissé *brusquement*, et qu'à *l'éclairage simple, avec le miroir, sans loupe*, vous voyez, *lorsque son œil bouge*, la pupille alternativement noirâtre et rougeâtre, pensez à un décollement de la rétine et vérifiez immédiatement si le malade ne voit pas votre main dans telle ou telle partie de son *champ visuel*.

Éclairage par transparence. — L'application *directe, sur l'œil* cocaïnisé, d'un très fort éclaireur *ad hoc* (celui de Rochon-Duvigneaud, entre autres), suivant le principe réalisé pour l'illumination des sinus osseux périorbitaires (*diaphanoscopie*), est précieux, quand la pupille est obstruée, quand il y a un néoplasme intra-oculaire, etc.; notre lampe électrique de poche à spéculum (fig. 38) suffit quelquefois.

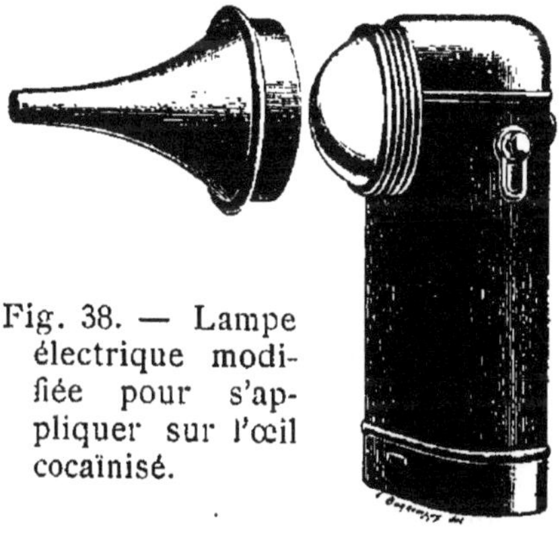

Fig. 38. — Lampe électrique modifiée pour s'appliquer sur l'œil cocaïnisé.

Vérification des images de Sanson-Purkinje. — L'étude

des images de Sanson-Purkinje conserve une valeur réelle pour le diagnostic des troubles cristalliniens (déplacements, cataracte noire (voy. ***Maladies du cristallin et du corps vitré***).

Mais la recherche des *phosphènes* (sensations lumineuses provoquées par des chocs sur l'œil) a perdu la valeur qu'on lui attribuait avant la précision *actuelle* de l'examen ophtalmologique. Le praticien, qui en a entendu parler, n'a plus aucun intérêt à s'en occuper pour l'*opérabilité de la cataracte*.

Examen du sens des couleurs. — L'examen du sens des couleurs, indispensable pour l'admission dans les chemins de fer, dans la marine, sera étudié de préférence avec les *examens correspondants*.

PALPATION DE L'ŒIL

Il est extrêmement important de vérifier la ***tension*** d'un œil : le plus souvent, la tension *anormale* de l'œil est en rapport avec la dilatation pupillaire, en ce sens qu'il est habituel de trouver un œil *dur* avec pupille *dilatée* et un œil mou avec pupille étroite. C'est ainsi que, dans un accès de *glaucome* avec *large pupille* et œil *dur*, une instillation de pilocarpine rendra la pupille *étroite* et *abaissera du même coup* la tension de l'œil.

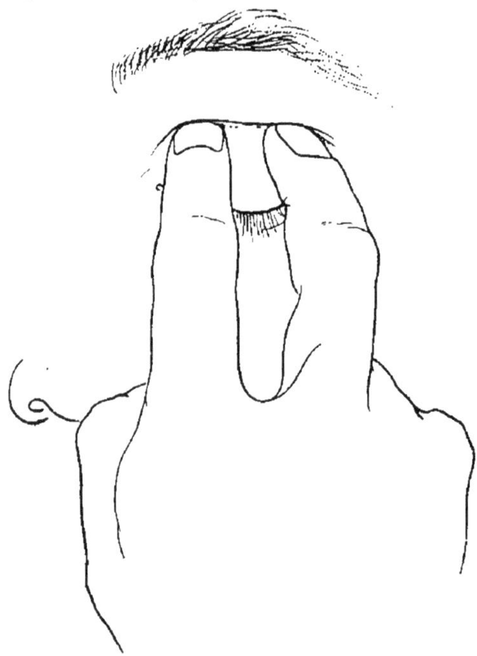

Fig. 39. — Palpation de l'œil avec une seule main (*à éviter*).

Mais, nul besoin de le dire, très fréquemment la pupille se dilate sans que la tension de l'œil s'élève.

Pour examiner la tension de l'œil, les appareils spéciaux (tonomètres) sont inutiles au praticien ; ses doigts suffisent.

Il y a deux manières de palper un œil : *la bonne et la mauvaise*.

La ***mauvaise*** consiste à appuyer ***un seul doigt***, l'index, par exemple, *d'une seule main*, sur l'œil; alors, que l'œil soit mou ou dur, vous resterez incapable d'apprécier s'il est *plus* ou *moins* mou ou *plus* ou *moins* dur; essayez sur vous-même.

Un moyen **moins mauvais** consiste à apprécier la consistance de l'œil entre l'index et le médius *d'une seule main* (fig. 39), mais, en principe, puisqu'il s'agit d'apprécier une **fluctuation**, il est préférable de se servir *des deux mains* et des *deux index* qui sont généralement plus fins et plus sensibles que les autres doigts (fig. 40). Dans ce cas, vous priez le malade de *regarder fortement en bas, sans contracter ses paupières*, et vous appliquez, l'un à côté de l'autre, les deux index sur la paupière supérieure. Vous appréciez ensuite exactement, de la même manière que la *fluctuation d'un abcès*, le degré de *rénitence* de l'œil, par les pressions alternatives des index et par la constatation de l'existence ou de l'absence d'un choc en retour.

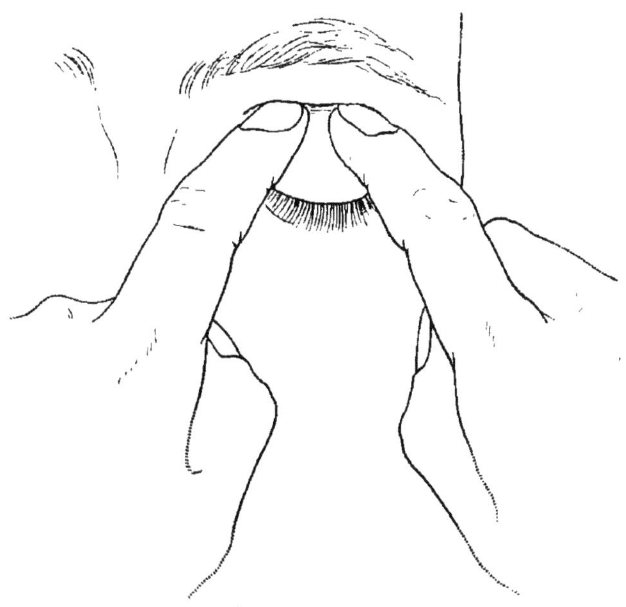

Fig. 40. — Palpation *correcte* de l'œil avec les deux index (la fluctuation devient évidente).

Certains yeux sont absolument *flasques*, ou *durs comme une pierre*, mais les tensions intermédiaires s'observeront, à quelques jours d'intervalle, sur le même œil.

On désigne grossièrement les degrés de l'**hyper** ou de l'**hypo**-tension par les chiffres T + 1, + 2, + 3; T − 1, − 2, − 3.

Il est nécessaire de savoir si la *palpation de l'œil* est **douloureuse**. Une douleur vive, entraînant le **recul** du malade, *indique souvent une* **iritis**.

Sensibilité oculaire. — Lorsqu'il sera nécessaire de vérifier l'état de la *sensibilité* de la cornée au *contact*, un crin, ou un fil métallique, une tête d'épingle, un stylet fin flambés, seront promenés sur le territoire cornéen.

Vérifiez aussi la sensibilité des régions *péri*-oculaires (voy. fig. 46, p. 51).

Réflexe oculo-cardiaque. — Sur le patient couché, vous exercez, avec le pouce et l'index, une *compression* ***simultanée*** *des deux yeux*, pendant 5 ou 6 secondes.

Chez le sujet *normal*, cette compression oculaire ralentit le *pouls* de 5 à 6 pulsations par minute; la diminution est beaucoup plus considérable chez les anormaux, en particulier dans le goître exophtalmique.

Divers résultats, encore à l'étude, ont été constatés chez les cardiaques, les névrosés, les tabétiques.

EXAMEN DE LA MOTILITÉ DU GLOBE ET DE SES ATTITUDES VICIEUSES (STRABISME, PARALYSIE).

L'examen des ***mouvements des yeux*** (paralysie d'un nerf ou d'un muscle, tumeur orbitaire, etc.) sera fait pour les deux yeux, d'abord ensemble, puis obturés séparément. Si ces mouvements sont gênés dans leur excursion (champ du regard réduit), il y a ordinairement vision double, *diplopie*, dont nous déterminerons les caractères et la signification en étudiant les ***paralysies des nerfs et muscles de l'œil***. Il existe une diplopie ***monoculaire*** qui n'est point liée à une paralysie oculo-motrice.

Il y a souvent déviation ***sans*** *diplopie* (***strabisme***).

Lorsqu'il n'y a de diplopie que dans les positions *extrêmes* du globe de l'œil (parésies, insuffisance musculaire), il faut la rechercher expressément pour la mettre en évidence.

Vérifiez, en tout cas, rapidement s'il y a, ou non, diplopie *binoculaire*, ***en faisant fermer un des yeux***, ce qui annihile la diplopie, *si* elle n'est pas *monoculaire*.

ORBITOSCOPIE.

Établissez s'il n'y a pas de saillie ou d'enfoncement exagérés de l'œil, mobile ou immobile, et si, à la palpation, vous ne trouvez, entre l'œil et les os de l'orbite, aucune tumeur. Faites joindre, autant que possible, à cet examen, celui du ***nez*** et celui des ***sinus péri-orbitaires***, avec ***éclairage par transparence.***

Rayons X. — La *radioscopie* et la *radiographie* sont extrêmement précieuses pour la localisation et le diagnostic des *corps* *étrangers* de l'**œil** et de l'**orbite**, les *ossifications intra-oculaires*, les *tumeurs osseuses*. Le radiographe les pratiquera avec les *précautions* indispensables pour éviter tout accident oculaire et avec les *repères* convenables.

DISSIMULATION, SIMULATION ET EXAGÉRATION.

Vous devez enfin savoir si l'examiné est, ou non, un ***simulateur***, qu'il ait créé de toutes pièces sa maladie, qu'il aggrave une maladie existante, qu'il exagère ou dissimule une défectuosité visuelle.

Pensez-y toujours, sans le lui laisser soupçonner, et voyez le *chapitre* consacré à cette question importante.

Résumons, en un TABLEAU-MÉMENTO (p. 38), les diverses manœuvres à ne pas négliger dans la *majorité* des examens oculaires. S'il faut *en prendre* et *en laisser*, ne le faites qu'*à bon escient*.

***Examinez toujours l'autre œil, le « bon œil », même si le malade ne se plaint que* D'UN *œil*.**

Quand l'*examen de l'œil* paraîtra *terminé*, ***d'autres recherches*** sont *nécessaires* pour expliquer *l'état de cet œil*.

L'examen des *ganglions* céphaliques, du *nez*, des *sinus* périorbitaires, des *oreilles*, du crâne, des dents, l'examen des divers organes, de la *tension artérielle*, des *urines*, du *sang* (réactions de toute espèce), l'étude bactériologique et cytologique des sécrétions, les biopsies de petites tumeurs, seront utiles pour le diagnostic et le traitement, car ordinairement l'affection oculaire n'est qu'une *localisation* ***primitive*** ou ***secondaire*** d'*une maladie générale*, organique ou fonctionnelle, *connue* ou *inconnue*. Constamment l'examen *de l'œil* donnera d'importants renseignements, positifs ou négatifs, *au médecin* traitant, de même que l'*examen complet*, intelligent, consciencieux et moderne, du malade, *fait exactement comme en pathologie interne*, fournira à l'*ophtalmologiste* des documents indispensables pour le diagnostic, le pronostic ***visuel*** *et même* ***vital***, la *thérapeutique* initiale et future.

Maintenant nous devons nous faire ***une idée*** *de la maladie* dont est atteint l'examiné, en nous basant sur ***ce dont il se plaint***, avant d'en venir à l'étude détaillée des affections oculaires. Ces notions *élémentaires* vous permettront une conclusion *motivée*, sauf un doute dont rien ne sera venu dissiper le vague et sur lequel le spécialiste sera naturellement consulté.

CONSULTATION POUR UN MALADE ATTEINT D'UNE AFFECTION OCULAIRE

Aspect général; interrogatoire sommaire.

Examen.

1. Paupières sur leurs deux faces.
2. Voies lacrymales.
3. Conjonctive et sclérotique : culs-de-sac conjonctivaux.
4. Cornée (***éclairage latéral***).
5. Iris et chambre antérieure.
6. Pupilles — réactions et territoire.
7. Cristallin, avec ou sans dilatation artificielle de la pupille (la ***cocaïne*** suffit souvent).
8. Recherche de l'acuité visuelle (vision ***éloignée***) et des défauts de la réfraction (myopie ou hypométropie, hypermétropie, astigmatisme ou astigmie).
9. Examen de l'accommodation et de la vision ***de près***.
10. Examen du champ visuel.
11. Motilité oculaire (attitudes vicieuses, ***diplopie***).
12. Examen de la vision binoculaire.
13. Examen de la vision des ***couleurs*** et vérifications diverses (images de Sanson-Purkinje, etc.).
14. Examen de la tension et de la sensibilité.
15. Examen du fond de l'œil (***ophtalmoscopie***, concernant le cristallin, le corps vitré, les membranes choroïdienne et rétinienne, le nerf optique).
16. Éclairage par transparence (***diaphanoscopie***), radioscopie, radiographie.
17. Examen de l'orbite (***orbitoscopie***) et des *sinus* périorbitaires.
18. Examens spéciaux (***candidats*** aux chemins de fer, militaires, émigrants, accidents du travail, etc.); ***contrôle*** de la ***simulation***.
19. Examen de la face et du crâne (nez, oreilles, dents, ganglions, etc.).
20. Examen plus ou moins total comme celui d'un malade de ***pathologie interne*** (organes, cœur, foie, etc.). Examen des *urines*, examen du *sang*, examen *complet et moderne*.

Nom, prénoms, âge, profession, adresse, diagnostic, traitement, certificat, date, ***observation***, ordonnance.

CHAPITRE III

CE QUI A POUSSÉ LE MALADE A CONSULTER

ANALYSE DU SYMPTOME PRÉDOMINANT ; SA SIGNIFICATION CERTAINE OU PROBABLE

On a beaucoup médit du diagnostic « à vue de nez », qu'on pourrait plutôt appeler ici « à vue d'œil », et certes vous ne sauriez contrôler trop minutieusement votre *première* impression. Cependant un clinicien avisé doit toujours tenir compte d'UN ***symptôme, objectif ou subjectif,*** CAPITAL.

Parfois, ce symptôme auquel le malade attribue *la plus haute* importance, *n'a pas cette importance* pour le diagnostic et surtout le pronostic ; la douleur, par exemple, est très violente au cours d'une iritis aiguë *qui se terminera bien.*

Combien d'affections oculaires ***indolores***, froides et sournoises conduiront le patient à la cécité avec un affaiblissement visuel imperceptiblement progressif !

Il n'en est pas moins vrai que le « ***gros symptôme*** » tient sa place, considérable, quelle que soit sa valeur, réelle ou relative, parce que c'est celui qui *frappe* le plus le ***médecin non spécialiste***, le ***malade*** et ***son entourage.***

C'est celui sur lequel le médecin sera forcément appelé à fournir des *explications* et c'est pour cela que nous allons lui en donner.

Si, exceptionnellement, le malade *n'accuse pas* de symptôme *dominant, vous devez le mettre en évidence, car il existe* **toujours.**

Le problème se pose donc de la façon suivante :

Étant donné tel symptôme objectif ou subjectif,
pensez à....., méfiez-vous de......

Quoiqu'il n'y ait pas deux malades qui se plaignent d'une façon identique, il est bon néanmoins d'envisager, tels qu'ils se présentent. les PRINCIPAUX symptômes et syndromes ophtalmiques observés *au cours d'une consultation.*

SIGNES SUBJECTIFS

Avant même que le médecin ait eu le temps de l'examiner, le malade les dénonce le premier avec plus ou moins d'expansion. Certains sujets, méfiants, préfèrent laisser « faire tout le travail » au médecin pour l'éprouver ou le mettre dans l'embarras; ils veulent savoir si. livré à lui-même, il « verra » le mal dont ils sont atteints, et ne le secondent point. Ils l'étudient.

Quelques questions arracheront les réponses indispensables.

Le malade se plaint d'un ***trouble visuel***, d'une ***douleur***, ***d'une gêne***, ***permanents ou intermittents***, le tout, d'intensité variable. atteignant UN ***œil*** ou ***les*** DEUX ***yeux***.

1° TROUBLES VISUELS

Le malade est aveugle ou voit trouble DES DEUX YEUX **simultanément**. Ce trouble existe pour la vision DE LOIN ***ou*** pour la vision DE PRÈS; il est *permanent* ou *transitoire*.

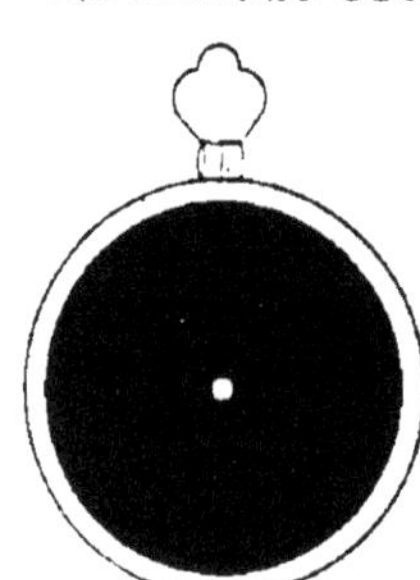

Fig. 41. — Trou sténopéique (à remplacer, au besoin, par une *carte de visite* percée d'un trou d'épingle).

Il n'y a ***pas de lésion extérieure perceptible***, même à la loupe, sans l'emploi de l'ophtalmoscope.

RIEN D'ANORMAL n'est APPARENT.

Vous devez tout de suite vous demander s'il s'agit d'une *maladie* du *fond de l'œil*, d'un *trouble visuel passager* sans lésion organique (amblyopie), ou si une *anomalie de la réfraction* est en cause.

Mettez alors devant chaque œil ISOLÉ, ***un opercule perforé*** (fig. 41) ***ou une carte de visite percée d'un trou d'épingle et demandez si la vision est*** MEILLEURE ***ou*** PLUS MAUVAISE.

Emploi du trou sténopéique.

Vous recherchez donc comment l'œil se comporte devant le ***trou sténopéique***. Si ce trou sténopéique, toujours employé pour chaque œil *séparément*, ***l'autre étant fermé***, AMÉLIORE considérablement *la vision* des *échelles visuelles* (voy. fig. 30, p. 28), *une* ***anomalie de la réfraction*** *existe*, et, bien qu'elle puisse être *associée* à une ***lésion***, le malade ***bénéficiera*** de l'emploi ***des verres***. C'est déjà un jalon.

Si, au contraire, le trou sténopéique ***affaiblit*** la *vision*, vous devez immédiatement supposer *une* ***maladie du fond de l'œil*** ou une ***amblyopie***, le tout dû à un ***mauvais état local*** ou ***général***.

1° *LA VISION N'EST PAS AMÉLIORÉE OU EST MÊME TROUBLÉE PAR LE TROU STÉNOPÉIQUE.*

Le mal de Bright, le diabète, les amblyopies dans les névroses, l'amblyopie dans les intoxications dont le type journalier est provoqué par l'alcool et le tabac, les lésions bilatérales du nerf optique, en particulier dans les méningites, les tumeurs cérébrales et les processus intracrâniens les plus divers, les cécités psychiques, en somme, les plus disparates maladies organiques ou fonctionnelles du fond de l'œil ou de l'appareil optico-cérébral ***nécessiteront l'intervention du spécialiste***.

Extérieurement, les yeux sont sains, votre examen à la loupe ***ne vous révèle rien*** d'anormal ni dans la *cornée*, ni dans la *chambre antérieure*, ni dans la *pupille*. Avec le miroir de l'ophtalmoscope, vous éclairez la pupille dilatée. Un reflet *uniformément rouge* démontre qu'il n'y a pas de cataracte.

L'examen du *spécialiste* déterminera s'il y a des *lésions* des membranes profondes ou du nerf optique et, avec ou sans lésions, des modifications caractéristiques du *champ visuel*.

Rappelez-vous, en passant, lorsqu'un sujet adulte se présente à vous, se plaignant d'une diminution assez rapide de la vision des *deux* yeux, *s'il fume et s'il boit largement*, l'existence *de l'intoxication tabagique et alcoolique*. Il se plaint d'être ***ébloui au grand jour***, voit mal la *couleur des petits objets*; il prend 10 francs pour 10 sous. Posez-lui la question suivante . « ***Voyez-vous mieux dès que le jour baisse***? » S'il répond affirmativement à cette question *paradoxale*, c'est une amblyopie alcoolique et tabagique à laquelle vous aurez généralement affaire.

Lorsque **le malade présente un affaiblissement visuel extrême**, DÈS QUE LE JOUR TOMBE, et devient presque aveugle au CRÉPUSCULE, chez un ***adulte***, le plus souvent, ce trouble, appelé *héméralopie* et qui devrait être plutôt appelé ***amblyopie crépusculaire***, est dû à un affaiblissement qui s'observe chez les sujets fatigués, mal nourris (détenus, assiégés, marins) ou bien dans les affections du foie et des reins. C'est là une héméralopie ***passagère***, tandis que l'héméralopie ***chronique*** s'accompagne de lésions graves *datant de l'enfance.*

Quand il s'agit d'un ***enfant***, d'un écolier, qu'on amène au médecin parce que, dès qu'il sort de l'école, ***vers le soir***, il semble à peu près aveugle, que ses camarades le battent, etc., *le praticien doit faire la plus grande attention*, car cela indique, pour ainsi dire toujours, le début d'une ***rétinite pigmentaire***, affection progressive qui durera ***toute la vie***, sans rendre tout à fait aveugle, et il sera important de demander à un spécialiste un diagnostic précoce.

Ne confondez pas l'héméralopie, cette chute *subite* de la vision dès que la lumière baisse, avec l'affaiblissement visuel, *moins brusque*, également *dès que la lumière diminue*, dans nombre d'affections du fond de l'œil et dans la plupart des amblyopies ***autres*** *que celles dues aux intoxications.*

Cherchez, pour les exclure, de minuscules troubles de la *cornée*, de l'*iris*, du *cristallin*; il y a, en effet, des cas où la ***lésion organique***, *à peu près équivalente sur les deux yeux*, détermine par suite un affaiblissement visuel *à peu près égal.* A vous de voir, mais vous comprendrez combien il est rare que deux cataractes, deux iritis, deux glaucomes, deux kératites, soient d'une égale intensité, tandis qu'il est logique qu'une intoxication ou une maladie générale porte *d'emblée également sur les deux yeux*, malgré les exceptions à cette règle.

Vérifiez donc si, dans l'état général, il n'y a pas de cause, connue ou inconnue du malade (***diabète***, etc.), à cette diminution rapide et bilatérale de la vision des deux yeux. Plus que jamais, c'est le cas d'examiner le malade *à fond*, ***au grand complet***, de la manière la plus ***moderne***, encore une fois, comme un malade de pathologie interne.

Le malade est NYCTALOPE, il voit mieux à une lumière faible qu'à une lumière vive. Beaucoup d'affections oculaires s'accommodent mal de la lumière vive dont l'éblouissement gêne les malades. Mais il existe des sujets qui ne *paraissent* atteints d'aucune affection oculaire et qui se trouvent plus à leur aise à une lumière *faible*. Méfiez-vous alors d'une *cataracte* au début et recherchez avec le miroir ophtalmoscopique, si l'aire pupillaire est *transparente, après dilatation de la pupille* à la cocaïne. Les *cataractés* craignent presque toujours, *mais non toujours*, la lumière vive. Rappelez-vous aussi que, *dans les amblyopies* ***à scotome central***, telles que l'*amblyopie par l'alcool et le tabac*, le malade, vaguement nyctalope, *voit mieux*, ***dès que le jour baisse***, reconnaît des couleurs et des détails *qu'il méconnaît au grand jour*. Les sujets, atteints de taies centrales de la cornée et de lésions *centrales* de la rétine (région maculaire), voient un peu mieux à une faible lumière qui permet l'élargissement de la pupille.

Le malade a perdu BRUSQUEMENT, **totalement ou à peu près totalement, la vision des DEUX** YEUX. — Il s'agit alors de lésions hémorragiques cérébrales, d'amaurose hystérique ou hystéro-traumatique, de causes diverses, entre autres l'amaurose subite ou très rapide à la suite de *pertes sanguines*. Il y a en effet des *métrorragies* ou des *hématémèses*, entraînant en quelques minutes une perte totale de la vision des deux yeux.

Le malade a perdu BRUSQUEMENT **la vision d'un seul œil**. — Il ya une lésion du fond des yeux que vous ne pourrez établir sans l'intervention du spécialiste, mais sur laquelle vous pouvez faire des suppositions plus ou moins justifiées. Presque toujours, si la ***cécité*** est ***totale***, il s'agit d'un trouble vasculaire de la rétine et du nerf optique, d'une thrombose, d'une embolie, d'une hémorragie dans le nerf optique ou d'une inondation sanguine du *corps vitré*.

Les *chutes sur la tête* produisent quelquefois instantanément une *lésion du nerf optique*, qui entraîne la suppression *brusque et définitive* de la vision ***d'un*** œil.

Dans les cas de perte ***brusque***, *mais* ***partielle***, de la vision ***d'un seul œil***, les lésions sont fort disparates, telles que : hémorragies rétiniennes, embolies partielles, *décollement rétinien*, luxation ou subluxation du cristallin, corps étrangers intra-oculaires, traumatismes, etc.

Ne pas confondre ces troubles avec la cécité dite hystérique, *rarement unilatérale* ; l'*autre* œil y voit ordinairement assez mal.

2° *LA VISION DÉFECTUEUSE EST AMÉLIORÉE PAR LE TROU STÉNOPÉIQUE.*

A) Le malade voit ***mal*** DE LOIN, mais ***bien*** DE PRÈS ; des verres *concaves* l'améliorent ou lui donnent une excellente vision. Il s'agit d'une ***myopie*** simple ou compliquée. Il est très rare qu'un spasme de 'accommodation, chez de jeunes sujets, donne une myopie *passagère* et *curable*. Les lésions partielles du cristallin (***cataracte au début***) ou de la cornée (***kératocone***) provoquent une myopie irrégulière.

B) Le malade voit trouble DE LOIN ET DE PRÈS, mais des verres *convexes* l'améliorent : ***hypermétropie***.

C) Le malade voit BIEN DE LOIN, MAL DE PRÈS, mais est amélioré par les verres *convexes* : *hypermétropie faible*, ou **presbytie** se développant vers 43 ans, ou *parésie de l'accommodation* (*diphtérie*, *syphilis*, etc.), avec *mydriase*.

D) Le malade voit encore *trouble* DE LOIN ET DE PRÈS : ***astigmatisme*** simple ou compliqué; quelques astigmates jeunes voient relativement bien et se plaignent surtout de fatigue au travail, avec douleurs de *tête*.

Le malade a des troubles visuels PASSAGERS **survenant par crises**, APRÈS LE TRAVAIL. Il faudra déterminer s'il s'agit d'une *maladie* oculaire, d'un *trouble de la réfraction* ou simplement d'*asthénopie*, de *fatigue oculaire*, plus rapide chez les névrosés, les neurasthéniques, les intoxiqués.

Le malade a une **obnubilation *caractéristique***, accompagnée de SCINTILLEMENTS, de vision de *créneaux lumineux*, autour d'un nuage CENTRAL, avec *douleurs de tête*, sensations de défaillance et de « mal au cœur ».

C'est la ***migraine ophtalmique ou scotome scintillant***, *avec* ou *sans hémianopsie*, perte *transitoire* de la moitié symétrique du champ visuel. La CRISE est due probablement à un *spasme* vasculaire cérébral; d'ailleurs les migraines *simples* sont en rapport avec la constriction vasculaire.

MODIFICATIONS DU CHAMP VISUEL. — *Le malade a perdu une partie de son champ visuel d'**un seul*** œil ou ***des deux*** yeux, par suite de lésions nombreuses et *très variées* du fond de l'œil. A ces pertes du champ visuel, parfois ***typiques*** comme celles qui affectent le côté ***interne***, ***nasal***, du champ visuel (***glaucome***), s'ajoutent les nombreuses variétés de *rétrécissements périphériques*, réguliers ou irréguliers, et de lacunes en DEMI-CADRAN, *symétriques* ou *non symétriques*, qui constituent les diverses ***hémianopsies***.

a) **Rétrécissements** PÉRIPHÉRIQUES **du champ visuel**. — Ils sont concentriques ou excentriques, mono ou binoculaires. Le rétrécissement excentrique est, par exemple, celui du glaucome :

il affecte le côté ***interne***, ***nasal***, parce que c'est le côté ***externe du nerf optique*** qui est le plus touché, et, comme l'œil est une chambre noire dont le fond ***s'extériorise*** en ***sens inverse***, c'est ***en dehors*** qu'il faudra chercher au fond de l'œil une lésion *provocatrice* de la perte de la ***partie interne*** du champ visuel, et inversement.

En pratique, il est indispensable, quand un malade ne voit *la main* que si vous la placez ***juste devant son œil***, d'éliminer les *maladies du fond de l'œil* qui donnent un rétrécissement visuel ***concentrique***, par exemple, l'***atrophie des nerfs optiques*** et la ***rétinite pigmentaire.***

Un examen ophtalmoscopique s'impose en temps opportun.

S'il permet de constater l'*intégrité du fond de l'œil*, vous penserez aux *amblyopies névropathiques*, soi-disant hystériques, avec rétrécissement concentrique du champ visuel pour le blanc et *couleurs* ***interverties.***

b) Hémicécités ***bilatérales*** : ***les hémianopsies.*** — Dans les **hémianopsies,** *l'intégrité du fond des yeux est également complète* et l'examen de la figure 42 rend compte de la manière dont se constituent les hémianopsies, *homonymes* ou homolatérales (*de même côté*), ou, au contraire, *hétéronymes.*

La *vision centrale persiste* et ***le malade peut lire.***

En présence d'une hémianopsie que vous devrez soupçonner, guidé par l'***attitude*** du malade *qui tourne la tête* pour présenter aux objets la partie de l'œil qui fonctionne, et son ***absence de vision latérale*** des personnes, des mets sur la table (le malade *voit son verre, mais ne voit pas la bouteille* ***qui le touche***), du mot qui, dans une ligne, suit celui qu'il lit, il sera facile de ***localiser*** le ***siège intracrânien*** de la lésion. Vous y arriverez en copiant le schéma ci-contre et *en interceptant* la bandelette optique en *d*, *entre le cerveau et le chiasma*, d'où hémianopsie ***homonyme homolatérale*** droite ou gauche (fig. 43), soit en comprimant le chiasma seulement au niveau des faisceaux *croisés* ou des faisceaux *droits* (hémianopsie ***hétéronyme*** ou ***hétérolatérale***, binasale ou bitemporale, fig. 44).

En *pratique*, l'hémianopsie *homonyme* (fig. 43) provient presque toujours d'une lésion ***corticale*** de la ***région occipitale*** et du *cuneus* (*ramollissement*, *artérite syphilitique*, *hémorragie*). Les ictus, l'hémiplégie, les variétés d'aphasie et de cécités psychiques, l'accompagnent.

Diverses affections intra-crâniennes peuvent certes toucher *la bandelette* optique elle-même, mais beaucoup plus rarement.

Une consultation *ophtalmologique* et *neurologique* s'imposera *pour tous les cas d'hémianopsie.*

Dans les hémianopsies *croisées*, de type *bitemporal* (fig. 44), l'*acromégalie* est fréquemment en cause, car le ***corps pituitaire***, augmenté de volume, comprime *le chiasma* (*a*, *b*). La forme caractéristique du champ visuel doit vous faire penser à cette maladie, quand ses autres signes sont encore peu développés (voy. ***Complications oculaires des maladies générales***).

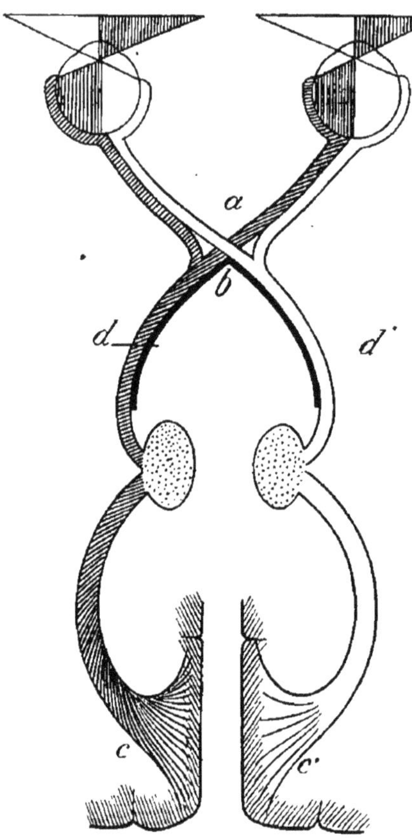

Fig. 42. — Trajet des nerfs optiques de l'œil au cerveau (*c*, *c'* *cuneus* occipital), *a b*, entrecroisement des bandelettes optiques (chiasma).

c) SCOTOMES. — Le malade se plaint de *taches* ou de *lacunes* dans le CENTRE ou le TERRITOIRE du champ visuel, et non plus sur sa *frontière*. Les scotomes ***centraux*** (fig. 45) indiquent une lésion de la région maculaire et gênent considérablement. Ces *scotomes* sont dus, tantôt à des maladies très diverses du fond de l'œil, tantôt à des troubles spéciaux, tels l'*amblyopie alcoolique et tabagique* que nous reverrons. Ils donnent l'impression soit d'une ***tache*** noire, soit d'un ***trou***, d'un *manque* de vision, le malade ne voyant pas quelques mots dans une ligne, soit d'une *absence* de perception ***des couleurs***.

Le malade voit des MOUCHES VOLANTES. — Vous ne les confondrez pas avec les scotomes ***fixes*** qui peuvent coexister, comme chez les ***myopes*** par exemple. Quand il y a des mouches volantes, *si la vision est parfaite*, il s'agit de neurasthéniques, d'intoxiqués et de surmenés. ***Si la vision n'est pas parfaite***, il y a lieu de se méfier d'une anomalie de la réfraction (***myopie***),

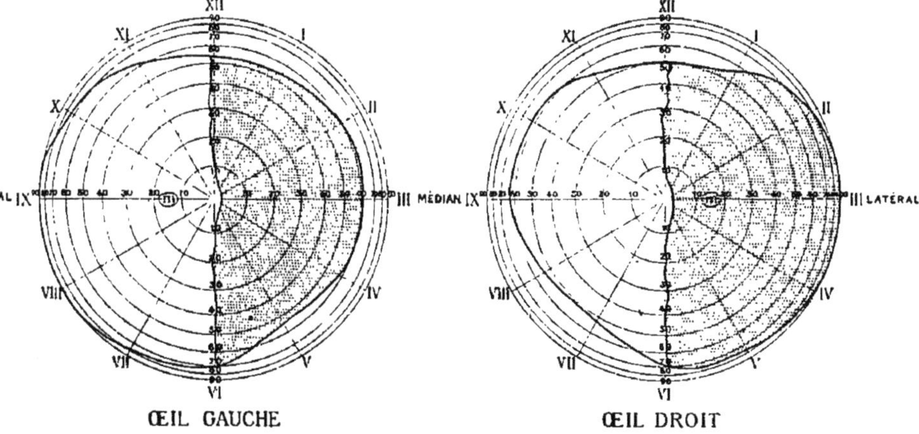

Fig. 43. — Hémianopsie homonyme droite par altération de la bandelette optique gauche en *d* (fig. 42) ou de son origine cérébrale *c*.

d'une ***maladie*** de la choroïde ou de la rétine en évolution et de lésions du ***cristallin*** ; dans les cas où l'acuité visuelle est encore

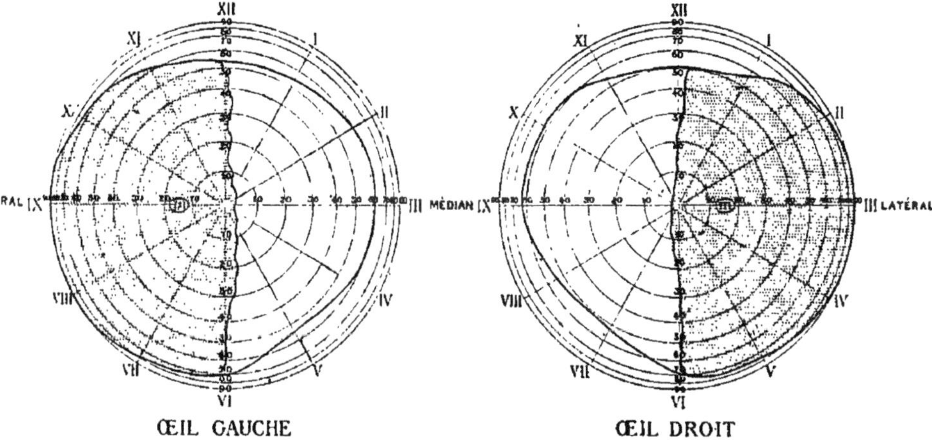

Fig. 44. — Hémianopsie hétéronyme bitemporale (dans l'*acromégalie*) par compression du chiasma (*faisceaux croisés*).

quasi normale, suivez le malade pour savoir s'il ne « couve » pas une lésion du fond de l'œil.

Le malade voit mal LES COULEURS, il faudra déterminer s'il est atteint d'*achromatopsie* congénitale (***daltonisme***) ou acquise, celle-ci due à une ***intoxication*** (alcool et tabac, diabète).

Le malade a une VISION COLORÉE : dans l'*érythropsie*, il *voit rouge*, au cours des névroses et, à l'occasion, pendant quelque temps, après l'opération de la cataracte.

Il y a aussi des cas d'*audition colorée*.

Micropsie et macropsie. Métamorphopsie. — Parfois symptômes de lésions rétiniennes, parfois phénomènes névrosiques ou psychiques.

Le malade voit des ARCS-EN-CIEL ***autour d'une lumière***, par exemple d'une bougie. Cette ***auréole*** caractéristique, qui possède toutes les *couleurs du prisme*, est un symptôme très important du GLAUCOME prémonitoire et en caractérise les ***crises*** légères. Le malade a ordinairement alors la pupille assez dilatée et la cornée plutôt nébuleuse.

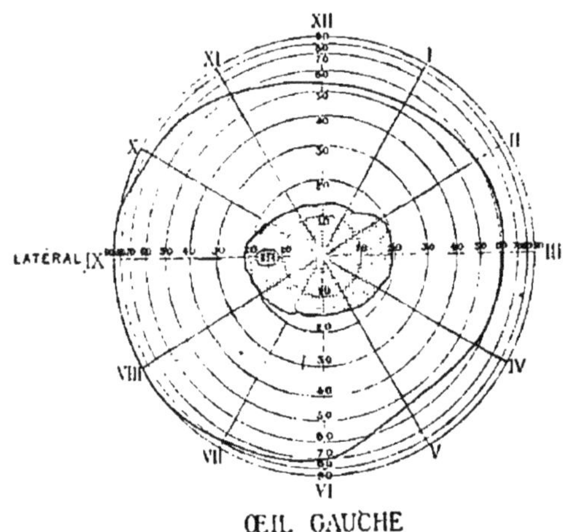

Fig. 45. — Scotome central chez un alcoolique.

Vérifiez toujours la TENSION D'UN ŒIL qui voit des arcs-en-ciel et posez la question de « l'arc-en-ciel autour des lumières », lorsqu'un malade se plaint de troubles visuels passagers, avec ***céphalée péri-orbitaire.***

Dans le glaucome dit *chronique simple*, la pupille peut être *normale*, l'œil d'une *tension presque normale*, et cependant le malade, qui accuse l'apparition des arcs-en-ciel, a déjà une excavation atrophique des nerfs optiques.

Le *larmoiement* donne des sensations d'arc-en-ciel, mais sans la crise du glaucomateux véritable.

Le malade voit des étincelles, des « LUMIÈRES ». Elles démontrent l'excitation rétinienne et ces ***photopsies*** sont inquiétantes chez les *myopes* où elles peuvent précéder le décollement de la rétine. Elles existent aussi dans une foule d'affections rétiniennes et choroïdiennes. Il y a des ***aveugles*** qui restent tourmentés par des ***visions lumineuses.*** Ne les confondez pas avec la ***crise de migraine ophtalmique à scotome scintillant.***

Le malade VOIT DOUBLE (***diplopie***) ***ou a même de la***

polyopie. — Vérifiez tout de suite, en fermant un œil avec une carte de visite, si le malade ne voit pas *double* ***avec un seul œil***; il existe, en effet, dans les *névroses* et dans les *cataractes* commençantes, de la diplopie ou de la polyopie ***monoculaires***, le malade voyant par exemple sept à huit becs de gaz, au lieu d'un, *avec un seul œil*.

Lorsque le sujet a *besoin des deux yeux* ***pour voir double***, il a une ***paralysie*** d'un *nerf* ou d'un *muscle*, ou une *déviation* ***mécanique*** de l'œil, provoquée par une lésion ***orbitaire*** (tumeurs, abcès.).

Le malade a des vertiges. *Déterminez d'abord s'il ne voit pas double*; nous avons été plusieurs fois consulté pour des vertiges attribués à l'estomac, traités par un régime et des remèdes anti-dyspeptiques, et dus à une ***paralysie d'un nerf*** ou ***muscle*** de l'œil.

Aussi, *quand un sujet a des vertiges*, ***fermez-lui*** *toujours* ***un œil*** (s'il n'a pas trouvé ce moyen tout seul); cela fait *disparaître instantanément le vertige*, ***s'il s'agit d'une paralysie oculaire***.

Il existe encore des vertiges de toute espèce, coexistant avec des affections oculaires, chez les *surmenés*, les *neurasthéniques*, des *lunettes mal adaptées*, des *verres tròp forts* et des *maladies générales diverses*.

Un examen précis des yeux permettra de conclure si l'œil est *seul* en cause *ou non*.

DOULEURS OCULAIRES

Une **douleur oculaire** a fréquemment une tendance á se propager et à produire une *céphalée*.

Par contre, beaucoup de céphalées envahissent finalement la région oculaire, par exemple la migraine et les névralgies. Il faudra donc déterminer si la douleur ***vient*** de la *tête* ou de l'*œil*.

A. — ***Douleurs provenant*** DE L'ŒIL ***ou de ses*** ANNEXES. — Un examen suffisamment complet vous montrera une *maladie oculaire*. Les douleurs varieront naturellement (cuisson, piqûre, tension, etc.), iront du prurit (blépharites, eczémas, etc.) à la douleur la plus violente, qu'il s'agisse d'une conjonctivite, d'une dacryocystite, d'une iritis, d'un glaucome, d'un phlegmon de l'orbite.

Tenez un compte ***spécial*** du ***symptôme douleur*** dans quelques cas ***majeurs***, *d'observation quotidienne*.

Dans le vulgaire **orgelet**, les malades se présentent à vous en se plaignant d'une tension vague autour de l'œil.

Très souvent la paupière est à peine gonflée, et l'œil n'est pas rouge; **pressez** sur la paupière, **en suivant le bord** palpébral; à un moment donné, le malade ressent une sensation pénible, c'est le « *clou* » et il y a là un orgelet naissant.

Le malade se plaint d'une **douleur à début subit**, *douleur qui ne lui a laissé de répit, ni nuit ni jour*.

Cette douleur s'exagère toutes les fois que l'œil remue. *Retournez la paupière* **supérieure**. Il y a presque toujours un CORPS ÉTRANGER fixé. Vérifiez aussi s'il n'y a pas de corps étranger **cornéen, malgré une douleur réputée palpébrale**, une *concrétion* calcaire ou un *cil* dévié qui frottent la cornée.

***Ne croyez pas toujours au corps étranger*, quand le malade accuse la sensation de corps étranger**; *au moins une fois sur deux, il n'y en a pas* ou il n'y en a *plus*, mais il *faut y penser* pour l'exclure.

Pressez sur le **coin interne** *de l'œil*, un peu au-dessous de la commissure interne, **sur le sac lacrymal** : la douleur très brusque avec *recul*, « le clou », correspond à **une dacryocystite** *aiguë*.

Le malade a **un œil à peine rouge** depuis un ou deux jours et souffre du front. *Appuyez un doigt sur la paupière* **supérieure**.

Le **malade se recule brusquement; presque toujours il s'agit d'une iritis**, parfois d'une sclérite.

Les crises de douleur **redoublant pendant la nuit** indiquent l'**iritis**, que vous constatez immédiatement par l'*examen pupillaire*.

Ces douleurs caractéristiques annoncent aussi l'*éclosion* d'une *iritis*, comme **complication** d'une blessure ou d'une opération.

Dans le **glaucome**, *au contraire*, si vous pressez sur l'œil, le malade ne recule pas, l'œil étant douloureux *spontanément, nuit et jour*, mais **dur** *et* **peu sensible au toucher**.

Rappelons les douleurs violentes des ulcères cornéens, des **abcès** de l'œil et de l'orbite.

La **ténonite** (inflammation rhumatoïde de la loge orbitaire dans laquelle l'œil roule) est extrêmement douloureuse à tous les *mouvements* du globe.

B. — **Le malade se plaint de névralgies** PÉRI-ORBITAIRES. — Pensez aux névralgies faciales, aux tics douloureux de la face, et *méfiez-vous d'une éruption prochaine* (herpès et surtout **zona**).

La région peut être, dans le cas de zona, le siège de douleurs *spontanées* très vives et rester ***insensible à la pression***. Ne confondez pas les névralgies unilatérales avec des crises de *migraine* violente, *également unilatérale*.

De plus, il existe des névralgies *cornéennes* (kératalgie), *tardives* et *durables*, à *la suite d'érosions minimes* de la cornée, par une *plante d'appartement* (phénix) ou *un coup d'ongle* de nourrisson.

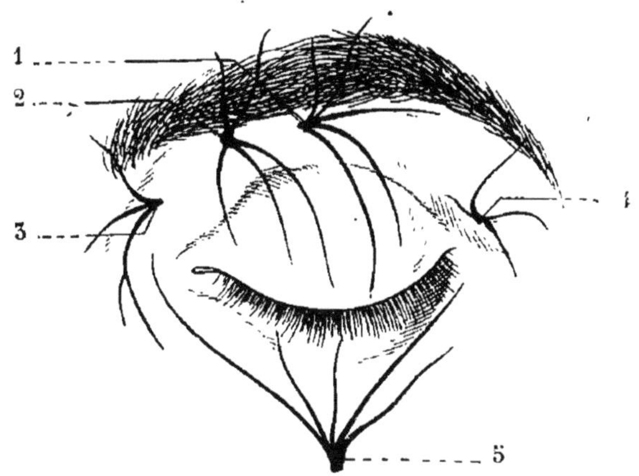

Fig. 46. — Émergence péri-oculaire des nerfs sensibles.

1. Sus-orbitaire ou frontal externe. — 2. Frontal interne. — 3. Nasal externe. — 4. Lacrymal. — 5. Sous-orbitaire.

Dans tous ces cas, *vérifiez l'état de la cornée* et de l'iris et appuyez aussi sur les points d'émergence des *filets péri-orbitaires* (fig. 46) du trijumeau.

C. — **Le malade souffre de la tête et de l'œil,** APRÈS UN TRAVAIL **assidu**. — L'œil paraît normal, mais pensez à un trouble de la réfraction, à l'astigmatisme, à l'hypermétropie et à la presbytie. Ces céphalées oculaires (*ocular headache*) sont fréquentes, et l'anomalie de la réfraction n'est *pas toujours seule* à les provoquer. Sans doute le port des verres guérit des **céphalées qui ont résisté à tout**, mais, comme bien des sujets atteints d'une anomalie semblable ne souffrent pas, un traitement *général* sera *combiné au traitement optique* pour calmer la réaction douloureuse due à *plusieurs* coefficients.

Divers troubles oculo-moteurs (insuffisance des muscles de l'œil, troubles dans la convergence) provoquent aussi des douleurs de la tête et de l'œil.

Enfin, alors que la vision est bonne, les névroses, la neurasthénie, l'anémie et toutes les causes de faiblesse, constitutionnelle ou acquise, rendent le *travail* difficile et pénible (**asthénopie**) : le travail *prolongé* produit nettement la *crise*.

D. — **Le malade souffre de la tête et des yeux,** SANS

QUE LE TRAVAIL Y SOIT POUR RIEN. — L'examen de l'œil le démontre *normal*. Cependant se méfier des céphalées du matin qui sont le résultat du *travail* excessif ***de la veille*** ou d'une ***intoxication***, surtout chez les *surmenés*, les trop ou trop peu nourris, les ***constipés*** et les débiles.

E. — ***Photophobie***. — Le malade *craint vivement et douloureusement la lumière*, dans les affections aiguës de la cornée, de l'iris, de la choroïde et de la rétine. Chez les ***enfants***, la photophobie *brusque* annonce un *corps étranger* ou une *kératite* pustuleuse. ***Elle prouve que, dans une conjonctivite, la cornée se prend.***

La photophobie est marquée chez *la plupart* des cataractés qui y obvient par des voiles, des chapeaux rabattus, des verres fumés. Certains névropathes et aliénés sont tout à coup pris de *crises de photophobie*, durant des semaines, sans lésion aucune du fond de l'œil.

SIGNES OBJECTIFS

ÉCOULEMENTS

1° ***Larmoiement***. — L'œil pleure. Vérifiez avec soin, par une exploration minutieuse, s'il s'agit d'une ***affection de l'appareil lacrymal*** ou d'une ***affection oculaire***; recherchez les causes rares, un ***corps étranger*** *méconnu*, une ***concrétion*** conjonctivale *ignorée*, un *seul* ***cil dévié***.

Quand le malade vous *dit* qu'il pleure, *constatez* si ce sont vraiment des larmes qui sortent de son œil, ou si elles sont mélangées (sang, pus, filaments). ***Pressez sur le sac lacrymal***, évacuez ainsi son *contenu* éventuel par le *point lacrymal* (fig. 13 et 14), observez-en la nature. Demandez si l'œil pleure *au vent* et au froid ou s'il pleure *dans l'appartement*, s'il y a des *croûtes* dans les cils et dans les angles, *si l'œil est* ***collé*** *le matin* (conjonctivite catarrhale), ou ***s'ouvre*** facilement ***seul***; s'il y a une sensation de « froid aux yeux », de pesanteur des paupieres (paupières en plomb).

Voyez même s'il n'y a pas de véritables *fausses membranes* sur la face interne des paupières.

Larmoiement n'est pas forcément synonyme de maladie des voies lacrymales. Dans quelques cas de *tabès*, de *névroses*, dans le *goitre exophtalmique*, il se produit des *crises d'hypersécrétion lacrymale*, analogues aux crises de sialorrhée.

Notez avec soin, chez un **nouveau-né**, s'il y a une **dacryocystite** *congénitale* ou une suppuration réellement **conjonctivale**.

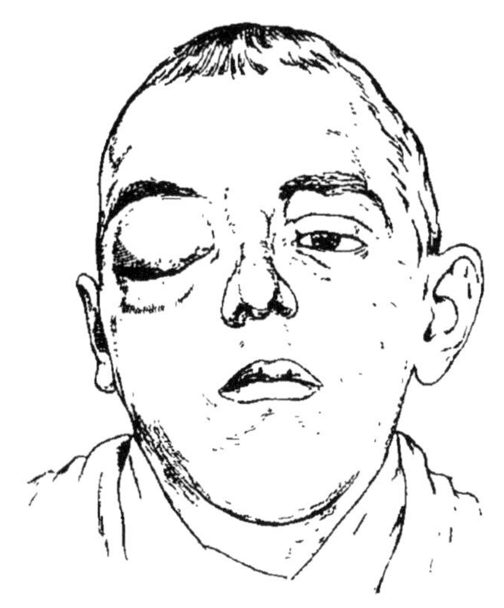

Fig. 47. — Œdème des paupières dans une conjonctivite à fausses membranes.

2° **L'œil sécrète.** — L'étude de ses sécrétions correspond à celle des *conjonctivites*. Vous aurez encore parfois à penser à l'examen *cytologique* et *bactériologique*, d'ailleurs plus ou moins probant, car, *à microbe identique, le pronostic est très variable* (terrain, virulence, traitement).

Rappelez-vous que, même si un œil rouge pleure, en émettant quelques vagues *filaments* ou *mucosités*, il ne s'agit pas forcément d'une conjonctivite, car un œil atteint d'iritis ou de glaucome, entre autres affections, présente ce genre de **crachotement banal**, tout à fait négligeable.

Méfiez-vous toujours d'une conjonctivite CHRONIQUE **monolatérale.** Recherchez si c'est le **canal lacrymal**, « l'évier », de ce côté, qui est *infecté* ou (et) *oblitéré* et si c'est pour cela que la conjonctivite n'existe **que de ce côté.** Cette conjonctivite *mono latérale rebelle* guérira par le **traitement de la dacryocystite** ou du **rétrécissement**, et **non par le** SEUL **traitement de la conjonctivite.**

GONFLEMENT DES PAUPIÈRES

A. — Les paupières sont gonflées **des deux côtés** *sans douleur* et *sans inflammation.*

Pensez aux **œdèmes** de cause générale (cœur, rein, etc.); ne les confondez ni avec les paupières difformes et flasques (paupières *en tablier*, *en poche*) ni avec les *tumeurs* orbitaires ou glandulaires *lacrymales* **symétriques.**

B. — La paupière a *brusquement gonflé* **en se mouchant**, au cours d'une sinusite, après un cathétérisme lacrymal, ou spontanément : ***emphysème palpébral***.

C. — Les paupières sont gonflées *et douloureuses* ***d'un seul côté***.

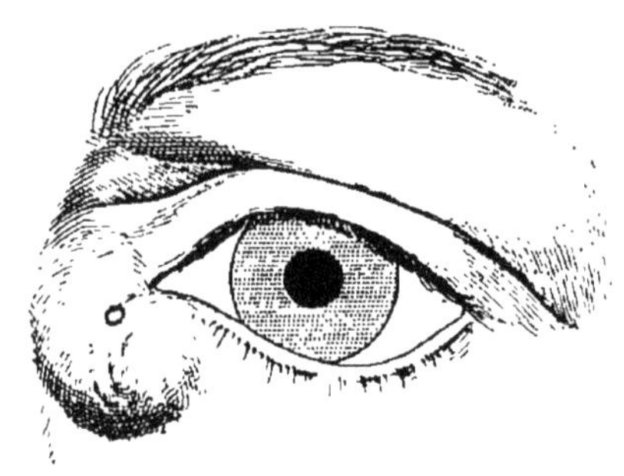

Fig. 48.
Abcès du sac lacrymal.

Vérifiez s'il n'y a ni traumatisme, ni affection inflammatoire du sourcil, des paupières, de la *conjonctive* (fig. 47), des voies lacrymales (fig. 48), de l'œil, d'*un* sinus, de l'orbite.

Méfiez-vous surtout de la *pustule maligne* charbonneuse.

D. — Les paupières sont le siège d'un ***ulcère*** (fig. 49) ou d'une ***tumeur*** (Voy. ***Diagnostic des ulcérations et tumeurs palpébrales***).

E. — Les paupières sont ***gonflées*** et ***douloureuses des deux côtés***. Pensez à une inflammation des *deux* ***paupières*** des *deux* ***yeux***, des *deux* ***orbites***, du ***cerveau*** (phlébite des sinus veineux) ou des ***sinus périorbitaires*** (poly-sinusite).

Si les paupières sont *gonflées*, mais ne présentent *pas de maladie* personnelle, appuyez sur la ***paupière supérieure***; si le malade *recule*, quoique sa paupière soit *saine*, pensez à l'***iritis*** aiguë.

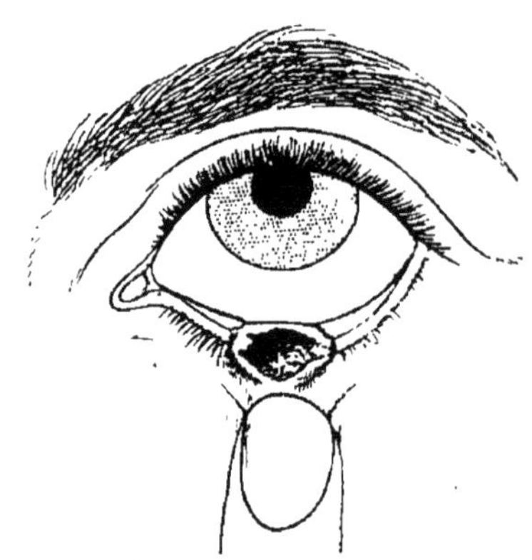

Fig. 49. — Epithélioma du bord palpébral.

Quand une paupière est gonflée, très souvent l'œil est malade et la paupière n'a rien.

Touchez aussi la région du ***sac lacrymal***, point de départ possible de l'œdème.

Voyez si la paupière a une *lésion primitive* ou *secondaire* avec ou sans une *éruption faciale* généralisée (érysipèle, fièvre éruptive) ou ***hémifaciale*** (zona).

Vérifiez l'état des ***ganglions*** *préauriculaire, parotidiens et sous-maxillaires.*

ATTITUDES VICIEUSES

La paupière se ferme convulsivement (blépharospasme). — Vérifiez s'il s'agit d'un ***spasme*** ou d'un ***tic***, sans maladie de l'œil. Ne négligez jamais de contrôler l'***état de la cornée*** et de l'***iris***, au besoin avec les releveurs à ***valve***. *Retournez* aussi les *paupières supérieures*.

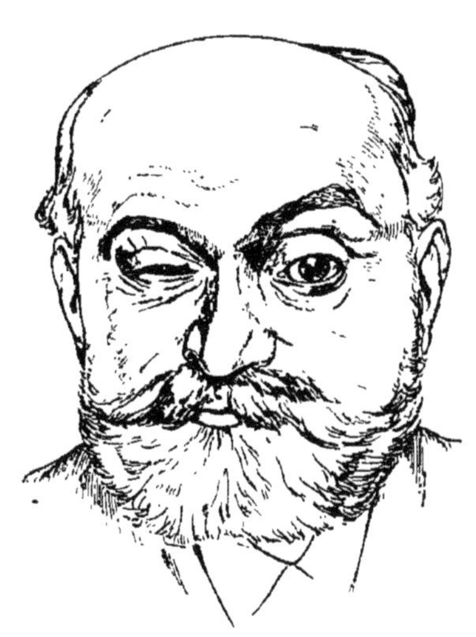

Fig. 50. — Blépharospasme.

Les paupières restent ouvertes : *paralysie faciale*.

Les paupières supérieures tombent : *paralysie palpébrale* ou *oculo-palpébrale* (3ᵉ paire) ou *paralysie du sympathique cervical* avec syndrome de Claude Bernard = ***myosis***, ***énophtalmie*** (œil *enfoncé*) et ***légère*** blépharoptose. Voyez s'il n'y a pas *relâchement*, dédoublement de la *peau* seule, *en nappe* (***dermatolysie***), sans paralysie des muscles et nerfs releveurs.

Les paupières inférieures sont renversées. — ***En dehors***, c'est l'***ectropion***, *éversion*, cicatricielle ou non cicatricielle; ***en dedans*** (*inversion*), c'est l'***entropion***, de cause également variable, avec ou sans ***déviation des cils*** (***trichiasis***).

Les paupières adhèrent au globe. — Déterminez la nature des brides (***symblépharon***) post-traumatiques ou par maladie sclérosante (pemphigus, xérosis, atrophie des culs-de-sac, etc.).

Toutes ces lésions palpébrales existent aussi sous forme ***congénitale***.

ASPECTS ANORMAUX DU GLOBE OCULAIRE

L'œil présente une ***énorme anomalie congénitale***. Il est absent (***anophtalmie***), unique (***cyclopie***), dépigmenté (***albinisme***).

L'***œil paraît trop gros***; il peut l'***être*** (buphtalmie, myopie, tumeurs intra-oculaires).

Il peut seulement le **paraître**, parce qu'il est **projeté en avant**, d'*un* seul *côté* ou même *des deux côtés* (Voy. le **diagnostic détaillé de l'exophtalmie** avec l'étude des MALADIES DE L'ORBITE).

Rappelez-vous que beaucoup d'yeux qui *paraissent* gros, sont *appelés des yeux de* **myope**, *sans qu'ils le soient. Il y a des myopes qui ont les yeux enfoncés.*

L'**œil paraît trop petit**. — Il peut l'**être** (*microphtalmie congénitale, atrophie de l'œil*).

Il peut le **paraître**, parce qu'il est *enfoncé* dans l'orbite (**énophtalmie** traumatique ou spontanée, que nous reverrons pour la comparer à l'*exophtalmie*). Pensez à l'*œil artificiel* possible, pour éviter une erreur parfaitement grotesque.

L'œil peut paraître plus petit parce que la *fente palpébrale* est *moins ouverte* ou *trop étroite*.

Attitudes vicieuses. — L'œil est trop haut, trop bas, trop en dedans, trop en dehors. Différenciez les cas de **strabisme**

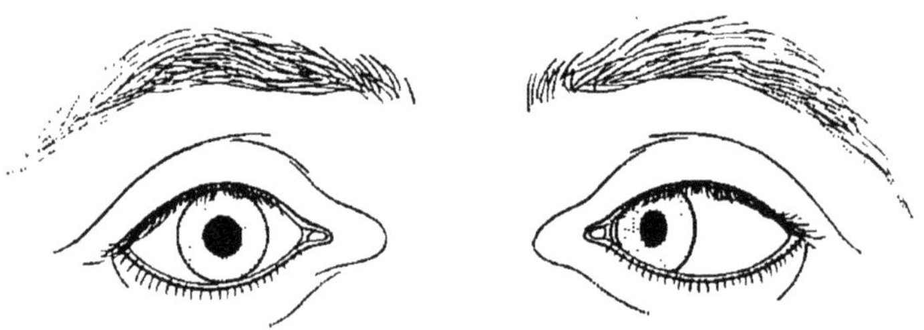

Fig. 51. — Paralysie du droit externe de l'œil gauche.

sans paralysie, d'une **paralysie** d'un nerf (fig. 51) et d'un muscle de l'œil.

Les **syndromes** spéciaux (*hémiplégies, paralysies alternes, paralysies faciales*) qui les accompagnent, ont une signification importante pour la *localisation* de la lésion (Voy. **Paralysies**).

Vérifiez s'il n'y a pas, en même temps que la **diplopie**, une *tumeur orbitaire* qui repousse l'œil.

Mouvements anormaux. — L'œil **oscille** constamment, il tremblotte, c'est le **nystagmus**, *professionnel* (mineurs), *névropathique*, caractéristique d'une lésion *oculaire*, ou enfin d'origine *auriculaire*.

L'œil **sort brusquement** *de l'orbite* (**exophtalmie intermittente, à volonté**, alternant avec l'*enophtalmie*) (Voy. ORBITE).

TENSION ANORMALE

L'*œil* ***est dur : glaucome*** *primitif* ou *secondaire.*

L'***œil est mou***, surtout s'il y a décollement rétinien, atrophie partielle. Le ***ramollissement de l'œil*** est *toujours* inquiétant, sauf dans des cas très rares d'ophtalmo-malacie passagère. *Un œil ramolli est désorganisé.*

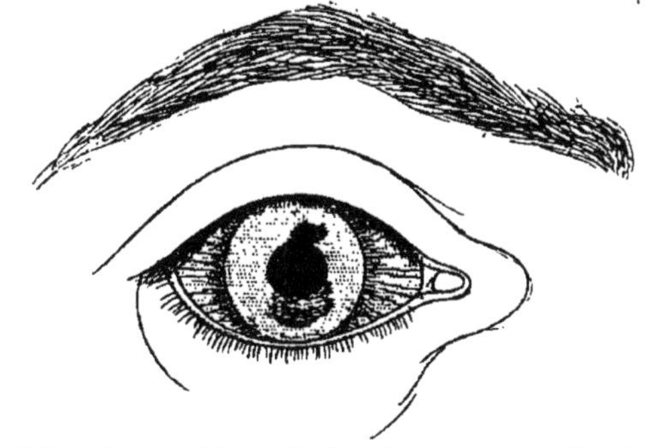

Fig. 52. — Vascularisation *conjonctivale* (superficielle) et *profonde* (*périkératique, fine* et *radiée*), dans un ulcère de la cornée.

Rappelez-vous encore une fois que dans le ***glaucome***, l'œil est ***dur***, mais ***peu douloureux au toucher***, tandis que dans l'***iritis aiguë***, il est ***mou*** et ***douloureux au toucher***, le malade reculant à la moindre pression.

L'ŒIL EST ROUGE

L'ensemble de l'œil est plus ou moins rouge dans toutes les inflammations oculaires, mais la ***localisation*** et la ***teinte*** de la *rougeur* ont une *importance considérable.*

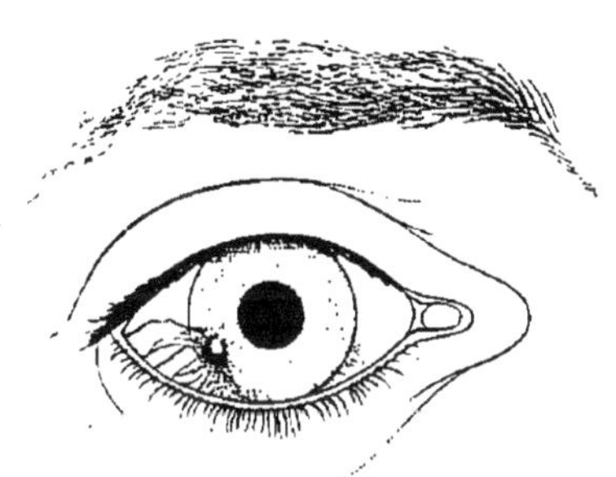

Fig. 53. — Kérato-conjonctivite pustuleuse (dite phlycténulaire).

Dans les ***conjonctivites***, c'est surtout dans les ***culs-de-sac*** que *la rougeur est* À SON COMBLE.

La rougeur est à son *maximum* ***autour de la cornée,*** lorsqu'il s'agit d'une affection ***cornéenne*** ou ***irienne*** (***cercle péricornéen*** *profond*) : c'est ce que j'appelle la ***rougeur aréolaire*** (fig. 52).

Les ***plaques*** *rouges sur le blanc de l'œil* sont caractéristiques d'une ***sclérite***; elles ont une teinte ***mauve*** ou violacée.

Ne les confondez pas avec une ***ecchymose sous-conjonctivale***, spontanée ou traumatique.

Les ***taches noires*** ou ***grises*** sur le globe de l'œil ou la conjonctive doivent faire penser à des *sclérites* guéries, à l'***argyrose*** (coloration par les sels d'argent), à des ***pigmentations congénitales***. Éliminez avec soin un ***sarcome mélanique*** conjonctival ou intraoculaire.

Rappelons toutes les ***éruptions*** (fig. 53), ***ulcérations***, ***végétations***, ***tumeurs*** possibles sur la *conjonctive* de l'enfant ou de l'adulte et dont nous délimiterons les caractères (voy. ***Maladies de la conjonctive***).

Le ***chémosis***, gonflement de la conjonctive du globe, formant *collerette autour de la cornée*, dans les cas de conjonctivite, de kératite, d'iritis, de *blessure* ou d'*opération*, est un signe de ***grande virulence*** et de ***mauvais augure***.

Il est à son comble dans l'***ophtalmie blennorragique*** et dans la ***panophtalmie phlegmoneuse***. Cependant il existe de très rares cas de ***chémosis aigu***, subit, par ***œdème aigu***, vaso-moteur, ***non douloureux*** et qui n'a aucune gravité, malgré les apparences.

ASPECTS ANORMAUX DE LA CORNÉE

Opacités. — Demandez-vous quel est le *siège* exact des *opacités*. Est-ce une opacité *surajoutée* à la surface antérieure? Est-elle épithéliale ou sous-épithéliale, donc *superficielle*?

Est-elle sise dans la partie *moyenne* (***parenchymateuse*** ou interstitielle)? Est-elle *profonde*, ou, enfin, *accolée* à la *surface postérieure* de la cornée et par conséquent située ***dans la chambre antérieure***?

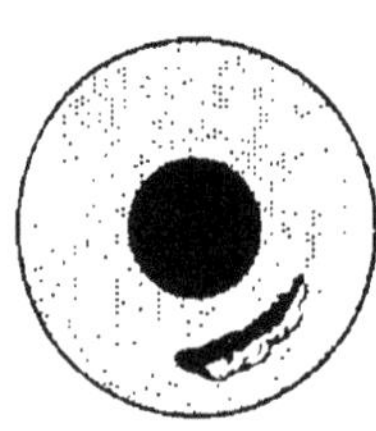

Fig. 54. Ulcère cornéen.

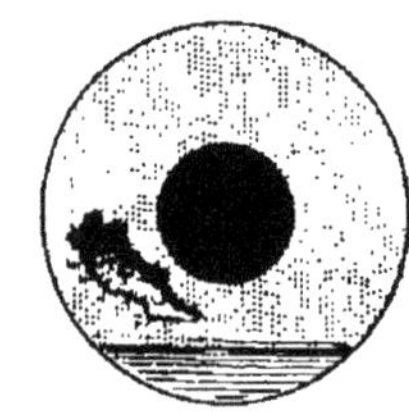

Fig. 55. — Ulcère cornéen avec *hypopion* (**empyème** de la chambre antérieure).

Remarquez si la cornée est *vernie* ou *dévernie*, *polie* ou *dépolie*, *creusée* par un ulcère (fig. 54).

Demandez-vous alors si l'opacité est *ancienne* ou *récente*. Or, une opacité *récente* est accompagnée d'une *érosion* ou d'un *dépoli* cornéen, sauf si elle est très profonde, tandis qu'une ***taie***, cicatrice *ancienne*, ***est revernie*** d'épithélium.

Faites le diagnostic *rétrospectif* de la maladie originelle. Établissez la nature des taies dépendant de blessures, de kératites scrofuleuses, de sclérites, d'herpès cornéen, qui ont leurs cicatrices *caractéristiques*. (Voy. ***Maladies de la cornée***.)

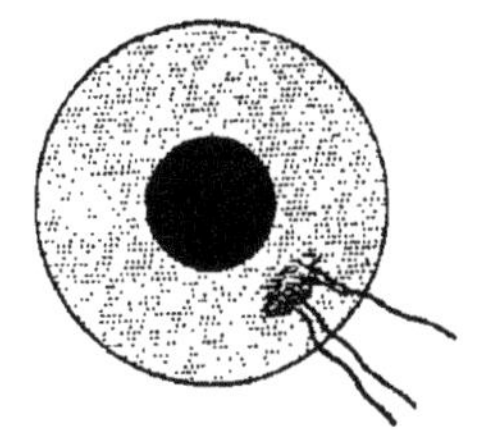

Fig. 56. — Vascularisation cornéenne, *au déclin* d'un ulcère.

Ne confondez pas les taies avec les opacités sans cicatrice (***gerontoxon***, etc.).

Vaisseaux. — Voyez si la cornée ***ne contient pas de vaisseaux, forcément anormaux***.

Les ulcérations se vascularisent au moment de leur guérison ; voyez si le pinceau vasculaire insolite (fig. 56) n'a pas un point de départ ulcératif. Lorsque la *vascularisation ne suit pas une ulcération*, pensez à une *kératite interstitielle, presque toujours hérédo-syphilitique*, et qui, presque toujours aussi, *atteindra successivement les deux yeux*.

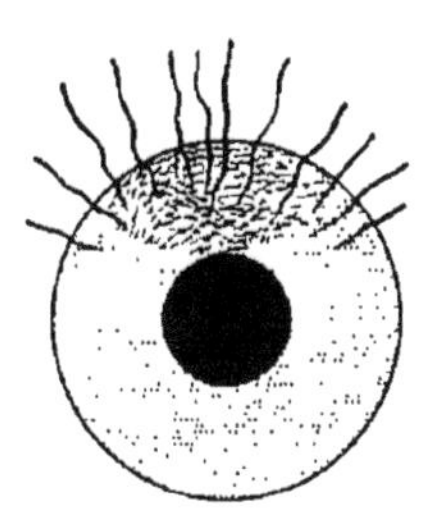

Fig. 57. — Pannus cornéen (vascularisation anormale dans certains cas de trachome).

Pannus. — Quand vous voyez des *vaisseaux* qui n'envahissent que la ***partie supérieure de la cornée*** (fig. 57), méfiez-vous de la *conjonctivite granuleuse*. ***Dans tous les cas de vascularisation de la cornée***, ***retournez la paupière supérieure***, car les vaisseaux ***cornéens***, s'ils existent, dans le trachome, ne sont qu'un épiphénomène, *une signature* pathologique. ***La maladie est à la paupière supérieure*** (fig. 58).

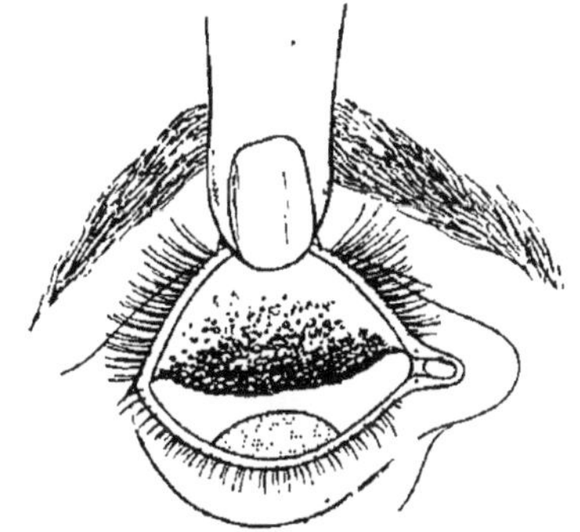

Fig. 58. — Conjonctivite granuleuse (trachome), sans pannus.

Dans le ***glaucome***, la cornée est trouble, *sans qu'il y ait de maladie cornéenne* essentielle, puisqu'il suffit d'une ponction pour rendre instantanément à la cornée sa transparence normale ; vérifiez, lorsqu'un œil est *rouge*, la cornée *louche* et la pupille *dilatée*, si le *toucher digital* constate une *exagération de la tension* de l'œil.

L'***insensibilité cornéenne*** accompagne les kératites

neuro-paralytiques (paralysie du trijumeau), divers ulcères, parfois aussi le zona.

Ectasies. — Ne confondez les *ectasies* cicatricielles et *opaques staphylomes*) ou *transparentes* (kératocone, kératoglobe), avec les *umeurs*.

ASPECTS ANORMAUX DE LA CHAMBRE ANTÉRIEURE

La chambre antérieure contient parfois du sang (***hypoéma***), du pus (***hypopion***), des **exsudats**, etc.

Hypoéma. — Sang épanché dans les iritis, les maladies du fond de l'œil, les blessures (fig. 59).

Hypopion. — L'hypopion provient d'une *ulcération cornéenne*

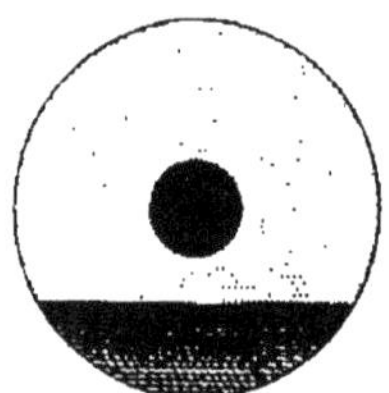

Fig. 59. — Hypoéma (sang dans la chamre antérieure).

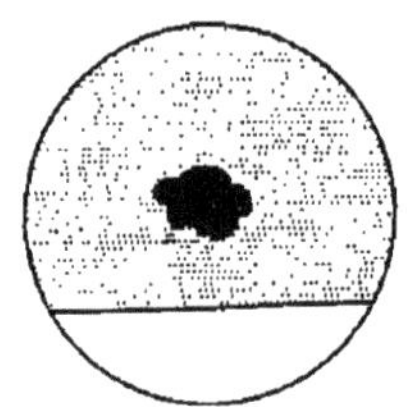

Fig. 60. — Iritis à hypopion (pus dans le bas de la chambre antérieure).

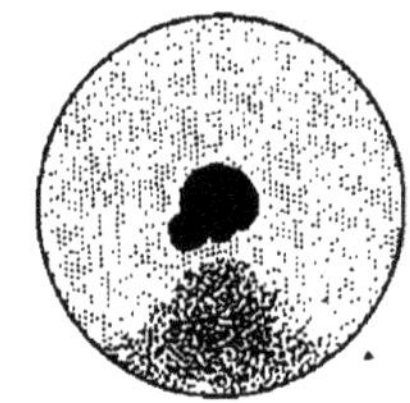

Fig. 61. — Iritis séreuse avec dépôts en amas triangulaire.

(***examinez à fond la cornée***), ou de l'iris et des membranes profondes ***sans altération cornéenne*** (fig. 60).

Les **dépôts** formant un *tas triangulaire* contre la cornée accompagnent une variété d'iritis appelée ***iritis séreuse*** (fig. 61); quand vous les verrez, *examinez toujours l'état de la* **pupille** (synéchies).

Les *corps étrangers*, les *cristaux* accompagnés d'une désorganisation de l'œil (*synchisis étincelant*), les *cristallins luxés* sont des éventualités exceptionnelles.

Vérifiez si la *chambre antérieure* est **profonde**, étroite, plane on *en entonnoir*. Voyez si elle n'est pas ***inexistante***, *l'iris étant collé à la cornée*, et notez toujours ***la tension de l'œil dans ses rapports avec l'état pupillaire***, la tension de l'œil ayant une *tendance* à être **exagérée** quand ***la pupille est large.***

ASPECTS ANORMAUX DE L'IRIS.

Le ***changement de couleur***, l'iris brun devenant roussâtre, l'iris bleu devenant verdâtre (par l'afflux du sang), l'*aspect flou*, louche, gonflé (avec rougeur du « blanc » de l'œil), témoignent d'une ***iritis*** aiguë ou chronique.

Des ***nodosités*** (condylomes (fig. 63), granulomes) doivent faire penser à la *syphilis*, à la *tuberculose*, à la *lèpre* et à diverses infections. Ne les confondez pas avec les *bosselures* d'un iris *distendu* (***iris en tomate***) par l'humeur aqueuse accumulée derrière lui, la pupille étant bouchée (fig. 62) par une iritis chronique.

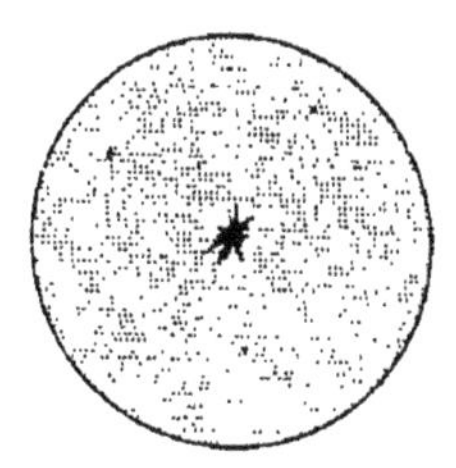

Fig. 62. — Occlusion totale de la pupille.

La ***hernie de l'iris*** en « *tête de mouche* », noire et saillante, *indique une* ***perforation de l'œil*** (fig. 64).

Il y a de véritables ***tumeurs*** de l'iris, (*kystes*, *sarcome* grisâtre, mélanique), à ne pas confondre avec des ***taches*** de l'iris.

Le ***tremblement de l'iris*** (*iridodonésis*) accompagne soit un déplacement du cristallin *luxé* ou *subluxé*, soit un relâchement de son

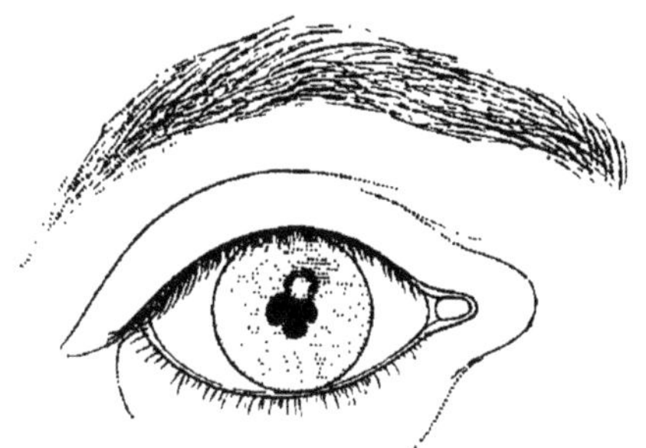

Fig. 63. — Iritis syphilitique avec condylome.

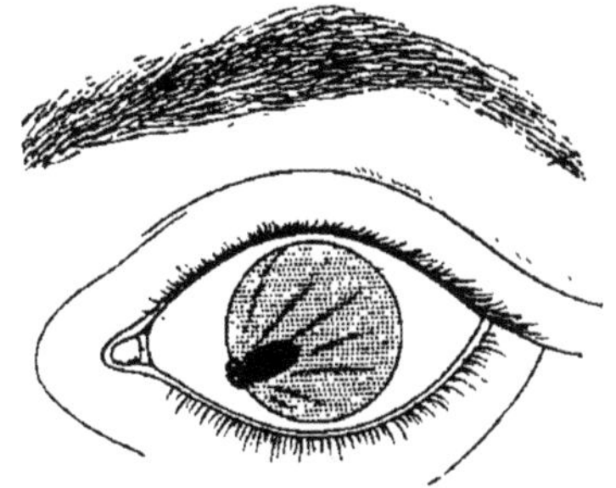

Fig. 64. — Perforation de l'œil, avec hernie de l'iris.

appareil suspenseur, soit des lésions du corps vitré ou du fond de l'œil. L'iris est aussi refoulé sur un point par le cristallin déplacé.

La PUPILLE anormale. — Elle est libre ou obstruée, adhérente, mobile, immobile. Faisons, avant d'aller plus loin (Voy. ***Maladies de l'iris***), diverses constatations *sommaires*.

Ne prenez pas un *exsudat* plastique pour une *cataracte* également grisâtre. L'exsudat *se continue* avec le tissu même du bord de la pupille et de l'iris; la cataracte en est restée indépendante, sauf dans les cas de cataracte *adhérente*, où vous trouverez les signes associés de la cataracte et de l'iritis ancienne ou récente. *Dans le doute, instillez de la cocaïne* qui dessinera mieux les adhérences (synéchies), les ***franges pupillaires*** (fig. 65).

Ne confondez pas avec les « *synéchies* » des iritis, les *anomalies congénitales* (*pupille en poire* du **colobome**, qui reste contractile, pupille avec persistance de débris de la *membrane pupillaire congénitale*, qui sont extensibles par les mydriatiques, tandis que les synéchies iritiques ne le sont pas).

Il existe des pupilles non **adhérentes**, mais **déformées**, *oblique-ovalaires*, dans le tabes en particulier.

Il ne vous semble pas y avoir de lésions pupillaires, mais les **dimensions sont anormales**. Il y a, en effet, des gens normaux à pupille large ou étroite, suivant l'âge, la constitution, etc.; les pupilles étroites étant plutôt fréquentes chez les sujets *âgés*.

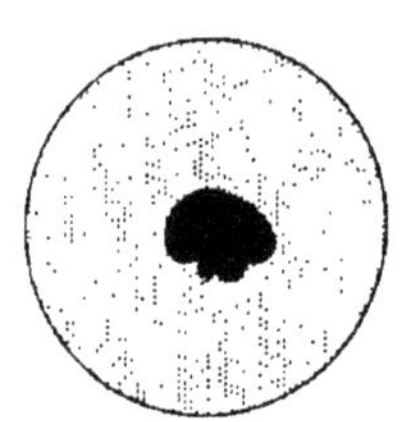

Fig. 65. — Adhérences irido-cristalliniennes (*synéchies*), FRANGES pupillaires, dans l'*iritis*.

S'il y a *myosis*, éliminez : l'emploi d'un *myotique*, une *affection du système nerveux* (tabes, etc.), une *paralysie du grand sympathique cervical* (vérifiez s'il n'y a pas d'affection de la *région cervicale* [ganglions], du *médiastin*), avec un faible degré de blépharoptose, les intoxications (opium, morphine, etc.).

S'il y a *mydriase*, éliminez : l'emploi d'un mydriatique, une paralysie de la troisième paire, une paralysie de l'iris et du muscle ciliaire (diphtérie, syphilis, etc.), les maladies cérébro-spinales, les lésions orbitaires, les intoxications (belladone, viandes avariées, champignons), etc. *Pensez toujours à un début de paralysie générale.*

Comparez toujours les deux pupilles. — Il est indispensable de vérifier, comme nous l'avons dit, la mobilité ou l'immobilité à la lumière et à l'accommodation, puis le *réflexe consensuel.*

Le **signe d'Argyll Robertson** (*immobilité* à la lumière et *mobilité* à la fixation et à la convergence), est un signe de syphilis nerveuse (tabes, paralysie générale, etc.), *mais une foule de syphilitiques ne le présentent pas.*

Il est enfin des cas où :

1° *Quand vous illuminez* **un œil**, *la pupille ne se contracte pas, mais l'***autre réagit** *en réflexe consensuel*; il s'agit alors d'une **mydriase paralytique**, par lésion *périphérique* des nerfs ciliaires et pupillaires, due, par exemple, à la syphilis. Si on éclaire le *second* œil, la pupille réagit, mais la pupille du premier *reste immobile*;

2° Vous éclairez **un œil**, les **deux pupilles restent fixes**. Si vous éclairez le **second**, les **deux pupilles se meuvent**. Cet état est dû à une cécité totale du premier œil par lésion rétinienne ou du nerf optique, donc périphérique.

Dans l'amaurose dite hystérique et celle d'origine corticale, tous les réflexes peuvent persister.

Les modifications du TERRITOIRE PUPILLAIRE. — Après la chambre antérieure, l'iris, les réactions de la pupille, il vous reste à examiner avec soin l'*aire pupillaire*.

Cherchez, à l'***éclairage artificiel latéral***, si le ***cristallin*** présente quelques ***opacités***.

Ne vous laissez pas induire en erreur par le ***reflet ambré*** que présentent la ***plupart des cristallins séniles***, *quoique transparents*. Pour cela, scrutez l'aire pupillaire d'abord *au jour*, puis à l'*éclairage latéral* : si, avec le *miroir ophtalmoscopique*, cette aire pupillaire reste *parfaitement rouge*, *sans aucune tache*, LE CRISTALLIN EST TRANSPARENT, ***quelles que soient les apparences qu'il ait, à la lumière du jour***, et ***à l'éclairage latéral***.

Les fausses cataractes. — Les praticiens devront en effet bien se garder de confondre avec une cataracte le *reflet gris* NORMAL que la pupille des *vieillards* présente à l'éclairage *diurne*. La vision peut être parfaite et le cristallin absolument transparent : l'éclairage pupillaire avec le simple miroir montre le champ pupillaire ***vierge*** des stries (fig. 66) qui attestent un début de cataracte (voy. ***Cataracte***). *On ne doit pas affirmer l'existence d'une cataracte commençante*, ***sans avoir éclairé l'œil*** ; cependant, que de malades chez lesquels on avait conclu à la cataracte et *auxquels on avait eu l'imprudence de le dire*, tout cela sans examen ophtalmoscopique, sans examen de la vision! On s'était borné à mettre le malade *près de la fenêtre* et à constater que sa pupille n'était pas tout à fait noire.

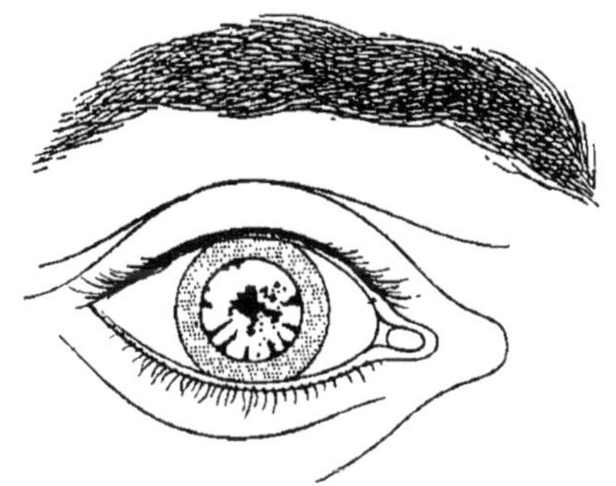

Fig. 66. — Opacités *partielles* du cristallin (*cataracte*) se détachant en *noir* dans la pupille *éclairée*.

Ce diagnostic *impressionniste* ne correspondait pourtant à

aucune cataracte et finalement l'examen AU MIROIR démontrait la transparence *absolue* du cristallin, ***d'apparence grisâtre***.

Établissez surtout avec le miroir le diagnostic des *cataractes* ***partielles*** acquises et *congénitales* (voy. ***Cataracte***).

L'**éclairage de la pupille, au miroir, dans la chambre noire.** — Ce procédé d'examen est, *même si on ne sait pas voir* ***le fond*** *de l'œil à l'ophtalmoscope*, extrêmement important.

Il est quelquefois bon de *dilater un peu la pupille* avec la *cocaïne* (1/30), puis le simple reflet du miroir ophtalmoscopique vous montrera, tantôt une pupille *uniformément rouge*, tantôt *complètement noire* et *inéclairable*, tantôt *noire-rougeâtre* (grandes hémorragies), tantôt *jaunâtre* (*suppuration* du corps *vitré*, *tumeurs rétiniennes* chez les enfants, etc.).

Priez le malade de ***mouvoir son œil, pendant que vous le maintenez sous l'éclairage du miroir***; très souvent l'aire pupillaire vous paraîtra pleine de « choses qui *bougent* », corps flottants, décollement rétinien qui danse, cristallin luxé et mobile, cristaux, etc.

Certains yeux *inéclairables* renferment une *tumeur*, une *hémorragie* qui remplit tout le corps vitré ou une *cataracte noire*.

La pupille LUMINEUSE. — Méfiez-vous, lorsque, ***chez un enfant***, la pupille paraît ***luisante***, *illuminée* (œil-de-chat amaurotique) : neuf fois sur dix, il s'agit d'un ***gliome*** qui entraîne la perte de l'œil et *ordinairement la mort*, malgré l'opération.

Après toutes ces recherches, ne négligez pas la ***valeur séméiologique*** de l'*examen du liquide céphalo-rachidien*, des ***réactions sanguines***, de la ***tension artérielle***, de l'examen globulaire du *sang*, des examens ***microbiens*** et cellulaires des *sécrétions*. Ici le praticien agira suivant ses habitudes et ses aptitudes.

Enfin la constatation des ***signes oculaires*** et l'***examen de l'œil***, auront, plus d'une fois, une ***valeur capitale*** pour éclairer le ***diagnostic incomplet*** et le ***pronostic douteux*** d'une ***maladie*** GÉNÉRALE, comme le prouvera la partie de ce livre qui concerne l'***état*** OCULAIRE ***dans les maladies*** GÉNÉRALES.

CHAPITRE IV

L'ADAPTATION THÉRAPEUTIQUE, LOCALE ET GÉNÉRALE

Une maladie de l'œil nécessite ordinairement ***à la fois*** des soins ***locaux*** et ***généraux***.

Pour les premiers, la *sensibilité extrême* de l'œil est un grand obstacle à vaincre.

L'***anesthésie*** devient nécessaire. Elle se transforme en ***analgésie*** pour les ***douleurs excessives*** qu'entraînent tant d'affections oculaires.

De plus, l'œil est très ***mobile***. Le malade, *effrayé* ou subissant un *contact pénible*, « bouge » et remue son œil, ses paupières, sa tête, ses mains.

Son ***immobilisation***, dans une position convenable, s'impose.

Puis il faudra préparer l'œil, et le chirurgien, à telle ou telle intervention, par l'***antisepsie*** et l'***asepsie***, ***panser*** l'œil souffrant ou opéré.

Si, dans nombre de maladies des yeux, aucune intervention ne relèvera du praticien, par contre, il prescrira, au besoin, des *topiques* et instituera un traitement *général* MODIFIÉ.

Telle est sa *spécialisation thérapeutique* dans la *pratique journalière*.

ANESTHÉSIE OCULAIRE

Pour les petites opérations, pour les attouchements désagréables (nitrate, dionine, etc.), vous devrez « insensibiliser » le globe de l'œil ou ses annexes.

L'***anesthésie*** ophtalmologique peut être ***générale*** ou ***locale***; cette dernière est devenue la règle, la première étant actuellement tout à fait exceptionnelle. *N'oubliez pas, d'ailleurs, qu'**avant l'apparition du chloroforme et de la cocaïne**, les principales opérations de chirurgie oculaire ont été inventées, et menées* *à bien par milliers*, entre autres celle de la *cataracte*. Nous avons débuté en ophtalmologie *avant l'application oculaire de la cocaïne* par Köller (1884), et assisté, chez nos maîtres, à des séries d'opérations, par exemple de cataracte, faites ***sans aucune anesthésie***, et les résultats immédiats et consécutifs n'en restaient pas moins remarquables.

Aujourd'hui, l'anesthésie *locale* et l'anesthésie *générale* ont de continuelles *indications* et *contre-indications* respectives.

ANESTHÉSIE GÉNÉRALE

L'anesthésie *générale* est ordinairement *indispensable* pour les interventions oculaires, ***chez les enfants***, jusqu'à 7 ou 8 ans. Cependant, toutes les fois qu'il s'agit d'une courte intervention (ponction, extraction de corps étranger, de petites tumeurs, etc.), ***évitez*** l'anesthésie générale. Si l'on s'en passe, *il est essentiel* que l'opération puisse encore être ***parfaitement*** *exécutée*, sans être compromise par les mouvements intempestifs ou l'effort de résistance du petit malade, ***même maintenu***. La *tête*, les *bras* et les *jambes* seront *exactement* immobilisés par *deux* personnes. Il ne faudra pas abuser de l'anesthésie générale, car elle a entraîné d'assez nombreuses morts *pour des opérations oculaires* où l'on aurait pu éviter, chez ces *enfants*, *non seulement l'anesthésie générale*, mais encore *l'anesthésie locale*.

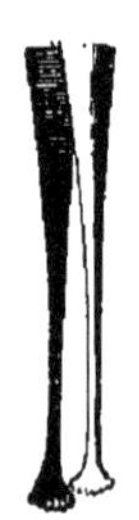

Fig. 67. — Mors *convexe* avec angles arrondis *ne déchirant pas* les tissus.

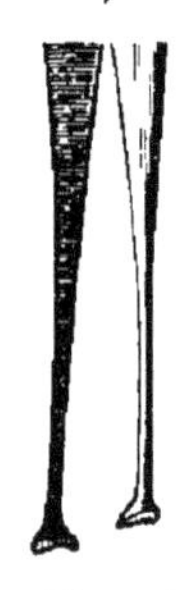

Fig. 68. — Mors *concave* avec angles aigus *déchirant* les tissus (*à repousser*).

Appliquez TOUJOURS une pince à langue peu blessante (celle de Laborde).

L'*éther* a plus d'inconvénients que le *chloroforme*, en chirurgie ***oculaire***.

Vous pourrez, pour de courtes opérations, utiliser les *anesthésiques* **brusques** (chlorure d'éthyle, bromure d'éthyle). Le *chlorure d'éthyle* est *très inflammable* (cautérisation ignée).

Le *bromure d'éthyle* est *moins inflammable* et nous l'avons plusieurs fois employé pour la *cautérisation ignée* du *sac lacrymal*. Toutefois il congestionne violemment la face : il a diverses contre-indications pour les opérations sur le *globe* de l'œil, car *la résolution n'est pas toujours complète.*

N'employez, en chirurgie oculaire, l'anesthésie **générale** que **par nécessité absolue** et sachez que l'anesthésie *locale* ne sert **à rien** *chez un enfant terrifié*, qui ne se rend aucun compte de ses sensations. N'hésitez pas à agir *sans anesthésie*, si vous êtes sûr d'agir *vite*, MAIS BIEN, car la douleur insignifiante d'une intervention *brusque* est moindre que les sensations pénibles dues à une anesthésie générale. Certes, il faut choisir les cas, afin que, si l'enfant se débat et « pousse », cette poussée ne risque pas d'expulser le cristallin ou le corps vitré ; il ne faut pas non plus que l'œil, *mal contenu* par une **pince fixatrice** qui *déchire* la conjonctive, aille se jeter contre une pointe.

Ayez par conséquent des pinces dont le mors est *convexe*, avec angles arrondis (Panas) et non *concave*, avec angles aigus (fig. 68).

ANESTHÉSIE LOCALE

A partir de 7 à 8 ans, chez les enfants *raisonnables* et *bien élevés*, nous intervenons déjà avec la cocaïne. Chez ces enfants, ne dépassez pas, comme titre, la solution à 1/50e (chlorhydrate) en *instillations*. Chez l'adulte, au contraire, employez 1/30e et même 1/20e.

Pour les *injections hypodermiques* ou *sous-conjonctivales, 3 ou 4 gouttes* de la solution à 1 pour 100 nous ont *toujours* suffi et ne nous ont *jamais*, jusqu'ici, donné d'ennuis, vu la faible quantité injectée.

Choix d'un anesthésique local : instillations. — On a essayé de supprimer ou de remplacer la **cocaïne**. Or RIEN *jusqu'ici ne la vaut*, EN INSTILLATIONS ; elle **anesthésie** très bien la *cornée* et la *conjonctive* pour une vingtaine de minutes, avec une action *ischémique* avantageuse. Elle **dilate la pupille**, quand besoin en est, *sans avoir les inconvénients de l'atropine*, plus dangereuse pour favoriser l'éclosion du glaucome chez les sujets *âgés*.

Rappelez-vous de plus qu'*une* goutte d'*atropine* empêche *la lecture pendant une douzaine de jours.*

La *stovaïne* et la *novocaïne* anesthésient plutôt moins bien et sont vaso-dilatatrices avec hémorragie en nappe gênant les opérations ; tous les autres anesthésiques locaux sont encore moins recommandables.

Le mieux pour le praticien est d'avoir des ***ampoules*** *stériles* de solution de chlorhydrate de cocaïne, à 1 pour 100 pour les *injections*, et à 1/30e pour les *instillations*; de plus, quelques ampoules de solution *d'adrénaline* à 1/1000e (agent *vaso-constricteur*).

2 instillations, de 2 ou 3 gouttes chaque fois, avec la cocaïne (chlorhydrate) à 1/30e, à 2 minutes d'intervalle, suffisent pour l'anesthésie de l'œil, ***s'il n'est pas enflammé***.

L'œil enflammé s'anesthésie mal : *s'il est rouge*, instillez *préalablement* quelques gouttes *d'adrénaline* à 1/1000e qui décongestionnent l'œil et permettent *alors* à la cocaïne d'agir. Vous pouvez avoir aussi des ampoules du mélange, mais nous préférons les remèdes isolés.

L'anesthésie locale d'un œil ***enflammé***, *quoique très appréciable*, reste ***incomplète***.

Inconvénients de la cocaïne. — Il ne faut pas abuser de la cocaïne, ni employer de trop fortes solutions; ***en aucun cas, ne dépasser 1/20e***. Les solutions fortes ont une tendance à provoquer l'exfoliation de l'épithélium cornéen qu'elles troublent et rendent grisâtre. *De même que l'adrénaline*, la *cocaïne gêne la cicatrisation des plaies et des ulcères cornéens. Il faudra* ***bien se garder***, sous prétexte de soulager le malade, d'*instiller*, ***à tout moment, de la cocaïne sur un ulcère cornéen***. *C'est une* GROSSE ERREUR *à éviter*.

Au contraire, les médicaments *vaso-dilatateurs*, tels que la *dionine*, favorisent la réparation cornéenne.

Pour éviter l'exfoliation de l'épithélium cornéen, favorisée par l'*exposition à l'air*, recommandez au malade de *garder les yeux fermés*, quand vous aurez « mis de la cocaïne », par exemple, avant d'enlever un *corps étranger* cornéen.

Il faut *savoir attendre l'anesthésie quelques minutes* (3 à 5), *au lieu de se presser* d'opérer.

Le collyre *huileux* à la cocaïne est inférieur au collyre aqueux, parce qu'il forme avec les larmes une émulsion qui voile la cornée.

Injections anesthésiques. — En *injections hypodermiques* et *sous-conjonctivales* (fig. 69), la solution de cocaïne à 1 pour 100, avec ou sans adrénaline (1 goutte à 1/1000e par centimètre cube), suivant l'état, *inflammatoire ou non*, vous donnera d'excellents résultats, à condition de n'en injecter que *très peu* pour ***ne pas déformer*** totalement (pour un chalazion, par exemple) *la région* à opérer.

La *novocaïne-adrénaline* est également utilisable en injections,

exactement comme en chirurgie dentaire, mais elle retarde un peu, semble-t-il, la cicatrisation des plaies.

A la moindre intoxication cocaïnique, il suffit de coucher le malade et de lui administrer du café très fort, de la caféine granulée ou une injection de caféine.

Il *vaut mieux que le malade ait mangé* et, en plus, bu *du café*, *avant* une anesthésie par *la cocaïne*, alors que c'est l'inverse pour l'anesthésie générale.

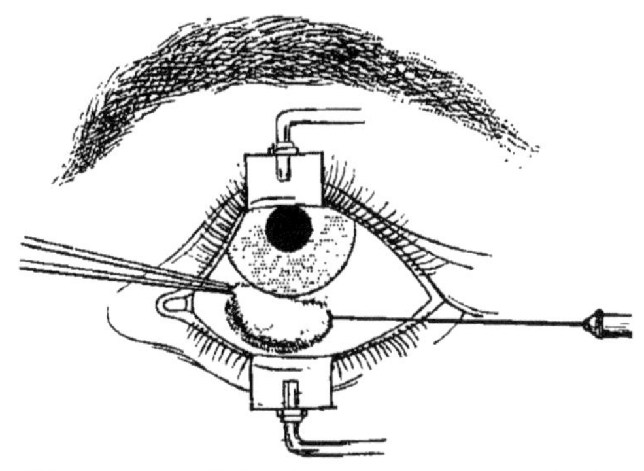

Fig. 69. — Injection sous-conjonctivale.

Les *applications* anesthésiques *locales* (glace et surtout chlorure d'éthyle) présenteraient de réels dangers pour l'œil.

N'insistons pas sur divers modes d'anesthésie nerveuse *régionale* qui relèvent du spécialiste.

INDICATIONS ET CONTRE-INDICATIONS DES DIVERS MODES D'ANESTHÉSIE

Le praticien n'aura que rarement à se poser cette question, puisqu'il n'aura lui-même que très peu d'opérations à pratiquer sur l'œil et ses annexes. Il devra néanmoins savoir jusqu'où *va le* **pouvoir de l'anesthésie locale en chirurgie oculaire** et *combien exceptionnelle y est l'anesthésie générale.*

Pour les **paupières**, *après instillation* de cocaïne, les *injections sous-cutanées* sont indiquées pour les *petites* **tumeurs** (*verrues*, *kystes*, *chalazions*, *épithéliomas*, etc.).

L'essentiel est de n'injecter *que la quantité qu'il faut* pour ne pas *perdre de vue la tumeur* à opérer; il est extrêmement facile, répétons-le, de « noyer » un chalazion dans le gonflement produit par une injection sous-cutanée maladroite.

La *suture des paupières* nécessite une injection juxtaciliaire, mais le bord ciliaire garde une légère sensibilité, malgré l'injection, à cause de la densité du tissu.

L'ophtalmologiste est quelquefois appelé, pour les *grandes opérations sur la paupière* (blépharoplastie), à employer l'*anesthésie* **générale**. Cependant, dans une foule de cas de *trichiasis*, d'*entropion* et d'*ectropion*, les instillations et les *injections sous-cutanées* donnent un résultat suffisant.

Sur les **voies lacrymales**, les incisions des canalicules et le cathétérisme sont supportables, quoique désagréables, malgré les *instillations* et *injections* de *cocaïne-adrénaline*. Enduisez les sondes d'huile au *goménol*.

Les opérations sur le *sac* lacrymal enflammé sont douloureuses et nécessitent quelquefois l'anesthésie générale.

Les opérations sur la *glande* lacrymale *inférieure*, dite palpébrale, peuvent se faire avec anesthésie locale.

Pour la **conjonctive**, instillations et injections sous-conjonctivales sont ordinairement suffisantes, *s'il n'y a pas trop d'inflammation* de la muqueuse.

Les opérations sur la *cornée* ne nécessitent guère que la cocaïne; vous aurez la preuve constante de son pouvoir *merveilleux* dans l'ablation des *corps étrangers* cornéens chez les ouvriers, indolore si l'œil n'est pas très enflammé.

L'ablation du *staphylome*, l'*exentération* de l'œil (*curage*) obligent à l'anesthésie générale, parfois *rapide* (chlorure, bromure d'éthyle). L'*iridectomie* se fera presque toujours sous la cocaïne; le **glaucome aigu**, lorsqu'il est justiciable de l'iridectomie, demande la cocaïne-adrénaline, exceptionnellement l'anesthésie générale.

Sauf chez les enfants, l'opération de la **cataracte** se fait d'une manière à peu près constante avec la cocaïne. La chloroformisation présente, par les vomissements possibles après l'opération, divers dangers pour l'œil qu'on vient d'ouvrir largement. Le chloroforme est réservé aux sujets inconscients ou d'un nervosisme extrême.

Les opérations qui concernent le **strabisme**, réclament, tantôt l'anesthésie *locale*, tantôt, *plus rarement*, l'anesthésie *générale*, suivant la nature de l'opération et l'âge du patient.

L'**ablation de l'œil** (énucléation) se fera, dans un assez grand nombre de cas, avec les *injections anesthésiantes*, mais on est cependant obligé de donner quelquefois le chlorure d'éthyle ou le chloroforme. Au cours de l'opération à la cocaïne, un peu de chlorure d'éthyle soulagerait au moment le plus pénible.

Les opérations **orbitaires** forcent presque toujours à employer l'anesthésie générale.

ANALGÉSIE OCULAIRE

La cocaïne et ses succédanés empêchent la douleur *opératoire*, mais ces agents n'ont qu'une action *limitée* ou *nulle* sur les douleurs ***névralgiques*** ou ***inflammatoires***.

Ne parlons pas des ***névralgies*** péri-oculaires ***atroces***, telles que celles du ***tic douloureux*** *de la face*. Le praticien sait, par expérience, à quelles doses et à quelle variété d'analgésique il doit alors avoir recours, en plus des opérations récemment préconisées.

Mais, dans une foule d'affections oculaires, il existe des douleurs *lancinantes* qu'il faut calmer, car elles ne laissent aucun *repos*, *diurne* ou *nocturne*, au malade.

Injections analgésiques. — Sans doute, la dionine, la morphine et les opiacés en injections sont une puissante ressource, mais vous pourrez calmer des douleurs ophtalmiques excessives par des *agents physiques*.

Agents physiques. — Dans les affections *inflammatoires*, la ***chaleur intense*** soulage considérablement. Qu'il s'agisse d'un abcès du *sac lacrymal*, d'un *orgelet*, d'une *iritis*, d'un *phlegmon* total de l'œil, d'une *ténonite*, d'un *abcès orbitaire*, n'hésitez jamais à appliquer tout de suite des compresses d'eau bouillie aussi chaude que le malade pourra la tolérer. Couvrez-les d'un *imperméable de taffetas-chiffon* ou de *gutta-percha*, pour maintenir l'œil *en serre chaude*. La gutta-percha est très commode, parce qu'elle fixe le pourtour de la compresse et empêche les liquides de suinter.

Les *cataplasmes* de *farine de lin*, préparés aseptiquement et très chauds, ont certainement une *action plus marquée*. Ils sont aussi préférables aux cataplasmes de *fécule*, vite refroidis, et aux moyens populaires, qui ne sont pas sans mérite analgésique, tels que la pomme cuite très chaude.

Certains moyens complémentaires ont un *effet analgésique*: 3 *ou* 4 *sangsues à la tempe*, à essayer aussi alternativement sur l'*aile du nez* ou à l'*apophyse mastoïde*, soulagent les douleurs d'une iritis intense; des ventouses scarifiées agissent dans le même sens, mais nous ont paru inférieures et moins bien supportées.

Les vésicatoires n'ont que peu ou pas d'effet analgésiant.

D'autres procédés et appareils (thermophores) sont plus compliqués que les compresses chaudes et les cataplasmes aseptiques, sans être *plus efficaces*.

A côté de la compresse **posée chaude**, les rondelles d'ouate *trempées* dans l'eau **presque froide**, exactement recouvertes de gutta percha ou de taffetas-chiffon, et **s'échauffant**, *au contact de la peau*, soulagent par le principe de la **compresse échauffante**, si efficace contre les douleurs stomacales.

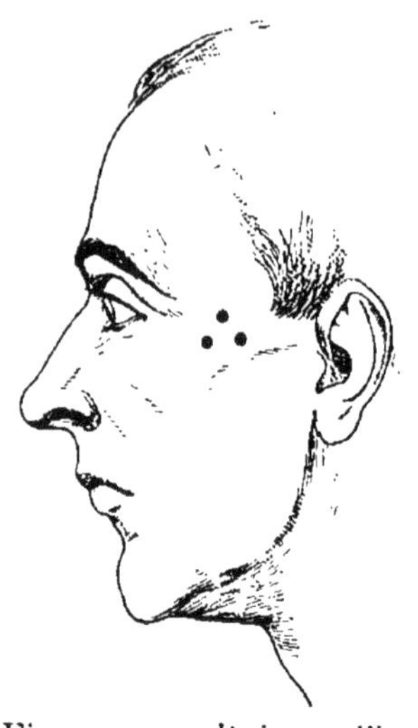

Fig. 70. — Points d'implantation temporale des sangsues.

La dionine. — La *poudre de dionine* (chlorhydrate d'éthylmorphine de Grimaux), appliquée sur l'œil (gros comme un grain de blé dans le cul-de-sac conjonctival inférieur), produit une *cuisson* excessivement *vive*, mais *de courte durée*, et un *gonflement* conjonctival (*chémosis*) qui, chez quelques sujets, *est énorme* et dure une ou deux heures. Mais, *justement lorsque cette boursouflure a été acquise*, l'**analgésie s'obtient** *plus profonde*, et ces malades qui ne dormaient pas depuis plusieurs jours, passent enfin des nuits calmes.

Souvent même, comme l'a montré Darier et comme nous l'avons observé, **une seule application** de poudre de dionine entraîne *un* **calme définitif.** *C'est le* **remède héroïque et splendide** *contre les douleurs oculaires*, et nous ne lui connaissons pas d'inconvénients graves. *Elle ne réussit pas bien dans les cas où elle ne donne pas le* **chémosis** espéré (chez peut-être 1/5 des malades), mais ses effets sont tellement puissants dans la majorité des cas qu'il *nous est arrivé* **d'empêcher** *définitivement* **l'ablation d'yeux très douloureux** *par ces applications de poudre de dionine.*

Il est à peine besoin de dire que, dans beaucoup de maladies, c'est une **intervention** (ouverture d'abcès, paracentèse, iridectomie dans le glaucome, ablation de corps étranger) qui *sera le meilleur analgésique*, en même temps que le meilleur remède.

Il en est de même pour le **traitement étiologique** (syphilis, rhumatisme, etc.).

Le *colchique* aura un effet merveilleux, quasi-spécifique, alors que le salicylate et l'aspirine seront restés insuffisants (iritis, ténonite, etc.). Quelques préparations (colchisal) les associent justement, contre des affections *réputées* rhumatismales, en réalité *pseudo*-rhumatismales et *goutteuses*.

Les hypnotiques. — Pour procurer le **sommeil** au cours d'une *inflammation* oculaire, les hypnotiques *usuels*, dont le *véronal* et ses associations nous ont toujours paru les meilleurs, très utiles aussi comme ***sédatifs diurnes***, seront unis aux *analgésiques* véritables.

Quant aux *névralgies*, les analgésiques *usuels* (pyramidon, antipyrine, bromhydrate de quinine, cryogénine, nisaméline, etc.), leur sont opposables avec succès.

Le froid. — Nous avons dit que la *chaleur* (compresse chaude, compresse échauffante, cataplasme) était l'analgésique oculaire le plus habituellement efficace; le *froid*, au contraire, doit être rarement recommandé; *la* ***glace*** *présente plus d'inconvénients que d'avantages*; il y a vingt ans que nous n'en avons plus ordonné l'emploi dans une maladie des yeux.

Des compresses *fraîches* (eau bouillie à la température de la chambre) calment l'irritation des yeux, après un travail nocturne, les veilles, une exposition à la chaleur rayonnante. Combinez-les, s'il y a lieu, aux instillations de cocaïne.

En somme, pour les *conjonctivites*, les *brûlures*, les *traumatismes*, les applications simplement *froides* et aseptiques sont préférables aux applications *chaudes*; mais ces dernières sont précieuses au cours des *inflammations cornéennes*, *iriennes*, *vitréennes*, des *abcès* oculaires et perioculaires.

Les dernières découvertes thérapeutiques, réunies aux anciens moyens, nous ont permis d'arriver à un maximum d'efficacité *rapide*, dans la *lutte contre la douleur oculaire* si redoutée. *Groupez* les moyens variés (chaud, froid, émissions sanguines, dionine) et les traitements spécifiques, antinévralgiques, hypnotiques, qui ne se contrarient jamais dans leur synergie convenablement instituée.

IMMOBILISATION DE L'ŒIL ET DU MALADE

Si vous avez un contact pénible à infliger à votre malade, son immobilité est indispensable et il faut le mettre en *bonne position*.

Placez-le à la rigueur dans un *fauteuil* où il puisse avoir *la tête appuyée* : le *dossier bas* vous permet de passer au besoin *derrière la tête*. Si vous n'avez pas le fauteuil, à *appuie-tête* ou à *serre-tête*, des ophtalmologistes et des dentistes, un simple *fauteuil de barbier*, à *dossier mobile*, est suffisant.

Faites souvent coucher le malade, le *jour venant latéralement* pour éviter les reflets cornéens. Le malade couché est moins sujet à la *syncope*, qui plus d'une fois atteindra inopinément les personnes qui l'accompagnent.

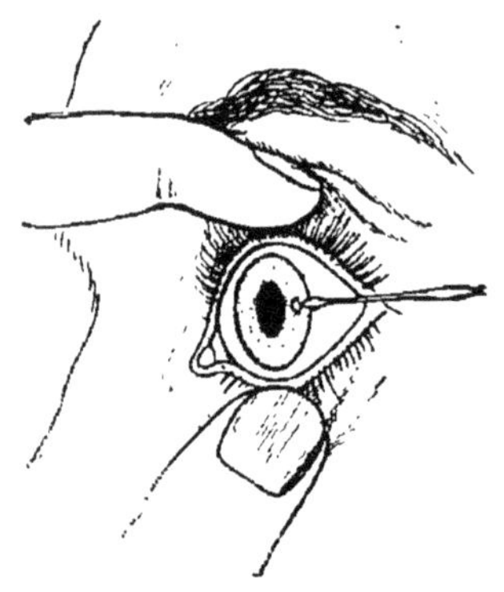

Fig. 71. — Fixation élémentaire de l'œil par compression des doigts qui ouvrent les paupières (corps étranger cornéen).

Pour *immobiliser les paupières* pendant votre action, les releveurs à valve nécessitent un aide que remplace le *blépharostat*.

Pour enlever un corps étranger *cornéen* **chez un sujet patient**, vous immobilisez suffisamment le globe en entr'ouvrant les paupières et en les pressant légèrement avec le pouce et l'index de la main gauche, tandis que la main droite opère (fig. 71).

Sinon, vous emploierez le blépharostat, et pour empêcher l'œil, libéré de vos doigts, de fuir sous la pression de l'instrument, vous **fixerez l'œil** avec la **pince** spéciale.

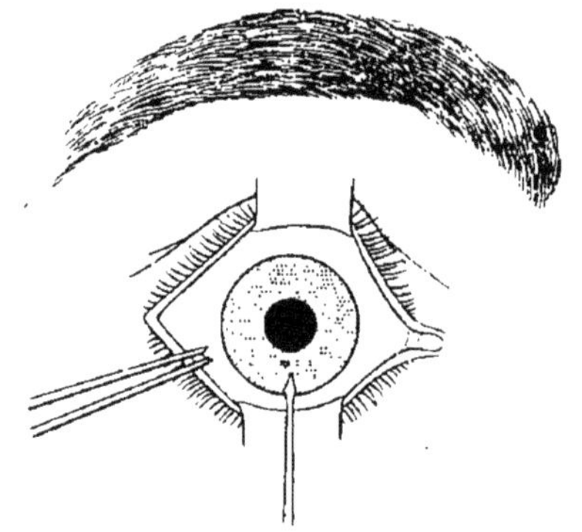

Fig. 72. — Mauvaise position de la pince fixatrice, *loin* de la cornée et *latéralement*.

Cette pince sera placée **le plus près possible de la cornée**, parce qu'à ce niveau la conjonctive est **adhérente** au plan profond et que *vous tenez ainsi* par elle **solidement** le globe (fig. 73). **Si vous la placez loin** *de la cornée*, la conjonctive y est lâche et l'**œil n'est nullement immobilisé** (fig. 72).

Mettez la pince **du côté opposé** *au point* où vous exercerez une **pression** : elle fera ainsi **contre-pression** et l'œil restera EN ÉQUILIBRE, *au lieu de tourner sur son axe*. La pince sera mise *en dedans de la cornée* pour un corps étranger de la région *externe* de la cornée et ainsi de suite.

On peut aussi arrêter l'œil avec un objet mousse qui appuie sur le cul-de-sac (crochet à strabisme, manche d'instrument, etc.), en étirant la conjonctive.

Chez l'adulte, il est rarement nécessaire de faire tenir la *tête* et les *mains* par une autre personne. Les *serre-tête* adaptés aux lits d'opérations ophtalmologiques, *sont habituellement* inutiles, depuis l'anesthésie locale.

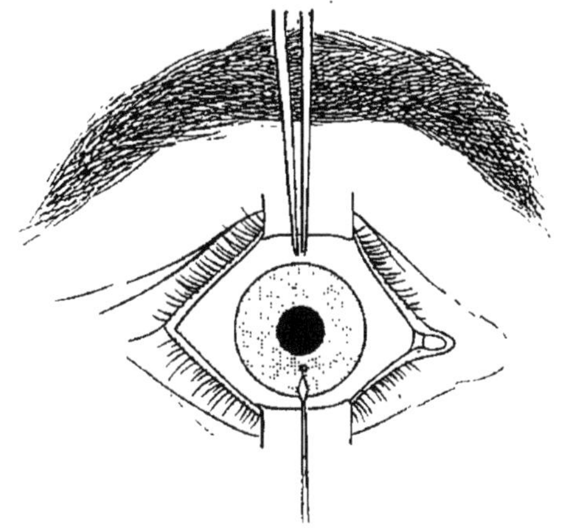

Fig. 73. — Bonne position de la pince fixatrice.

Appuyez toujours sur le visage la main qui tient un instrument, COMME QUAND VOUS ÉCRIVEZ. Ce dernier point est d'une nécessité ***absolue*** : que ce soit une pince, une aiguille, un bistouri, posez *toujours* votre main, en particulier ***les deux premières phalanges du petit doigt, sur le visage***. *Ainsi vous ne tremblerez pas.*

Vous avez insensibilisé et immobilisé l'œil à traiter. Vous devez vous occuper des microbes normaux et anormaux qui le recouvrent. C'est l'***asepsie*** et l'***antisepsie*** oculaires; c'est aussi l'asepsie du chirurgien; « première antisepsie commence par soi-même ».

ASEPTISATION DE VOS MAINS

L'*asepsie* est l'idéal; l'*aseptisation*, qui n'est pas la même chose, est la « manœuvre » qui cherche à l'atteindre.

L'aseptisation de vos mains se fera comme en chirurgie générale; *elle n'est jamais absolue avec les savonnages, seuls ou combinés aux solutions antiseptiques.*

Dans la consultation courante, pour éviter la contagion de malade à malade et de malade à médecin, le savon *suffit*, et c'est le système le plus simple.

Les *ongles* seront tenus seulement demi-courts : cette forme conserve à la pulpe un soutien, préférable pour mieux tenir les instruments.

Il est prouvé que l'immersion des mains et le frottage au tampon dans 200 centimètres cubes d'alcool à 90°, *même d'alcool à brûler* en cas d'urgence, durant environ 5 minutes, *assure l'asepsie des mains pendant environ une demi-heure*; un comprimé d'iode (*iodule* de Robert et Carrière) vous donnera une solution alcoolique iodée à 1 pour 1000, ainsi *colorée*, qui offre encore des garanties supérieures à celles procurées par l'alcool à 90°. ***Ne pas mélanger cependant l'iode avec l'alcool à brûler***, ce qui a divers inconvénients dans les pièces surchauffées, etc.

Il ne devra avoir été fait ni lavage ni savonnage **préalables**, qui, en ramollissant l'épiderme, *gênent l'effet de l'alcool, sinon il faut* **laisser sécher les mains**, un moment avant l'alcoolisation. Les microbes sont, paraît-il, fixés et immobilisés dans les couches épidermiques *durcies*.

Rappelez-vous cette manière si commode d'aseptisation des mains, *avant toute intervention* et *avant le pansement des blessures de l'œil*.

Les *paupières* fermées seront légèrement savonnées, puis lavées à fond avec une solution *alcaline* bouillie et *chaude* (borate, bicarbonate, salicylate, etc.) qui les décape.

Pour les *instruments*, les *tampons*, l'ébullition (mettre les instruments dans l'eau ***déjà*** bouillante) pendant 8 à 10 minutes dans l'eau simple ou bicarbonatée, est le *procédé d'urgence*. Il vaudra mieux mettre les instruments dans l'eau bouillante que de les placer dans un bain antiseptique peu sûr et toujours superflu. Quelquefois vous pourrez flamber une sonde, un stylet porte-coton.

Ayez toujours chez vous des PROVISIONS de ***boîtes portatives de pansements stérilisés***, vraies *conserves* aseptiques inaltérables.

ANTISEPSIE ET ASEPSIE OCULAIRES

L'œil étant fragile et ulcérable, les antiseptiques forts sont dangereux pour lui. L'acide phénique, le sublimé, le cyanure de mercure, par exemple, ne sont utilisables qu'à des doses quasi homéopathiques. Le sublimé à 1 pour 1000, en *instillations*, arrête éventuellement un abcès cornéen ou même une panophtalmie, mais, en *irrigations*, il provoque une vive irritation et des *opacités* cornéennes. *Ceci est souvent arrivé, depuis qu'il a été mis* A TORT *dans toutes les mains (sage-femmes*, etc.).

Évitez-le dans le traitement d'urgence des *blessures* de l'œil ; tout en utilisant, dans les *infections de la cornée*, les *instillations* de sublimé et surtout de *salicylarsinate de mercure* (énésol), nous avons à peu près renoncé aux *lavages mercuriels*, voire au cyanure, aussi banalement répandu que l'*acide borique*, tous deux insignifiants et assez irritants pour la *peau* des paupières.

Nous n'employons plus couramment que l'eau bouillie, les solutions de bicarbonate, de borate ou de salicylate de soude et que le malade réalise extemporanément avec une pelle à sel de poudre par tasse à thé d'eau bouillie chaude.

Les solutions alcalines de *glyco-thymoline* sont recommandables. La *glycérine* s'adjoint du reste utilement aux lotions oculaires en général.

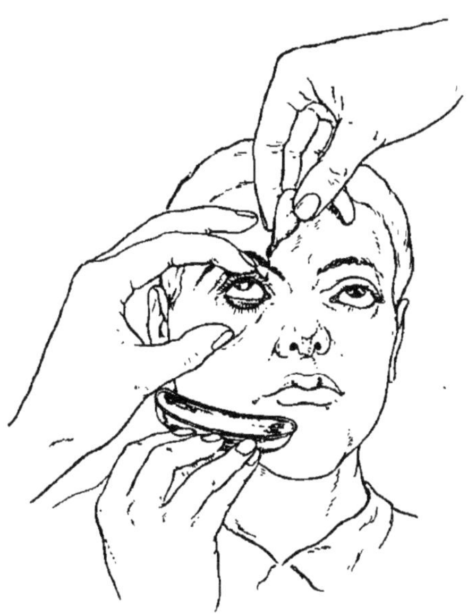

Fig. 74. — Affusion simple avec un tampon.

Pour les *lavages préopératoires* d'un œil *non enflammé*, une solution *isotonique* aux larmes (Cantonnet) constitue de *véritables larmes artificielles*, à employer à la température du corps et composées de chlorure de sodium à *14 gram. par litre.*

N'employez que *très rarement des lavages* **froids**, faites-les plutôt *tièdes* ou assez chauds, sous forme d'*affusions* ou d'*irrigation sous les paupières.*

On abuse des lavages TRÈS ***chauds***, on les conseille « aussi chauds qu'on pourra les supporter » (?) ; ces lavages ont leurs indications exceptionnelles.

Les ***affusions*** se feront, *après aseptisation des mains*, avec des tampons d'ouate sur les paupières écartées ou retournées. Un bassin réniforme appliqué sur la joue recueille le liquide (fig. 74). Si le malade les fait lui-même, il bassinera ses yeux, en y faisant pénétrer un peu de liquide avec le tampon.

Les *bains* ***d'œillère*** sont trop répandus, ils sont *toujours aga-*

çants pour la cornée et, ***loin d'être la règle***, ils gagnent ordinairement à être remplacés par les ***affusions***, les ***instillations*** et les ***irrigations***.

Les ***lavages sous-palpébraux*** se feront avec divers instru

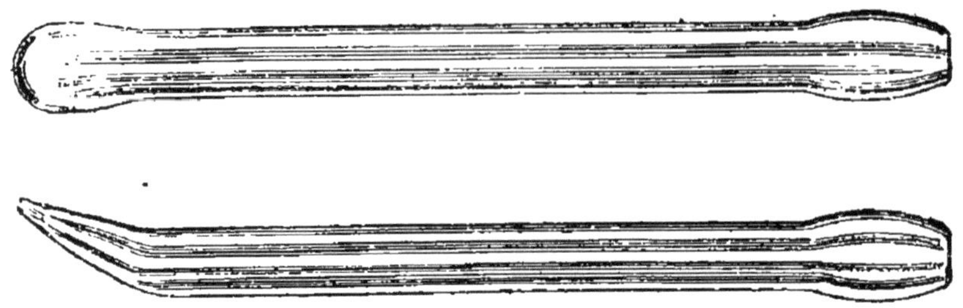

Fig. 75. — Canule *sous-palpébrale* mousse de A. Terson.

ments, tels que, pour les *conjonctivites purulentes* et pour les *opérations*, nos modèles de canule *mousse* à *large* jet (fig. 75) ou notre *laveur-pipette* oculaire à canule sous-palpébrale. *Évitez d'élever trop haut le bock laveur*, la force du jet étant pénible si l'on place l'appareil au-dessus de 25 à 30 centimètres de l'œil.

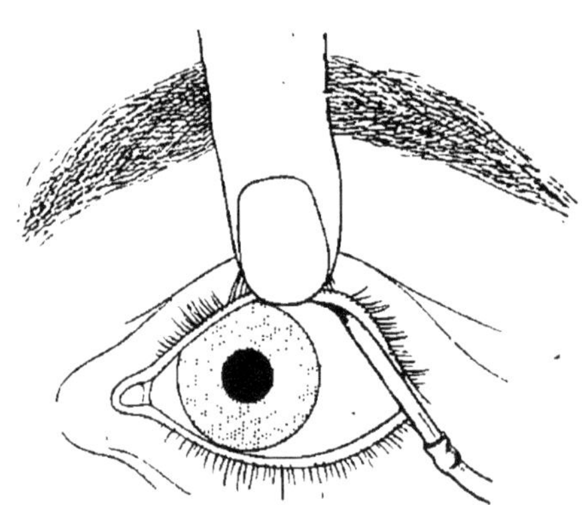

Fig. 76. — Irrigation sous-palpébrale.

Comme *quantité de liquide*, la limiter à 250 ou 300 centimètres cubes AU PLUS. L'œil tolère mal, *très mal*, une quantité supérieure, fût-ce une injection isotonique et à la température du corps.

Danger des seringues. — *Supprimez* pour les lavages de l'œil *les seringues* (fig. 77), dont les *éclaboussures*, *désagréables* et *ridicules*, sont ***dangereuses*** dans les ophtalmies purulentes, et ont entraîné la perte des yeux, chez des médecins et dans l'entourage des malades, pour vous borner *aux appareils qui* ***s'insinuent sous la paupière supérieure*** (fig. 75), en les introduisant avec une grande douceur dans l'œil enflammé, très irritable.

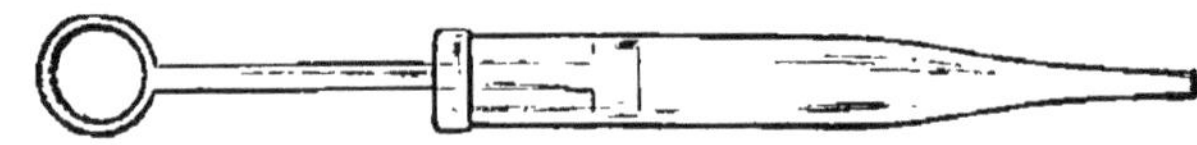

Fig. 77. — La seringue dangereuse.

Supprimez aussi *les poires en caoutchouc* à canule blessante, qui donnent les mêmes éclaboussures, le même jet brutal que les seringues et sont moins aseptisables.

Un entonnoir Faucher ou mieux un vide-bouteille avec une de nos canules individuelles en verre, sont pratiques pour quelques malades.

Vous aurez à lutter contre une foule de préjugés populaires. Vous verrez encore des applications d'urine, de viande crue, de lait, de liniments, sur des blessures oculaires.

Remarques pratiques. — Il est facile avec de l'eau qui bout, des récipients et des linges qu'on fait bouillir, de faire et d'enseigner ***n'importe où*** et ***à n'importe qui***, une asepsie suffisante du matériel, *si les mains sont aseptisées par l'alcool.*

Ce qu'il faut éviter. — Avant tout, *ne mettez pas au contact de l'œil un liquide dont vous n'êtes pas sûr.* Qu'il s'agisse de lavages ou de collyre, il le faut *aseptique*, *stérilisé* ou *bouilli d'urgence*, à la rigueur dans une *cuiller à café.*

Dangers de l'extrait de Saturne. — Rappelez-vous enfin que, si le sublimé présente de réels dangers opacifiants pour la cornée, que si l'acide phénique est également caustique, l'***eau blanche*** et l'***extrait de Saturne*** peuvent provoquer une *incrustation* cornéenne blanchâtre (fig. 78) obligeant à des grattages et à des opérations plus ou moins efficaces.

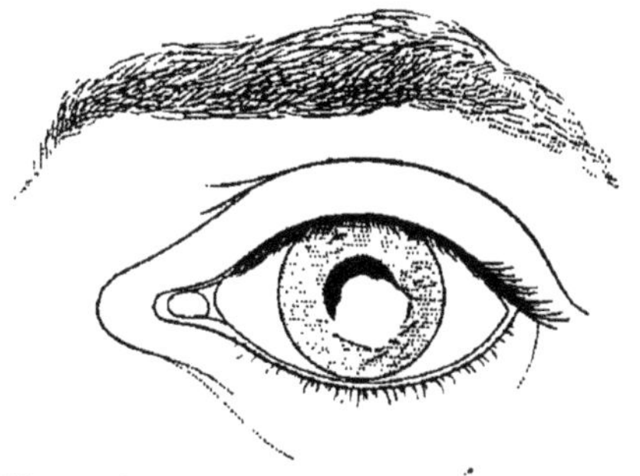

Fig. 78. — Incrustation cornéenne due à l'emploi *malencontreux et toujours inutile* de l'extrait de Saturne.

Toutes les fois qu'une cornée, dans n'importe quelle circonstance, présente une *érosion* ou une *blessure*, *n'employez pas le sous-acétate de plomb liquide* (*eau blanche*, *extrait de Saturne*, etc.) ; c'est *toujours inutile* et *presque toujours dangereux.*

L'***eau boriquée***, « bonne à tout faire », est irritante, quoique faiblement antiseptique, et fait perdre un temps précieux. Que de maladies oculaires nécessitant un traitement médical ou chirurgical ***d'urgence*** et traitées, *pendant plusieurs jours*, par l'acide borique ! *Œil rouge et eau boriquée*, telle est la conduite du public qui se croit antiseptique et « au courant ».

HÉMOSTASE OCULAIRE

Il est extrêmement rare d'avoir à arrêter des hémorragies oculaires importantes.

Les hémorragies conjonctivales et palpébrales s'arrêtent par la *compression* prudente (tampons, bandes, pinces à anneau de Desmarres), les instillations *d'adrénaline*, l'*eau chloroformée* à 2 %, l'antipyrine. Chez les *hémophiles*, réunissez tous les moyens locaux et généraux, comme pour une hémorragie *incoercible* après extraction dentaire.

PANSEMENTS

L'œil que vous traitez, avec ou sans opération, a ordinairement, mais non toujours, besoin d'un bandeau, car *diverses affections oculaires s'en trouvent fort mal.*

MATÉRIEL

Les pansements de l'œil se composent de gaze et d'ouate hydrophile maintenues par un bandage ; ***évitez** les gazes **boriquée**, **salolée**, **iodoformée*** qui donnent des érythèmes. Bornez-vous à la *gaze hydrophile* ***aseptique***.

Les boîtes métalliques de petit volume, « de poche », stérilisées et scellées, réalisent l'***idéal*** : car elles sont transportables, peu coûteuses, indéfiniment conservables. Si vous n'avez pas, ***à tort***, *ces conserves de pansements*, ce pansement ***sûr***, *préférable à tout*, faites bouillir des rondelles de mouchoir, à sécher rapidement.

Ne mettez jamais de l'ouate ***directement*** *sur les paupières* : *sèche*, elle s'agrippe aux cils et devient désagréable. ***Interposez** toujours une* ***gaze*** ou une *toile* fine *entre l'ouate et la peau.*

APPLICATION

L'application d'un pansement oculaire nécessite des précautions très particulières. Rien de commun avec un pansement de chirurgie générale.

L'***œil***, *même non blessé*, ***ne supporte pas un pansement compressif.***

Nous ne parlons pas d'un œil *dur* (glaucome), ou *opéré*, dont la *compression* est aussi dangereuse que douloureuse.

Il faut cependant un ***pansement qui ne glisse pas*** et qui maintienne les paupières fermées, SANS PESER SUR L'ŒIL, pansement CONTENTIF, NON COMPRESSIF.

Bandes. — N'employez *jamais* une bande *inextensible*: une bande de *toile* est rapidement *intolérable*, à moins de la serrer si peu qu'elle soutient à peine le pansement : celui-ci, trop lâche, serait alors tout à fait provisoire.

Les bandes de *coton* sont déjà moins pénibles que les bandes de toile.

Les bandes de *tarlatane* ***non apprêtée*** sont passables, à condition de ne *pas trop les serrer*.

Les bandes *humides* de tarlatane *apprêtée*, si pratiques pour un

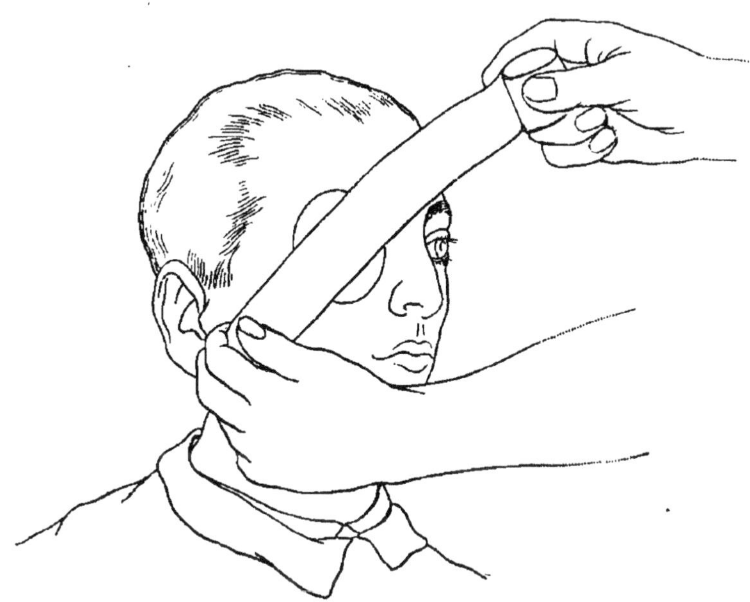

Fig. 79. — Pansement monoculaire (1er temps).

pansement inamovible dans une autre région, présentent ici le grave inconvénient, une fois sèches, de former une *carapace* dure, que l'œil et le malade supportent mal.

De plus, le bord de ces bandes écorche facilement la peau et les oreilles.

Jamais, au grand jamais, ***de tissus caoutchoutés.***

Les ***meilleures bandes*** sont les bandes en ***crépon***, de 5 centimètres de largeur, cette dimension est généralement suffisante. Cependant, pour les opérations *périoculaires* (pau pière, orbite, etc.), celles de 7 centimètres de large sont plus indiquées.

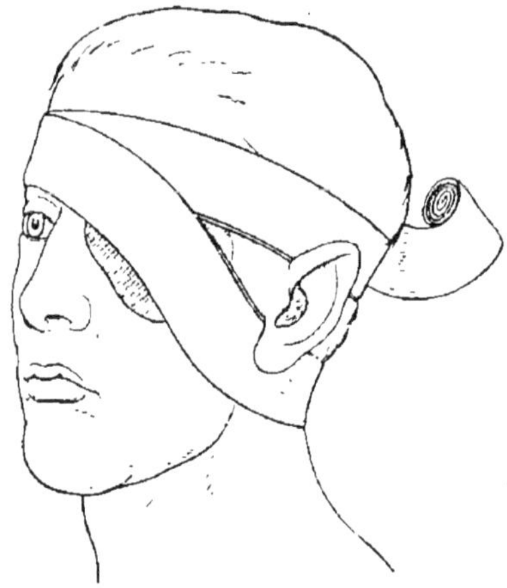

Fig. 80. — 2ᵉ temps.

Le pansement oculaire sera **sec** après les blessures, les opérations, mais ***humide*** *chaud*, avec ***taffetas-chiffon***, ou humide *frais*, **évaporant**, pour les inflammations oculaires sécrétantes, qu'on est obligé de *nettoyer à tout moment*.

Appliquez la rondelle de gaze hydrophile stérile, sur les paupières, bourrez le coin *interne, nasal*, avec un petit flocon d'ouate, comme le faisait Panas; ajoutez deux ou trois lames ovalaires d'ouate dont vous effilocherez les bords. Mettez assez d'ouate pour atteindre, en le dépassant légèrement, le rebord orbitaire.

PANSEMENT MONOCULAIRE

Pour placer la bande sur un seul œil, tenez-la légèrement déroulée, en fixant obliquement son bout avec la main gauche sur le cou, au-dessous de l'oreille droite si c'est l'œil droit qui doit être pansé, ou sur le front si c'est l'œil gauche. Puis la bande passe ***au-dessus*** et ***au-dessous de l'oreille***, ***sans la prendre*** avec la bande (fig. 79 à 81).

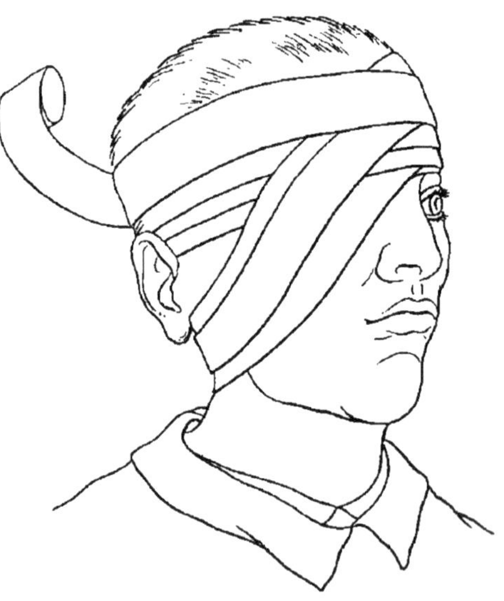

Fig. 81. — 3ᵉ temps.

L'oreille est véritablement le piquet qui empêche un pansement oculaire de « voyager », si l'on a soin de la laisser, *exactement*, *hors* du pansement.

PANSEMENT BINOCULAIRE

Le pansement binoculaire s'inspire des mêmes principes (fig. 82).

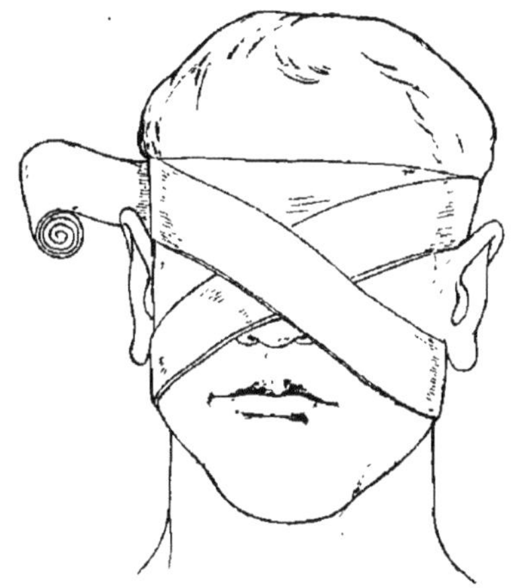

Fig. 82. — Pansement binoculaire.

Fixation. — Fixez avec quelques épingles ordinaires ou de sûreté et, si vous voulez un pansement *absolument stable*, ***faufilez*** avec un fil *noir*, très visible, les couches *superficielles* du pansement, sur le front et sur la nuque.

Au moment de placer la rondelle de gaze, nous avons l'habitude de faire sur la *peau*, trois touches de *collodion*.

Ces touches de collodion doivent se trouver, *non* ***pas sur les paupières***, mais, *une sur le front*, *une sur le nez*, *une sur la joue*.

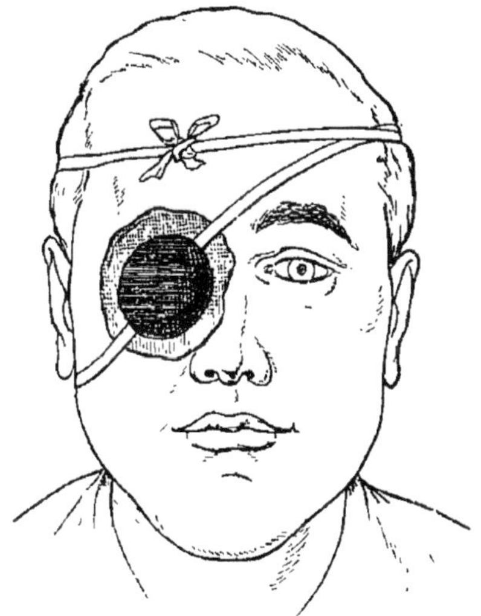

Fig. 83. — Bandeau à cordons, muni d'un imperméable.

Avec elles et *avec le faufilage*, ***plus de pansements qui « s'en vont »***. Même si la bande la quitte, la rondelle collée reste en place et l'œil est à couvert.

Bandeaux à cordons ou à rubans. — Toutes les fois que vous le pourrez, vous supprimerez la bande qui, après tout, est *échauffante* pour la tête et *relativement inutile*, pourvu que le pansement tienne bien, ce qui est obtenu s'il est légèrement collodionné. Des *opercules à cordons plats* (fig. 83), sont préférables, parce qu'ils sont *plus légers* : le malade et son entourage les mettent et les retirent facilement, s'il y a lieu.

Ils sont ***ovalaires*** (s'appliquant à chaque œil indistinctement),

triangulaires, **en U** (*scapulaire flottant*, protègeant l'œil, *sans le fermer*).

Nous avons imaginé de faire établir ces bandeaux, en *feutre* (fig. 84), par Robert et Carrière; feutre *souple*, *léger*, assez *résis-*

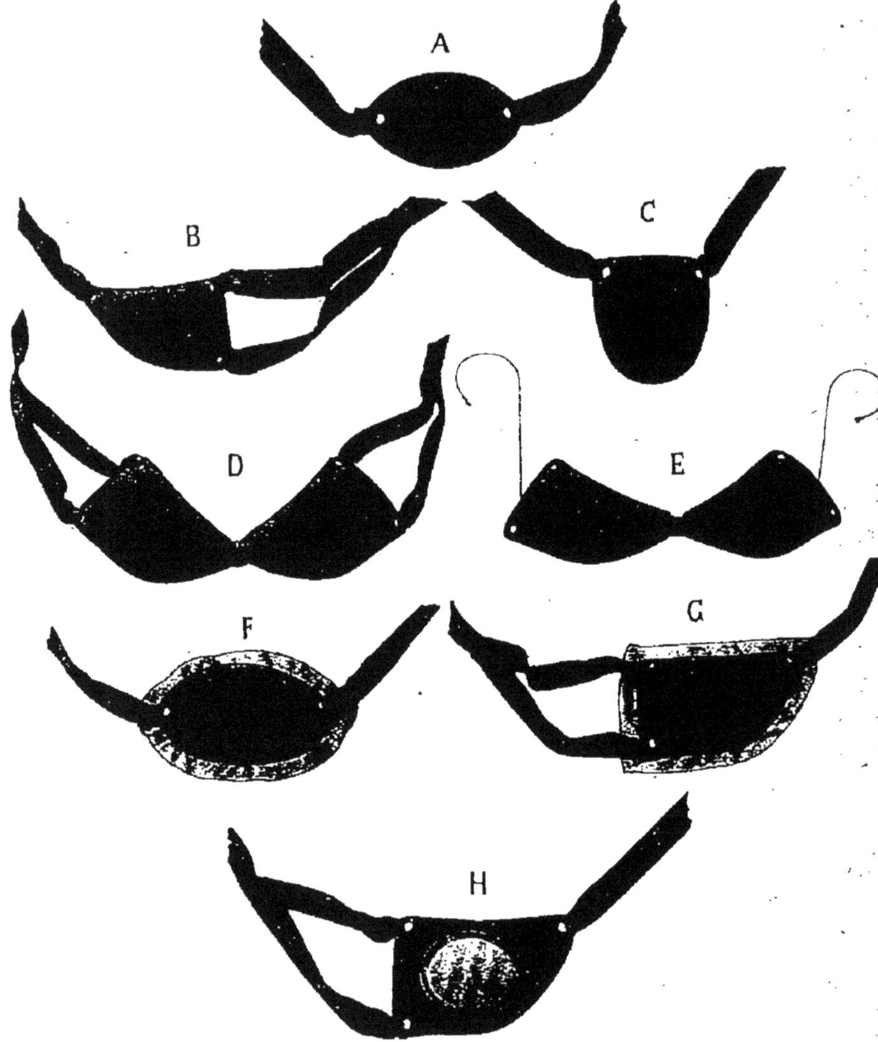

Fig. 84. — Bandeaux creux de A. Terson, en *feutre*.
a, ovalaire; *b*, triangulaire; *c*, en scapulaire volant; *d*, binoculaire; *e*, à crochets; *f*, et *g*, avec imperméable; *h*, avec coquille de verre.

tant pour garder la **forme** *concave* qui *maintient l'ouate* et la gaze, et pour *préserver* l'œil de tout **choc**, aussi bien ou mieux qu'une bande *plus désagréable*. Ces bandeaux ont l'avantage de pouvoir être remis, après toilette du visage, sans le secours, mais avec l'autorisation du médecin. Pour un pansement *humide*, on les double d'un *imperméable* soutenant facilement compresses chaudes et cataplasmes.

Une simple paire de *lunettes* supporte, dans la journée, un pansement occlusif minimum, rondelle de gaze et coton.

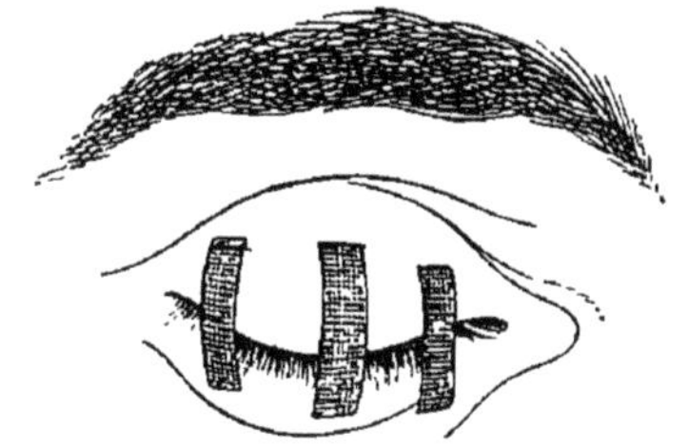

Fig. 85. — Fermeture de l'œil par des bandelettes d'*emplâtre à l'oxyde de zinc.*

A titre *exceptionnel*, quand il s'agit, sans compression, d'amener le bord des paupières *au contact* (paralysie de l'orbiculaire, kératite neuro-paralytique, etc.), des bandelettes d'*emplâtre à l'oxyde de zinc* (fig. 85) réalisent un pansement occlusif spécial et pratique.

Evitez le diachylon, sale, difficile à enlever.

Évitez le taffetas d'Angleterre, **qui ne tient jamais.**

INDICATIONS DES DIVERS PANSEMENTS

Le bandeau *occlusif* **sec** est nécessaire après les **opérations** et les **traumatismes**. Dans les *kératites ulcéreuses* **sans dacryocystite** purulente, le bandeau *sec* aide la réparation de la perte de substance.

Les **dangers** *du bandeau. — Dans les kératites* **accompagnées de suppuration des voies lacrymales**, le bandeau SEC *retient le pus* sur la cornée et serait *très dangereux*.

En principe, le **bandeau sec** *est* **contre-indiqué** *quand un œil* **sécrète** ou s'il y a une **éruption** conjonctivale. **Evitez le bandeau hermétique** dans les **conjonctivites** *sécrétantes* ou *éruptives* (phlycténulaire, etc.), et *les* **dacryocystites**, où il favorise la *stagnation du pus*.

Vous serez, tout de même, obligé, dans les cas de **conjonctivite purulente**, de maintenir l'œil sous des *rondelles légèrement humides* pour empêcher le pus de ruisseler sur les joues, pansement léger et absorbant *qu'on renouvelle très fréquemment* pour nettoyer l'œil.

Dans les kératites *parenchymateuses*, le bandeau est *irritant*. L'occlusion est ordinairement aussi *désagréable* dans les inflammations de l'*iris* ou de la *sclérotique*, car l'œil est si sensible que le seul frôlement du bandeau est douloureux. Le bandeau ***flottant*** ou des **lunettes fumées**, *avec* ou *sans rondelle de gaze*, seront mieux tolérés par l'œil *congestionné*. Il en sera de même dans le *glaucome* où toute pression supplémentaire s'ajoute malencontreusement à l'hypertension oculaire : ici encore, *pas de bandeau* ou bandeau flottant, « bandeau *à distance* ».

Les indications spéciales aux diverses maladies de l'œil seront données en temps opportun.

Un pansement occlusif, appliqué sur l'œil *sain* pour le préserver de la contagion de la maladie de l'autre œil, se compose de verres de montre, de mica, ou bien d'un de *nos bandeaux de feutre* avec *verre-coquille* et gutta-percha adhérente au bord. Une rondelle de gaze fortement collodionnée est, *en cas d'urgence*, ce qu'il y a de plus simple.

Les inconvénients du bandeau. — Le *praticien* devra se rappeler que le bandeau qui *semble*, en somme, *si logique* et de **prescription réflexe** *pour* **tout** *œil malade*, est *très mal toléré*, lorsqu'il n'est pas indispensable. Il importe que ce bandeau soit supprimé *dès* que l'état *normal commence* à être regagné ; c'est le « moment psychologique » à saisir. L'œil enflammé qui *paraissait* encore appeler le bandeau, va mieux, *dès qu'on y substitue de* **simples lunettes fumées.** Au moment où le bandeau « agace », ménagez au malade une *transition* qui sera tantôt le bandeau *flottant*, tantôt les lunettes *fumées*.

Il en est du bandeau comme des applications chaudes et des cataplasmes; le malade doit seulement les employer, *tant qu'ils le soulagent* positivement.

Que de fois, chez les enfants atteints de pustules conjonctivales (la kérato-conjonctivite prétendue phlycténulaire), *il suffit de supprimer le bandeau*, **institué à tort**, *pour obtenir*, du jour au lendemain, *une amélioration considérable* que la pommade jaune transforme rapidement en une guérison complète!

Si les lunettes teintées, noires, jaunes, bleuâtres, sont utiles à tout instant, la **chambre** complètement **noire** est plus *rarement indispensable*. Certes l'atténuation de la lumière *diurne* ou artificielle est nécessaire et cette lumière, *si faible soit-elle*, ne devra JAMAIS tomber sur le *visage* du patient.

CHAPITRE V

REMARQUES THÉRAPEUTIQUES

La thérapeutique oculaire est ***médicale***, *locale* et *générale*, très souvent ***opératoire***. Votre *ordonnance* comportera :

Un traitement *local* ;

Un traitement *général*, un *régime* et des prescriptions *hygiéniques*.

THÉRAPEUTIQUE LOCALE

Un *petit nombre* de **topiques** oculaires suffisent au *praticien*. *Sans routine*, sans ***instabilité thérapeutique***, sans application dangereuse de remèdes utiles sur d'autres points à plus hautes *doses*, les remèdes oculistiques seront employés à bon escient, au lieu d'essayer, au petit bonheur, les formules à la mode qui abondent dans les journaux médicaux. Le praticien devra cependant se tenir au courant des conquêtes de la thérapeutique oculaire, car, s'il est des remèdes qu'il ne faut pas *laisser tomber*, il en est de *nouveaux* qui sont *admirables*. L'*argyrol* et la *dionine* sont là pour le prouver.

Evitez les *incompatibilités* médicamenteuses en évitant la grotesque polypharmacie, la « cuisine » prétendue « savante », les mélanges étonnants et charlatanesques. Alternez les collyres, au lieu d'associer les substances les plus variées. Les spécialistes devront eux-mêmes se méfier de cette tendance.

En principe, *diminuez*, considérablement, pour l'œil, *les doses de vos médicaments usuels*. Ainsi la plupart des pommades *dermatologiques* sont trop caustiques pour la peau, si fine, des paupières, à plus forte raison pour l'œil où elles finissent par pénétrer.

COLLYRES

Le mot collyre (κολλυρα, pâte) a toujours désigné un topique oculaire, sous une forme quelconque, voire en pommade, mais ce nom tend à être réservé aux collyres liquides.

Quelques pharmaciens et malades appliquent le nom de « collyre » au seul *sulfate de zinc* !

Comme *quantité*, ne dépassez pas 10 ou 15 grammes, de façon à assurer, *malgré l'avarice ou la pauvreté du malade*, un renouvellement fréquent de la préparation qui se décompose ou se charge de moisissures et de microbes.

Collyres aqueux. — *L'eau camphrée*, quoique très légèrement irritante, est un bon *excipient* pour la plupart des collyres et les préserve des cryptogames.

Un peu d'acide salicylique (un *centigramme pour 15 grammes*) s'associe dans le même but à la solution de *cocaïne*.

L'eau distillée devra être *bouillie*, car elle est conservée dans des récipients peu sûrs. Il en sera de même pour les *flacons* à collyres.

Les eaux de *laurier-cerise*, *de rose*, etc., employées comme excipients, n'ont qu'une valeur thérapeutique infime et *sont loin d'être aseptiques*, comme tant d'autres remèdes « de bonne femme ». Les ***infusions*** : le mélilot, le bleuet, le *thé*, *assez actif, vu sa teneur en tannin*, le sureau, l'ulmaire (reine des prés), le cassis, les feuilles de noyer devront être filtrés soigneusement.

Collyres huileux. — Les collyres *huileux* (les anciens, Deval, Galezowski), améliorés par Panas, Scrini et Hallot, préparés avec les *bases* et non avec les sels, se conservent longtemps aseptiques; leur action est intermédiaire entre celle des pommades et des collyres aqueux.

Le *collyre huileux à l'ésérine*, à 1 pour 100, est *le seul* que rien ne peut remplacer, car le collyre aqueux est plus irritant. Les autres collyres huileux (cocaïne, atropine, etc.), ont leurs indications spéciales, mais ne remplacent pas complètement les collyres aqueux stérilisés. Ils graissent les paupières qu'ils rendent glissantes, forment une *émulsion gênante* qui *voile* la cornée, *dissolvent le caoutchouc* des compte-gouttes. Il faut donc les employer *en connaissance de cause*. Les difficultés de leur préparation (lavage de l'huile, stérilisation), obligent à se les procurer dans une maison qui a l'habitude de les préparer.

Application des collyres. — Pour appliquer les collyres liquides ou les pommades, ***évitez de relever la paupière supérieure***; la pommade ou la goutte touchent alors directement la cornée, sensation pénible qui provoque un réflexe expulseur.

Abaissez** fortement **la paupière inférieure**, « **en bénitier** »*, tout en disant au malade de regarder ***au plafond. Instillez alors le collyre — pas de trop haut — dans ce cul-de-sac, avec un compte-gouttes *émoussé, olivaire* (fig. 86), ***en vous abstenant de toucher la muqueuse***. Il est bon de tenir presque *verticalement* le compte-gouttes pour que le remède n'aille pas se promener *dans le caoutchouc* de la pipette. ***Prenez*** le collyre dans les ***couches hautes*** pour éviter les dépôts éventuels.

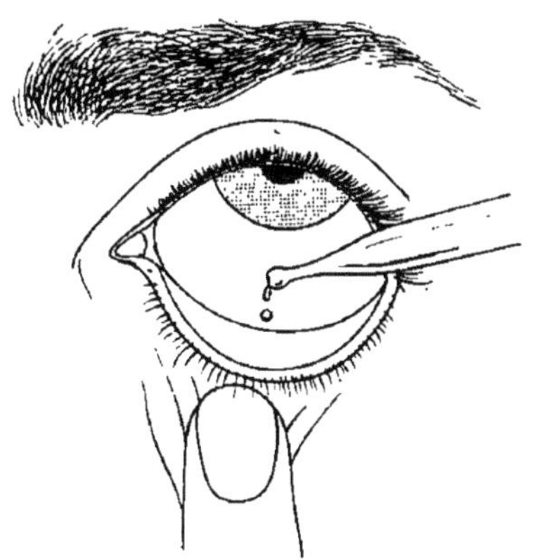

Fig. 86. — Le mode d'instillation le meilleur et le moins désagréable.

Jetez ce qui reste dans le compte-gouttes, après l'instillation, au lieu de le remettre dans le flacon.

En cas d'*urgence*, un tuyau de plume, un tube de verre, etc., serviront, passés à l'eau bouillante, de compte-gouttes.

Le ***nombre de gouttes*** à mettre ***ensemble*** n'a aucune importance : *l'œil ne retient que ce qu'il peut*. Prescrivez 3 gouttes à la fois et ne conseillez, en général, la plupart des collyres qu'*une ou deux fois par jour*, surtout *un moment avant* de se coucher. Les instillations plus fréquentes ont des indications particulières.

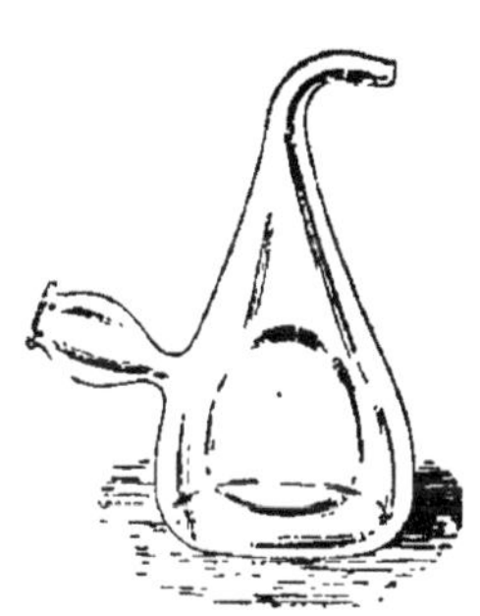

Fig. 87. — Flacon compte-gouttes de A. Terson.

Dans la majorité des cas, lorsqu'il s'agit d'un œil ne présentant *aucune plaie*, un collyre fraîchement préparé (flacon et compte-gouttes passés à l'eau bouillante), est suffisamment propre pour les instillations, mais, *toutes les fois qu'il y a une perte de substance*, les *ampoules*, contenant les divers collyres *stérilisés*, sont précieuses. Sinon, *faites bouillir* le collyre (*cuiller à café*). Les *bains d'œillère* sont assez *désagréables* et doivent rester exceptionnels.

Les flacons compte-gouttes aseptisables, rappelant le ballon de *Chamberland*, tels que celui de Morax, le nôtre (fig. 87) et quelques autres contenant le collyre stérilisé, sont également recommandables.

Les *ampoules* et les flacons compte-gouttes *stérilisés* sont parfaits pour le *praticien* qui en est *sûr*, en cas d'*urgence*, d'autant plus qu'il ne les utilise que rarement.

Nous repoussons de la manière la plus absolue l'usage des *pinceaux, fût-ce dans l'ophtalmie purulente.* Les instillations et les lavages suffisent complètement et suppriment des causes d'erreur, de contamination et de frottements inopportuns.

Propriétés des collyres usuels.

Anesthésiques. — Les collyres *anesthésiques* et *analgésiques* ont été déjà signalés (Voy. *Anesthésie et Analgésie oculaires*, p. 65). Mettons en garde le praticien contre l'***abus de la cocaïne*** en instillations. Excellente pour l'anesthésie opératoire, la cocaïne est un *médicament ambigu*, exfoliant la cornée, aggravant les ulcères cornéens. Ne la prescrire qu'à bon escient, pas au hasard.

Mydriatiques. — Quand on parle de mydriatiques, la belladone et l'atropine reviennent involontairement à l'esprit. Tout d'abord, ***évitez les préparations belladonées*** (*onguents*, etc.), qui n'ont vraiment plus *aucune* utilité et seulement des dangers dans les affections oculaires. Employez, s'il y a lieu, l'***atropine***, en solution, *jamais plus forte qu'à 1 pour 100.* Nous conseillons même au praticien de ne pas dépasser la dose de 1 pour 300, c'est-à-dire :

Sulfate d'atropine.	5 centigrammes.
Eau distillée bouillie	15 grammes.

Bornez-vous, sauf avis de l'oculiste, à deux instillations par 24 heures.

Inconvénients et dangers de l'atropine. — Rappelez-vous que l'***atropine gêne la lecture pendant une dizaine de jours,*** *après une seule instillation.* Le malade subit un éblouissement désagréable, y voit moins, s'affole, et... se précipite chez un autre confrère, en lui disant qu'***on*** l'a rendu aveugle.

Il faut donc prévenir le malade de ce qui lui arrivera, lorsque vous serez *obligé* de prescrire l'atropine.

Rappelez-vous enfin que l'atropine peut déterminer un accès de glaucome, elle ne doit donc être conseillée qu'après un *diagnostic* précis. Lorsqu'il s'agit de produire une *dilatation pupillaire* POUR L'EXAMEN DE L'ŒIL, chez les sujets ayant dépassé la cinquantaine, et, plus que d'autres, prédisposés au glaucome, ***préférez la cocaïne*** ou l'euphtalmine.

La véritable *obligation* de prescrire l'atropine, est l'*iritis constituée*, c'est-à-dire avec cercle péri-kératique et synéchies *visibles* à la loupe. Dans le doute, abstenez-vous.

Beaucoup de praticiens ont l'habitude d'employer l'atropine, dès le début, dans la kérato-conjonctivite pustuleuse, scrofuleuse, *dite phlycténulaire*. Elle est loin d'y être indispensable : la pommade jaune, voilà le remède d'ÉPREUVE.

Lorsque vous voulez simplement dilater une pupille pour un examen ou mettre en évidence quelques synéchies, le *chlorhydrate de cocaïne à 1 pour 30* gênera très peu le malade et deux instillations provoqueront une bonne dilatation pupillaire, après 20 minutes.

Parmi les mydriatiques qui ont été préconisés pour remplacer l'atropine, la *scopolamine*, sans grand avantage, est beaucoup plus toxique.

L'atropine détermine, chez quelques malades, une *conjonctivite particulière* qui doit en faire suspendre l'emploi. Lorsqu'un mydriatique est encore nécessaire, remplacez l'atropine par le *sulfate de Duboisine*, aux mêmes doses, ou par le suivant, médicament trop peu employé.

L'*euphtalmine* à 1 p. 100 donne, en effet, une dilatation pupillaire qui ne dure qu'un à deux jours et gêne moins que l'atropine. C'est le meilleur des « petits mydriatiques ».

Myotiques. — Les deux principaux myotiques sont la *pilocarpine* et l'*ésérine*.

La première est particulièrement utile dans le glaucome où vous ne devez pas craindre, dans les 24 heures, 4 ou 5 instillations de la solution à 1 pour 100 (nitrate de pilocarpine, 10 centigr. ; eau distillée 10 gr.). *Elle ne fera jamais de mal* et pourra provoquer un résultat rapide et durable.

Inconvénients de l'ésérine. — *Méfiez-vous de l'ésérine* ; c'est un remède assez douloureux qui donne une sorte de « crampe » oculaire. Je la comparerai à un *drastique*. Méfiez-vous en surtout quand vous craindrez de l'iritis qu'elle *aggrave*. *Ses solutions aqueuses doivent être abandonnées* ; la solution *huileuse* à 1 pour 100 préparée par le procédé d'Hallot, vous rendra de bons services, dans *certains* cas de glaucome (Panas, Scrini), mais son emploi doit être très surveillé par un spécialiste.

Il *est en effet indispensable que l'ophtalmologiste en ait posé les indications, tandis que* ***vous pouvez agir*** SEUL ***avec la pilocarpine.***

Évitez les mélanges d'ésérine et de pilocarpine ; il est infiniment préférable d'avoir les deux collyres séparés et, s'il y a lieu, tout en continuant la pilocarpine, plusieurs fois par jour, d'*ajouter* une ou deux fois dans les 24 heures, une instillation de collyre *huileux* à l'ésérine à 1 pour 100, *sans abâtardir les collyres.*

Vaso-moteurs. — Les collyres ***ischémiants*** proviennent des *capsules surrénales.*

Le chlorhydrate d'*adrénaline* (solution à 1 pour 1000) est un produit qui ne joue qu'un rôle *thérapeutique* insignifiant. Il rend quelques services pour accentuer l'action ischémiante de la cocaïne (sclérite, etc.). Il aura aussi un rôle esthétique pour diminuer temporairement la rougeur des yeux ; mais il garde une indication capitale pour les *opérations* où une ischémie *préalable* est avantageuse. L'adrénaline, de même que la cocaïne, *contrarie* la réparation des *ulcères* cornéens et a une tendance à provoquer les accès de glaucome. De plus, la vaso-constriction due à l'adrénaline est suivie d'une *vaso-dilatation intense* par une sorte de *choc en retour.* C'est donc un produit intéressant, mais qui ne doit pas être prescrit sans motif précis, sous prétexte de nouveauté.

Les collyres *vaso-dilatateurs*, ***congestionnants***, sont surtout représentés par la *dionine.*

La *dionine* (chlorhydate d'éthylmorphine de Grimaux), en solution à 1 pour 20, ou en *poudre*, joue un rôle calmant et sédatif, *après un instant de cuisson violente.* Elle donne des résultats précieux, si l'application est suivie d'un *chémosis*, effrayant, mais *pierre de touche de l'utilité de son action.* Il est très rare que la dionine donne la sédation analgésique chez un sujet où l'on n'a pas obtenu la *tuméfaction* conjonctivale, l'œil en ***tomate***, impressionnant... et désirable.

C'est empiriquement qu'on a découvert (Wolffberg, Darier) l'action sédative et vaso-dilatatrice de la poudre de dionine appliquée directement sur l'œil. C'est un médicament qui ne ressemble à aucun autre, comme action et comme efficacité, dans ses bons jours.

Nous tenons là un excellent remède dont nous aurons à reparler. *Contrairement à l'adrénaline*, il favorise la réparation des tissus dans les kératites.

Astringents et antiseptiques. — *Sulfate de zinc.* — Le bana sulfate de zinc est un remède assez douloureux, quoiqu'on puisse l'associer à la cocaïne. Une instillation à 1 pour 100 est très pénible.

La solution à 1 pour 200 et à 1 pour 300 (sulfate de zinc, 5 centigr.; eau distillée, 15 gr.) est préférable aux solutions plus fortes. Une instillation par jour suffit en général, plutôt le soir que le matin, un moment avant le coucher.

En principe, le sulfate de zinc *réussit mal* lorsqu'il y a *sécrétion* abondante de la conjonctive. Il réussit mieux dans les conjonctivites subaiguës et chroniques *peu sécrétantes*, surtout *à la période où la sécrétion a diminué.*

Il *aggrave* notablement la plupart des affections de l'iris, de la sclérotique et de la cornée; aussi devrez vous faire grande attention, avant de prescrire, « pour commencer », du sulfate de zinc, sur un « œil rouge ».

Sulfate de cuivre. — Il en est de même pour le *sulfate de cuivre*; on emploie le sulfate de cuivre en solution *aqueuse* très faible, à 1 pour 300, en nature (*cristal poli*) ou en *glycérolé* à 1 pour 10, 1 pour 20, etc. Le sulfate de cuivre est un remède *très irritant* pour l'œil et *très douloureux.* Cependant l'application de quelques gouttes d'*huile acoïnée* à 1 pour 100 est encore ce qui, à notre avis, calme le mieux la douleur consécutive; de même que les lavages *extrêmement froids.* Sauf dans les *pays à conjonctivite granuleuse* où ce vieux remède *quasi-spécifique* est employé couramment et où tout le monde connaît ses dangers, sa brutalité et la manière de s'en servir, *nous ne conseillons pas au praticien de l'utiliser*, s'il ne l'a *vu* employer à diverses reprises. Sans cela, il mécontentera son malade par la douleur prolongée et aussi par la *lésion* cornéenne qui suivra plus d'une fois son emploi irréfléchi.

Evitez-le toutes les fois que la cornée sera *ulcérée* et surtout *après* les scarifications *conjonctivales*, quoi que vous puissiez lire à ce sujet.

La *pierre divine* (cuivre, alun, camphre) s'emploie, comme le sulfate de zinc, dans les conjonctivites subaiguës, mais son action plus énergique s'applique encore aux conjonctivites catarrhales à la période de sécrétion.

Tannin. — Le *tannin* à 1 pour 100 précipite trop facilement dans le flacon, quelquefois du jour au lendemain : mieux vaut prescrire des lotions avec l'*infusion de thé* ou de noyer.

Alun. — L'*alun* à 1 pour 100 et le cristal d'alun donnent une cuisson vive, mais extrêmement passagère.

Cette *cuisson* n'est pas suivie d'une brûlure prolongée, *érosive* (cornée), comme celle du cristal de sulfate de cuivre, appliqué sans expérience.

Plomb : **Remède usuel à éviter.** — Beaucoup de praticiens prescrivent encore le sous-acétate de plomb liquide, l'eau blanche et l'extrait de Saturne; nous déconseillons complètement cette manière de faire. Toutes les fois que la cornée est ulcérée ou blessée, il peut se produire des *incrustations* blanchâtres *indélébiles* que l'on est obligé d'enlever par une opération. Le sous-acétate de plomb et l'eau blanche sont le *type des collyres dangereux* pour la cornée et **jamais indispensables.**

Mercure. — Le sublimé à 1 pour 1000 sans alcool, le cyanure de mercure à 1 pour 2000, ont rendu des services, mais nous les avons remplacés par les instillations abondantes de salicylarsinate de mercure (énésol) tirées directement de l'ampoule qui sert pour les injections intramusculaires; ce produit est beaucoup moins irritant et donne souvent des résultats équivalents. Cependant, sur certains ulcères et plaies *suppurés* de la cornée, le sublimé à 1 pour 1000 (2 à 3 **gouttes**) garde quelques indications, à titre *résolument caustique.*

Colorants. — La *fluorescine* à 1 pour 100 met très bien en évidence les érosions les plus superficielles de la cornée, qu'elle imprègne.

Le collyre *noirâtre* à l'*argyrol* permet de vérifier si les *voies lacrymales* sont *perméables*, car on le retrouve sur le mouchoir.

Sels d'argent. — Le **nitrate d'argent**, forme, avec le sulfate de cuivre, l'artillerie « lourde » usuelle de l'oculiste; il *déblaie* la situation lorsque les sels *organiques* d'argent ne la modifient pas assez vite. Il doit être placé, ce qu'on ne fait pas toujours, même au XXe siècle, dans un flacon *noir*, sinon il « précipite » tout de suite. *Ne pas* laver le compte-gouttes : l'eau ordinaire « précipite » aussi la solution.

Le nitrate d'argent sera utilisé en solution, jamais plus forte qu'à 1/50, *ordinairement à* 1/100. S'il est employé par le malade lui-même, 1/300 est préférable. La neutralisation à l'eau salée est nécessaire pour les solutions dépassant 1 pour 100 : pour les autres, les larmes, salées, suffisent.

Le nitrate d'argent offre de puissants avantages dans les suppurations de la conjonctive, des voies lacrymales et des paupières. Mais il a l'inconvénient d'être douloureux et escharotique. Les solutions très fortes qu'on employait autrefois dans l'ophtalmie purulente (1 pour 20 et 1 pour 30) avaient l'inconvénient de rendre les tissus durs, lardacés. Elles pouvaient entamer la cornée et gênaient sa nutrition.

Actuellement, vous pourrez toujours employer les solutions à 1 *pour* 100 dans l'ophtalmie *purulente, à condition de leur associer les sels organiques* (**argyrol**) à *doses fortes et repétées.* Vous instillerez l'***argyrol*** aussi fréquemment que vous voudrez sans aucun danger d'érosion cornéenne; sa couleur est son seul défaut.

Les 3 principaux sels *organiques* d'argent sont le *protargol*, le *collargol*, l'*argyrol*. On doit les **dissoudre à froid** (ajouter sur l'ordonnance) et les mettre en flacon *noir*.

Le protargol sera entièrement abandonné; le *collargol* reste utilisable en pommade et en instillations à 1 pour 20, mais *sans supériorité sur le suivant*, plus soluble.

L'***argyrol*** est un excellent remède, en solution récente à 2/10. Instillez-le dans l'ophtalmie purulente, *toutes les deux heures*. Pour la prévention de l'ophtalmie des nouveau-nés, nous avons remplacé par lui (1 bonne instillation à 2/10 à la naissance) le nitrate d'argent, le jus de citron, etc.; il s'applique aussi bien sur une *plaie* cornéenne que sur la cornée saine.

Le ***crayon*** de nitrate d'argent, ***même mitigé*** à un tiers, la vieille « pierre infernale », *dangereuse pour la cornée*, restent quelquefois indiqués, par exemple pour la cautérisation des fistules lacrymales, mais *c'est un remède pire que le mal dans les* ***conjonctivites*** *et les* ***kératites.***

Le praticien ne doit JAMAIS PLUS ***s'en servir dans ces maladies***, où ils ont provoqué des désastres inopinés.

Les sels d'argent doivent être *interrompus*, après quelques semaines, pour éviter une coloration progressive de l'œil (***argyrose***), qui ressemble à de la vieille faïence et prend une teinte *fumée*.

A côté du crayon de nitrate d'argent et du cristal de sulfate de cuivre, l'*ophtalmologiste*, dans les affections du sac lacrymal, les phlegmons intra-oculaires, etc., sera juge d'employer d'anciens caustiques, tels que la pâte de Canquoin, la pâte de Vienne, avec les précautions appropriées.

POUDRES

L'emploi des poudres sera rare. La poudre d'*iodoforme* est à peu près abandonnée.

La poudre de *dionine* est indispensable, nous l'avons vu.

Contre les *taies*, la poudre suivante :

Calomel à la vapeur.	ãã 5 grammes.
Lactose.	

reste usuelle, nous le verrons.

Il ne faut **pas employer** *la* **poudre de calomel**, quand le malade prend de l'***iodure*** (ou du *bromure*) *à l'intérieur*, pour éviter la formation d'un *caustique* sur la conjonctive.

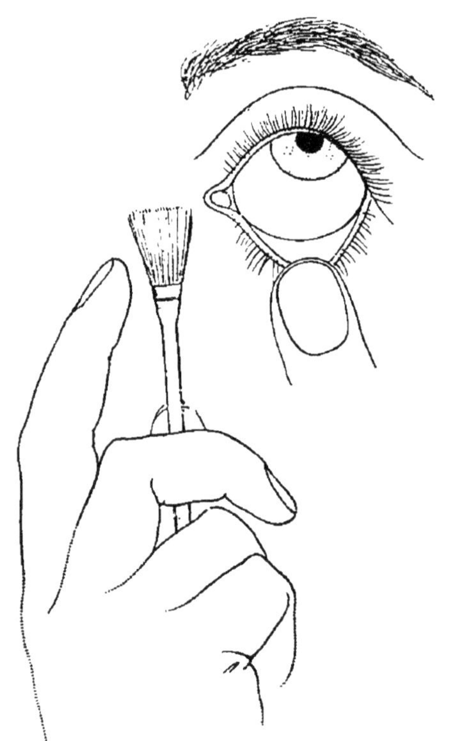

Fig. 88. — Le mode le moins pénible de projection des poudres.

La poudre d'*acide borique* et ses mélanges sont précieux pour lisser les aspérités de la *conjonctivite granuleuse*, où la poudre de *jequirity* a aussi des indications, car elle détruit le pannus invétéré. L'oculiste maniera seul ces préparations.

Pour *appliquer* les poudres, prenez-les avec un pinceau coupé *en brosse*, secouez les grumeaux et, en donnant, sur la tige du pinceau, un coup sec avec l'index, projetez le remède dans le *cul-de-sac inférieur* au besoin cocaïnisé, le malade regardant le plafond (fig. 88). Cette manœuvre est moins pénible pour le malade que le saupoudrage de la cornée. Lorsque les paupières se referment, la poudre se glisse au contact de la cornée.

POMMADES

Les pommades sont conservées en *pots* ou en *tubes* flexibles, comme les couleurs à l'huile.

L'excipient de choix. — Gardez-vous de prescrire des pommades *à la* **vaseline seule**, *si pure qu'elle soit.* L'adjonction de **lanoline** qui reste *hydrophile*, et se mélange intimement *aux larmes*, est d'une *nécessité absolue* sur laquelle nous avons insisté depuis de longues années. Son action *adoucissante* neutralise l'action irritante de la vaseline et des topiques; elle permet de tolérer infiniment mieux *toutes* les pommades anciennes et nouvelles.

Enfin l'*adhérence* de la lanoline aux surfaces *humides* assure une plus longue *fixation* de la pommade.

Notre **excipient général** pour les pommades oculaires se composera donc, soit de *lanoline et vaseline à parties égales*, ce qui peut aller, surtout pour les paupières où la consistance doit être un peu plus forte, soit, *pour le globe oculaire*, de lanoline mélangée à environ un *tiers d'huile* de vaseline, suivant notre vieille formule personnelle. *Toutes* les pommades oculaires seront ainsi préparées, *sauf la pommade à l'iodoforme*, car l'huile de vaseline dissout l'iodoforme et met l'iode en liberté.

Pour cette pommade, de moins en moins usitée et que le peroxyde de zinc (ectogan), inodore, remplace, pour nous, assez ordinairement, bornez-vous à prescrire le *mélange égal* de *lanoline* et de *vaseline*.

Pour dégraisser les paupières enduites de pommade, l'adjonction d'une pincée de *bicarbonate de soude* à une tasse d'eau chaude est très pratique.

Application. — Le *nombre des applications* de pommade est variable, mais, pour les pommades *comme pour les collyres*, se réduit à **une** *ou deux fois par jour, plutôt une fois que deux fois.* Le praticien ne se doute pas du mal que font les collyres et les pommades les plus usuelles, appliquées « *cinq à six fois par jour* » (!).

Pour mettre la pommade *dans l'œil*, usez d'une sonde lacrymale, d'un stylet de trousse ou *mieux* d'un stylet *ad hoc*, *métallique*

Fig. 89. — Stylet porte-coton et porte-pommade.

(fig. 89), *flambable*: un agitateur en verre est plus cassant, par suite moins stérilisable. Quand la pommade est mise en place (fig. 90), fermez les paupières que vous *malaxez* légèrement.

Chez le malade, l'entourage appliquera la pommade avec un

cure-oreille, passé à l'eau bouillie chaude, ou tout autre objet plat et lisse (passe-lacet).

Pour appliquer la pommade *sur le bord des paupières* (*blépharites*), déconseillez au malade de se servir de son doigt.

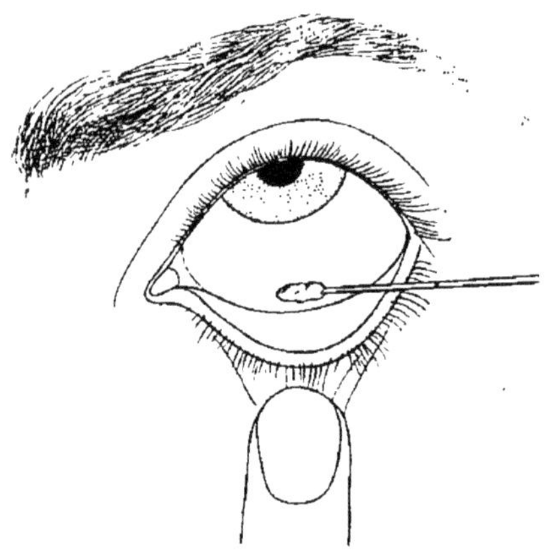

Fig. 90. — La manière la plus directe et la moins pénible d'appliquer les pommades.

Mieux vaut prendre un petit tampon de ouate hydrophile de la grosseur d'une *amande*, le *mouiller*, l'**exprimer**, s'en servir pour prendre la pommade et oindre le bord des paupières *fermées*. Le coton humide ne laisse pas de filaments désagréables dans les cils. Il se charge facilement des pommades où entre la ***lanoline*** qui reste *hydrophile*. Les *pinceaux* sont à rejeter : ils *resservent*, tandis que l'on *jette* l'ouate usagée.

Pommades diverses. — Les pommades à l'*iodoforme*, au *xéroforme*, à l'*ectogan* (peroxyde de zinc) à l'*ichtyol*, au *gaïacol*, à l'*iode ioduré* (chalazion), au *calomel*, à l'oxyde jaune, à l'oxyde de zinc(?), à l'iode et à l'arsenic *organiques*, au soufre colloïdal, sont, parmi les principales, utilisables, comme nous le verrons, à leur heure.

Évitez la vaseline boriquée, irritante par de la vaseline et par l'acide borique, *corps étranger* pulvérulent comme du *verre pilé. C'est le type de la mauvaise préparation et du mauvais médicament, toujours banal, toujours nocif.*

L'*acide borique* est du reste sans valeur, sauf pour le *massage* des granulations : il irrite en solution saturée, *annihile un temps précieux dans les affections graves* (iritis, glaucome) et sera remplacé, avec avantage, par des solutions *alcalines* au *borate*, au *salicylate* ou au *bicarbonate* de soude (une pelle à sel par tasse à thé) ou par d'autres lavages (*glyco-thymoline*, etc.).

Les pommades ***mercurielles***, *blanche*, *jaune* et *rouge* sont d'un emploi courant. Cependant la pommade *rouge* et la pommade *blanche* (au calomel) sont secondaires : elles disparaîtront sans inconvénient de la pharmacie ophtalmologique.

La « ***pommade jaune*** » se composera d'oxyde jaune de mercure préparé extemporanément par **voie humide**, **lavé** et **porphyrisé**. On l'adjoindra ensuite à notre mélange de lanoline et d'huile de vaseline. Elle fait merveille dans les affections *scrofuleuses* de l'œil *dont elle est le véritable antidote* et réussit assez dans d'autres maladies des yeux. Nous y joignons un peu de gaïacol, très indiqué dans la scrofulo-tuberculose de l'œil.

Notre pommade habituelle est ainsi formulée :

Oxyde jaune d'hydrargyre *préparé* par *voie humide*, *lavé* et *porphyrisé*.	15 centigrammes.
Gaïacol synthétique	5 —
Lanoline.	6 à 7 grammes.
Huile de vaseline.	3 à 4 —

(Suivant la saison, été ou hiver, qui fait varier la *consistance* de la pommade.)

Ne prescrivez jamais « précipité jaune ». Le *précipité* jaune est du *turbith minéral*, très irritant, très caustique pour l'œil.

Ne prescrivez pas « bioxyde jaune », puisque l'oxyde jaune *est un oxyde* mercurique (HgO) *et non un bioxyde*.

Le praticien doit savoir que les pommades *rouges* mercurielles dites *populaires* (pommade de Lyon, etc.) sont à doses *beaucoup trop fortes*; elles aggravent les maladies où on les applique si indistinctement d'ailleurs.

Soyez prudents dans la prescription des **révulsifs** et des **baumes** (!) appliqués sur le front et les tempes, surtout dans les cas incurables (!!)

Une foule de remèdes sans efficacité sont vendus dans les milieux les plus divers avec des propriétés prétendues spécifiques contre la cataracte (!) et d'autres maladies des yeux. On en trouve jusque chez les marchands de vins qui, comme tant de nos contemporains et contemporaines, usent et abusent de l'exercice illégal de la médecine, de la pharmacie et de l'ophtalmologie.

Ne parlons pas des procédés campagnards (urine, lait dans l'ophtalmie purulente, etc.) dont tout mal qui guérit, *malgré leur emploi*, perpétue l'usage et le renom. Dans cet ordre d'idées, tout est possible, puisque, dans quelques pays, on lèche l'œil malade, ce qui a entraîné, à maintes reprises, l'apparition de chancres indurés palpébraux.

THÉRAPEUTIQUE GÉNÉRALE

Continuellement, vous aurez à associer les ressources de la thérapeutique générale à celles de la thérapeutique locale ; l'une ou l'autre exercent, suivant le cas, un rôle prépondérant, jamais exclusif.

Dans une iritis syphilitique, par exemple, l'atropine et le traitement mercuriel sont aussi indispensables l'un que l'autre ; sans l'un, la pupille conserve de graves altérations, sans l'autre, l'inflammation continue son cours destructif.

Le praticien sait ce qu'il doit faire en thérapeutique médicale ; il est dans son propre élément, mais il doit l'*adapter* aux affections oculaires.

Quelques vieux et pénibles moyens sont presque abandonnés, à titre plus ou moins juste (*séton*, *vésicatoire*, *saignée*). D'autres (*abcès de fixation*) méritent d'être opposés à diverses maladies oculaires rebelles.

Sans nul doute, l'ophtalmologiste voit, d'après son expérience, la thérapeutique sous un jour assez différent de celui du praticien.

Syphilis. — Parmi les infections chroniques, prenons tout d'abord la *syphilis* ; certes le traitement interne (proto-iodure, sublimé, calomel, potions, élixirs iodés et biiodurés), est utile, mais *souvent insuffisant*, lorsqu'il faut agir *vite*, sur une iritis, une névrite, une choroïdite, une gomme oculaire ou palpébrale, et empêcher des dégâts irréparables, à l'égard de la vision et de l'esthétique.

Les *injections* intrafessières de sels solubles (biiodure, salicylarsinate de mercure (énésol), benzoate, etc., sont alors extrêmement précieuses, mais les injections insolubles de calomel (nouvelles préparations indolores) ont un effet foudroyant sur les processus *gommeux* : c'est le combat d'artillerie.

Peut-être l'huile grise a-t-elle un rôle préventif, mais nous affirmons qu'en ophtalmologie, son rôle *curatif* est *lent* ou *nul*. Que le praticien ne s'y fie pas ! quelques injections, même de sels solubles, de sel insoluble (calomel) ou enfin de salvarsan, ont un pouvoir *bien plus rapide* sur les lésions oculaires qu'une série d'injections d'huile grise. Et nous pouvons *constater*, du jour au lendemain, les changements objectifs sur une iritis et sur une névrite optique. Il ne s'agit donc pas d'une affaire de sentiment ou d'appréciation, avec discussion « académique » en perspective.

Les *injections intra-veineuses*, les injections *sous-conjonctivales* ont leurs indications complémentaires.

Gardons-nous d'oublier les *frictions* qui, longuement faites, avec une exacte hygiène buccale (savon), seules ou combinées au traitement interne, gardent un effet absolument remarquable. En particulier chez les *enfants*, c'est le *remède de choix* et les plus jeunes syphilitiques le supportent très bien.

L'*arsenic* (hectine, énésol et surtout salvarsan) ont leurs indications ; il nous a semblé que, *dans l'atrophie du nerf optique* des tabétiques. le 606 n'avait pas les *dangers* si réels du traitement mercuriel *intensif*.

L'*iode* (iode *organique*) a aussi son utilité, mais, sauf dans les associations biiodurées, il est préférable de faire *alterner* l'iode et ses composés avec le mercure. Quant aux *iodures*, ne les employez que rarement, à petites doses et *combinés au bromure* qui nous a paru en atténuer l'effet congestif.

Évitez toujours l'iodure et le bromure *à l'intérieur* chez les sujets soumis *en même temps* aux injections de *calomel* ou qui mettent, **dans l'œil**, de la *poudre* ou de la pommade au *calomel* (formation d'un biiodure caustique).

Les estomacs qui ne supportent pas le mercure et l'iode, trouvent, dans les pilules *kératinisées*, un *merveilleux* mode d'emploi des médicaments. Ces pilules **insolubles dans l'estomac** permettent de faire absorber les remèdes les plus irritants. Ce système a, pour nous, *tranché la question de l'intolérance stomacale* (salicylate de soude, quinine, mercure, iode, etc.).

Nombre de médecins et de syphiligraphes disent et croient que le mercure ne guérit *que la syphilis*. Sans doute, il a, comme tout remède actif. ses *affinités* électives et il la guérit plus spécialement, mais il agit, à n'en pas douter, sur d'autres infections et les ophtalmologistes le remarquent tous les jours.

Si le mercure est une pierre de touche des cas douteux, surtout avant les « réactions » récentes, trop de fois, dans l'entourage du malade et aussi dans l'esprit du *médecin traitant*, la prescription du mercure pour une affection oculaire équivaut à un *diagnostic de syphilis* ; mais, ailleurs, le mercure agit aussi comme résolutif, anti-infectieux, ANTI-PARASITAIRE, et c'est ainsi qu'on a été autrefois conduit à l'appliquer à la syphilis (Fracastor). L'iode et l'iodure ne guérissent-ils pas, de plus en plus ostensiblement, des maladies *non syphilitiques*, telles que l'actinomycose, la sporotrichose, etc. ?

L'ophtalmologiste doit lutter, à chaque instant, contre la terreur réelle ou feinte du mercure, sous prétexte d'une erreur de diagnostic ou d'un doute.

Que de fois une stomatite provoquée par des frictions mal réglées, des douleurs dues à une injection mal exécutée, sont la cause évitable de la prévention contre le mercure !

En particulier, les injections mercurielles sont peu douloureuses si elles sont pratiquées *en pleine fesse*, *dans sa partie la plus grasse*, ***au point culminant*** et ***non aux points de repère classiques***. C'est un ***fait*** facile à contrôler et qui nous a permis de continuer beaucoup de cures abandonnées comme trop douloureuses.

Certes, il n'est que trop certain que *le* ***mercure ne guérit nullement tout ce qui vient de la syphilis.*** Il est impuissant dans l'*atrophie tabétique* et syphilitique du *nerf optique*; la cécité continue inexorablement, malgré lui; la mercurialisation ***intensive aggrave*** *nettement* et *brusquement* la gêne visuelle.

Il est entendu qu'il ne faut pas se payer de mots; nous ne parlons pas des *névrites* optiques syphilitiques.

Il est connu que le mercure guérit, en quelques injections, la ***vraie névrite*** optique, ***inflammatoire***, même avec quasi-cécité passagère, mais elle n'a AUCUN ***rapport*** avec l'***atrophie scléreuse du nerf optique tabétique***.

Le mercure agit irrégulièrement dans l'hérédo-syphilis de la *cornée*. Il ne jugule généralement pas la maladie et n'empêche pas toujours les kératites interstitielles d'atteindre le second œil, qui guérira d'ailleurs, comme le premier; mais il est quelquefois indispensable (hérédo-syphilis gommeuse).

Dans la syphilis *acquise*, vous assistez à ce spectacle paradoxal. Une iritis syphilitique très violente, avec *gomme* irienne, s'améliore rapidement par le traitement mercuriel intensif et, au cours de ce traitement; l'autre œil se prend, avec nouvelle gomme..., et guérit rapidement. Tous les syphiligraphes ont observé des processus analogues en des régions différentes.

L'*association* du *salicylate de soude* au *mercure* et au *salvarsan* est encore ce qu'il y a de moins mauvais comme traitement médicamenteux, dans l'*ophtalmie sympathique*.

Tuberculose. — Pour la *tuberculose oculaire*, le médecin ne devra pas avoir présent à l'esprit le *pronostic si grave* de la tuberculose *pulmonaire*. Beaucoup de tuberculoses oculaires et péri-oculaires guérissent ou s'arrêtent, se cicatrisent ou se dissipent par le traitement général, l'iode organique, les phosphates, l'arsenic, la chaux, le gaïacol, la paratoxine combinés aux régimes et séjours appropriés. La tuberculinothérapie reste à l'étude.

Rhumatismes et pseudo-rhumatismes. — Le médecin emploiera ses ressources habituelles, salicylate, aspirine, etc.

Rappelez-vous en passant que le salicylate de soude, terreur des estomacs, est *parfaitement supporté* en *globules kératinisés*, qui permettent d'utiliser, à volonté, ce précieux remède. La plupart des *soi-disant* rhumatismes ne sont que de la **goutte** chronique.

C'est alors que les remèdes appropriés (colchique, etc.) ont leur utilité; en particulier, le régime antigoutteux, l'exercice, le massage, la diète, l'eau, *intus* et *extra*, donneront des résultats là où tous les remèdes « antirhumatismaux » ont échoué. Sachez apprécier et traiter aussi les pseudo rhumatismes d'origine **urétrale** ancienne.

Artério-sclérose. — Dans l'*artério-sclérose* oculaire, si les dangers de l'hypertension artérielle sont capitaux, les hypotenseurs (nitrites), seront associés à l'iode organique et au régime.

Dans le *mal de Bright* oculaire, suivant l'état du sang (azotémie, chlorurémie, hypertension), le régime, le calcium, le strontium, le henné (gamir), l'iode, entre autres remèdes, seront unis, au besoin, aux hypotenseurs et retarderont l'échéance mortelle, si le sujet suit une bonne *hygiène* et évite le *froid*.

Diabète. — Le régime, l'iode, la santonine, l'antipyrine, la cure de Vichy, etc., ont une action logique, *pas toujours intense*, sur les affections oculaires diabétiques.

Neurasthénie. — Le phosphore et la chaux sous toutes les formes, y donnent des résultats durables, très supérieurs à ceux que produisent les excitants seuls (strychnine, kola); les associations arsenico-phosphatées les secondent bien.

Le véronal, associé à la valériane (valéronal), autant comme calmant que comme hypnotique, est ici préférable au bromure, *très dépresseur* moralement et physiquement. Nous ne prescrivons guère le bromure qu'*associé* à l'iodure et le moins possible.

Une forte part de troubles neurasthéniques est due à une *intoxication* que le régime *peu carné* et les *laxatifs* améliorent rapidement. D'ailleurs nous ne saurions trop insister sur la nécessité des *laxatifs* et de la *désintoxication* systématiques dans la plupart des affections oculaires chroniques.

Pensez encore au traitement *général* dans les affections des yeux qui semblaient *uniquement* justiciables du traitement LOCAL.

Rappelons le puissant effet de la *sérothérapie* dans la diphtérie oculaire. Il y a lieu d'espérer des résultats semblables pour la redoutable ophtalmie blennorragique de l'adulte. Les autres sérothérapies sont moins probantes.

Nos anciens avaient bien vu que, même chez des sujets ayant une simple conjonctivite catarrhale, mais intoxiqués et constipés, une purgation appropriée déclanche une guérison *qui résiste aux topiques.*

Dans les conjonctivites végétantes *printanières*, le traitement général (arsenic, magnésie, teinture de thuya) nous paraît souvent plus efficace que le traitement local, de même dans l'asthme des foins.

AGENTS PHYSIQUES

HYDROTHÉRAPIE ET EAUX MINÉRALES

Les cures hydro-minérales, la mer, les eaux salines, les cures de *diurèse* combinées aux *agents physiques*, ont la plus réelle utilité. Dans les infections oculaires chroniques (iritis, choroïdite, blépharites, sclérite, etc.), Néris, Vichy, Saint-Nectaire, Evian, Vittel, Salies, la Bourboule, etc., sont indiqués suivant l'étiologie.

Cependant : 1° il ne faut *jamais* envoyer le malade « aux eaux », *en pleine affection aiguë*; 2° il doit continuer à la station son traitement GÉNÉRAL ET LOCAL. Une kératite scrofuleuse guérit parfaitement, *à Paris*, avec la pommade jaune et l'iode; si on l'envoie au bord de la mer, il y a *une aggravation au moins momentanée* et, par contre, que de fois nous avons vu des kératites, ***livrées à elles-mêmes***, *sans traitement local*, chez les *habitants du bord de la mer*, laisser d'*affreuses taies indélébiles*, cent fois pires que les taies « parisiennes » ! *La mer est loin de suffire à guérir*, si elle est efficace pour modifier indirectement l'état général et par suite la tendance aux récidives.

Dans les affections *herpétiques* et *eczémateuses* de l'œil, se méfier des eaux *ferrugineuses* et *sulfureuses* pour éviter une poussée inattendue et *profuse*. Il faudra aussi de grandes précautions en fait de tuberculose oculaire.

Beaucoup de prudence pour les changements de *climat* (altitude, température, luminosité, vents et poussières, maladies épidémiques).

MASSAGE ET SUDATION

Le *massage* général combiné à la *sudation* rend service dans quelques affections oculaires chroniques, mais on évitera le séjour congestionnant dans l'étuve. Le *drap mouillé* et les *infusions* sudorifiques, le séjour dans les « boites » *où la tête reste dehors*, sont préférables. Les injections de pilocarpine ont plus de dangers et d'inconvénients que d'avantages.

ÉLECTROTHÉRAPIE

L'*électrothérapie*, sous toutes ses formes, a ses indications : cependant elle doit être très scrupuleusement dosée et appliquée avec une grande expérience, si l'on ne veut pas la voir *aggraver* le mal (contractures dans les paralysies oculaires, intolérance dans l'atrophie avancée du nerf optique, etc.).

RÉGIME ALIMENTAIRE ET HYGIÈNE GÉNÉRALE

Les régimes et l'hygiène alimentaire ont une importance trop *ignorée*, *méprisée* ou *négligée* aujourd'hui en thérapeutique oculaire.

Les admirables progrès des thérapeutiques *médicale* et *chirurgicale locales*, au XIXe siècle, ont masqué cette importance.

Le régime a donc une importance réelle, quoique nous ne soyons plus au temps où seul, impuissant à tout obtenir, il constituait à peu près toute la thérapeutique oculaire. Nous ne parlons pas du régime banal qui consiste à défendre l'alcool et le tabac à un intoxiqué, à interdire ce qui fait « trop de mal » à un sujet atteint d'affection cutanée ou d'une maladie de l'estomac.

Par un *régime* temporairement sévère, puis adouci, vous guérirez et vous éviterez les rechutes; vous apporterez à vos malades un bien-être, un renouveau dont ils vous garderont autant de reconnaissance que de la guérison de leur œil.

Demandez ordinairement au malade comment il *distribue sa journée de 24 heures*; quand il résumera devant vous ses 24 heures *les plus habituelles*, sans doute, il ne vous dira pas tout et vous mentira, mais vous recueillerez des renseignements précieux pour lui et pour vous.

L'heure du lever et du coucher, la qualité et la quantité des aliments, l'usage des excitants et du tabac, la manière de travailler, l'éclairage, le genre de travail, l'exercice physique, le séjour dans l'air libre ou confiné, les distractions usuelles, les habitudes, tout cela, dans les maladies *chroniques* de l'œil, a une grande importance. Cette étude de la vie journalière vous permettra de guérir ou de retarder la chute visuelle, les souffrances, et, au besoin, de créer à l'*incurable* une transition morale et physique à sa nouvelle existence dans la nuit.

TRAITEMENT CHIRURGICAL

Attachez une extrême valeur aux renseignements et aux soins fournis par les *autres spécialités* (rhinologie, stomatologie, neurologie, dermatologie, etc.). N'ayez pas plus le fétichisme exclusif du traitement local que celui du traitement général et, puisque, dans beaucoup de *maladies des yeux*, traitement local et traitement général doivent céder le pas à l'opération, sachez donner la parole au bistouri, quand il le faudra, mais n'*exécutez que ce que vous êtes* ***sûr*** *de bien faire*, que ce que vous avez déjà ***vu*** faire, et *faites exécuter*, ***à temps***, le reste. En petite ou grande chirurgie oculaire, la moindre erreur et le moindre retard comportent de redoutables conséquences.

PRONOSTIC

Il en sera de même du *pronostic*, sur lequel vous devez être réservé et dont vous devez partager la responsabilité. *Rappelez-vous que la plupart des incurables espèrent contre toute espérance.* Agissez avec science, expérience, humanité et urbanité. Ne jonglez pas avec les termes impressionnants (amaurose, paralysie, atrophie, etc.), ne les employez qu'*en connaissance de cause* et en *temps opportun*, car ce n'est pas seulement un œil que vous avez à soigner, c'est aussi, c'est *surtout*, un être malade et malheureux, dont la ***vue*** et la ***vie*** sont plus d'une fois menacées *ensemble*.

CHAPITRE VI

LES BLESSURES DE L'ŒIL ET DES ANNEXES

Aucune partie de l'ophtalmologie journalière qui doive être mieux connue du praticien, puisqu'il sera TOUJOURS consulté **d'urgence**, **à l'improviste** et LE PREMIER, pour un traumatisme de l'***œil***, des ***régions voisines*** ou qui, portant sur le ***crâne***, voire ***sur une autre région du corps***, a été suivi d'un *trouble visuel*.

Que doit-il penser, dire, faire, éviter, diagnostiquer et pronostiquer *ex abrupto*, ***en attendant l'ophtalmologiste***?

ÉVENTUALITÉS TRAUMATIQUES

Ces modalités se groupent ainsi d'elles-mêmes :

1° Un **traumatisme crânien** ou d'***une* autre région** du corps entraîne brusquement un *état visuel anormal* (*diplopie*, *cécité*, etc.). CE TRAUMATISME N'A CEPENDANT PAS PORTÉ SUR L'ŒIL ;

2° LE TRAUMATISME A PORTÉ ***sur l'œil*** ou A ***côté de l'œil***, mais ***n'a*** PAS **entraîné** DE PLAIE ; il s'agit d'un *choc*, d'une ***contusion*** plus ou moins violente, ***sans perte de substance*** ;

3° Il existe une PLAIE des ***annexes* de l'œil** ;

L'ŒIL « N'A RIEN », mais le ***sourcil***, les ***paupières***, les ***voies lacrymales***, l'***orbite***, ont été entamés. Cette plaie, *dans les* ***traumatismes complexes*** (*explosion*, *accident de chasse*, *de voiture*, *de guerre*), ***s'accompagne d'une blessure de l'œil*** et d'un ***corps étranger*** PROFOND.

4° Il existe une PLAIE DE L'***œil*** ; cette plaie est ***superficielle***, NON PÉNÉTRANTE, avec ou sans CORPS ÉTRANGER ***adhérent***, mais demeuré **extra-oculaire**, *piqué sur la coque* ;

5° Il existe une PLAIE **oculaire** PÉNÉTRANTE. La coque est traversée, avec ou sans CORPS ÉTRANGER **intra-oculaire** ou **intra-orbitaire** ;

6° Il s'est produit une LUXATION, même une AVULSION **totale,** un ARRACHEMENT de l'***œil*** ou des ***deux yeux.***

Toutes les *variétés* de blessures (contusion, écrasement, brûlure, coupure, piqûre, pénétration de corps étranger) se retrouvent donc sur la région oculaire, avec une fréquence et une gravité ***immédiate*** ou ***tardive*** que nul n'ignorera, puisque de minimes piqûres ou coupures peuvent être l'origine d'un ***phlegmon oculaire diffus*** ou d'une ***ophtalmie sympathique*** avec ***cécité complète, définitive*** et ***bilatérale.***

Enfin leurs ***conséquences*** **médico-légales et sociales** (crimes, ACCIDENTS DU TRAVAIL) présentent une grande complexité.

Telles sont les **catégories** traumatiques oculaires sur lesquelles le praticien, *consulté* ***inopinément,*** doit exercer son *droit* et faire son *devoir.*

I. — TRAUMATISMES AGISSANT INDIRECTEMENT SUR L'ŒIL

Le traumatisme porte *seulement sur le* ***crâne,*** l'***orbite,*** ou une ***autre région.*** L'ŒIL N'EST PAS TOUCHÉ, mais il VOIT MAL.

FRACTURES DU CRANE

Attitude oculaire vicieuse et diplopie. — Dans les *fractures du crâne,* dans les *chutes sur la tête,* les *écrasements* (compression thoracique chez les terrassiers, accidents d'automobiles, souvent le malade ***voit double*** ou ***trouble*** : vous saurez si c'est de la diplopie *en faisant fermer un œil,* ***ce qui ne supprime que la diplopie.***

D'ailleurs, le blessé **louche.** Il a une *paralysie* des *nerfs* affectés aux *muscles* de l'œil. D'après les symptômes *cliniques* et les caractères *diplopiques,* vous chercherez à déterminer le nerf et le muscle atteints (Voy. ***Paralysies oculaires***). En fait, c'est, le plus fréquemment, le **moteur oculaire externe** (6e paire) qui est touché. L'***œil est tourné vers le nez*** et le diagnostic est très simple (fig. 91). Il s'impose à distance.

Ce moteur oculaire externe est rarement intéressé par une blessure *orbitaire* par pénétration *directe.*

Presque constamment, il s'agit d'une ***fracture* du sommet du rocher** sur lequel passe la 6e paire, ce qui détermine sa paralysie par *hématome* (et la paralysie est alors *curable*), ou par *attrition* (ordinairement la paralysie est *définitive*).

Tous les autres muscles de l'œil peuvent être pris ensemble ou séparément; quand ils sont pris *tous à la fois* (ophtalmoplégie), cela prouve généralement une fracture avec hématome au niveau

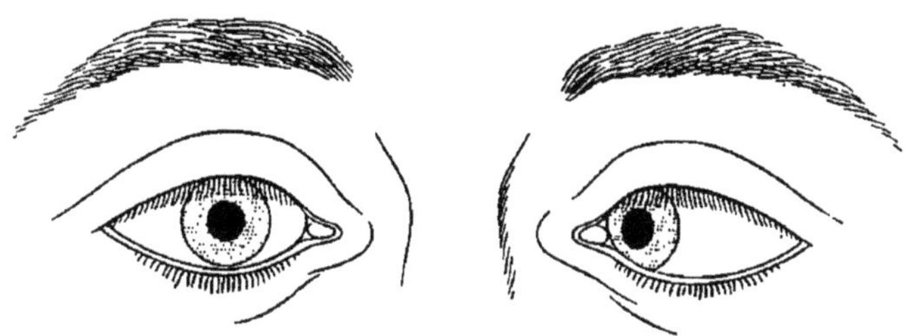

Fig. 91. — Paralysie de la 6e paire de l'œil *gauche* par fracture du rocher.

de la *fente sphénoïdale*. Quand ils sont pris *isolément*, déterminez s'il s'agit d'une lésion **intra-orbitaire** (esquille, hémorragie) ou **intracrânienne.** Recherchez minutieusement tous les signes cliniques des fractures du crâne et corroborez-les, si possible, par les renseignements les plus modernes (ponction lombaire, etc.).

Parfois un *seul muscle* de l'œil peut être lésé (petit oblique par exemple, après une simple chute de bicyclette, chez un de nos malades) : la guérison est habituelle.

La *blépharoptose* existe seule ou associée.

Vérifiez si le *trijumeau* (***insensibilité de la cornée***) et le *facial* (***l'œil ne peut se fermer***) ne sont pas altérés.

Le praticien réservera toujours son **pronostic** dans ces *paralysies traumatiques* des muscles de l'œil : *elles diffèrent complètement*, à ce point de vue, ***des paralysies spontanées.***

Sans doute les paralysies par contusion, fracture et hématome ***de l'orbite*** *guérissent* le plus souvent, mais la paralysie d'origine ***intracrânienne*** est généralement ***incurable***, sauf peut-être dans un vingtième des cas. Quand, *ce qui est la règle*, la paralysie reste *incurable*, on est amené plus tard à des opérations (avancement du muscle paralysé, etc.), pour diminuer ou supprimer la diplopie et corriger l'aspect inesthétique.

La Cécité par traumatisme crânien. — Ici le blessé (qui, quelquefois, n'a pas perdu connaissance, après une chute dans un escalier ou sur un trottoir), lorsqu'il revient à lui, s'aperçoit immédiatement qu'***un œil*** ne voit plus la lumière. Si un ophtalmologiste examine *alors* le fond de cet œil, il n'y constate aucune altération ; mais, au bout de quelques semaines, le ***nerf optique*** a totalement *blanchi* et **son atrophie complète est définitive**.

N'oubliez pas que l'on peut conserver une *paralysie musculaire définitive* et même *perdre totalement la vision d'un œil*, à la suite d'un simple faux pas avec chute sur la tête : toutefois l'***autre œil*** reste indéfiniment ***indemne***.

Dans les grands écrasements, dans les explosions de *mine* et dans les compressions bilatérales du crâne, exceptionnellement l'atrophie atteindra *les deux nerfs* optiques : la cécité sera complète et *incurable*.

Il en est de même pour des **blessures d'autres régions du corps**, par chute d'un lieu élevé, sans que le crâne paraisse blessé.

La **compression excessive du thorax** (accidents de voiture, de chemin de fer, éboulements, etc.) entraîne des hémorragies du fond de l'œil.

L'**opération de l'empyème**, traumatisme « médico-chirurgical », a eu plusieurs fois un retentissement visuel grave (embolies et thromboses rétiniennes, hémianopsie).

Enfin les **grandes hémorragies traumatiques** ou **chirurgicales** ont quelquefois, comme terminaison, la ***cécité totale*** ou partielle avec *atrophie des nerfs optiques* (voy. ***Complications des maladies générales***).

Diagnostic. — Méfiez-vous des ***cécités temporaires*** *uni-* ou *bilatérales* du type dit **hystéro-traumatique**, abstraction faite de la **simulation qui devra être recherchée de toutes manières**. (Voy. le chap. correspondant.)

Ce genre de cécité est susceptible de guérison totale, à une date très variable.

Vous pourrez observer des cas semblables à la suite d'un ***choc peu violent*** *sur le* ***sourcil*** et le *pourtour de l'orbite*, mais rappelez-vous que des chocs également médiocres sur l'os frontal ont été plus d'une fois accompagnés, soit de *paralysie* d'un muscle de l'œil, soit d'*atrophie* du nerf optique, du côté touché. Aussi ***ne vous hâtez pas de conclure*** : sachez attendre.

Autres complications oculaires des fractures du crâne. — Les fractures du crâne, indépendamment des accidents précédents, s'accompagnent éventuellement d'**hémorragies dans le fond de l'œil, d'hémorragies dans le nerf optique** (nous en avons observé après un *coup de pied de cheval à la tempe*) et d'**ecchymoses sous-conjonctivales.**

L'*ecchymose sous-conjonctivale* **immédiate, précoce**, n'a pas de signification spéciale; mais les ecchymoses sous-conjonctivales **tardives**, survenant ***plusieurs jours après le choc crânien*** ou ***orbitaire*** et débutant par la paupière et le cul-de-sac inférieur (fig. 92), ont été considérées comme le ***signe*** *positif* ***d'une fracture du crâne*** et, dès lors, opposées à l'ecchymose ***précoce***.

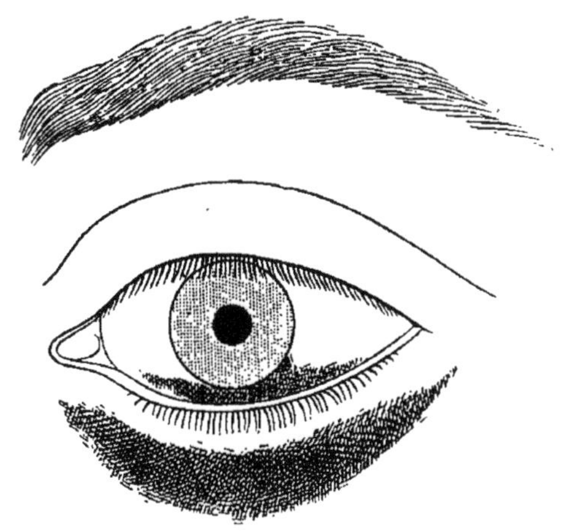

Fig. 92. — Ecchymose palpébro-conjonctivale *tardive* (fracture du crâne).

En réalité, il n'en est *pas toujours* ainsi : il y a de simples *hématomes* orbitaires qui provoquent des ecchymoses sous-conjonctivales, *plusieurs jours après* le choc, ***sans qu'il y ait de fracture*** *des os du crâne*, ni *de l'orbite*.

Néanmoins, l'ecchymose sous-conjonctivale *tardive* garde *une valeur réelle* pour corroborer *les autres signes de la fracture du crâne* : elle n'est pas, *à elle seule*, capable de l'affirmer.

Le praticien devra se rappeler que les chocs sur le crâne ou sur le pourtour de l'orbite peuvent être suivis d'accidents oculaires *hors de proportion avec l'intensité du choc*.

Emphysème périoculaire. — Les chocs périorbitaires, avec ***écrasement du sac lacrymal*** ou ***fracture sous-cutanée*** des ***sinus frontaux***, s'accompagnent d'**emphysème**, DÈS QUE LE MALADE, EN SE MOUCHANT, *insuffle ses paupières*, accident *sans gravité*; bandeau et prescription de se moucher *une narine après l'autre*, pendant quelques jours.

Exophtalmie et énophtalmie (voy. ***Maladies de l'orbite***). — L'**exophtalmie** post-traumatique dépend soit d'une fracture orbitaire, soit d'un hématome simple, soit d'un anévrisme artério-veineux (***exophtalmie pulsatile***).

Très rarement on observe l'**énophtalmie** traumatique. L'œil, au lieu d'être proéminent, s'est fortement reculé; il *paraît* rapetissé.

LUXATION PRÉPALPÉBRALE

Après écrasements orbitaires, coups de pouce spéciaux (*gouging* des boxeurs), compression par le forceps, le globe oculaire, projeté en avant de la boutonnière palpébrale, est en *paraphimosis*. Les onctions vaselinées et les pressions douces, au besoin avec section minime de la commissure externe, le remettront en place.

II. — CONTUSIONS DE L'ŒIL

Un ***choc*** ou un ***coup*** sur l'œil, **sans plaie**, ont quelquefois des conséquences graves et variées.

Ne concluez jamais à la légère et faites un ***examen méthodique***.

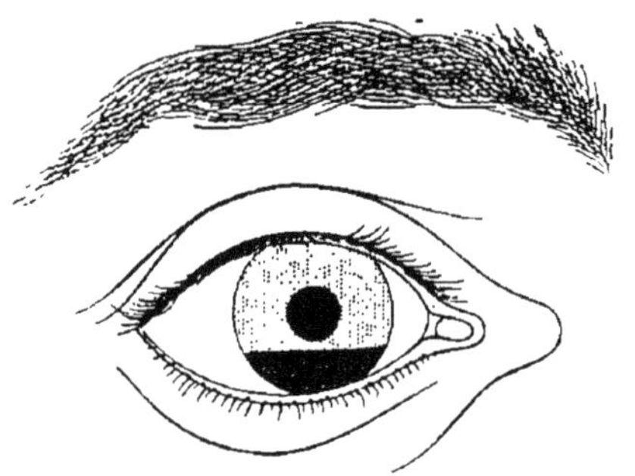

Fig. 93. — Hypoéma traumatique dans la chambre antérieure.

Vérifiez ***(l'autre œil étant hermétiquement fermé)*** et ***notez*** tout de suite ***ce que l'œil touché* voit** ou **ne voit *pas*** (d'abord, grossièrement, les ***doigts***, puis l'***échelle visuelle***, un ***livre*** ou un journal).

Examinez ensuite complètement l'œil *ecchymosé*. L'*intensité* de cette ***ecchymose***, la couleur de cet œil « au beurre noir », n'ont ***aucune valeur visuelle*** ou ***pronostique***. Il y a parfois, dans la ***chambre antérieure*** (fig. 93), du ***sang*** épanché (*hypoéma*), des ***désinsertions de l'iris*** (fig. 94), une ***paralysie** de la pupille dilatée*. La ***luxation du cristallin*** (fig. 95), une ***opacité passagère***, de quelques jours (***cataracte fugace***), ou au contraire une ***opacité définitive*** et progressive (***cataracte traumatique***), le ***glaucome***, les ***ruptures*** profondes de la ***choroïde***, les hémorragies et le ***décol-***

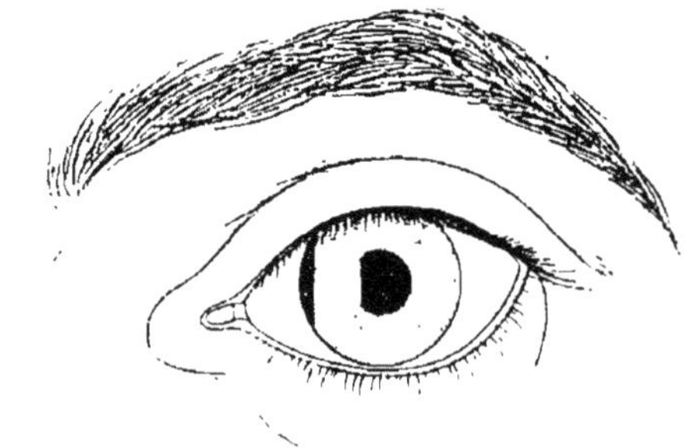

Fig. 94. — Désinsertion de la base de l'iris (irido-dialyse).

lement de la rétine, sont possibles. Une gifle, le choc d'une balle de tennis, sur un œil *myope*, peuvent, nous l'avons observé, être la cause *immédiate* du décollement de la rétine.

Tel coup sur l'œil n'aura ses conséquences définitives que *très tardivement* (**cataractes retardées, décollement rétinien,** etc.).

Aussi, tout en éliminant la **simulation** et l'**exagération** (voy. ce chapitre), ***réservez votre pronostic*** et votre diagnostic. *Faites procéder à un examen total* du CHAMP VISUEL et du FOND DE L'ŒIL, au plus tôt, lorsque *la* ***vision*** *n'est pas, ou n'est pas redevenue*, ***parfaite***, car un très léger choc a quelquefois des suites importantes.

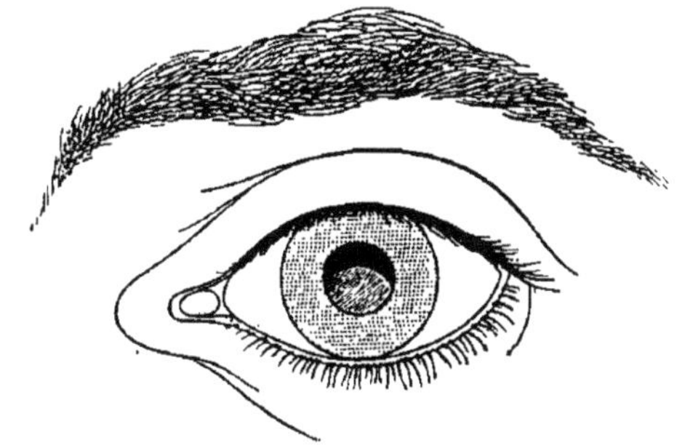

Fig. 95. — Luxation du cristallin en bas.

Jusque-là repos à la chambre, pansement aseptique, ***sec***, peu serré; deux fois par jour, « bassinage » de la région à l'eau bouillie chaude, et c'est tout.

Pas de collyre, surtout ***pas d'atropine*** sur des yeux que le choc prédispose déjà au glaucome.

L'épanchement *sanguin*, si apparent, se résorbe, sans opération; elle est justifiée, *si l'œil est dur* (parencentèse, sclérotomie).

Vérifiez s'il n'y a pas *un* ***corps étranger*** sous les *paupières* ou sur la *cornée*. Il serait facilement *méconnu*, sans un examen *minutieux*.

III. — PLAIES DE L'ŒIL ET DES ANNEXES

Le praticien, quelquefois le pharmacien, les verront les premiers; ils devront s'efforcer d'être utiles et, avant tout, de *ne pas nuire*. En principe, le praticien *aseptisera* rapidement *ses mains*, sans lavage préalable (ou après lavage et ***séchage*** rapide devant une source de chaleur) par un frottage avec des tampons largement imbibés d'alcool à 90°, additionné d'un peu d'iode (par exemple à 1/1000). S'il n'a que de l'*alcool à brûler*, *ne pas ajouter d'iode*. Le frottage et le bain de mains durent 5 minutes. *Ne pas s'essuyer*.

Recherchez d'abord s'il n'y a aucun **corps étranger** *facilement* et *immédiatement* **amovible**.

Pour les blessures palpébrales et oculaires, la **suture** doit être faite **d'urgence.** Si le praticien ne peut l'exécuter dans de bonnes conditions, il devra, autant que possible le JOUR MÊME, recourir à l'ophtalmologiste ou au chirurgien. Il est préférable de n'employer auparavant ni collyre, ni pommade, si l'on n'est pas absolument **sûr** de leur **état stérile** et de leurs **indications**.

BRULURES

Les **brûlures** forment une catégorie de blessures tout à fait à part comme étiologie, clinique, **pronostic**, traitement immédiat et tardif.

Les **brûlures** des paupières et du globe oculaire impressionnent au plus haut degré le blessé et le médecin, à cause des circonstances dramatiques qui les accompagnent et de la diffusion du traumatisme.

Avec le *traitement* **d'urgence**, ce qui domine l'étude *pratique* des brûlures de l'œil, c'est le **pronostic**.

Vous serez forcément en butte aux questions pressantes du brûlé et de son entourage.

RÉSERVEZ **toujours** LE PRONOSTIC **d'une brûlure de l'œil, si légère qu'elle vous paraisse.**

Cela ne veut pas dire : *ne portez pas de pronostic*, car il y a telle brûlure insignifiante, à peine épithéliale, qui guérira vite, et il est inutile d'affoler, par principe, le malade. Mais il ne faut *jamais le rassurer complètement* d'emblée, parce que le *pronostic* des brûlures oculaires est *variable* et que des complications **tardives** sont *possibles*.

Le pronostic des brûlures est essentiellement **paradoxal**.

Exemples :

Les brûlures graves d'aspect bénin. — Une dame s'évanouit, on la couche sur un divan, puis on lui met sous le nez un flacon d'**ammoniaque**, dont une partie coule dans ses yeux. ***Pendant plusieurs jours, la cornée reste transparente*** : *une semaine après l'accident*, les cornées deviennent opalescentes et garderont des cicatrices indélébiles avec quasi-cécité.

En effet, ces brûlures donnent des accidents **tardifs** caractéristiques.

Méfiez-vous spécialement des brûlures par l'ammoniaque. Nous en avons vu guérir cependant plusieurs *sans opacité*, chez des chimistes, ou après la plaisanterie stupide qui consiste à présenter inopinément, sous le nez, de l'ammoniaque, que le brimé repousse avec violence et projette dans ses yeux : mais plusieurs se terminèrent aussi par des **opacités** *sui generis*, *blanches comme de la porcelaine*. Le médecin de famille et l'entourage, résolûment, j'allais dire professionnellement, *optimistes*, s'étonnent, tout d'abord, *au début* , de la réserve de l'ophtalmologiste devant ces cornées, *en apparence* peu atteintes.

Un maçon reçoit de la **chaux vive** dans les yeux : deux ou trois jours après, les cornées, ***d'abord opaques***, perdent par exfoliation leur eschare superficielle : lors de cet aspect ***éphémère, la cornée redevient transparente***. Or cette charpente amincie et fragile s'écroule ; tout se termine par la *cécité* à peu près complète, avec ***staphylome cornéen bilatéral***. Que penser de celui qui, voyant la cornée « ***s'éclaircir*** », entendant le malade dire qu'***il revoit***, aurait proclamé une amélioration décisive, alors que cet éclair de mieux n'était que « le commencement de la fin » ?

Un étudiant en médecine s'arrête devant des ouvriers qui gâchent du **mortier**. Il en ressaute dans un de ses yeux. La douleur est médiocre. Cependant une ulcération térébrante, véritable eschare, se produit : d'où une ***iridectomie*** (pupille artificielle), pour rendre quelque vision à cet œil, et un ***tatouage à l'encre de Chine***, pour masquer la taie trop apparente.

Il est des brûlures dont la *gravité* est, pour ainsi dire, *indirecte*.

Une goutte d'**acide nitrique** tombe dans le cul-de-sac conjonctival inférieur. Les soins immédiats *préservent la cornée qui reste parfaite*, mais l'*eschare* du cul-de-sac entraîne une ***adhérence*** oculo-palpébrale (***symblépharon***), une ***bride***, *qui fixe la paupière au globe*, donne de la diplopie et une ***rétraction interne*** **des cils** (***trichiasis***) qui irritent, blessent, ulcèrent la cornée, **plusieurs mois après la *brûlure*** : une opération doit, *malaisément*, guérir à la fois, le

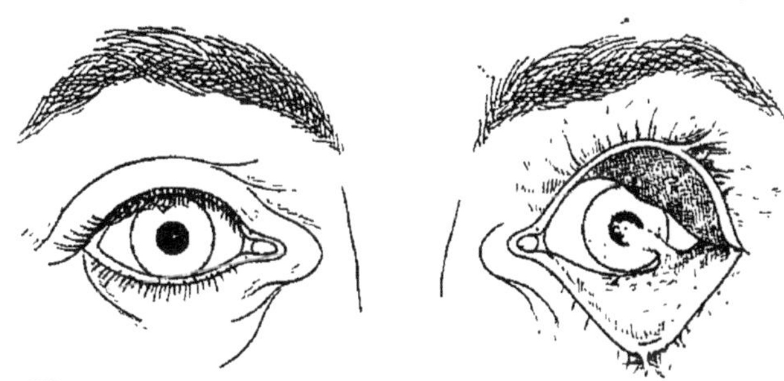

Fig. 96. — Ectropion et symblépharon cicatriciels, après brûlure LÉGÈRE par le vitriol.

trichiasis, la diplopie et redonner un meilleur aspect esthétique, tout en ne préservant pas complètement des *récidives*.

L'***aspect immédiat*** des brûlures ne veut donc pas dire grand'-chose.

Sans doute les paupières et les yeux TRÈS LARGEMENT **vitriolés** sont transformés en un magma qui ne laisse aucun espoir, mais voici des brûlures ***effrayantes qui se terminent bien.***

Les brûlures bénignes d'aspect grave. — Il ne se passe pas d'année que nous ne soyons consulté d'*urgence* pour une brûlure cornéenne par **fer à friser**.

Il se développe subitement sur la membrane une pellicule *blanchâtre*, très visible, due au recroquevillement de l'épithélium crispé. Appliquons les pommades efficaces : la pellicule blanche tombe en deux jours, *sans laisser aucune cicatrice*. C'est la *restitutio ad integrum*, au lieu de la taie indélébile si redoutée de l'élégante qui se coiffait, et du confrère (*sic*) qui se frisait la moustache. Ainsi, ***gravité apparente considérable***, ***nulle gravité réelle***, parce que :

1° L'agent de la brûlure, bloc **solide**, porté au rouge *ne laisse pas de particules* qui continuent la destruction (chaux, mortier, etc.) ;

2° Cet agent ne possède *aucun pouvoir* corrosif **d'ordre chimique**, contrairement aux *acides*, à la *chaux*, aux *bases caustiques*, au nitrate d'argent, etc., dont le pouvoir *diffusible* et *escharotique* est extrême.

L'exemple le plus inouï est celui du ***plomb fondu***.

Sans doute, il est de redoutables brûlures cornéennes par le plomb fondu, mais il en est d'autres où, ***sans dommage***, sortent des culs-de-sac conjonctivaux des morceaux de plomb, automoulé pour ainsi dire.

Méfiez-vous davantage des brûlures causées par des substances chimiques LIQUIDES **ou** PATEUSES **que de celles dues à des corps** SOLIDES **portés au rouge**.

Les brûlures par les **gaz** sont rarement graves, s'il n'y a pas de corps étrangers (poudre, éclats de pierre).

Sans corps étranger, en effet, tout se réduit à quelques cils brûlés, le malade ayant fermé les yeux au moment de l'explosion.

Ne vous fiez cependant pas aux apparences et ne jugez point des suites d'une brûlure *cutanée* ou *conjonctivale* d'après son ***aspect des premiers jours***. **Tout dépend de l'eschare consécutive**, de sa profondeur, de son épaisseur, des rétractions qui la suivront.

En pratique, le *vitriol* mis *à part*, les chutes dans le feu (enfants, épileptiques), la *chaux vive* et l'*ammoniaque* produisent les plus terribles brûlures.

Or, comme la plupart de ces accidents ont une suite **médico-légale** (attentats, accidents du travail), rappelez-vous que *scripta manent* : évitez les *certificats froidement optimistes*, dont les ophtalmologistes ne voient que trop d'*exemples*.

CONDUITE A TENIR D'URGENCE

Elle varie essentiellement suivant la *nature du traumatisme* et *l'existence d'un corps étranger*.

Brûlures par le fer rouge, le plomb fondu, etc. — *Cocaïnisez* légèrement le malade avec quelques gouttes d'un collyre stérilisé (ampoule) à 1 o/o. *Évitez* les solutions *plus fortes* qui exfolient une cornée déjà érodée.

Évitez l'adrénaline qui contrarie la réparation cornéenne.

***Enlevez les* corps étrangers** avec un stylet mousse, une aiguille à corps étrangers, une pince, un tampon, suivant le degré d'adhérence, le tout absolument aseptique.

Ne lavez que peu à l'eau bouillie et picriquée (1/ mille), tiède. Pas trop de frottages. *Gardez-vous d'enlever* une **eschare** et de mettre « à vif » la partie sous-jacente. Appliquez, matin et soir, avec une spatule flambée, une *pommade iodoformée faible* :

Iodoforme		10 centigrammes.
Lanoline	āā	5 grammes.
Vaseline		

ou, au bout de quelques jours, la suivante, à employer d'emblée pour les brûlures *légères* et *moyennes* :

Ectogan (peroxyde de zinc)	20 centigrammes.
Lanoline	6 grammes.
Huile de vaseline	4 grammes.

Pas d'acide picrique en pommade.

Placez la pommade ENTRE ***et*** SUR ***les paupières***, puis des rondelles de gaze et ouate aseptiques, ***ni boriquées, ni salolées***, maintenues par une bande de crêpon ou un de mes bandeaux ovalaires de feutre (voy. p. 84).

Evitez l'atropine qui sera employée, plus tard, ***s'il y a lieu***, par l'ophtalmologiste.

Évitez surtout : 1° les ***grandes irrigations***, ici néfastes, aggravantes ; 2° les ***cocaïnisations répétées. Ne confiez pas la cocaïne au malade.***

Brûlure par les gaz. — Même conduite. Attention aux corps étrangers **méconnus. Retournez les paupières** aux pansements journaliers.

Brûlures par les acides (acide sulfurique, etc.). — Si vous êtes appelé d'*urgence*, arrosage avec de l'eau ***alcaline*** (*Vichy*, bicarbonate), et, en tout cas, avec l'eau. Pansement *humide*, à l'eau bicarbonatée bouillie, et pommades, avec taffetas-chiffon ou gutta-percha.

Brûlures par les bases (ammoniaque, soude, potasse, etc.). — Lavage à l'eau acidifiée (jus de citron, acide acétique, etc.). Pommade, pansement *humide*.

Brûlure par l'eau bouillante. — Pommade, pansement humide et gras.

Dans toutes ces cures, le pansement SEC sera substitué au pansement *humide*, dès que les douleurs et la sécrétion conjonctivales seront devenues minimes ou nulles.

Brûlure par la chaux, le mortier, etc. — On a proposé d'instiller de l'eau *sucrée* pour former un saccharate de chaux inerte. Le lait, le blanc d'œuf sont à essayer.

En réalité, on n'est jamais appelé assez tôt pour que ces divers moyens soient avantageux. On a craint théoriquement l'eau qui exciterait l'action de la chaux vive, mais les tissus sont, en fait, *baignés de larmes*. Il est nécessaire d'irriguer largement l'œil, puis, avec des tampons et des stylets porte-coton, d'enlever les particules de chaux : pommade à l'iodoforme et pansement humide *gras*.

En principe, évitez les instillations d'huile *ordinaire* que vous pourriez être tenté d'appliquer d'urgence. Cette huile, même fraîche, est *très irritante* (acide oléique). Les huiles médicinales stérilisées en ampoules (goménol, biiodure) sont aussi très pénibles. Seule, l'huile *lavée à l'alcool* et *stérilisée* serait indiquée, en théorie. Bornez-vous, en son absence, à la vaseline stérilisée, à un mélange de *lanoline* et de *vaseline* en tubes stérilisés, ou à un collyre *huileux* à la *pilocarpine* (huile lavée et stérilisée, 10 gr., pilocarpine *pure*, 10 centigr.) dont vous pouvez avoir des ampoules ou un flacon (brûlures, glaucome, etc.).

Évitez la vaseline boriquée qui contient des *cristaux* blessants, vraiment dangereux pour la cornée entamée.

Évitez le liniment oléo-calcaire.

Évitez d'employer les *remèdes courants* aux *doses* qui, sur des *brûlures cutanées*, donnent de bons résultats (acide picrique, etc.) : l'œil n'est pas la peau.

Ne mettez pas d'atropine « pour commencer » : attendez qu'elle soit logique.

Encore une fois, **réservez toujours votre pronostic**, au moins pendant le premier septénaire, quelles que soient les apparences, car elles sont, répétons-le, paradoxales, *en bien* comme *en mal*, et, *pour un même caustique*, les *résultats varient* avec chaque brûlé.

AGENTS PHYSIQUES

Le radiologiste évitera les lésions par *les rayons X* et *le radium* sur les paupières et sur l'œil.

La ***lumière électrique*** et les appareils à incandescence donnent des conjonctivites, des rétinites, que prévient le port des verres *jaunes*.

Les ***commotions électriques*** et les électrocutions provoquent les plus graves lésions de l'œil et des annexes (*affections neuro-rétiniennes, cataracte, paralysies*).

La ***foudre*** entraîne aussi, en plus des *brûlures cutanées*, des *irido-cyclites*, des *cataractes*, des *lésions de la rétine et du nerf optique*, des *paralysies* des muscles de l'œil.

L'***insolation*** se complique, à l'occasion, d'altérations rétiniennes et de troubles visuels.

Les ***éclipses***, examinées sans les verres noircis et les précautions nécessaires, ont produit de nombreux cas de scotomes centraux, persistants ou curables. *Le pronostic doit être réservé.*

PLAIES

PLAIES DES PAUPIÈRES ET DE L'ORBITE

Les plaies des **paupières** (piqûres, coupures, déchirures, morsures, morsures *venimeuses* et *infectantes* (syphilis, rage, venin), sont quelquefois accompagnées de *corps étrangers* énormes, logés dans l'orbite. Les plaies *orbitaires* sont en effet une conséquence directe des plaies des paupières, car, sauf les rares cas où l'instrument blessant passe par la conjonctive ou par l'œil, il pénètre par la paupière (Voy. *Paupières*).

Les ***sections palpébrales*** guérissent bien, sans destruction définitive, si elles sont ***horizontales*** ou ***obliques***. Si, *au contraire*, ***elles fendent la paupière perpendiculairement*** en intéressant le tarse, squelette palpébral, et ***le bord ciliaire***, ces blessures, *si elles ne sont pas immédiatement suturées*, s'accompagnent de déformations (fentes en *bec-de-lièvre*), extrêmement disgracieuses, et qui laissent l'*œil à nu*, d'où complications cornéennes et visuelles.

Nous avons maintes fois observé l'**arrachement** presque complet de la **paupière inférieure** (fig. 97), le long du sillon palpébro-malaire, vers l'angle interne de l'œil. Cet arrachement est produit par un objet demi-mousse, un crochet de boucher, un coup de canne et surtout par *les crocs d'un chien*. Très généralement *l'œil reste intact*. La *suture* à la soie, avec des aiguilles courbes fines, supérieures jusqu'ici aux agrafes, s'impose d'*urgence* ; la porter le plus *près* possible *du bord* ciliaire, au besoin avec point en pont, et, s'il y a tiraillement, *incisions libératrices*, de façon à prévenir un coloboma persistant. Vérifiez préalablement s'il n'y a pas de **corps étranger profond** ; des becs de plume, des fragments d'aiguilles, des œillets de soulier (!), des fragments de verre et de bois, ont été **méconnus** dans les plaies profondes des paupières. Il arrive parfois qu'une **esquille** joue le rôle de corps étranger. Elle devra être soigneusement remise en place si sa soudure est probable sans déformation.

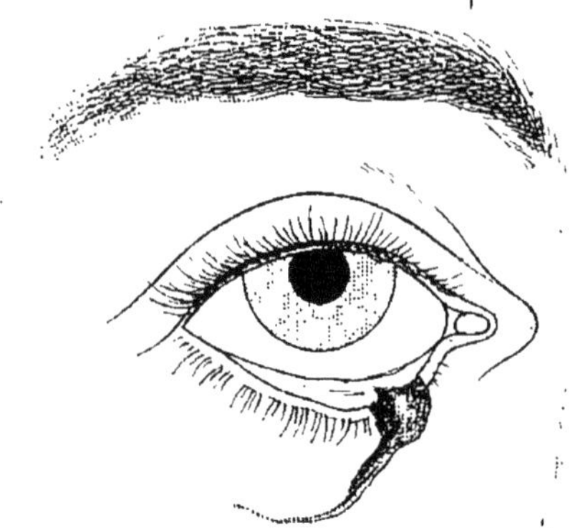

Fig. 97. — Déchirure de la paupière par morsure de chien.

Débarrassez avec soin la plaie des *corps étrangers* multiples et des enduits imprévus (cambouis), avec du savon, de la glycérine, etc.

La *teinture d'iode* ***très étendue*** (1/10) sera promenée avec *un stylet-tampon* dans les interstices de toute plaie malpropre, mais ayez soin, *préalablement*, de *garnir* le cul-de-sac conjonctival d'*une lamelle d'ouate imbibée d'eau bouillie pour éviter tout contact iodé avec l'œil.*

S'il y a un **hématome** considérable, gardez-vous de l'inciser.

Recherche des complications immédiates. — Vérifiez avec soin l'état de l'*orbite* (exophtalmie, fracture, corps étrangers, paralysie musculaire), l'état de l'*œil* (plaies, corps étrangers, luxation du cristallin, etc.), l'état des *canalicules lacrymaux*, souvent sectionnés, la hernie possible de la *glande lacrymale*. l'état du *sinus frontal*, effondré, fêlé, contenant des corps étrangers.

En présence de toute plaie du *pourtour* de l'œil, demandez au patient **s'il ne voit pas double**, et, en lui *fermant* alternativement chaque œil, **notez s'il voit, identiquement** ou non, **avec chaque œil**, par exemple les caractères d'un *journal*. Nous avons déjà signalé l'*atrophie* du nerf optique et la *cécité* après une simple contusion orbito-palpébrale sans plaie, à plus forte raison est-elle possible lorsqu'il y a, par surcroît, une plaie. Méfiez-vous pourtant de la **simulation**.

Pensez aux complications *tardives* possibles des plaies sales ou virulentes (infection purulente, syphilis, érysipèle, *tétanos*) et, au besoin, pratiquez une injection de sérum *antitétanique* ou de sérum *antivenimeux* (serpents).

La distension **emphysémateuse** des paupières, par l'*air* survenant des fosses nasales, des sinus et des voies lacrymales que le malade a fait pénétrer *en se mouchant*, n'a aucune gravité et disparaît rapidement.

Réservez toujours le **pronostic** des *blessures des paupières*, car les complications tardives (larmoiement incoercible, déviation palpébrale, symblépharon, trichiasis), nécessiteront, plus tard, une intervention de l'ophtalmologiste.

Retournez toujours les *paupières* pour voir s'il n'y a pas de *plaie de l'œil*, de *corps étranger* et aussi de **plaie sous-palpébrale**. Tel agent blessant, ***glissé** sous* les paupières, va *jusqu'au cerveau*, sans avoir déterminé de *plaie cutanée* (aiguille à tricoter, épingle à chapeau, etc.).

La mort, *si fréquente*, après un **coup de parapluie** entré dans le cerveau par le sommet de l'entonnoir orbitaire, est classique. Le parapluie pénètre par la paupière, par l'œil ou par la conjonctive.

Vous devez penser que, *dans toute plaie palpébro-orbitaire*, même lorsque le malade ne présente pas de phénomènes cérébraux graves, *le cerveau a pu être atteint*. Vous verrez des blessés faire des kilomètres à pied, après avoir reçu dans l'orbite un coup de parapluie qui a intéressé le cerveau, puis mourir subitement ou être atteints d'une méningite mortelle.

Arrachement des yeux et auto-énucléation. — ***Des fous se sont arrachés les deux yeux avec les doigts***, après avoir décoiffé leurs globes avec les ongles. Dans le cas observé par nous, les plaies orbitaires ont guéri rapidement et les paupières n'avaient pas subi grand dommage.

CORPS ÉTRANGERS

La complication la plus intéressante d'une plaie de l'œil ou de ses annexes, est l'existence d'un **corps étranger** inclus dans les tissus ou fixé superficiellement.

On a *tout* rencontré dans les *cul-de-sac conjonctivaux*, depuis les larves de mouches à viande et les « crottes » de lapin, jusqu'au verre pilé introduit dans un but d'auto-mutilation ou de chantage.

CORPS ÉTRANGERS DE L'ORBITE

Les corps étrangers de l'*orbite* doivent attirer l'attention du *praticien* pour deux raisons principales :

1° Ils sont plutôt ***méconnus, malgré leur volume énorme***. Il est arrivé à presque tous les ophtalmologistes de retirer, ***au bout de plusieurs semaines***, d'une plaie orbitaire de l'angle

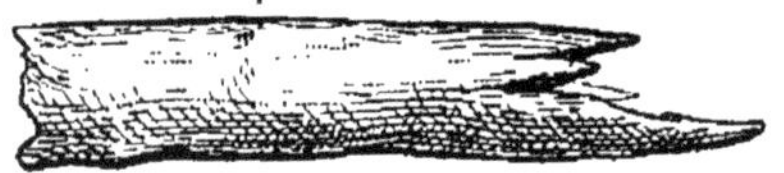
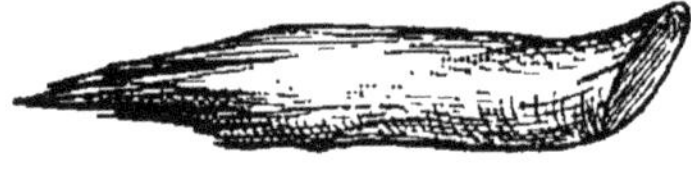

Fig. 98. — Piquet fragmenté dans l'orbite et extrait en deux séances.

interne, un morceau de bois de *plusieurs centimètres de long* (bout de piquet en général). Nous avons aussi retiré un second morceau (fig. 98), peu de jours après qu'on avait cru, par une première intervention, retirer le corps étranger entier.

Parfois la blessure ou le corps étranger ont atteint le cerveau. **L'exophtalmie pulsatile** artério-veineuse en est une suite frappante.

Il faut donc s'assurer qu'il n'y a pas de corps étranger *intra-orbitaire* ou *intra-cérébral* et le retirer *immédiatement* quand il s'agit de ***gros corps étrangers directement accessibles par la plaie***. Nous avons ainsi, ***pendant la guerre***, retiré sans délabrement supplémentaire, des *balles de shrapnell* laissées dans des plaies ouvertes ou sous des orifices fistuleux.

Quand la plaie est cicatrisée, les grands et surtout les *petits* corps étrangers (éclats de verre, grains de plomb), *ne seront retirés*, ***s'il y a lieu***, que par une intervention compétente et large après *radiographie*.

Le stylet électrique de Trouvé, l'électro-vibreur de Bergonié ont de rares indications.

Il n'y a aucun danger à *sonder* la plaie RÉCENTE avec un *stylet* MOUSSE (stylet de trousse), bouilli, et qui tombera sur le fragment de bois ou sur tel autre corps étranger. Pour ces gros corps étrangers fixés, il est nécessaire d'employer une forte **pince hémostatique** qui produise une traction suffisante. **La pince hémostatique de Kocher** est, pour nous, **le meilleur tire-balles orbitaire**, à cause de sa forme *conique*, *étroite*, insinuante, et de son *crochet* terminal qui harponne solidement.

CORPS ÉTRANGERS DE L'APPAREIL LACRYMAL

La **glande** lacrymale recèle quelquefois des *corps étrangers*, au cours des traumatismes de l'orbite.

Les corps étrangers inclus dans le **sac** et le **canal** commandent la radiographie, avec intervention d'un rhinologiste et d'un ophtalmologiste, lorsque le corps étranger n'est pas évacué *spontanément* par le nez, la bouche ou la peau, après abcès ou nécrose osseuse.

CORPS ÉTRANGERS SITUÉS SOUS LES PAUPIÈRES ET DANS LE CUL-DE-SAC CONJONCTIVAL

En indiquant l'***examen total*** de la surface *intérieure* des ***paupières*** et des ***culs-de-sac*** (voy. p. 23), nous avons décrit les ***procédés de choix*** pour n'y pas *méconnaître* un corps étranger.

Les **corps étrangers sous-palpébraux** se présentent de la façon suivante, *dans la pratique quotidienne*.

Le malade ressent une douleur oculaire brusque, en chemin de fer, en promenade, au balcon, etc.; ***cette douleur ne cesse plus*** et **s'exaspère à tout mouvement de *l'œil***. Vous devez demander au malade de *préciser* ce genre *caractéristique* de douleur.

Retournez les paupières et, le plus souvent, vous VERREZ ***le corps étranger***, le fragment de charbon, par exemple, ***fixé***

au lieu d'élection, dans la *concavité en ornière* que forme le tarse près du bord palpébral (fig. 99). Le corps étranger que la convexité cornéenne presse et râcle, fait souffrir, *dès que l'œil bouge*.

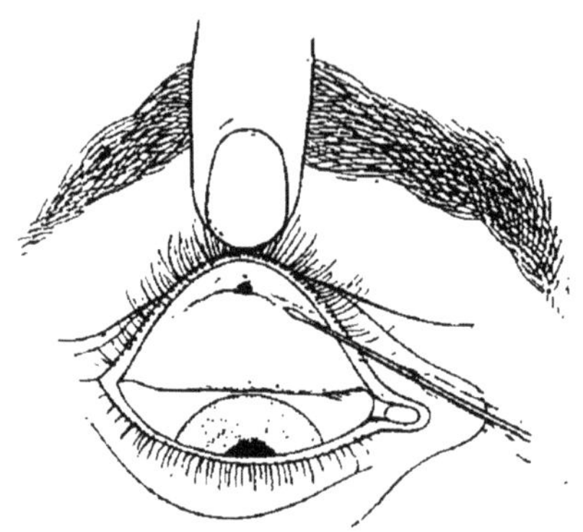

Fig. 99. — Le « morceau de charbon », *au lieu d'élection*.

Il vous suffira de cueillir le corps étranger avec l'aiguille à corps étranger, un stylet, un cure-dent... bouilli.

Lorsque nul corps étranger n'est apparent, si le malade accuse une ***sensation de corps étranger*** dans le ***cul-de-sac supérieur***, cocaïnisez-le : balayez le cul-de-sac avec la curette *mousse* à cataracte (fig. 100). *Si rien ne vient*, injection *sous-cutanée* de cocaïne à 1 pour 100, puis *enrouler* doucement la paupière sur une pince hémostatique pour *dérouler* le cul-de-sac supérieur. Ce procédé DÉCISIF, que nous avons appliqué le premier *aux corps étrangers*, met le cul-de-sac *à nu*, retourné comme un gant : vous verrez, évidemment, s'il y a, ou s'il n'y a pas, de corps étranger (voy. fig. 26, p. 23), mais cette intervention ***en dernier ressort***, est, malgré la cocaïne distribuée *largâ manu*, assez pénible pour le malade *qui devra être couché*. C'est une petite opération.

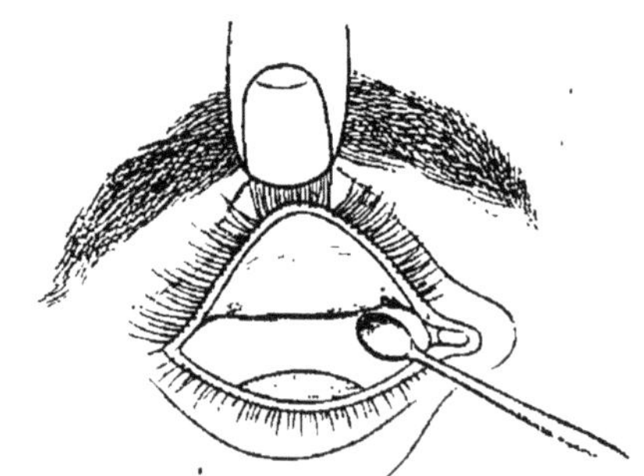

Fig. 100. — Balayage du cul-de-sac avec la curette.

Cet **examen du cul-de-sac supérieur** est **indispensable** pour les corps étrangers méconnus et surtout pour les ***corps étrangers multiples*** (éclats de verre, etc.). Il est nécessaire en cas de corps étrangers *fragmentés* au cours de leur extraction. On a retiré plus d'une fois *le corps* d'un insecte, tout en laissant la *tête* dans le repli conjonctival.

D'énormes corps étrangers ont pu, *pendant plusieurs mois*, déterminer une conjonctivite véritablement purulente, *ignorés* qu'ils étaient dans le cul-de-sac supérieur.

Nous avons ainsi extrait un fragment d'épine d'aubépine, un

grain d'avoine muni de ses barbes (fig. 101), entre autres corps étrangers horizontalement réfugiés dans le cul de-sac rétro-palpébral. Divers confrères avaient soigné indéfiniment, *comme une* ***conjonctivite***, ces inflammations dont la ***ténacité*** et la ***localisation monolatérale*** auraient dû faire soupçonner l'origine. Il suffisait cependant, après avoir retourné la paupière, de soulever encore un peu le bord du tarse, relevé avec une sonde ou un stylet, pour voir apparaître un bout du corps étranger volumineux, immédiatement saisi et extrait avec une pince, voire avec les doigts.

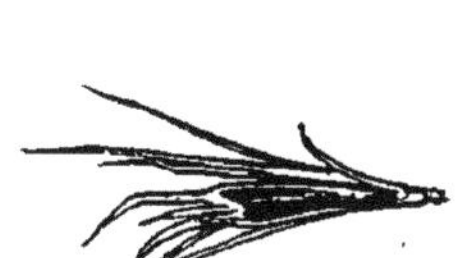

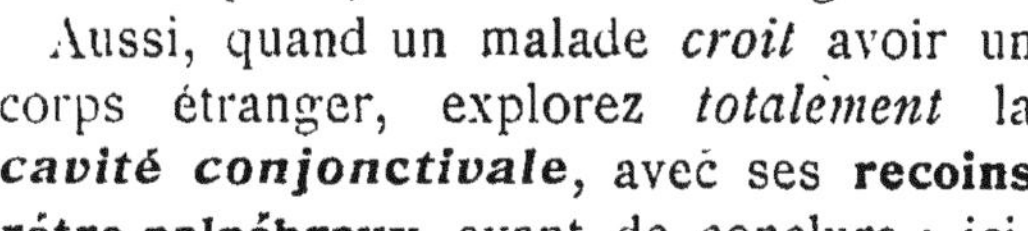

Fig. 101. — Énormes corps étrangers méconnus dans le cul-de-sac *supérieur* (grandeur naturelle).

Aussi, quand un malade *croit* avoir un corps étranger, explorez *totalement* la ***cavité conjonctivale***, avec ses **recoins rétro-palpébraux**, avant de conclure : ici, ne pas *ergoter*, mais *être sûr*.

Remarques indispensables.

1° ***Le malade pense avoir reçu un corps étranger; vous n'en trouvez pas, après examen total.*** Il s'agit d'une douleur spontanée, névralgique ou inflammatoire et rien ne prouve qu'il y ait eu un corps étranger.

2° ***Le malade a reçu un corps étranger qui est tombé*** et *a été expulsé naturellement* : il se plaint de douleurs résultant de l'*érosion* consécutive. Ces douleurs *intermittentes* (et *non continues comme lorsque le corps étranger est à demeure*) persistent *quelques jours après la chute* du corps étranger. Là encore il suffit de *voir* ce qui est ou ce qui n'est pas.

3° Les patients essaient d'abord, en l'absence d'un médecin, de faire enlever les corps étrangers ***par le premier venu.*** Des bagues plus ou moins propres sont employées dans ce but. Mieux vaut tâcher, ce qui n'est pas difficile, d'*écarter* d'abord la paupière du globe oculaire, en la prenant *par les cils*, et de *mouvoir l'œil*, ou encore de *se retourner* soi-même la paupière. Tout cela déplace parfois le corps. Sinon, la cocaïnisation faite par le pharmacien permettra d'attendre le praticien.

4° *Méfiez-vous* d'un ***corps étranger*** **ignoré**, en présence d'une conjonctivite, remarquablement ***douloureuse***, **mono-latérale**, ***rebelle***.

5° Le SIÈGE **de la douleur n'est pas caractéristique** : sa localisation induit *en erreur*, nous le verrons plus bas.

6° Enfin ***méfiez-vous des auto-corps étrangers***. Une ***concrétion calcaire ou mycosique, un cil errant***, *planté dans le point lacrymal*, comme une fleur dans un vase et qui accroche, comme une ronce, l'œil à tout clignement, doivent être traités comme des corps étrangers qu'ils sont.

CORPS ÉTRANGERS DU GLOBE OCULAIRE

Corps étranger pariétal. — Le corps étranger le plus habituel est **intracornéen**, c'est le petit corps étranger métallique (fig. 102) des mécaniciens, des tourneurs sur métaux et des serruriers très peu visible sur le noir pupillaire.

Il est *essentiel*, pour le reconnaître, d'examiner *à fond* la cor-

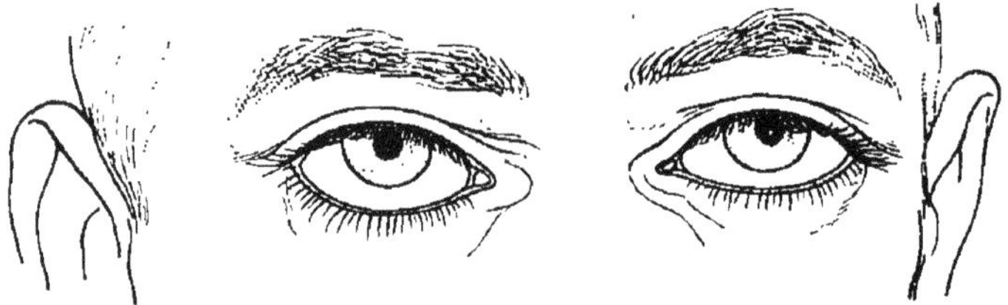

Fig. 102. — A l'œil *droit*, corps étranger de la cornée.

née, à la **lumière artificielle, sans vous baser sur le genre de plaintes** du malade qui accuse un corps étranger ***sous la paupière supérieure***, corps étranger en réalité fixé *en pleine cornée*, et frottant en effet la *paupière* au clignement.

A l'éclairage artificiel latéral (voy. fig. 27, p. 24), que vous devez ***toujours*** employer, vous *verrez* un ou plusieurs corps étrangers intracornéens. N'hésitez pas à employer les ***loupes*** et, *en plus*, des *verres convexes*, si vous êtes hypermétrope ou presbyte : ce n'est pas là une précaution inutile.

Pensez à un corps étranger, quand le malade **souffre à tout mouvement de l'œil**, et ***ne souffre pas*** *quand l'œil* est ***arrêté***.

Ne concluez à un corps étranger ***que si vous l'avez vu***, et *supposez toujours préalablement son existence pour l'exclure.*

Quelques corps étrangers *cornéens* sont **méconnus**, *quoique* **volumineux** et **très visibles**.

Un exemple, plusieurs fois noté par nous : *en soufflant* dans une *cage d'oiseaux*, une malade ressent une douleur dans l'œil et en retire diverses poussières. Néanmoins l'œil devient peu à peu rouge et un amas blanc-rougeâtre se forme sur la cornée.

Divers médecins sont censés examiner l'œil et concluent à une kératite. Il existe, en effet, une kératite, mais due à une *demi-coque de millet* d'oiseau accolée à la cornée et surmontée en partie par un tissu vascularisé et nous enlevons immédiatement le « corps du délit ».

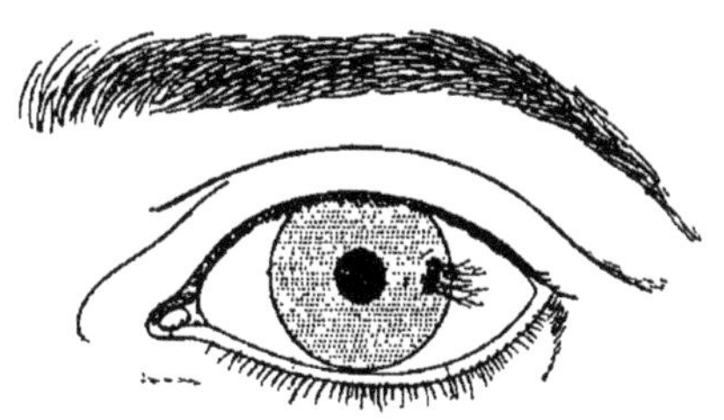

Fig. 103. — Élytre d'insecte fixée à demeure sur la cornée et simulant une pustule vascularisée.

Nous avons extrait une petite **élytre** d'insecte (fig. 103) qui avait été conservée et arrosée, pendant trois mois, des collyres les plus divers. Il *suffisait cependant de regarder*, **de près**, l'œil *avec une* **lampe** et *une* **loupe**, pour ***voir*** « quelque chose de noir » sur la cornée.

Ce genre de ***corps étranger creux*** que la *pression atmosphérique* fait adhérer, tient si peu à la cornée qu'*il suffit de le pousser* avec une sonde lacrymale. La plaie guérit du jour au lendemain.

Ablation du corps étranger cornéen simple. — L'ablation du ou des corps étrangers cornéens comporte deux instillations au chlorhydrate de cocaïne à 1 pour 30, à 2 minutes d'intervalle.

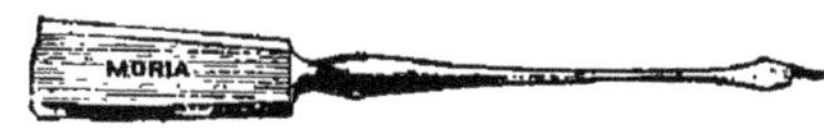

Fig. 104. — Aiguille-lance.

Le malade, ayant la tête appuyée, et au besoin couché, vous écartez les paupières entre le pouce et l'index de la main gauche, puis, avec l'aiguille-lance spéciale (fig. 104), tenue de la main droite *appuyée* sur la joue, vous enlevez le corps étranger, en « travaillant » surtout de la lame, et en terminant par un léger polissage destiné, si le corps étranger métallique est resté quelque temps en place, à supprimer l'*aréole* due à la rouille (fig. 105). Il faut enlever le tableau et son cadre.

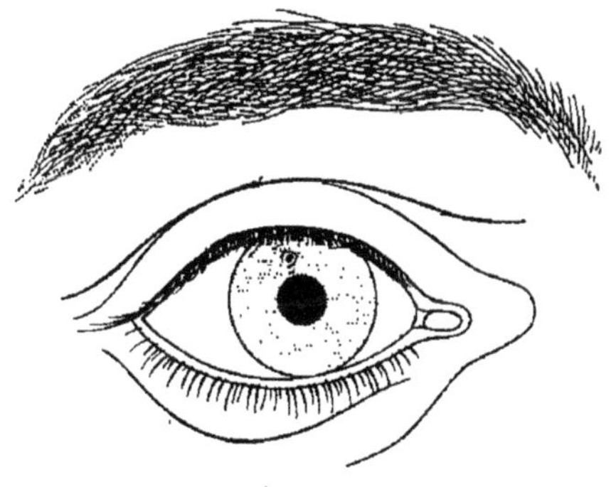

Fig. 105. — L'*aréole* du corps étranger cornéen.

Un pansement aseptique sec est gardé un ou deux jours ; vous pouvez, avant de mettre le pansement, instiller 2 à 3 gouttes d'argyrol à 2/10.

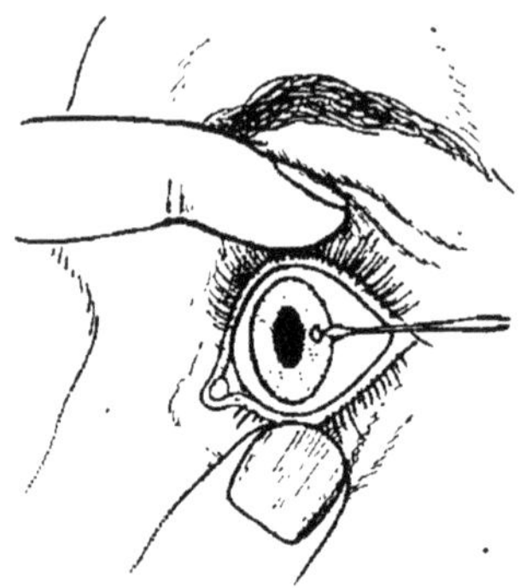

Fig. 106. — Fixation élémentaire de l'œil par compression des doigts qui ouvrent aussi les paupières (corps étranger). Le médecin est EN FACE du malade.

Le *blépharostat* et la *pince à fixation* sont généralement *inutiles*, ***si***, sur des malades cocaïnisés et tranquilles, vous savez fixer l'œil par la pression des paupières écartées, les index appuyant sur *les bords et non au delà* (fig. 106). Sinon, *écartez les paupières* et *fixez l'œil* avec des *instruments*.

Quand il y a une **série** de corps étrangers (poudre, graviers), ***ne les enlevez pas tous à la fois*** pour éviter une vaste plaie plus infectable.

Vérifiez toujours, par une PRESSION DU SAC LACRYMAL, s'il n'y a pas une **suppuration** chronique qui menace d'infecter l'œil et modifie complètement le **pronostic**.

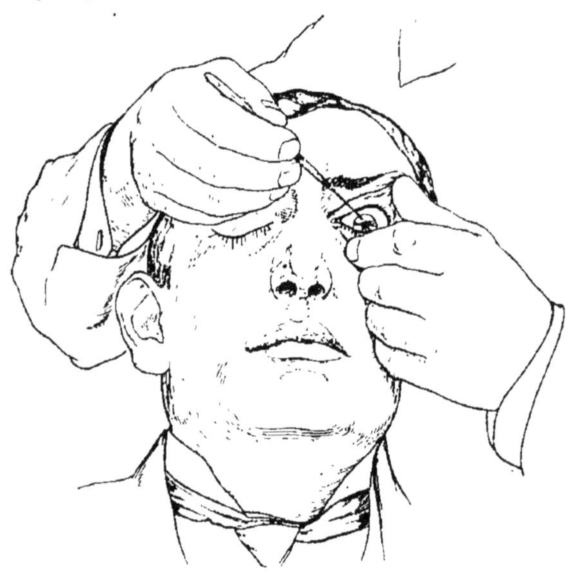

Fig. 107. — Autre position (moins recommandable en général) ; le malade a la tête appuyée contre la poitrine de l'opérateur situé DERRIÈRE LUI.

Ceci est une règle absolue, *pour* ***toute plaie de l'œil*** *et des paupières*. Placez alors un pansement humide ; conseillez l'argyrol à 2/10, plusieurs fois par jour, après avoir vidé le sac. Faites, ***au plus tôt***, **traiter les voies lacrymales, source continue d'infection** cornéenne, avec possibilité de phlegmon total de l'œil (Voy. **Traitement des ulcères de la cornée**).

Les *corps étrangers* **fragiles** (piquants de châtaignes) s'enlèvent avec une pince plate (pince à cils); tirez-les dans le *sens de la longueur* pour ne pas les casser.

Corps étrangers intra-oculaires. — Le corps étranger qui a *pénétré* dans le globe, relève exclusivement des soins du spécialiste.

Les corps étrangers situés ***dans la chambre antérieure***, visibles sur l'iris, SEMBLENT ***faciles*** *à extraire*. Ce sont, au contraire, les plus difficiles : ils fuient, comme un poisson, au plus léger contact et nécessitent *une stratégie expérimentée qui ne s'improvise pas.*

Accidents de chasse. — L'accident-**type** par arme à feu, en temps de paix, est l'**accident de chasse**, mais une foule d'autres (éclats de fer, verre, suicides, blessures de *guerre*) lui ressemblent.

Il est indispensable de montrer aussitôt le malade à un ophtalmologiste pour assurer le *diagnostic*, le *pronostic* et le *traitement*, pour établir s'il existe un ***grain de plomb dans l'œil*** et ***si l'œil pourra être conservé.***

Il est naturellement nécessaire de rassurer, au moins de consoler le blessé, mais il importe que *le praticien et la famille* soient *mis au courant* assez rapidement de la *nature très sérieuse* de l'accident, des dégâts *acquis* et des *complications possibles. Ordinairement, en effet, le* ***médecin*** *traitant, l'****entourage*** et le **malade** sont d'un *optimisme* surprenant et ***ne croient pas*** facilement : 1° que le ou les grains de plomb ont ***pénétré dans l'œil***; 2° qu'ils ***y sont restés***; 3° que l'œil est ***très gravement atteint.*** Ils pensent que tout « s'arrangera ». Or, ***dans les neuf dixièmes des cas***, tout se termine, ou par la *conservation* d'un œil « moral », ***mais perdu*** pour la vision, ou ***par l'ablation d'un œil***, non seulement *perdu*, mais atrocement ***douloureux***, et, pour comble de malheur, ***dangereux pour l'autre œil*** (***cécité*** par ***ophtalmie sympathique.***)

Il existe une grande hémorragie occupant tout le fond de l'œil; ***elle empêche absolument de voir le grain de plomb*** *par l'examen ophtalmoscopique* ou encore une *cataracte traumatique*, blanche comme du riz cuit, l'interdit aussi.

La ***première question*** qui vous est posée, est la suivante : Pensez-vous qu'il y ait ***un grain de plomb*** dans les tissus?

Où ***est-il***? ***Dans l'œil ou hors de l'œil***?

Il est donc nécessaire de rechercher par d'***autres moyens***

que l'examen à l'ophtalmoscope si, oui ou non, le corps étranger ***est dans l'œil, est sorti de l'œil***, ou ***n'y a pas pénétré***, tout en allant s'enfoncer ***à côté*** de lui.

La *clinique* donne déjà de fortes *présomptions*.

Quand le corps étranger a **traversé totalement** l'***œil*** pour se loger **hors de lui**, les DOULEURS SONT, EN GÉNÉRAL, TRÈS PEU VIOLENTES OU MÊME NULLES.

Si le grain de plomb **est resté dans l'œil**, le malade **souffre** fortement et *souffrira* DE PLUS EN PLUS, les jours suivants.

Nécessité de la radioscopie et de la radiographie.

Le radiographe, de concert avec l'ophtalmologiste, emploiera une série de *repères* qui montreront, par la *mobilité* ou l'*immobilité* de l'***ombre*** du corps étranger, si le corps étranger est ***dans l'œil, mobile***, ou ***dans sa paroi, hors de l'œil, dans l'orbite*** (fig. 108 et 109), ***dans quelle position et à quelle distance du globe***.

Cet examen, *décisif pour la très grande majorité* des blessures, établit la **localisation** et conclut en dernier ressort.

Il y a dans les *moignons* dont la cornée est entièrement *opaque*, des corps étrangers ignorés. Un malade disait avoir eu l'œil crevé par une branche d'arbuste, *plusieurs années auparavant*. Après enucléation, nous ouvrîmes l'œil et trouvâmes le corps étranger, énorme épine qui avait presque le diamètre de l'œil. La radiographie n'existait pas alors.

Actuellement, lorsque l'œil est inéclairable ou ratatiné (cornée opaque, cataracte, etc.), la ***radiographie décèle*** ces corps étrangers autrefois soupçonnés ou méconnus.

Il est donc indispensable de pratiquer la radiographie pour toutes les blessures de l'œil et des annexes, susceptibles d'être accompagnées d'un corps étranger profond.

La **conduite définitive à tenir** pour un corps étranger intraoculaire sera fixée par l'ophtalmologiste. L'ablation du corps étranger comporte une technique très différente, suivant qu'il est **magnétique** ou **non magnétique**, d'où opération **avec** ou **sans électro-aimant**. Elle n'est d'ailleurs ni toujours réalisable ni toujours utile, si l'œil reste délabré, douloureux et capable d'entraîner, par *ophtalmie sympathique*, la ***perte*** de la vision du ***second œil***. Par suite, la ***conservation de l'œil*** ou au contraire son ***énucléation, précoce ou tardive***, restent à débattre. Le plus souvent, ***c'est l'œil** et **non le corps étranger**, qu'il vaut mieux enlever*.

En face d'un ***accident de chasse***, comme pour toute blessure de l'œil par corps étranger, le *praticien* devra éviter *tout diagnostic* de *présence*, de *siège* ou d'*absence* du corps étranger et

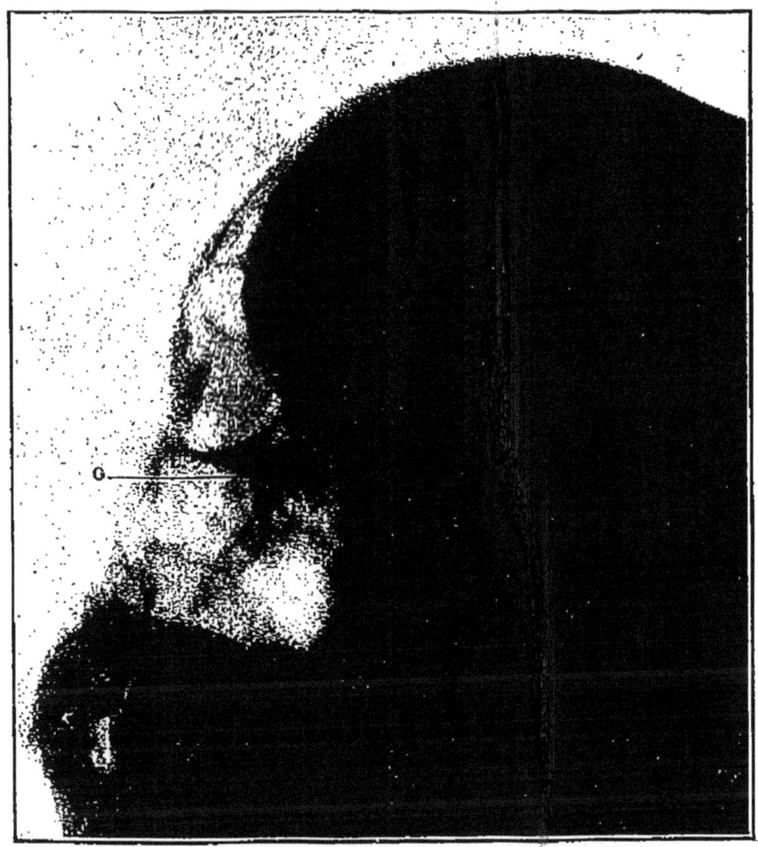

Fig. 108. — Grain de plomb (*g*), arrêté dans l'orbite, après avoir traversé l'œil. Radiographie antéro-postérieure.

particulièrement ***tout pronostic. Constamment***, des paroles imprudentes, « en l'air », sont prononcées au premier moment. Sous prétexte de rassurer le malade, on lui persuade inconsidérément, jovialement, qu'*il n'a pas de corps étranger dans l'œil*, alors que l'énucléation s'imposera. Le sérieux est au moins préférable; dans les cas d'accident de chasse, répétons-le, le médecin se figure facilement que le grain de plomb a blessé l'œil, mais « est retombé », alors qu'en réalité, **dans l'immense majorité**

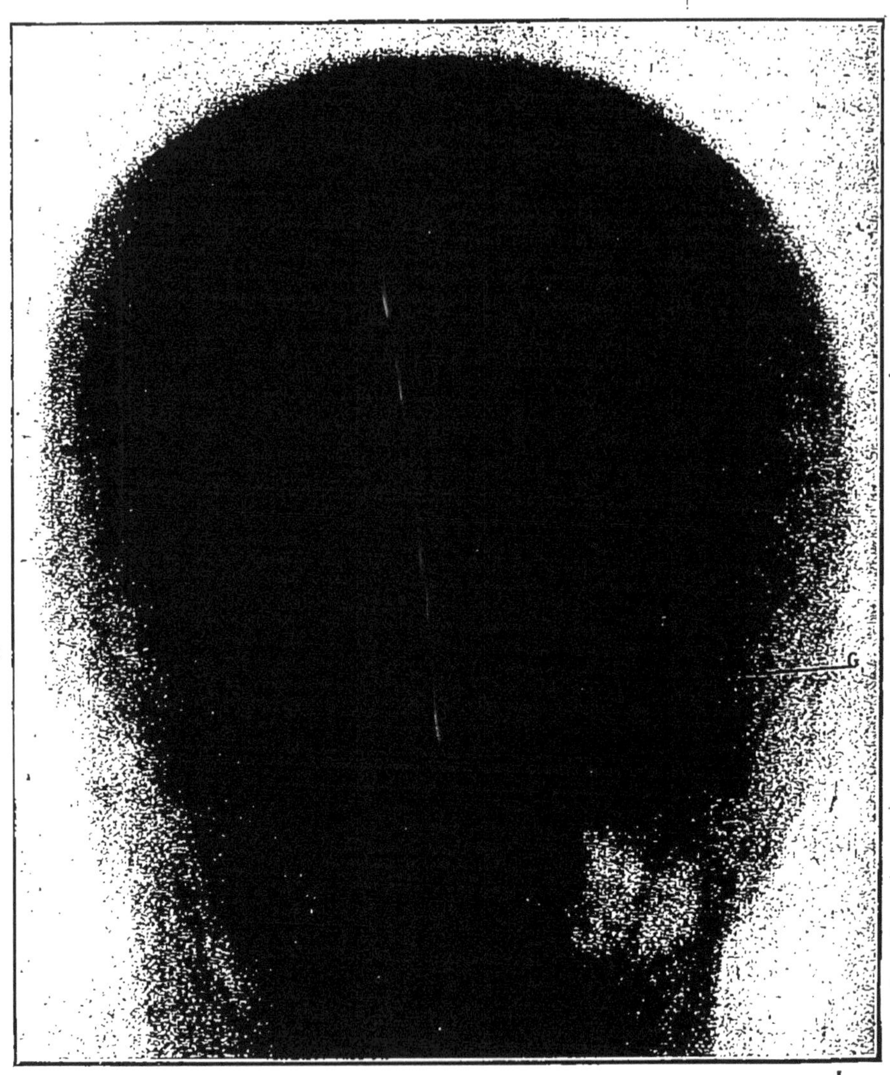

Fig. 109. — Même cas. Radiographie antérieure.

des cas, *il existe un ou plusieurs grains de plomb dans l'œil*, et cet œil est perdu.

Lorsqu'il s'agit d'ophtalmologie **médico-légale**, de *matière à procès* et d'**accidents du travail**, le praticien devra faire des *certificats* d'usage, *très réservés* dans les constatations, le diagnostic et le pronostic. Des erreurs faciles et des complications redoutables lui feraient regretter d'avoir donné une preuve *écrite* de légèreté.

Qu'il ne tienne que ***peu de compte des assertions du malade, car ordinairement, le malade ne croit pas avoir un corps étranger.*** Il bêchait, il reçoit *un choc* à un œil et constate une plaie. Il pense seulement avoir reçu un éclat de *pierre qui est reparti*, après avoir blessé l'œil. Or, généralement, il a, ***au fond de l'œil, non pas un éclat de pierre***, mais un ***minuscule éclat de fer*** de son outil, éclat *très tranchant* qui a percé l'œil. Un de nos malades, en frappant sur un clou avec un marteau, ressentit une légère douleur oculaire et, instantanément, vit trouble. Quelques jours après, nous examinâmes son œil *qui n'était pas plus rouge qu'un œil sain*, ne souffrait pas et percevait une grosse tache (scotome). Il n'en avait pas moins, à l'ophtalmoscopie, un minuscule fragment d'acier étincelant, *planté sur la rétine*, alors que l'œil était transparent. Une petite hémorragie rétinienne et le scotome étaient les seuls concomitants. La plaie d'entrée resta invisible.

Chez les **enfants**, les *traumatismes oculaires* si fréquents, avec ou sans corps étrangers (*éclats de capsule*), atteignent quelquefois *les deux yeux*. L'ophtalmie sympathique n'est pas très rare chez eux.

Bornez le diagnostic, le pronostic et le traitement à un pansement humide *bouilli*, en attendant l'***ophtalmologiste*** et le ***radiographe***.

Prophylaxie.

En plus des précautions spéciales suivant le genre de travail, elle comporte l'emploi de **lunettes protectrices** dans certaines professions et à la chasse.

Ces lunettes, de forme variée pour répondre à des exigences diverses, sont mentionnées dans le chapitre concernant la ***Prophylaxie des affections oculaires***.

PLAIE OCULAIRE SANS CORPS ÉTRANGER

La radiographie a été faite, au besoin.

Vous vous trouvez en présence d'une blessure **où il n'y a pas de corps étranger** ou ***d'où vous avez retiré le corps étranger***.

Que ferez-vous d'URGENCE ?

Y a-t-il ou non ouverture de la coque ?

S'agit-il d'une plaie PÉNÉTRANTE ?

Nous avons vu des yeux PERFORÉS sans que le médecin traitant s'en fût « rendu compte ». ***Deux éventualités sont susceptibles de le tromper.***

La *conjonctive* étant plus *lâche* que la *coque* scléroticale, cette dernière est parfois rompue, tandis que la conjonctive *ne l'est pas :* celle-ci *distendue,* mais ***intacte***, recouvre une **rupture sous-conjonctivale**.

Le cristallin, l'iris, le corps vitré, *font* ***hernie*** *sous la conjonctive,* ***dans la doublure***. L'œil n'en est pas moins « ***crevé*** ».

Tâtez alors très doucement l'œil avec les *deux index* pour rechercher la *fluctuation.* Cet œil est, non seulement ***mou***, mais FLASQUE, parce que sa coque est rompue : *fluctuat* ET *mergitur.*

Autre aspect. Vous constatez une **plaie** BÉANTE **de la cornée** ou de la **sclérotique**.

Il n'y a pas à discuter, **on la voit**.

Mais vous pouvez MÉCONNAÎTRE une plaie ***pénétrante*** de la cornée dont les ***bords*** sont ***accolés***, en « ***vitre fendue*** ». Vous pensez, à tort, que l'œil n'est pas « ***ouvert*** », que son contenu est *resté intact.*

Vous éviterez cette *fâcheuse erreur*, en constatant les **caractères de la plaie** PÉNÉTRANTE, de l'œil PERFORÉ :

1° La **chambre antérieure** EST VIDE et la **pupille immobile** à la lumière, l'iris ne se mouvant pas facilement « à sec » ;

2° L'œil, *rapetissé*, ***tassé***, est, ici encore, *absolument* **flasque** au ***toucher digital*** prudent ;

3° La ***fente*** des *paupières* est ***moins vaste***, *du côté blessé* ;

4° La **vision** est excessivement **vague** ;

5° Le **cristallin** est *quelquefois* touché, opacifié ; la **pupille** est alors **grise** ou ***blanche*** (***cataracte traumatique*** rapide).

PAR CONTRE, lorsque **la plaie n'est** PAS PÉNÉTRANTE, si l'*intérieur* de l'œil n'a pas été atteint, si, la plaie, *limitée à la coque,* n'a ***pas traversé*** cette coque, vous trouvez :

1° Une **chambre antérieure** PLEINE, contenant l'humeur aqueuse, ou du **sang** (***hypoéma***) ;

2° Une ***vision moins atteinte*** *que s'il y a perforation* ;

3° Une **pupille**, rarement immobile, ordinairement assez **mobile** ;

4° Un **cristallin**, *plus souvent* **intact** ;

5° Un œil de **consistance** ***élastique***, non mollasse, tout au moins **jamais aussi molle** que si la coque est ouverte : ceci pendant les premiers jours après l'accident. Ensuite les bords de la plaie se soudent, l'œil reprend peu à peu sa *forme*, son *volume*, sa ***consistance***.

Piqûres. — Tels sont les signes habituels et distinctifs d'une *plaie* pénétrante avec FENTE, mais il est des blessures si *étroites*, les **piqûres**, que le liquide de l'œil n'est pas évacué. La *tension de l'œil* est *normale* ou *exagérée*.

Une piqûre (par épingle à chapeau, par exemple) *traverse la coque oculaire sans en vider le contenu*. On la diagnostique plutôt par les *dégâts profonds* que d'après la *porte d'entrée*, devenue, ou non, invisible.

LES PREMIERS SECOURS

Devant toute plaie de l'œil, vous devez vous demander si elle a été produite par **l'introduction** directe d'un objet plus ou moins septique ou si, au contraire, il y a **éclatement**, **rupture** de l'œil.

Les ***ruptures*** sont naturellement ***moins prédisposées à l'infection***, mais elles sont ordinairement plus dangereuses *pour la vision*, parce qu'une partie du contenu de l'œil a été immédiatement *expulsée*, *vomie*.

Vous avez, inéluctablement, ***d'urgence***, à *être utile* et à *ne pas nuire*.

Vous devez penser, avant tout :

1° A ne pas ***ajouter***, par des **pressions *intempestives*** sur l'œil, de ***nouvelles lésions*** à celles qui existent déjà;

2° A ***prévenir* l'infection** de l'œil et ***surtout*** à ne ***rien*** mettre ***au contact de la plaie*** qui l'*infecte* secondairement ;

3° A **n'intervenir chirurgicalement** que si vous êtes convenablement outillé, expérimenté, et, en vous rappelant que, sur *un œil enflammé*, une opération ***intéressant l'iris*** est susceptible de provoquer l'***ophtalmie sympathique*** avec *cécité* de l'***autre œil***.

Quoi qu'il arrive, vous aurez conscience d'avoir fait *tout* votre devoir, *rien* que votre devoir.

CONDUITE A TENIR D'URGENCE

La blessure vous est présentée, IMMÉDIATEMENT APRÈS LE TRAUMATISME OU PLUSIEURS JOURS APRÈS.

Elle est dans un état variable. Vous avez à *reconnaître* si elle est **non infectée** ou **infectée**, car, suivant votre conclusion, le *traitement variera du tout au tout*.

Supposons d'abord que la plaie ne présente **aucune trace** CLINIQUE **d'infection** : elle est tout à fait RÉCENTE. ***Pas de pus*** *sur elle* ni *dans le voisinage* (***sac lacrymal***).

LA PLAIE N'EST PAS INFECTÉE

Plaie superficielle. — Une malade a raclé son œil avec la feuille aiguë d'une *plante* d'*appartement*; elle a reçu un *coup d'ongle* de nourrisson. Elle *souffre*, l'œil *larmoie* et *craint la lumière*.

Ce qu'il faut faire.

Mettez, sans hésiter, avant tout examen, deux gouttes de chlorhydrate de *cocaïne* à 1/30 (ampoule stérile). Puis, cinq minutes après, rendez-vous compte de la situation avec la ***loupe*** et l'***éclairage artificiel latéral***. Vous *voyez* la ***rayure***, l'*érosion*, sur la **cornée**.

Vérifiez s'il n'y a pas de **dacryocystite** en ***pressant sur le sac*** lacrymal. (Voy. fig. 14).

Mettez 1 goutte d'*argyrol* à 2/10 et prescrivez la pommade antiseptique :

Iodoforme ou ectogan.		10 centigrammes.
Lanoline	ãã	5 grammes.
Vaseline		

qui sera introduite, *matin et soir*.

Placez un pansement *sec* avec rondelles de gaze et ouate, si possible stérilisées, bande de crêpon ou un de nos bandeaux ovalaires de feutre *creux* (v. p. 84). Ce pansement restera 24 heures en place. La douleur s'atténue, sauf si l'*infection* surgit, très exceptionnellement, auquel cas vous agirez comme nous le verrons plus loin.

Quelquefois, ***sans infection***, les ***douleurs*** persistent. Elles seront calmées par une instillation quotidienne d'une solution de sulfate d'*atropine* à 1/200 (cinq centigr./10 gr.) et les analgésiques généraux (cryogénine, antipyrine, etc.).

Dionine en poudre ou en solution (1/20), si les douleurs restent *violentes* et *tenaces*.

Faites, au moins quelques heures par jour, ***bander les deux yeux***, *ce qui procure* un *grand calme*, en diminuant la mobilité de l'œil blessé.

Le *bandeau* pourra être enlevé complètement, le troisième ou quatrième jour, *si tout va bien.*

Ne vous préoccupez pas si le malade a, même pendant *plusieurs mois*, après l'accident, de petites ***crises névralgiques***. Cette **kératalgie traumatique** résulte de la lésion des terminaisons *intra-épithéliales* des nerfs cornéens si bien préparés par Ranvier. Les antinévralgiques et le temps en auront raison.

Si l'*iritis* se produit, l'atropine devient tout à fait indispensable, ainsi que les applications chaudes (voy. ***Maladies de l'iris***).

Ce qu'il faut éviter.

Évitez *d'employer un collyre non stérilisé* qui risque d'infecter la plaie. Si vous n'avez pas, à tort, ***d'ampoules*** *sûres*, faites-le *bouillir* dans une cuiller à café et prenez-le avec un *compte-gouttes bouilli.*

Évitez *les irrigations*, inutiles et pénibles.

Évitez les bains avec l'***œillère*** pour les mêmes raisons.

Évitez les ***antiseptiques violents*** (acide phénique, sublimé, iode), pour vous borner à l'*argyrol* et aux *pommades.*

Évitez les *instillations* ***répétées*** de ***cocaïne*** qui exfolient et minent l'épithélium cornéen.

Évitez l'***adrénaline*** qui retarde manifestement la cicatrisation et prédispose au glaucome.

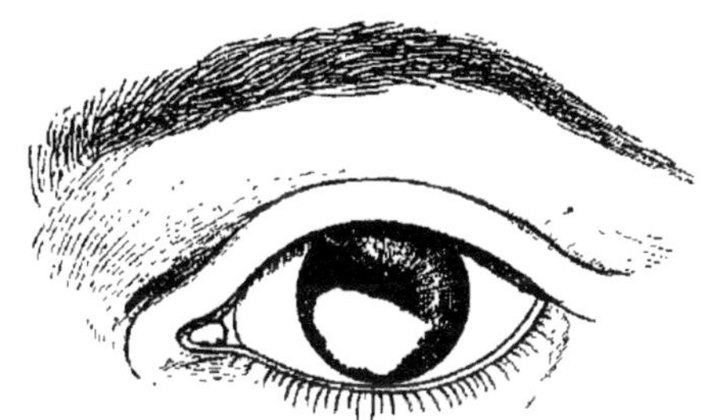

Fig. 110. — Incrustation plombique sur un œil qu'on avait depuis iridectomisé à tort. Le raclage a atténué finalement la tache blanche.

Evitez l'***eau boriquée***, irritante, sans grande valeur; remplacez-la par les ***alcalins*** (*borate, bicarbonate, salicylate de soude*, glyco-thymoline (une cuillère à café de cette dernière par bol d'eau bouillie chaude).

ÉVITEZ ***absolument*** L'EXTRAIT DE SATURNE, L'EAU BLANCHE, le sous-acétate de plomb liquide, capables de produire (fig. 110) une *incrustation blanche* et *indélébile de la plaie* cornéenne, nécessitant une laborieuse opération. *Jamais de plomb dans l'œil, sous* *aucune forme*, car il est TOUJOURS INUTILE et ordinairement *dangereux*. Son emploi *routinier* est une **faute lourde.**

Évitez *en général* les ***pansements humides***, utiles par contre aux plaies *infectées*. Le pansement *sec* et *gras* favorise la cicatrisation rapide.

Évitez la glace.

Plaie pénétrante. — **Même traitement de début**, mais surveillance et pansements prolongés, pour prévenir les complications.

Faut-il appliquer un ***myotique*** ou un ***mydriatique*** ?

La conduite variera avec la situation de la plaie, la tendance au glaucome, à l'iritis, etc. Le *myotique* (pilocarpine) est aussi souvent *utile* que le *mydriatique*, à notre avis, SAUF IRITIS.

N'appliquez jamais l'atropine au hasard, « au petit bonheur ». Elle peut être néfaste, surtout s'il y a une cataracte traumatique distendue, et déclancher un *accès de glaucome* aigu.

Dès lors, *laissez à l'ophtalmologiste* le soin de conseiller le myotique ou le mydriatique et bornez-vous au pansement *aseptique sec*.

Le malade devra rester tranquille, **au lit**, et prendre des *aliments mous* pour supprimer ou réduire la mastication.

Les interventions chirurgicales d'urgence.

La ***suture de la cornée***, de la ***conjonctive*** et de la ***sclérotique*** superficielle avec le *tendon de renne* (A. Terson) ou la *soie*, les ***autoplasties cornéo-conjonctivales***, la ***suture palpébrale*** qui met l'œil *sous cloche*, sont trop délicates pour être formellement conseillées à tout praticien.

Cela équivaut à l'ouverture du genou pour la fracture de la rotule.

La moindre pression inexpérimentée sur l'œil ouvert favorisera l'enclavement de l'iris ou l'expulsion du cristallin, accidents déplorables qui compromettent le présent et l'avenir.

Primo non nocere.

PLAIES COMPLIQUÉES

Si les complications ***iriennes*** et ***cristalliniennes existent déjà*** ou ***se produisent, que faire?***

LÉSIONS DU CRISTALLIN

1° Le **cristallin** peut être :

A) **Absent**, ÉVACUÉ, et même une personne de l'entourage l'a trouvé, comme une ***lentille transparente*** et ***brillante***, *sur les habits* du blessé ou *par terre* ;

B) **Déplacé dans l'œil.** Il est alors ***luxé***, par exemple en avant, *dans la chambre antérieure*. Son bord présente un *aspect spécial*, un reflet « doré », en « œil de grenouille », au-devant de l'iris.

Cette **luxation *ne se « réduit » pas***. Si l'on y touche, le cristallin s'*opacifie* et d'ailleurs son ligament *suspenseur* est *cassé pour toujours*. Non seulement, le cristallin ne repasserait par la pupille, dans le corps vitré, que pour s'y comporter comme un **corps étranger mobile** (glaucome, etc.), mais encore cet indésirable détermine, si on le laisse dans la chambre antérieure, des accidents d'*hypertension oculaire*. ***Tâtez l'œil*** journellement pour apprécier sa tension variable.

Il faudra faire procéder de bonne heure ***par l'ophtalmologiste*** à l'*extraction* du cristallin, *fût-il transparent*, ***s'il est tombé dans la chambre antérieure***, *d'abord* parce qu'il *ne servira plus à rien* et qu'il *s'opacifiera*; *ensuite*. parce qu'il provoquera des *accidents* et des *douleurs*; *enfin*, parce que, *si l'on attend*, un beau matin, le cristallin repasse la prunelle et *retombe* dans le corps vitré *où il est beaucoup moins accessible* : dans le premier cas, il est au port; dans le second, il s'est échappé en pleine mer.

Luxé dans le fond de l'œil, le cristallin peut y être à peu près immobile et *raisonnable*, mais n'y comptez guère : il y a des cristallins ***instables***, *flottants*, franchissant, *à volonté*, de temps en temps, la pupille. Ces cristallins insoumis déterminent un glaucome des plus graves et il est nécessaire de les extraire. Après les avoir ramenés dans la chambre antérieure, le malade ayant mis, pour y arriver, la tête *en avant* et *en bas*, et après avoir ensuite rétréci la pupille avec un *myotique*, nous avons l'habitude de les fixer avec une longue aiguille et de les extraire, ainsi acculés, par une incision inféro-externe de la cornée ;

C) Le cristallin, en dehors d'autres *gîtes* très rares (en haut, en travers de la pupille, etc.), est parfois projeté ***hors de la coque oculaire***, mais s'arrête au vol **sous la conjonctive**, si extensible, qui le retient comme un filet. Le cristallin joue alors la pièce de monnaie émigrée dans la doublure d'un habit, l'objet sous un tapis, etc.

Quand *l'ecchymose* sous-conjonctivale se sera dissipée, au bout de quelques jours, vous verrez la **saillie lenticulaire**, — en bouton — du cristallin sur la sclérotique (fig. 111). La pupille est *déformée* par le bousculement de l'iris.

Une *incision* de la conjonctive cocaïnisée permet l'extraction du cristallin fixe et buté, mais cette extraction, d'ailleurs simple, et *qu'il vous est loisible de tenter*, ne devra pas être faite avant que la plaie scléroticale ne se soit cicatrisée, c'est-à-dire avant plusieurs semaines. Il n'y a aucun danger à attendre : le cristallin ne provoque *ici*, *par lui-même*, ni accident, ni douleur, parce qu'il est, en réalité, *hors de l'œil.*

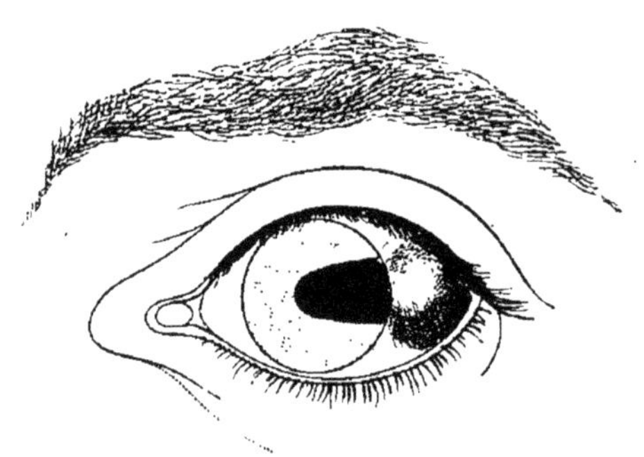

Fig. 111. — Luxation sous-conjonctivale du cristallin avec renversement de l'iris.

2° Le cristallin est en place, mais il est **opaque**. LA PUPILLE EST GRISE OU BLANCHE. Cette opacité forme ordinairement une cataracte *durable*, la **cataracte traumatique**.

Mais il existe des **opacités passagères fugaces** (v. ***Cristallin***) qui durent plusieurs jours ou plusieurs semaines. Cette opacité traumatique *passagère* est aussi *rare* que la cataracte traumatique *définitive* est *commune*.

Il est profondément exceptionnel qu'un cristallin opaque redevienne transparent.

Puisqu'*il y a une cataracte*, le praticien et le malade en infèrent qu'on doit l'opérer et au plus tôt : « *cela va de soi* ». OR, IL N'EN EST PAS AINSI, pour les raisons suivantes :

1° Toute opération *précoce* sur un œil *récemment traumatisé* peut engendrer *l'ophtalmie sympathique*.

2° *La cataracte traumatique « se fond »* TOUTE SEULE, *se réduit* peu à peu, **se dissipe** chez les sujets relativement *jeunes*, où le cristallin *normal*, peu consistant, n'a pas le noyau dur de celui des vieillards.

Elle s'opère ainsi elle-même, ***en s'éliminant***. Et l'expérience prouve que ***les cataractes traumatiques abandon-***

nées à elles-mêmes donnent *ordinairement* de ***meilleurs résultats*** *visuels* que ***les opérées.***

3° La ***cataracte traumatique*** est une *cataracte* **anormale**, *d'essence compliquée* : c'est un fruit *artificiellement mûri*. L'opération PRÉMATURÉE, ***inconsidérée***, ne retire qu'une partie de ce cristallin *visqueux*, ***sirupeux***, ***qui n'a rien de commun avec la cataracte lenticulaire spontanée***, ***dense et régulière***. Plusieurs interventions successives sont nécessaires pour la supprimer ou la diminuer et cet œil, *qui a déjà subi un grave traumatisme* initial, ne les supportera pas sans dommage, ni parfois sans ophtalmie sympathique.

4° La *cataracte traumatique* doit cependant être *opérée* **de bonne heure**, si elle détermine des accidents et des douleurs (glaucome dont vous vous assurerez en tâtant quotidiennement l'œil); **le plus tard possible**, ***quand elle ne se résorbe décidément pas*** et quand **l'autre œil**, *mauvais*, ne voit pas convenablement : d'où l'*obligation d'utiliser le cataracté*.

En principe, *ne « poussez » jamais* vos clients *à se faire opérer* de leur cataracte *traumatique*.

Cette opération tourne dans un cercle extrêmement vicieux, d'une part à cause des accidents supplémentaires éventuels, de l'autre, parce que l'opéré *sera peu satisfait* ***de la meilleure opération***, son *second* œil étant *parfait*, tandis que l'œil opéré aura besoin d'un verre et même de deux verres *très particuliers*, car le « verre à cataracte » est un verre convexe, très fort, *énorme*, *pesant*, *vraie loupe* de 10 à 16 dioptries, à changer pour la vision de loin et de près. Les deux yeux « ne s'accorderont pas », à cause de l'*énorme différence des verres*, en admettant que l'œil *sain* en tolère un.

Le malade sera PLUS GÊNÉ QU'AVANT **l'opération** où l'œil cataracté ne voyait certes pas, mais *ne troublait pas l'autre*, ***le bon***. Il regrettera que vous l'ayiez engagé à changer d'état. L'ophtalmologiste consciencieux devra donc intervenir à bon escient et en temps opportun, mais dans des occasions relativement *peu nombreuses*.

Ne *croyez donc pas que*, puisqu'*il y a une cataracte, il n'y aura qu'à l'enlever* et que tout sera dit. ***La cataracte traumatique n'est pas une cataracte comme une autre*** : l'industrie et la guerre vous en donnent d'innombrables preuves.

HERNIE DE L'IRIS ET DES MEMBRANES INTERNES

On vous présente un œil blessé et, sur la cornée ou sur le « blanc de l'œil », vous voyez tout de suite que « QUELQUE CHOSE DE NOIR SORT DE L'ŒIL : il y a une **hernie**; ainsi « quelque chose » émerge d'une ***plaie de l'abdomen*** et fixe tous les regards.

« ***Ce qui dépasse*** », c'est :

1° Très rarement le *cristallin enclavé*. A peu près toujours il a été *expulsé* par la plaie; si la plaie est trop étroite, il est resté, quoique déplacé, *dans l'œil*, ou accroché *sous la conjonctive*.

2° Le plus souvent *c'est* l'**iris** qui sort : il forme un filament, une ***tête de mouche*** (fig. 112), un véritable *rideau* à demi décroché, *pendant* au dehors. Nous avons aussi vu l'expulsion, *l'arrachement de tout l'iris*, envolé par la fenêtre et dont nul reste n'était perceptible.

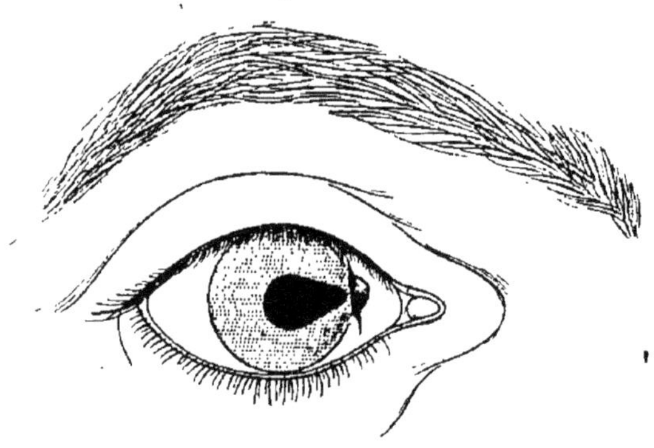

Fig. 112. — Plaie pénétrante avec *hernie de l'iris.*

3° Quelquefois, les ruptures, les éclatements, les « écrasements » oculaires sont accompagnés d'une fabuleuse *hernie* du ***corps ciliaire***, voire de la *rétine* et de la *choroïde* poussées par une énorme hémorragie sous-choroïdienne qui chasse tout hors de l'œil, hémorragie on ne peut plus expulsive (voy. fig. 113). Nous avons soigné un malade chez qui *une queue de billard* avait produit instantanément ce résultat.

Que faire? — FAUT-IL RÉDUIRE les parties herniées? Après cocaïnisation, dans la chambre antérieure, avec un stylet plat? Ceci est très *délicat* et un médecin non spécialiste peut toucher le cristallin transparent, ***sans s'en apercevoir*** et provoquer une cataracte traumatique, fort peu *désirable*....

D'ailleurs l'iris *ne reste pas* où on l'a mis et ressort. Tout est à recommencer ou plutôt *à ne pas recommencer*.

FAUT-IL DÉTRUIRE le prolapsus, avec une pince et de fins ciseaux, ***couper ras*** ce qui sort : c'est ce qu'il y a de mieux à faire, le *premier jour* de l'accident.

Évitez-le au contraire, quelques jours après, surtout s'il y a de l'*iritis* consécutive à la blessure, car ***ce nouveau traumatisme*** de l'iris sur un œil irrité, prédispose à l'**ophtalmie sympathique** et à la cécité de l'*autre œil* : c'est le plus complet désastre.

Évitez les cautérisations ignées ou chimiques, de même danger et que seul, le spécialiste fera, s'il les juge vraiment *indispensables*.

Ordinairement *bornez-vous à prescrire* des instillations, matin et soir, d'une solution de ***nitrate de pilocarpine*** à 1 pour 100, stérilisée (ampoules) ou bouillie, instillée avec des instruments bouillis.

Le myotique tend à faire rentrer insensiblement la hernie, ***les jours suivants*** : elle diminue de jour en jour.

Évitez l'ésérine, autre myotique, mais « drastique », douloureux, irritant, poussant ferme aux *adhérences* irido-cristalliniennes.

Évitez de mélanger la pilocarpine et l'ésérine *dans le même collyre*. Rien n'empêche, le cas échéant, de prescrire isolément plus tard l'ésérine, si son indication paraît opportune, assez rarement d'ailleurs.

Donc, ***pilocarpine*** et ***pansement aseptique sec*** (bande de crépon), POUR COMMENCER.

Atropine, *si l'iritis*, avec ses douleurs *nocturnes et ses adhérences, surgit.* — L'examen latéral *journalier* de la pupille, à la *lampe* et à la *loupe*, vous fixera.

La hernie des membranes internes est toujours le « point noir », la complication *sournoise*, grosse de *conséquences tardives* (phlegmon *subit* après un leucome adhérent, ophtalmie sympathique, glaucome, cécité uni- ou bilatérale).

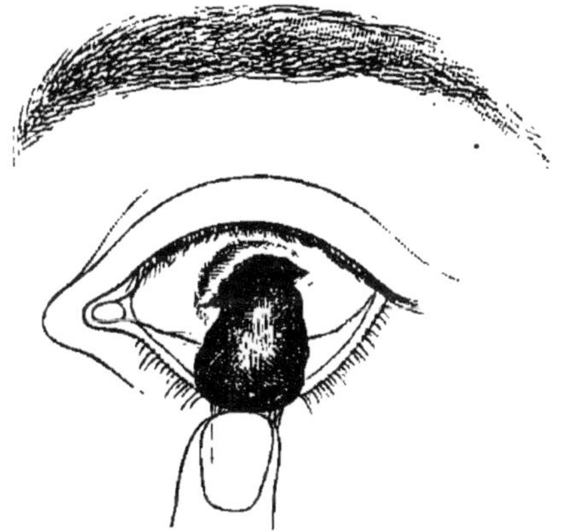

Fig. 113. — Éclatement *spontané* du globe dans le glaucome absolu, avec hémorragie expulsive.

LES RUPTURES SPONTANÉES DE L'ŒIL

Vous devez savoir que l'œil peut *éclater spontanément*, **exploser**, avec une douleur atroce et une hémorragie considérable. A la cornée fendue pend un « grain de raisin noir » formé par la choroïde et la rétine expulsées, projetées hors de la plaie (fig. 113). Le malade a perdu un verre de sang.

Cet accident inopiné survient chez des sujets ayant l'œil atteint de glaucome ancien et très accentué (ABSOLU).

Il ne comporte pas toujours l'énucléation ; la *résection* de « ce qui sort de l'œil » assure un moignon oculaire indolore et peu dangereux. De Wecker a justement montré que les yeux *glaucomateux* — à quelque chose malheur est bon — ne sont pas susceptibles d'*ophtalmie sympathique.*

PLAIE PRÉDISPOSÉE A L'INFECTION

Elle l'est du fait de l'***état*** SPÉCIALEMENT SEPTIQUE ***de l'agent*** traumatisant (par exemple, un boulon malpropre) ou d'une ***infection de voisinage***, à rechercher tout de suite.

Premièrement, en présence de *toute plaie de l'œil*, appuyez le doigt sur le **sac lacrymal** et tâchez de le vider (fig. 114). Souvent, chez les vieillards, mais aussi à tout âge, il y a une sécrétion muco-purulente (***dacryocystite***) qui reflue *sur l'œil par les points lacrymaux.* Cette SÉCRÉTION, **très virulente**, FAVORISE LA SUPPURATION RAPIDE DE LA PLAIE. Le feu couve nuit et jour à côté de ces yeux-là : le foyer est au sac.

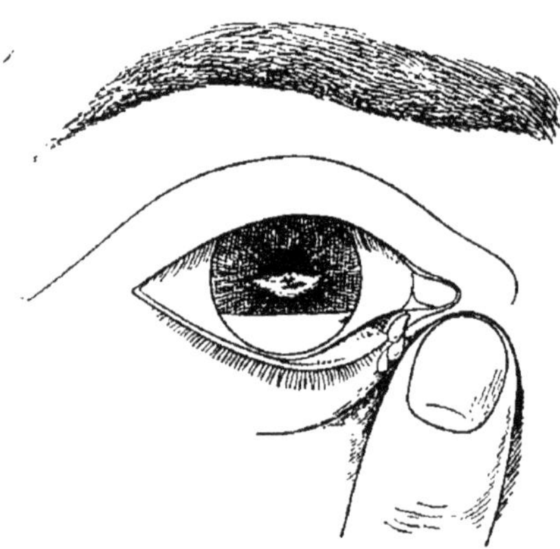

Fig. 114. — Plaie cornéenne infectée par la dacryocystite chronique : (ulcère « *des moissonneurs* »).

L'**ozène**, MÊME SANS DACRYOCYSTITE, qui d'ailleurs l'accompagne plus d'une fois, est aussi une ***cause de suppuration*** des plaies de l'œil et nous avons prouvé, avec Gabriélidès, que son microbe existe sur la conjonctive comme dans le nez ; les *sinusites* et les *blépharites*, les *dents* et la *bouche* mal tenues, suppurantes, les *suppurations viscérales* diverses aident encore, mais plus indirectement, l'infection des plaies oculaires.

Traitez toutes ces **sources d'infection**.

Pour le **sac lacrymal**, vous ne pouvez guère confier son opération qu'à l'ophtalmologiste.

En attendant son **examen imminent**, faites *vider* le sac par *pression digitale, plusieurs fois par jour.* Conseillez de bassiner l'œil, *après chaque pression*, avec des tampons d'ouate, une tasse à thé d'eau bouillie chaude boratée, et d'instiller deux gouttes d'une solution d'***argyrol à 2 pour 10***. Pansement *humide* et *froid*, en permanence, SANS GLACE.

L'ophtalmologiste, *appelé* ***d'urgence***, tâchera d'éviter la perte de l'œil.

PLAIE INFECTÉE

Le blessé vous est présenté en pleine infection, par exemple le quatrième jour.

La plaie de la **cornée** est ***jaunie*** par la ***suppuration*** ou accompagnée de l'***empyème*** (***hypopion***) de la chambre antérieure.

Les ***collyres*** **mercuriels** sont indiqués.

Le sublimé à 1 pour 1000 (deux *gouttes* une fois par jour) est efficace, mais le *salicylarsinate de mercure* (énésol) est sensiblement aussi actif et moins douloureux. Nous avons l'habitude de vider matin et soir, sur l'œil ***très infecté***, une des ampoules qui nous servent aux injections intrafessières. Le pouvoir antiseptique de ce produit nous a paru réel et sans brutalité.

Evitez l'acide phénique, la teinture d'iode et une foule de produits caustiques dont vous limiteriez mal les effets sur la *partie saine.*

Evitez l'acide borique, qui *perd du temps.*

Informez-vous, surtout à la campagne ou à l'atelier, si on n'arrose pas l'œil d'*urine*, de *lait*, et d'autres liquides organiques. Ces habitudes préhistoriques *existent encore*, nous l'affirmons : quel triomphe pour les commères quand un œil guérit, malgré ces pratiques redoutables !

Les pommades ne « *mordent* » guère *sur la plaie infectée.* Cependant la pommade à l'iodoforme (1/30, 1/50) semble quelquefois avantageuse à comparer, dans chaque cas, à l'ectogan (peroxyde de zinc) à 1/50, avec ou sans atropine.

Pouvez-vous, devez-vous, intervenir chirurgicalement?

Vous avez entendu recommander au médecin NON SPÉCIALISTE de **cautériser** la cornée, avec un thermo ou un galvano-cautère, de pratiquer des injections sous-conjonctivales, de fendre l'ulcère, de vider l'hypopion par *paracentèse* au couteau ou encore au fer rouge.

La **cautérisation ignée** reste aléatoire et dangereuse, pratiquée par le *premier venu* : elle est très précieuse dans le cas contraire, si l'instrument est à peine au rouge cerise. Les petits cautères de dentiste (forme grain de blé), chauffables à la lampe à alcool (fig. 114), nous ont donné de meilleurs résultats que le thermo

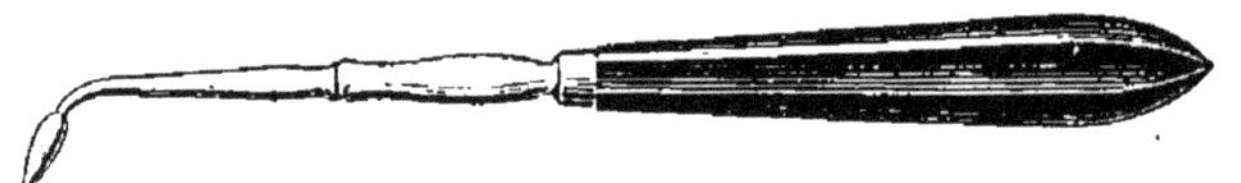

Fig. 114. — Petit cautère conique.

ou le galvano, ils sont moins destructeurs, plus « chauffeurs » que brûleurs, plus efficaces, malgré leur allure vieillotte.

Les **injections sous-conjonctivales** d'un *sel mercuriel*, de *dionine*, d'*air stérilisé*, très recommandables, ne sont pas difficiles à exécuter. Mais le praticien non spécialiste devra ordinairement s'en abstenir, pour plusieurs motifs :

1° Sur l'œil *enflammé, la cocaïne agit peu* ; pour obtenir quelque anesthésie, vous devrez l'associer à l'adrénaline, et l'***adrénaline est nuisible*** aux plaies cornéennes.

L'injection, surtout hydrargyrique, est assez douloureuse, et, si vous fixez l'œil avec une pince (inutile pour le spécialiste), sa « prise » désagréable amène la révolte du malade.

2° Si la maladie s'aggrave, malgré l'injection, le patient croira que l'*injection* ***pénible*** *lui a été* ***néfaste*** et perdra confiance.

3° Si vous rencontrez un petit vaisseau conjonctival, une très apparente ***ecchymose sous-conjonctivale*** surgira et, quoique sans suite, ne paraîtra pas négligeable au malade et surtout à son entourage. Ils croiront que vous avez opéré avec « effraction » et commis un dégât supplémentaire.

Laissez la manœuvre et la responsabilité à qui de droit.

Bornez-vous aux instillations; ***ne cautérisez*** ou ***n'injectez*** que si, positivement, le malade ne peut être mis en rapport avec un spécialiste qui a l'habitude de ces interventions. ***Ponctionnez*** plus rarement encore.

Pour prévenir le ***phlegmon diffus*** qui transformerait l'œil en moignon (voy. *Phlegmons de l'œil*), n'attendez pas.

Redoutez les suites d'une plaie cornéenne ***accompagnée de dacryocystite*** et dont les bords *s'infiltrent*, du jour au lendemain, d'une ***teinte jaunâtre***. Même si les douleurs et la rougeur semblent minimes, la situation s'aggravera avec une rapidité extrême et l'œil se perdra totalement, avec les horreurs d'un ***phlegmon diffus panophtalmique***. Considérez, DÈS LA PREMIÈRE HEURE, la gravité de cette situation, *ordinairement insoupçonnée.* Si vous ne voulez pas entreprendre la cure, confiez votre malade à un spécialiste. Ce dernier pourra faire **avorter** le processus, réduire les dégâts à une *taie* minuscule, peu visible, peu gênante, alors que, ***si vous tergiversez***, **il sera trop tard** pour faire la part de l'incendie, et vous serez dans la situation suivante.

PHLEGMON DIFFUS TRAUMATIQUE

L'œil est en **plein phlegmon panophtalmique**.

Le gonflement des paupières est énorme et nécessite leur écartement par les *valves*. Le ***chémosis*** conjonctival, ***en tomate***, est caractéristique. La cornée, l'iris et le corps vitré sont envahis par la suppuration.

Le diagnostic et le traitement de la ***fonte*** TOTALE de l'œil seront examinés dans un chapitre spécial (***M. du corps vitré***).

SUITES TARDIVES DES TRAUMATISMES OCULAIRES

Dans un grand nombre de cas, l'œil blessé ne subit que *tardivement* les conséquences les plus graves du traumatisme. Un **décollement rétinien**, une **cataracte**, des ***tumeurs***, combien d'autres lésions oculaires, ne se déclarent que des mois et des années après lui.

Certains **kystes iriens**, dus à une prolifération épithéliale intraoculaire, véritable **greffe** apportée par un traumatisme pénétrant, ne se produisent que 15 ou 20 ans après la blessure (!).

Les ***deux complications tardives*** les plus *redoutables* restent : 1° la ***suppuration*** *inopinée* de l'œil dans les *blessures cornéennes* cicatrisées **avec adhérence irido-cornéenne** *définitive* ; 2° l'***ophtalmie sympathique avec cécité***.

PHLEGMONS SUBITS PAR LEUCOME ADHÉRENT

Comme suites ***très éloignées*** d'un traumatisme et qui surprennent par leur brusquerie, rappelons le phlegmon *par leucome adhérent*. Lorsqu'à la suite d'une blessure, l'iris est resté *enclavé* dans la plaie, cette cicatrice peut laisser passer l'infection. L'œil ***rougit***, la ***cornée*** et l'***iris jaunissent***, le malade ***souffre*** et la *suppuration*, flambée imprévue, aboutit à un ***phlegmon intra-oculaire*** *ultra-rapide*, qu'il y a lieu de traiter ***d'urgence*** (instillations de sublimé, d'énésol, d'argyrol, injections sous-conjonctivales, cautérisation ignée du *point* d'infection externe), exactement ***comme une plaie infectée*** (Voy. ci-dessus).

OPHTALMIE SYMPATHIQUE

C'est quelque chose de perdre un ***œil après une blessure***, c'est tout perdre que de perdre **les deux yeux**.

Dans le premier cas, on perd **un organe**; dans le second cas, ***on perd la vue***, c'est-à-dire **la fonction** tout entière.

Or, il existe une maladie, la plus hypocrite et la plus sinistre de toutes, qui, quelques semaines ou quelques mois après la blessure d'*un* œil éteint *ou voyant encore*, conduira trop souvent *l'autre œil* à ***la cécité*** MALGRÉ LES SOINS LES PLUS ASSIDUS : c'est l'**ophtalmie** dite **sympathique**.

LES YEUX PRÉDISPOSÉS

Toutes les plaies de l'œil peuvent l'engendrer, à condition que l'***iris***, le ***corps ciliaire*** ou la ***choroïde***, « la bande noire », pigmentée, intra-oculaire, aient été lésés. Dans plusieurs cas d'ophtalmie sympathique survenue après violente contusion de l'œil, la *conjonctive*, plus élastique, *n'avait pas été rompue* : la *rupture oculaire* profonde était restée *sous-conjonctivale* et ceci reste très important au sujet de la *pathogénie*, encore discutée, de cette étrange affection : ***ce fait majeur*** *domine la discussion, selon nous.*

LES YEUX PEU PRÉDISPOSÉS

Les yeux **glaucomateux**, dont le *contenu* est *atrophié* par l'hyperpression intra-oculaire, ne donnent pas, en règle générale (de Wecker), l'ophtalmie sympathique. Ne pas la confondre avec un glaucome se développant sur l'autre œil, tout comme un rhumatisme touche éventuellement un genou après l'autre, sans raison directe.

De même les **suppurations intra-oculaires** destructives (**phlegmons panophtalmiques** diffus) *suppriment* tout le contenu intra-oculaire, donc les *nerfs ciliaires* et les *vaisseaux* intérieurs qui jouent probablement un rôle pour créer sur l'autre œil, «*symétriquement* et *sympathiquement* », la maladie en question.

C'est ainsi qu'un phlegmon total de l'œil n'entraîne pas d'ophtalmie sympathique, tandis qu'une petite plaie de la cornée, par éclat de fer, ayant simplement amené une maigre *hernie* de *l'iris*, provoquera tout à coup *dans l'autre œil* les redoutables accidents suivants.

ÉVOLUTION CLINIQUE

Pendant trois semaines ou davantage, la cure se passe bien; la plaie se referme ou se cicatrise, *avec* ou sans intervention (cautérisation ignée ou résection de la hernie de l'iris) : tout le monde est content.

Cependant l'intervention applaudie ne semble pas toujours absolument inoffensive. Il est possible qu'elle favorise le *déclanchement* des troubles sympathiques.

Le médecin cesse tout pansement et croit hors de danger le malade qui a repris son existence habituelle, lorsqu'il est rappelé par ce malade. En effet **l'œil** jusque-là **sain** pleurniche, est sensible à la lumière et sa vision est légèrement troublée. Une ***iritis*** s'allume, est constatée, se développe et RÉSISTE ABSOLUMENT AU TRAITEMENT HABITUEL. Malgré l'atropine et les divers remèdes, la pupille se bouche, et, même si l'on pratique l'**énucléation** *immédiate* de l'*œil blessé*, il arrive que le *second œil se perde* totalement par ***irido-cyclite chronique***, avec cataracte adhérente, *inopérable*, décollement de la rétine, au cours de *douleurs atroces*.

Les douleurs de l'iritis banale, déjà violentes, se compliquent en effet de souffrances excessives, ***spéciales***, avec ou sans poussées d'*hypertension* intra-oculaire (***glaucome secondaire*** rebelle et nécessitant des opérations moins efficaces que d'habitude).

Tout *traumatisme ayant atteint* ***l'iris*** *et les* ***membranes internes*** *d'un œil*, entraîne la ***possibilité*** *de la* ***perte*** *de* ***l'autre œil***.

C'est à l'ophtalmologiste appelé en consultation qu'il appartiendra de déterminer si les conditions de la blessure commandent, ou non, l'***énucléation*** de l'œil blessé. Quelquefois l'œil **blessé voit** encore et **continuera à voir**, *ressource ultime* du malade, tandis que le *second œil se perdra* ***sans ressource***.

Le ***traitement*** de l'ophtalmie sympathique consiste dans l'***ablation de l'œil blessé, s'il est entièrement privé de vision***, avec traitement *salicylé* et *mercuriel simultané*, *intensif*. Le salvarsan a paru aussi jouer un rôle utile, malgré l'*étiologie non syphilitique* du mal. Traiter, en même temps, toutes les sources d'intoxication (régime, laxatifs, etc.) et d'infection possibles.

Plusieurs fois, par l'énucléation *immédiate* d'un œil blessé et ne voyant rien, combinée au traitement mercuriel et salicylé, *nous avons arrêté* l'ophtalmie sympathique, l'œil *sympathisé* étant redevenu *absolument normal*, ***mais c'est l'exception***.

Ordinairement *le malade* devient, *malgré tout*, totalement ***aveugle***. Cependant nous avons vu l'œil sympathisant, *celui qui a inauguré, qui a « passé » l'ophtalmie sympathique, rester le meilleur œil*, après un traitement prolongé. C'est l'autre œil, « l'innocent », qui a sombré.

On a encore observé des faits, heureusement exceptionnels, d'ophtalmie sympathique débutant *après l'énucléation*, lorsque celle-ci a été *trop retardée*. **On n'est pas toujours à temps à énucléer**. Pensez-y.

Résumons :

Il est rare que l'ophtalmie survienne **plus tôt *que trois semaines après l'accident***, mais elle est ***possible*** pendant ***plusieurs années***. La ***période la plus dangereuse*** court de *trois semaines à trois mois après la blessure*.

Les yeux qui ***ne donnent généralement pas d'ophtalmie sympathique***, sont ceux qui ont ou ont eu un ***phlegmon total*** (panophtalmie), ou un ***glaucome absolu***.

On *ne connaît pas encore le* **microbe** de l'ophtalmie sympathique et les innombrables expériences destinées à la reproduire n'ont donné que des résultats nuls.

Le critérium de l'ophtalmie sympathique. — On ignore le *critérium* de la ***tendance sympathisante*** des plaies de l'œil.

Constamment l'ophtalmologiste se trouvera en présence de ce dilemme posé par le médecin traitant et par le malade : *Y a-t-il **« danger » pour l'autre œil?***

Il ne répondra qu'en se basant sur des probabilités, car l'ophtalmie sympathique survient, tout au plus, dans 1/15 ou 1/20 *des cas*, pareils entre eux, *qui indiscutablement pourraient la donner*.

On n'a ***pas*** trouvé *jusqu'ici de* ***réaction*** permettant d'affirmer que ***tel ou tel blessé*** *aura* ou n'*aura pas*, tôt ou tard, l'ophtalmie sympathique.

Les cas les plus *menaçants* sont ceux où la blessure, *intéressant les membranes internes*, a été suivie d'une **irido-cyclite** et ceux où l'œil malade contient **un corps étranger métallique et oxydable.** Il est également assuré que toute *opération entreprise sur un œil déjà enflammé prédispose* à l'ophtalmie sympathique. Nous ne pouvons entrer ici dans les innombrables détails théoriques et pratiques de la question de l'ophtalmie sympathique, que nous avons traitée récemment ailleurs (A. TERSON, *Traitement des plaies de l'œil*, Steinheil, éditeur, 1908).

L'ophtalmie sympathique qui survient *malgré l'énucléation*, est *excessivement rare*, et il n'existe jusqu'ici aucune observation d'ophtalmie sympathique développée, **après une énucléation, plus tard que la 7e semaine**, ce qui a une grande importance, en particulier dans le traitement *des accidents oculaires du travail.*

Le praticien ne devra jamais considérer à la légère le *moindre trouble visuel* de l'**œil opposé**, après la blessure du premier œil. Il devra vérifier *journellement* l'**état du bon œil** et, *s'il faiblit*, prévoir *immédiatement* l'éventualité de **la cécité complète des deux yeux**, dont il ne saurait supporter seul la *terrible* responsabilité

ACCIDENTS DU TRAVAIL

La loi du 9 avril 1898, dont tout médecin (avec le tarif Dubief) possède le texte, fait supporter à l'*employeur* l'accident professionnel. Le praticien, à l'occasion d'un accident *oculaire*, a un rôle extrêmement délicat.

Tout en se gardant contre la **simulation** (voir le chap. où elle exposée), il doit faire un examen *méthodique* des lésions constatées *au moment de l'accident* et ne pas se laisser induire en erreur par un état pathologique ou traumatique *antérieur* (taies, cataractes, affaiblissement visuel).

Très souvent des erreurs sont mentionnées dans les certificats.

Le médecin examinera *régulièrement* l'œil à la *chambre* noire et à *la loupe* : au besoin, chaque œil étant obturé séparément, il notera ce qu'il voit ou *plutôt ce que le malade* **prétend** *voir.*

Le médecin évitera d'employer les termes *anatomiques* et *ophtalmologiques* dont il ne serait pas très sûr : les plus étonnantes assertions sont, à l'occasion, émises : *conjonctive* pour *cornée*, taie pour cataracte, etc.

Son examen doit être patient, sous peine de laisser échapper de *très grosses* lésions qui, cependant, *crevaient les yeux* de l'examiné, sinon de l'examinateur.

Éviter, en principe, les appellations tranchantes et *décisives*, telles que taie, cataracte, paralysie, amaurose, trop susceptibles de *revision* et de correction ultérieures, mais *que le malade retient* et qui donnent lieu à d'interminables discussions autour d'un simple abus de langage ayant considéré comme définitive une lésion passagère sur des apparences mal interprétées.

Le praticien doit dresser *deux* **certificats** : l'un *initial*, l'autre *terminal*, sur papier *libre*.

Le certificat ***initial***, pour la mairie, est fourni dans les 3 ou 4 premiers jours de l'accident. Il indique :

1° L'*état de la victime;*

2° Les *suites probables;*

3° L'*époque* où il sera possible de *conclure.*

En principe, sur le *premier* point, être très *bref*, *éviter* la plupart *des termes techniques.*

Sur le *second*, à savoir si l'*incapacité de travail* est *temporaire* ou *permanente*, *partielle* ou *totale*, être ordinairement fort réservé et, s'il y a lieu, déclarer qu'il est, en l'état actuel, impossible de fixer l'époque du résultat définitif.

Le certifical ***final*** note :

1° La **nature** *du traumatisme;*

2° La *nature des* **soins** *donnés;*

3° La possibilité *intégrale* ou *relative* de la **reprise du travail** *ancien* ou d'*un autre* travail.

La ***consolidation*** est caractérisée par le moment où, l'évolution du mal s'arrêtant, une *infirmité permanente* s'installe.

Il est très important de tenir compte de l'***état antérieur*** *de l'œil*, et, d'autre part, de la **prédisposition** de tel ou tel œil à *une* **infection** post-traumatique. Un sujet, atteint de *dacryocystite* chronique, court, *au moindre accident*, un *danger immédiat de suppuration totale de l'œil.* Tout cela devrait évidemment, puisque des conséquences médico-légales en résulteront, être mentionné sur un livret spécial, *avant l'embauchage.*

Nous n'insistons pas sur les rapports que devraient avoir les médecins, les patrons et les compagnies d'assurances, avec les médecins ou les spécialistes librement choisis par le blessé. Il n'y a pas de loi qui ait été plus odieusement » tournée », disons mieux, retournée, que la loi sur les accidents du travail, à quelque point de vue qu'on se place : l'abus est devenu la règle.

Le praticien, comme toujours et surtout dans les traumatismes oculaires, entreprendra seulement la cure de ce qu'il sait être capable de mener à bien : c'est une question de conscience et d'humanité. Tout le reste concerne le spécialiste, de même que les rapports d'*expertise* pour évaluer le dommage et l'indemnité correspondante, dans les lésions oculaires définitives.

Il ne s'agit nullement de déterminer seulement *ce que chaque œil voit* au tableau de l'échelle visuelle et de donner *automatiquement* une *indemnité* ou une *rente* parallèles à la réduction ainsi chiffrée de la vision.

L'acuité visuelle **professionnelle** *est complètement différente, comme appréciation et comme notation, de l'acuité visuelle* **physiologique** *ou* **pathologique**.

Le lecteur trouvera, dans les livres spéciaux[1] (où un chapitre concerne les *traumatismes oculaires professionnels*), l'exposé des innombrables problèmes et de leurs solutions (*très variables avec les pays* et *toujours en fermentation*), qui ont trait à l'*évaluation de l'incapacité de travail* et de la *rente* consécutive.

On admet en général que la *cécité dite professionnelle* commence *au-dessous de* 1/10, c'est-à-dire lorsque la vision, *quel que soit le verre adjuvant, n'atteint pas les plus grandes lettres de l'échelle visuelle*. Le sujet n'est pas aveugle, mais est incapable de travailler et de se conduire avec une facilité suffisante.

Les *exigences visuelles des professions* sont absolument dissemblables, aussi la perte *partielle* ou *totale* de la vision d'*un* œil ou *des deux* yeux, a une valeur également variable *suivant la profession*. La perte d'*un* œil est une perte énorme *dans quelques professions*, beaucoup moindre dans d'autres.

Le praticien n'a pas à pénétrer dans ce dédale.

1. Imbert, Oddo et Chavernac. *Guide pour l'évaluation des incapacités* (*accidents du travail*). G. Masson, édit., 1913.

CHAPITRE VII

LES MALADIES DE L'APPAREIL LACRYMAL

Ces maladies sont ***fréquentes***, plus ***graves*** que vous ne le pensez. Vous serez consulté pour un ***larmoiement***, une ***dacryocystite***, catarrhale ou purulente, un ***abcès*** parti du ***sac*** lacrymal, une ***infection cornéenne*** aboutissant au ***phlegmon total de l'œil*** issue d'une *suppuration chronique*, *négligée* ou *ignorée*, *occupant les voies lacrymales*.

Or ces affections sont ***difficiles à guérir***, si elles sont traitées ***trop tard***.

Les traitements *locaux* (injection, cathétérisme, dilatation) ***que tel praticien croit d'avance faciles***, sont *dangereux* ou *inexécutables sans* une longue ***expérience***.

Cependant il donnera des ***conseils*** et des ***soins très utiles***, tout en *bornant* son initiative.

NOTIONS ANATOMO-CLINIQUES INDISPENSABLES

VOIES D'EXCRÉTION

1° Les deux ***canalicules lacrymaux*** se jettent, par un ***orifice*** *commun*, dans le ***sac*** lacrymal au niveau de son tiers supérieur (fig. 115). On pourra donc « sonder » le sac et le ***canal*** lacrymal par *l'un ou l'autre* des canalicules, *supérieur* ou *inférieur*, *mais* le *canalicule* et le *point* lacrymal ***inférieurs*** sont *plus faciles* à *tendre* et à *fixer* sur la pommette, lors de la **dilatation**, de l'**incision** et du **cathétérisme**, pour un praticien non spécialisé.

Le spécialiste, au contraire, n'hésitera pas à s'adresser *souvent* au canalicule **supérieur** qui, *largement incisé* (**jusqu'à la caroncule**), permet l'introduction d'instruments *volumineux*, de bistouris, *de curettes*, de *grosses* sondes dans le sac malade.

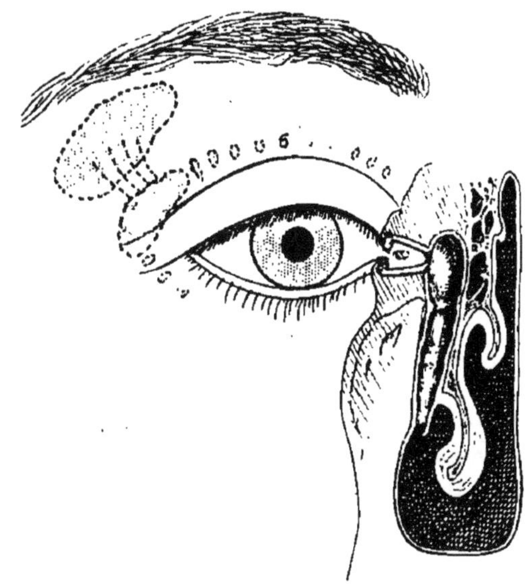

Fig. 115. — Appareil lacrymal sécréteur et excréteur.

Le canalicule **supérieur** servira dans la *lutte contre l'infection*, pour les *opérations* internes et les *très fortes dilatations*.

Le trajet du canalicule *supérieur* est, en effet, *oblique*.

Le canalicule *inférieur* est *coudé* à angle droit.

Le canalicule ***inférieur*** doit servir surtout pour la cure du *larmoiement* par les *dilatations moyennes*.

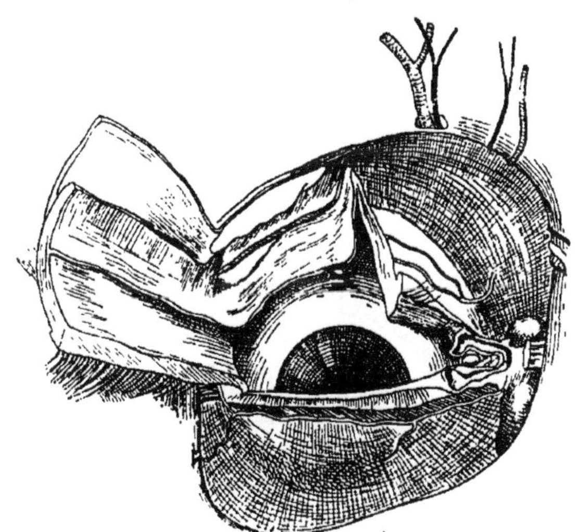

Fig. 116. — Canalicules lacrymaux (en forme de *pipe*).

2° Les **canalicules** commencent par une **ampoule verticale**, en *pipe* (fig. 116). Il faut donc introduire la sonde ou le dilatateur conique, *perpendiculairement* au bord de la paupière, piquer *droit dans le point*, puis *abaisser horizontalement* l'instrument pour suivre le canalicule, avant de le *redresser pour enfiler* finalement *le sac et le canal*.

3° Le ***siège sous-cutané du sac***, qui, s'il est vide, ne fait ***aucune saillie extérieure***, est indiqué par une série de *repères*.

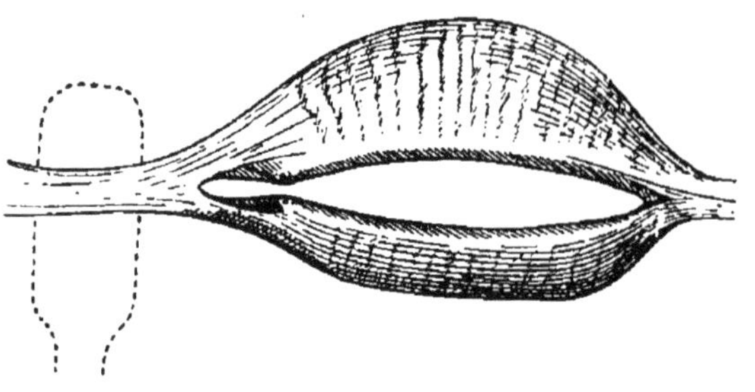

Fig. 117. — Tendon de l'orbiculaire barrant le sac en avant.

Le premier, classique, est le ***tendon direct de l'orbiculaire***. *Tirez sur l'angle externe des paupières pour le tendre*. Il barre le *tiers supérieur du sac*, qui le dépasse légèrement (fig. 117).

De plus, le sac commence à *3 millimètres et demi* de l'***angle interne*** de l'ouverture des paupières, d'après nos mensurations (fig. 118).

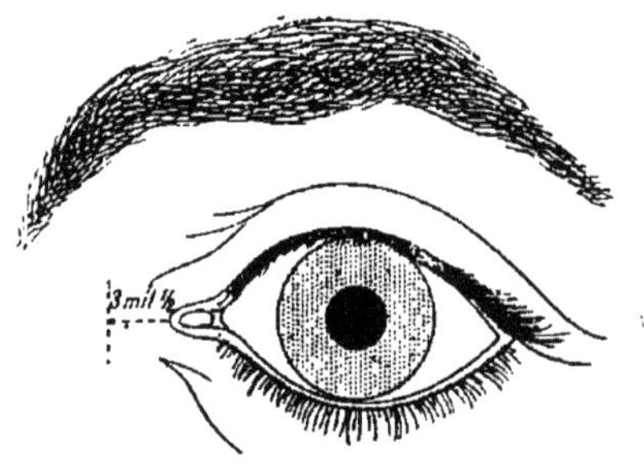

Fig. 118. — Distance séparant le sac du coin interne de la fente palpébrale.

Enfin, un *crochet mousse à strabisme*, introduit dans le sac suivant notre procédé, par le canalicule ***supérieur très largement débridé***, met en évidence (fig. 120) son olive *sous la peau*. De même *une sonde* courbe introduite *dans la vessie* pointe au-dessus du pubis.

4° Les ***canalicules*** sont inclus dans les ***parties molles***.

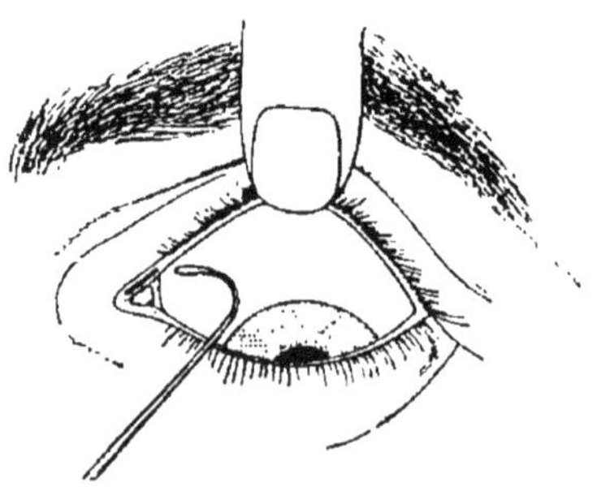

Fig. 119. — Mise en évidence du sac avec un crochet à strabisme (1er temps).

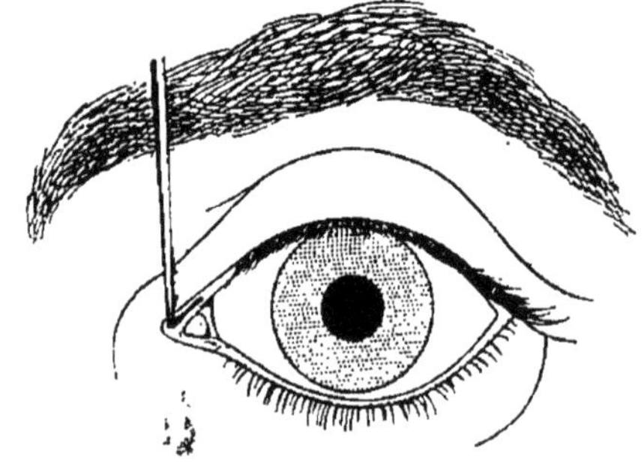

Fig. 120. — 2e temps.

Fixez-les solidement *contre l'os* avec le *doigt*, si vous voulez les dilater, les inciser, les sonder, sinon ils se plissent *en accordéon* et vous ne passez pas. ***Si vous passez de force***, vous créez une ***fausse route*** avec ses conséquences et son insuccès, car elle se referme immédiatement et *ajoute une cicatrice au rétrécissement* qui s'en serait bien passé.

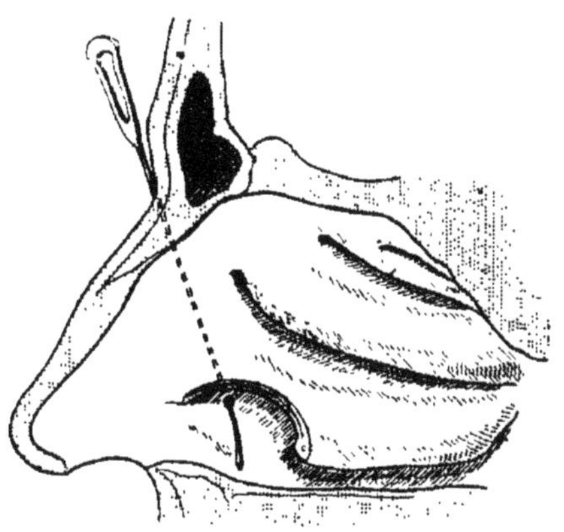

Fig. 121. — Traversée du canal lacrymal.

Le canal nasal, au contraire, est inclus dans un *conduit osseux*, *qui vous guide* en partie, à condition que vous poussiez la sonde ***dans la bonne direction***, un peu *oblique* de *haut en bas* et d'*avant en arrière*; **seule une main exercée apprécie** convenablement ***les variations individuelles***, ***très nombreuses.***

5° Des replis irréguliers, prétendues « *valvules* », se trouvent aux points déjà normalement étroits des voies lacrymales, ***lieux*** d'***élection des rétrécissements***, à l'*entrée*, à la *sortie* du **sac** et *au bas* du ***canal.***

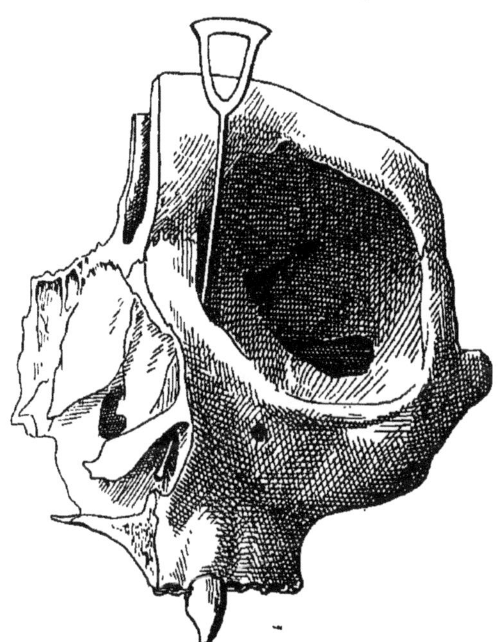

Fig. 122. — Rapports du canal lacrymal avec le nez et les dents.

On trouve aussi des rétrécissements; des *oblitérations* des ***canalicules*** et des ***points*** lacrymaux.

Tout est possible, comme *siège*, *étendue*, *consistance*, comme rétrécissement ou *obstruction totale*.

6° ***Imperforation congénitale.*** — Dans la vie ***fœtale***, le canal lacrymal est *imperforé* à sa partie *inférieure*. Le retard de l'ouverture spontanée est une cause de dilatation du sac, chez le nouveau-né, atteint de « *dacryo-*

cystite congénitale », avec *reflux des matières* par l'extrémité *oculaire* des voies lacrymales. Cet état rappelle l'imperforation du rectum.

7° ***Rapports du canal lacrymal avec les régions voisines.***

Avec le **nez**, ils sont immédiats, puisque le canal nasal s'ouvre dans le méat *inférieur*.

Avec le sinus **maxillaire**, ils sont très étroits.

Avec les **dents**, *il n'y a* **pas**, au contraire, *de* **contiguïté**. La **canine**, « dent de l'œil », et les ***prémolaires sont assez éloignées du canal et du sac*** (fig. 122). Leur relation nerveuse (nerfs sensibles du canal allant aux dents antérieures, d'où *agacement dentaire au cathétérisme*), est réelle. De plus, l'*infection bucco-dentaire* entraîne l'infection *nasale*, *naso-lacrymale* ou *sinusienne* qui peut remonter à l'œil.

Mais ***aucune dacryocystite***, ***aucun rétrécissement ne proviennent*** *directement* ***d'une affection dentaire***, tandis que ***rhinites*** et ***sinusites*** sont une ***cause directe*** d'infection des voies *lacrymales*.

ORGANES SÉCRÉTEURS

Les glandes lacrymales versent leur produit dans le *lac* conjonctival, comme une *fontaine* dans un *évier*.

Il y a plusieurs groupes de glandes lacrymales, comme le montre la figure 115.

1° ***La glande lacrymale orbitaire***, située sous l'os frontal, vers le tiers externe du ***sourcil***. Une incision, *sur le bord osseux*, l'atteint facilement (fig. 123).

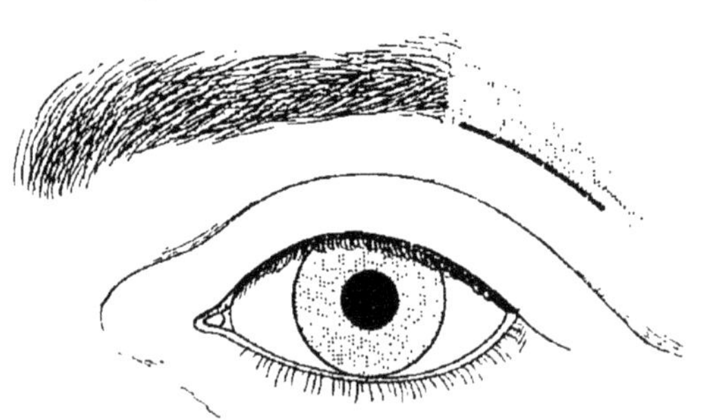

Fig. 123. — Incision menant sur la glande *orbitaire* (sourcil rasé).

C'est la ***glande*** HAUTE, ***principale***.

2° La glande lacrymale, soi-disant ***palpébrale***, glande ***accessoire***, ***glande*** BASSE, que traversent les conduits de la glande haute, est placée dans le cul-de-sac supéro-externe, où son utile ablation sera faite à l'occasion (fig. 124).

3° J'ai démontré (*Thèse de Paris*, 1892), par une série de *recherches anatomo-physiologiques*, *cliniques* et *opératoires*, que *tout le système lacrymal* est **un**, part de la conjonctive, a une *structure* uniforme, la même que le 3e groupe, composé de ***glandes lacrymales conjonctivales isolées***, perdues dans les *culs-de-sac conjonctivaux*, surtout dans le *supérieur* (revoir la fig. 115), le haut du *tarse* (glandes lacrymales tarsales) et la *caroncule lacrymale*.

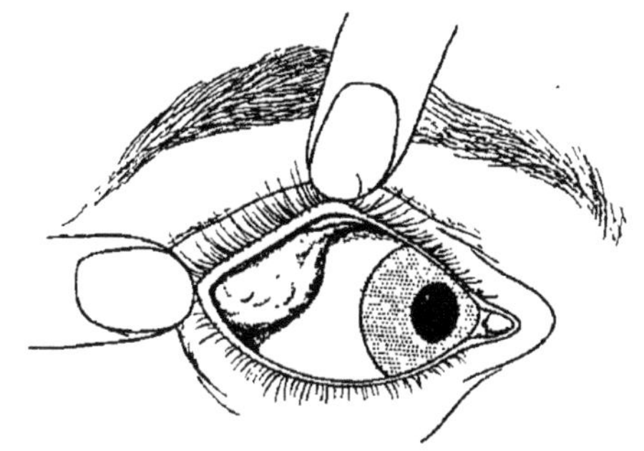

Fig. 124. — Mise en évidence de la glande lacrymale *inférieure* (*accessoire*).

Il est *en petit* ce que les *grosses* glandes lacrymales sont *en grand* et, *si ces dernières sont enlevées, assure* QUAND MÊME *l'humidité de l'œil*.

MALADIES DES GLANDES LACRYMALES

Trop peu connues *du praticien* et *du public*, pour qui tout l'appareil lacrymal semble se réduire au *tuyau lacrymo-nasal*, elles sont fort intéressantes. Ce sont celles des ***glandes salivaires*** et des ***testicules*** : ainsi les ***oreillons*** touchent ***à la fois*** la *parotide*, la *glande lacrymale* et le *testicule*.

INFLAMMATIONS

1° Elles s'appellent des ***dacryoadénites***, à ne pas confondre avec les ***dacryocystites*** (inflammations *du sac* lacrymal);

2° Elles se trouvent *en haut et en dehors* de l'œil, ***sous le sourcil*** (glande *orbitaire*) ou dans la *paupière* ***supérieure*** (glande *accessoire*) :

3° Elles sont souvent ***bilatérales*** et ***symétriques***. *Leur* ***diagnostic*** *se fait* ***à distance*** ;

4° Elles sont parfois associées à des altérations des *glandes salivaires*, parotidiennes et sous-maxillaires (maladie dite de Mickulicz).

Variétés cliniques. — Les ***phlegmons*** de la glande orbitaire s'ouvrent surtout *par la peau* (fig. 123) ; ceux de la glande accessoire se vident toujours *sur la conjonctive* (fig. 124).

Il y a des dacryoadénites *chroniques*, non suppurées.

Les ***oreillons***, la ***blennorragie*** (métastatique, car l'*ophtalmie* gonococcique *ne donne pas de dacryoadénite*), la ***syphilis***, plus rarement la *tuberculose*, toutes les ***causes*** d'une ***orchite*** ou d'une ***parotidite***, engendrent les dacryoadénites.

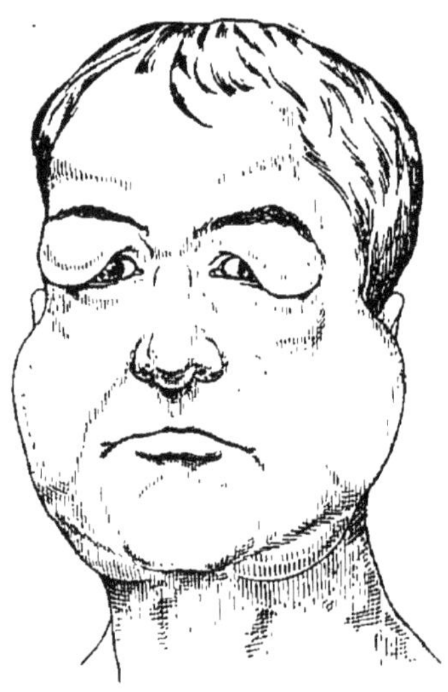

Fig. 125. — Facies caractéristique de la maladie de Mickulicz et des dacryoadénites.

Le ***pronostic*** d'une dacryoadénite n'est pas grave.

Le ***diagnostic*** se fait, d'abord *en regardant* (*siège spécial* des glandes), puis *en touchant*. Vous sentez, sous l'os ou sous la paupière, la *masse* de la glande enflammée. Dans les cas chroniques, elle *roule sous le doigt*, dure, en *amande*.

Le diagnostic de la maladie de Mickulicz est tout entier dans le facies du malade (fig. 125).

Ne confondez pas une dacryoadénite avec un *déplacement* de la glande lacrymale orbitaire, quelquefois ***errante*** *comme un rein flottant*, vraie glande lacrymale ***flottante***. Vous trouvez sa loge vide et la glande ectopiée dans la paupière (affection à traiter par la compression méthodique (bandage ouaté), sinon par une opération).

Ne confondez pas une inflammation *chronique*, mais curable (syphilis), avec une ***tumeur*** maligne, envahissante.

Enfin et surtout, ne confondez pas une inflammation aiguë de la glande avec un ***phlegmon de l'orbite***, autrement grave parce que d'emblée diffusé, ou avec une ***ostéo-périostite*** du rebord orbitaire supérieur qui, au toucher, fait naturellement « corps » avec l'os.

Quand la dacryoadénite est *bas placée*, dans la ***glande palpébrale accessoire***, elle donne l'impression d'un gros orgelet ou plutôt d'une suppuration profonde dans une glande de Meibomius ; mais, dès que vous tirez sur les paupières, la glande malade fait hernie : son abcès pointe sous la conjonctive, vous voyez sa teinte *jaune* et vous n'avez qu'à l'ouvrir ou à le laisser s'ouvrir.

AFFECTIONS DIVERSES ET TUMEURS

Parmi les autres affections des glandes lacrymales *orbitaires*, sont les ***fistules***, difficiles à guérir, les ***calculs***, les ***corps étrangers*** méconnus.

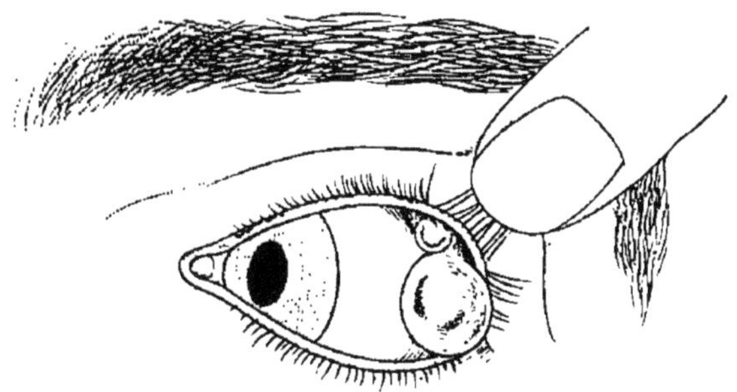

Fig. 126. — La grenouillette lacrymale (dacryops).

Tumeurs bénignes. — Quelques ***tumeurs*** sont *bénignes*, telles que les *kystes lacrymaux*, ***grenouillette lacrymale*** ou *dacryops* (fig. 126), qu'il suffit d'enlever à la cocaïne.

Tumeurs malignes. — Les autres sont des plus *malignes* (lymphome), quelquefois *symétriques*, d'où facies particulier. Le cancer, le sarcome, se rencontrent ici, comme dans les glandes salivaires (fig. 127).

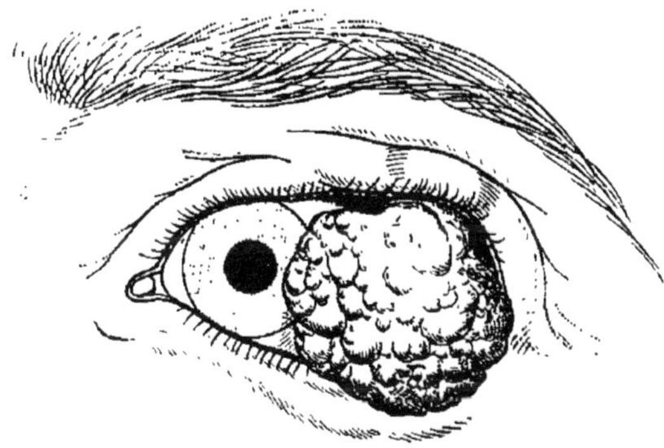

Fig. 127. — Sarcome de la glande lacrymale.

Ablation large, dès le diagnostic fait.

Et ici se présente l'objection banale. *Si l'on enlève la glande lacrymale, l'œil se desséchera!* Pas du tout. L'œil sera *maintenu* suffisamment *humide* par les glandules conjonctivales des culs-de-sac.

Si donc un ophtalmologiste conseille à un de vos malades *l'extirpation d'une glande lacrymale, ne cherchez pas à vous y opposer pour des raisons théoriques* dont l'expérience a fait justice.

Également, quand il *faut* enlever *une* glande lacrymale, non plus pour une tumeur, mais pour supprimer ou diminuer *un lar-*

moiement incurable par les moyens usuels, ***il s'agit d'une intervention sans danger*** particulier.

Les ***glandes lacrymales disséminées***, éparpillées dans les recoins de la conjonctive et du tarse, ont de petits abcès, des kystes, des calculs, des néoplasies qui simulent un *chalazion* et s'opèrent à peu près comme lui.

MALADIES DES VOIES LACRYMALES

Les maladies du ***conduit lacrymo-nasal*** entraînent un ***larmoiement*** plus ou moins marqué, d'abord aux causes irritantes (vent, froid, etc.), puis en tous temps.

S'il est des *rétrécissements sans infection* apparente, ***le plus souvent il n'en est pas ainsi*** et le *larmoiement est accompagné* d'*inflammation*, de *suppuration* du sac lacrymal.

La ***dacryocystite***, analogue à la ***métrite*** et ***aussi tenace***, est ensuite la source éventuelle d'*infections secondaires* (ulcère de la cornée, péricystite, etc.).

Elle est *plus fréquente* chez les ***femmes*** (forme du nez, fragilité de la muqueuse et des tissus, etc.).

Elle existe rarement chez l'***enfant*** et le ***nouveau-né*** où on la confond, si l'on est mal informé, avec une conjonctivite.

Elle est souvent ***consécutive à une infection ou à une lésion nasales.***

CLINIQUE ET DIAGNOSTIC

Le malade vous consulte parce que son œil COULE : il ***larmoie***, « ***pleure*** », ***suppure*** : il existe un ***abcès*** ou une ***fistule*** du ***sac*** lacrymal....

L'EXPLORATION ET SES RÉSULTATS

Vous devez d'abord vous faire une opinion sur l'*état de l'**appareil lacrymal*** par une **exploration méthodique**, SANS INSTRUMENT.

Examinons les ***catégories de malades***.

1° IL N'Y A AUCUNE DÉFORMATION DE LA RÉGION, AUCUNE ROUGEUR INFLAMMATOIRE.

Appuyez avec l'index sur la *région du **sac*** lacrymal, en dedans et un peu au-dessous de l'angle interne de l'œil, et *pressez **très fort** contre l'os*, de bas en haut.

Il sort, ou *il ne sort pas*, **du pus** ou **du muco-pus**, jaune ou glaireux, *par le* **point lacrymal** *inférieur* ou *supérieur*.

S'il y a du pus, il y a évidemment une ***dacryocystite*** Si. malgré des pressions répétées, il ne sort ***pas de pus***, vous devez penser au ***rétrécissement simple***, et *vous n'avez pas à tarir une suppuration* qui n'existe *plus* ou n'a *jamais* existé.

Même s'il n'y a aucune tuméfaction, même si la région parait normale, *absolument normale*, ***méfiez-vous; un grand nombre de dacryocystites passent totalement inaperçues***, parce qu'il n'y a ***pas de « grosseur »*** dans la région du sac lacrymal.

La dacryocystite demande à être recherchée pour être mise en évidence.

Malade et médecin ne pensent qu'au larmoiement et au rétrécissement, pas à la suppuration.

Pressez toujours sur le sac d'un malade qui pleure, *a l'œil rouge*, porte un *ulcère cornéen*.

Vous découvrirez une dacryocystite. cause unique, **méconnue**. de tout le mal.

C'est avec le bout du doigt que se fait un diagnostic de dacryocystite: ainsi le diagnostic des troubles utérins nécessite un examen direct et révèle des lésions avancées, alors que la malade n'accuse que quelques « pertes » insignifiantes.

Méfiez-vous d'une ***conjonctivite*** *obstinément* ***monolatérale.***

Telle conjonctivite *monoculaire* ***rebelle*** cédera à quelques cathétérismes : elle provenait d'un *rétrécissement lacrymal ignoré*, non traité.

Le cathétérisme s'impose, lorsque *rien* ne guérit une conjonctivite ***monolatérale réfractaire***.

2° Il ne sort pas de muco-pus, le malade larmoie seulement.

A-t-il une ***hypersécrétion***, *polyurie lacrymale?*

Y a-t-il ***obstacle à l'élimination*** des larmes et ***rétrécissement du canal ?***

Les cas d'hypersécrétion lacrymale ne seront établis que *par exclusion*, lorsque vous serez ***sûr*** que les *voies lacrymales sont* ***largement perméables***.

Il est donc indispensable de s'en assurer.

Voyez ***d'abord*** si le point ***lacrymal inférieur*** n'est pas ***éversé***, obturé, bouché par un ***corps étranger*** (***cil***).

Comment saurez-vous ***ensuite*** si le ***canal lacrymal*** (invisible, déjà si long et si étroit normalement) est ***perméable*** ou ***non***?

Votre première idée sera de procéder dans un but d'EXPLORATION, soit à un **cathétérisme**, soit à une **injection**.

INJECTIONS ET CATHÉTÉRISMES

Si vous n'avez jamais vu exécuter ces manœuvres, ***ne vous y risquez pas.*** La dilatation, l'incision, le cathétérisme demandent une *expérience particulière.*

L'injection et le cathétérisme donnent, en effet, des ***déboires***

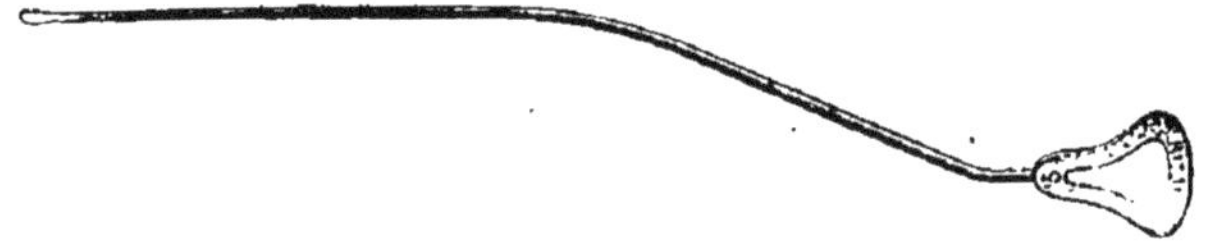

Fig. 128. — Sonde olivaire de Galezowski.

instantanés (fausses routes, douleurs), à tout praticien non exercé, qui « croit cela tout simple ». Comme accidents ***tardifs***, on a pu, à plusieurs reprises, observer le *phlegmon de l'orbite*, la *phlébite orbitaire*, la *méningite* et la ***mort***, après un *cathétérisme* et surtout une *injection* dans les voies lacrymales.

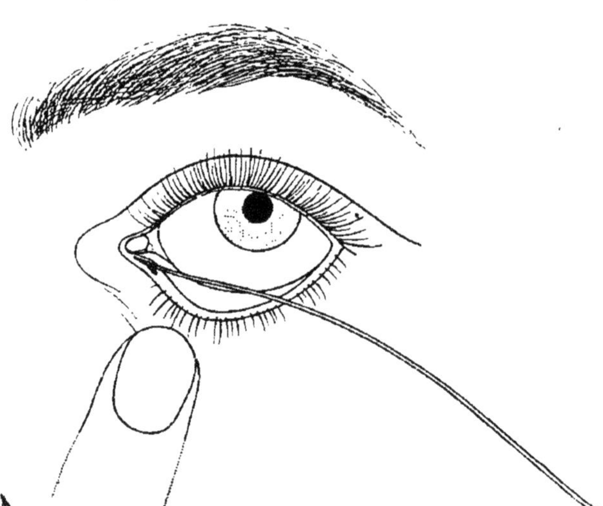

Fig. 129. — Cathétérisme lacrymal : 1er temps.

Si vous avez, sous la direction d'un spécialiste, pratiqué maintes fois le cathétérisme et ***l'injection dans des voies lacrymales très diversement malades***, vous avez sur ce point des notions sur lesquelles nous croyons bon d'insister encore.

Cathétérisme. — Le ***cathétérisme lacrymal*** comprend

trois temps, plus compliqués qu'ils ne le paraissent :

1° *Attraction et fixation de la paupière* pour mettre en évidence l'orifice lacrymal et tendre le canalicule;

2° *Intromission de la sonde olivaire*, poussée jusqu'à ce que l'on sente la *résistance* osseuse (fig. 129);

3° *Traversée du canal* lacrymal, suivant une direction *presque* verticale (fig. 131), à peine oblique et *variant avec les malades* (écartement des yeux, etc.).

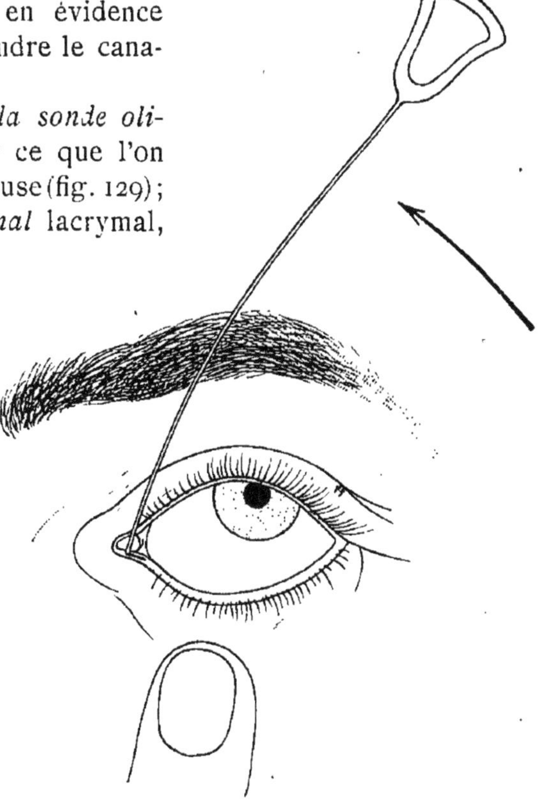

Fig. 130. — 2° temps.

Injection. — ***L'injection*** donne, comme moyen de diagnostic, bien des ***illusions*** au débutant.

Plus de cathétérisme à apprendre, à exécuter plus ou moins péniblement par le médecin et aussi à subir par le malade ! Plus de fausses routes ! Voilà ce qu'elle semble promettre. *Tout cela est absolument* ***faux.***

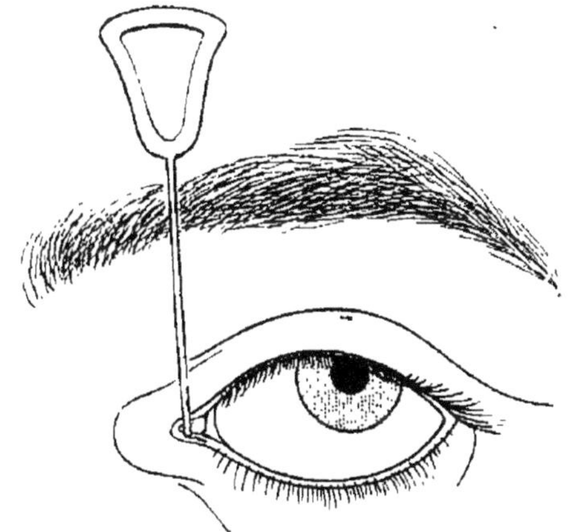

Fig. 131. — 3° temps.

Les voies lacrymales peuvent être ***très rétrécies, alors que l'injection forcée passe.***

En quoi l'injection permet-elle d'apprécier le ***siège***, le ***nombre***, l'***étroitesse*** des *rétrécissements* ?

C'est, comme pour l'urèthre, par une *sonde olivaire* exploratrice, ***et seulement par elle***, que vous serez *fixé*.

L'injection est plus dangereuse que le cathétérisme, parce qu'elle est capable de fuser hors des conduits lacrymaux, *dans les tissus*. ***Elle fait, plus sournoisement que la sonde, des fausses routes et plus loin qu'elle.***

Aussi *ne vous y fiez point après un cathétérisme* qui a pu érailler les voies lacrymales et qui a remué leur cloaque microbien.

Si vous la décidez, en connaissance de cause, tendez bien la paupière inférieure. Employez, avec une seringue tout en verre de 2 c. cubes, une canule *olivaire* et *mousse* (fig. 133), telle que la

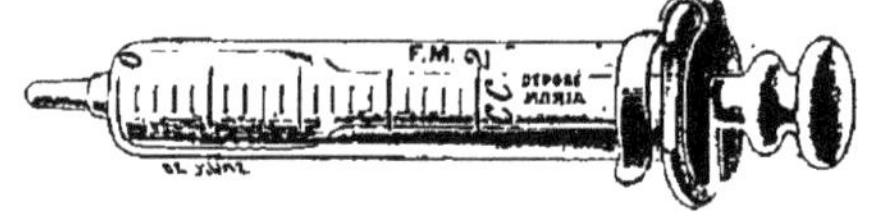

Fig. 132. — Seringue de 2 cc. utilisable pour *toutes injections* (lacrymales, sous-cutanées, etc.).

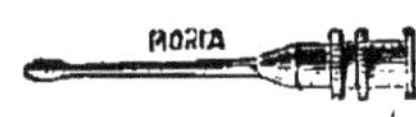

Fig. 133. — Canule olivaire de A. Terson (en platine flambable).

nôtre, après dilatation du point lacrymal. Les canules cylindriques et *soi-disant* olivaires qui accompagnent la classique seringue d'Anel (fig. 134), sont ***blessantes, redoutables***.

Ne forcez pas et ***n'employez pas*** un liquide ***fortement coloré***.

Une injection de ce genre qui pénètre dans la paupière ou l'or-

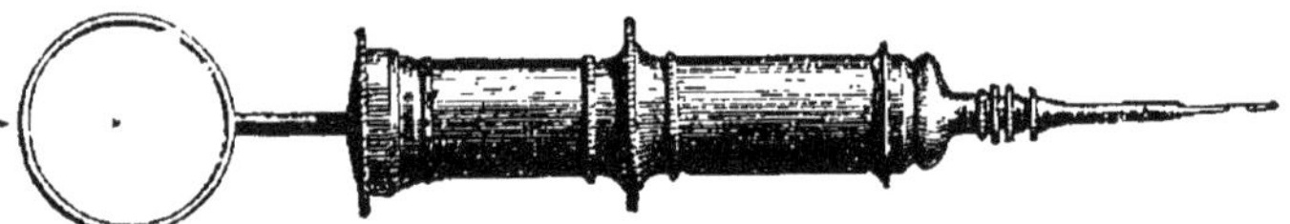

Fig. 134. — La vieille seringue lacrymale (à éviter).

bite, entraîne des *taches indélébiles* quand on a seringué de l'*argyrol* ou du *bleu de méthylène*. *Le malade est et reste marqué* pour la vie : c'est le patient « avec tache ».

UNE INVESTIGATION SANS DANGER

Instillations colorées. — *Par contre*, les ***instillations colorées*** vous renseigneront, sans risques, sur la ***perméabilité*** des voies lacrymales.

Instillez d'abord 2 ou 3 gouttes d'une solution de chlorhydrate de *cocaïne* à 1/30. Au bout d'un moment, le malade éprouvera déjà, *si les voies sont perméables, la sensation spéciale, le* « **goût** » *de la cocaïne*, **dans le nez** *et la gorge.* C'est quelque chose.

Instillez ensuite quelques gouttes d'une solution d'*argyrol* à 1/10. *Faites moucher* le malade au bout d'un quart d'heure; la couleur *brune* du remède se trouvera *sur le mouchoir.*

Par ces moyens de tout repos, les voies lacrymales sont démontrées **perméables**, cependant... *rien ne* vous *prouve* qu'elles ne sont *pas rétrécies* et, seule, l'**exploration méthodique par la sonde olivaire courbe n° 2** (le n° 1 est *trop aigu* et *trop flexible*) le dira, tout comme l'*explorateur uréthral à boule* à l'urologiste.

Pratiquée par le spécialiste auquel vous recommandez le malade et son canal, elle donnera tous les renseignements désirés sur l'*étroitesse*, le *siège*, la *densité du* ou *des* **rétrécissements.**

Hypersécrétion lacrymale. — Très rarement vous observez un larmoiement *abondant* coexistant avec des voies lacrymales *démontrées* **normales, perméables, larges.**

Le **tabes** donne des *hypersécrétions lacrymales* analogues aux *sialorrhées* tabétiques.

Le **goître exophtalmique** entraîne des larmoiements de trois sortes :

1° Par éversion des points lacrymaux projetés en avant et comprimés :

2° Par l'émotivité extrême des basedowiens, trépidants, impressionnables, colériques :

3° Par des *crises* de dacryorrhée.

Il est des larmoiements dus à des lésions *glandulaires* mal définies, en dehors de toute maladie nerveuse. La glande est malade comme un rein.

Des larmes de *sang* s'observeraient dans certaines névropathies.

LA « TUMEUR LACRYMALE »

3° Il y a une « grosseur » au niveau des voies lacrymales.

A. ***Si elle est au niveau du*** sac lacrymal, voyez d'abord, en appuyant fortement sur elle, ***si*** cette grosseur :

1° est **réductible,**

2° se **vide** par les *points* lacrymaux,

3° se **vide** par *le nez.*

Ces trois signes sont pathognomoniques de la « ***tumeur lacrymale*** » (fig. 135), ouverte à un bout du tube lacrymal ou à ses deux bouts.

Lorsque la « grosseur » est ***irréductible***, 3 HYPOTHÈSES : il s'agit, soit d'une ***dacryocystite enkystée, close,*** soit d'une poche ***prélacrymale appendiculaire*** qui a fini par s'isoler du sac, soit d'une ***tumeur véritable***.

Éliminez les *kystes dermoïdes*, les *kystes sébacés* (fig. 136), les *angiomes*, les *exostoses*, les *épithéliomes*.

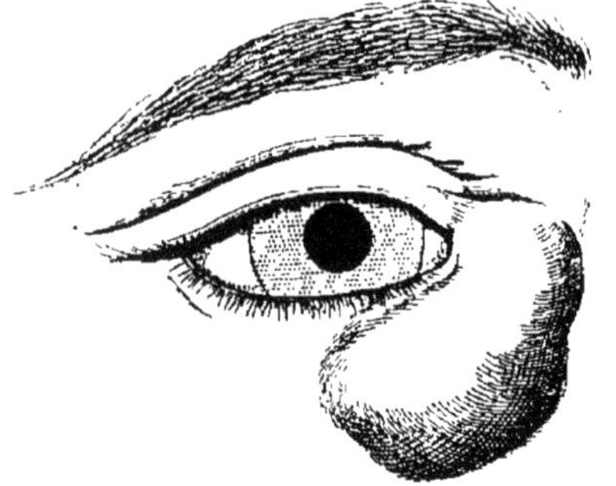

Fig. 135. — Dacryocystite avec dilatation extrême du sac (« tumeur » lacrymale).

Alors le malade ***ne pleure pas*** et il n'y a ***aucun reflux*** à la pression : généralement les voies lacrymales sont perméables.

Pensez enfin à une *tumeur* ***nasale*** ayant envahi le sac, en remontant dans le canal lacrymal comme dans une *cheminée*. Les symptômes nasaux et orbitaires fixent le diagnostic et il y a du larmoiement par oblitération du conduit au niveau du nez.

En somme. ***les véritables néoplasmes sont exceptionnels.***

Les *corps étrangers* (fragments de couteau, sondes, canules, rhinolithes), sont exceptionnels aussi. Les antécédents et la radiographie les décèlent.

B. ***La « grosseur » siège dans la région des*** POINTS ***ou des*** CANALICULES ***lacrymaux.***

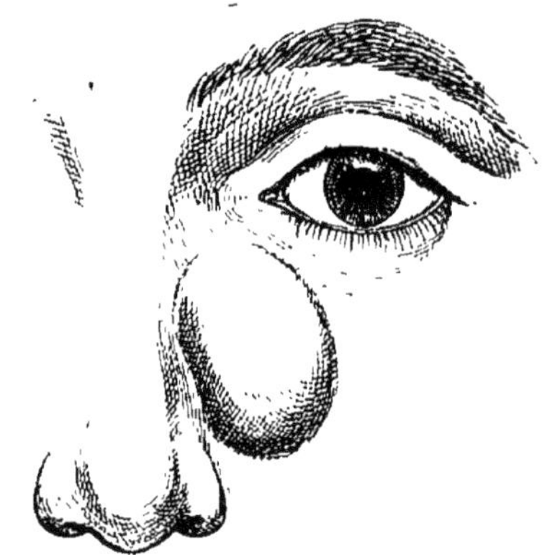

Fig. 136. — Kyste sébacé *à côté* et *hors* du sac lacrymal.

Calculs mycosiques des canalicules. — Vous pouvez être consulté pour une affection, lacrymale singulière, caractérisée par une *nodosité* dans le coin interne de la *paupière*.

Son volume moyen et sa forme *sphérique* sont celles d'un pois.

Cette nodosité, surmontée du point lacrymal, ne ressemble pas à une *dacryocystite close*, car, au lieu de siéger dans la région du sac lacrymal, elle est placée ***dans la paupière*** (fig. 137). Elle n'est pas dans la région du ***tarse où l'on observe le chalazion***, mais dans la région du ***canalicule lacrymal*** *dis-*

tendu, *point* où la paupière *n'a plus de tarse*, **siège obligatoire du chalazion.**

Le point lacrymal est ***élargi*** d'une façon typique, ***en méat*** urinaire, tandis qu'un chalazion, si voisin qu'il soit du point lacrymal, ne l'élargit pas, le repousse et le resserre.

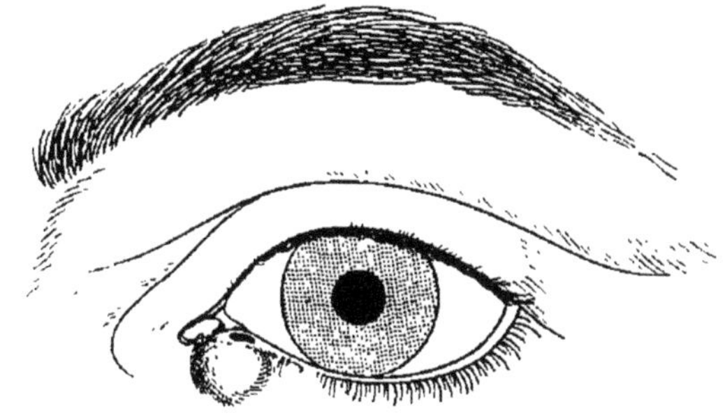

Fig. 137. — Poche parasitaire dans le canalicule inférieur.

Cette tumeur est *dure* et l'opération (que vous laisserez au spécialiste pour ne pas mutiler les voies lacrymales) amène au dehors une foule de *concrétions* (fig. 138): *on tombe dans une carrière de pierres.*

Examinés au microscope, les débris extraits prouvent qu'il s'agit d'une mycose due à un *streptothrix* de l'espèce oospora et à d'autres cryptogames vivant au contact des végétaux (*paille*, etc.)

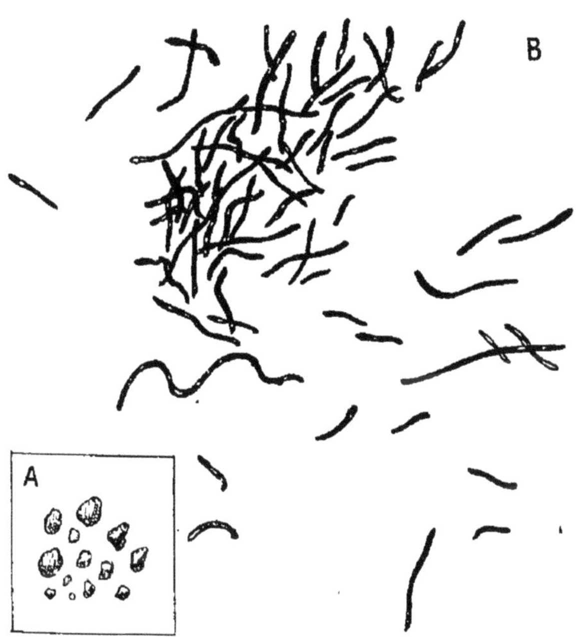

Fig. 138. — A, concrétions contenues dans le soi-disant kyste (grandeur naturelle); B, streptothrix vu au microscope.

4° Il y a une tuméfaction inflammatoire.

Un ***anthrax***, une ***ostéo-périostite*** gommeuse, un ***empyème*** *sinusien ou ethmoïdal*, ***pourraient en imposer pour une dacryocystite***. Mais rien ne sort *par les canalicules* à la *pression digitale* et ces affections ont leurs symptômes classiques, ici comme ailleurs.

En présence d'une tuméfaction lacrymo-palpébrale, vous devez penser à deux maladies principales :

*L'**érysipèle***:

*Le **phlegmon du sac** et **autour** du sac.*

Il y a une forte fièvre dans les deux cas. Mais, quand vous **pressez** sur la région rougie, une *douleur aiguë*, violente, profonde, qui provoque le cri et le *recul*, vous prouve qu'il se forme *du **pus** dans la profondeur.*

Le diagnostic du phlegmon lacrymal est fait; interrogé, le malade vous dit qu'*il larmoyait depuis longtemps*. Le phlegmon s'est surajouté à une dacryocystite ancienne, méconnue ou négligée.

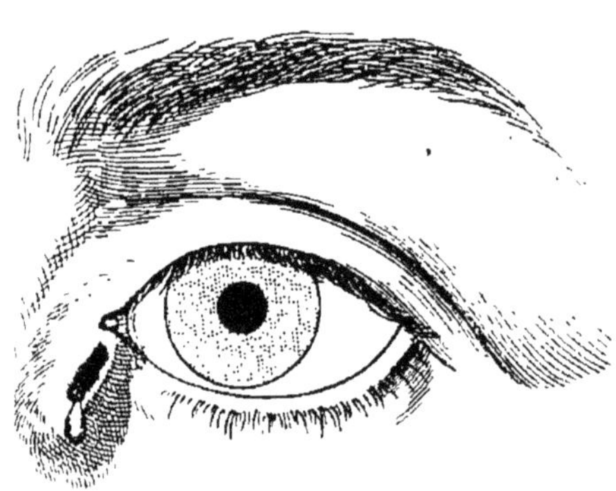

Fig. 139. — Phlegmon lacrymal récemment ouvert.

5° IL Y A UNE FISTULE OU UNE ULCÉRATION.

Distinguez, d'une fistule lacrymale ou d'un abcès ouvert (fig. 139), les ulcérations ***chancreuses, gommeuses*** ou ***épithéliomateuses***, d'après leurs ***caractères habituels***. Pensez aussi à la ***tuberculose***, au ***lupus***, à l'***actinomycose***, etc.

*Examinez les **sinus** et aussi les **dents*** antérieures. Quelques fistules faciales proviennent d'***abcès péridentaires***, ouverts un peu *plus bas* que le sac lacrymal. Les *ectopies* dentaires sont une cause plus rare.

LES CAUSES DES AFFECTIONS LACRYMALES

D'où viennent rétrécissements et dacryocystites ?

Les ***conditions locales*** les favorisent (***nez extrêmes****, très aquilin* ou *très camard*, hérédité, sexe *féminin*).

Certaines lésions *obstruent* et infectent le canal (*fractures du nez, tumeurs nasales, déviation des cornets, corps étrangers, rhinolithes*).

Faites toujours examiner le nez dans les affections lacrymales.

Il est **très rare** qu'une affection **oculaire** (granulations, etc. ***envahisse les voies lacrymales***. Il est même extraordinair que les ophtalmies purulentes ne s'y communiquent pas, malgré leur virulence. L'étroitesse des points lacrymaux, l'épaisseur considérable de leur revêtement épithélial, y sont pour quelque chose.

Il est au contraire **très fréquent** ***qu'une affection nasale et lacrymale ait un retentissement grave sur l'œil*** (ulcères et abcès de la cornée).

On est assez mal fixé sur l'origine des ***rétrécissements sans infection apparente.*** Cette **sclérose** dépend peut-être d'infections nasales *guéries*, d'**ozène** ancienne devenue inodore, d'une *atrophie* généralisée de la *pituitaire* et de ses dépendances, mais que de fois cette sclérose semble spontanée et sans cause nette, tout comme l'artériosclérose ! le nez visité paraît normal.

Dans les *dacryocystites*, recherchez encore la ***syphilis*** *acquise et héréditaire*, la ***tuberculose*** locale et générale, la scrofule et toutes les tares possibles.

Enfin les ***fièvres éruptives*** (rougeole, scarlatine) s'accompagnent parfois de rhinites et de dacryocystites aiguës.

Les dacryocystites infantiles.

Chez le ***nouveau-né***, la dacryocystite est due à l'imperforation congénitale du canal lacrymal à son extrémité inférieure.

Chez les ***enfants plus âgés***, la dacryocystite n'a point cette étiologie fœtale. Ses *causes sont celles des dacryocystites d'adulte*, mais la ***tuberculose***, la ***scrofule*** et la ***syphilis héréditaire*** y sont plus habituelles.

Agents microbiens.

Les *microbes des dacryocystites* sont très variés et viennent en général des fosses nasales.

Dans les *deux tiers des cas*, le *pneumocoque* que nous avons, avec Cuénod, trouvé, les premiers (1893), dans les dacryocystites et dont le rôle nocif a été, depuis, démontré dans l'*ulcère cornéen* consécutif, est prépondérant.

Les streptocoques, staphylocoques, bacille de l'ozène, bacille pyocyanique, etc., s'observent concurremment ou seuls.

La poussée aiguë, phlegmoneuse et érysipélatoïde, est due surtout au *streptocoque* associé.

Ajoutons à ces microbes, ceux de la syphilis, de la tuberculose, les parasites (*streptothrix* des concrétions des canalicules).

Le gonocoque, par contre, n'a aucune tendance à propager la conjonctivite purulente aux voies lacrymales.

TRAITEMENT

Avant tout, le médecin doit établir si le *larmoiement* est ***avec*** ou ***sans pus***.

Qu'il *évite* d'abord les ***grossières erreurs***, lorsqu'un larmoiement ***récent***, ***brusque***, est provoqué par un ***cil dévié***, un ***corps étranger méconnu***, une ***ulcération cornéenne***, une ***concrétion*** ou une ***pustule conjonctivale***, une ***iritis***, etc.

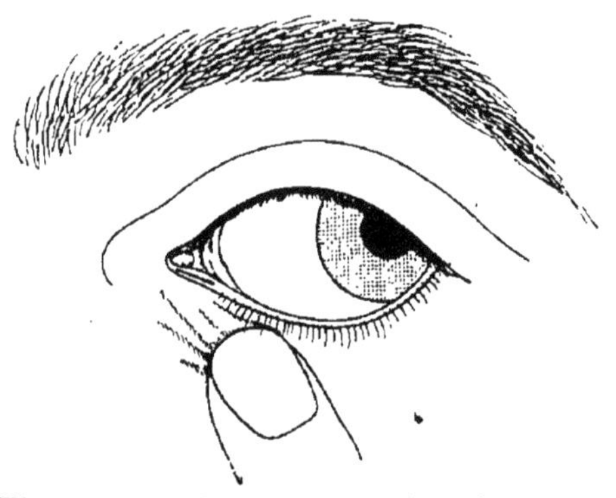

Fig. 140. — La MAUVAISE incision, *trop grande*, suivant le bord palpébral, *parallèle* aux larmes qu'elle n'aspire pas.

Puis son exploration patiente lui suggère les indications suivantes :

1° LARMOIEMENT ***par oblitération, déviation et éversion du*** POINT LACRYMAL INFÉRIEUR. — Dans les cas d'***ectropion*** léger de la paupière ***inférieure*** renversée, le ***point lacrymal*** est dévié et ne « boit » plus les larmes.

Une petite *incision* ***oblique*** (fig. 141) lui permettra de rejoindre son poste. Si elle ne suffit pas, *une opération de l'ectropion* sera pratiquée par l'ophtalmologiste.

Tout point lacrymal ***inférieur qu'on voit***, ***sans toucher à la paupière inférieure***, ***n'est pas à sa place***, n'est plus au contact des larmes. Il est donc nécessaire de l'inciser, tout en redressant la paupière tombante, car il est rare qu'une résection ou une cautérisation conjonctivales puissent le remonter convenablement.

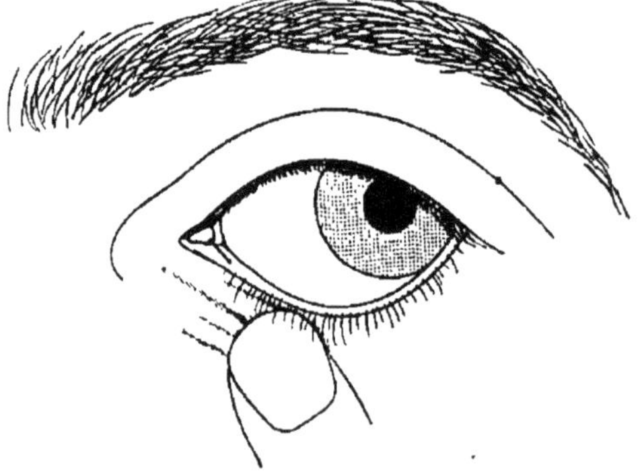

Fig. 141. — La BONNE incision, *oblique*, rejoignant les larmes.

S'il est *oblitéré*, il convient de le dilater au stylet *conique* (fig. 142) que l'on roule entre les doigts. Le stylet conique est moins

Fig. 142. — Dilatateur conique.

dangereux que l'*épingle* émoussée qu'on a recommandée et avec laquelle les fausses routes sont faciles. La dilatation (fig. 143, 144, 145) est rarement suffisante, à elle seule.

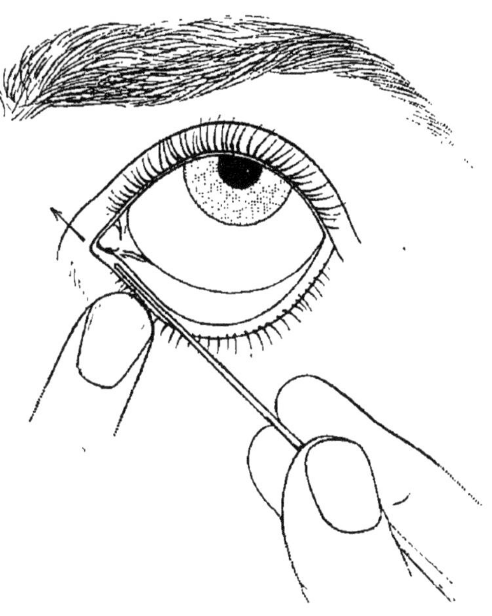

Fig. 143. — Dilatation du point lacrymal inférieur : 1° Introduction du stylet conique.

Alors l'incision convenable est pratiquée.

2° Larmoiement sans rétrécissement. — Les ***points lacrymaux*** sont ouverts et situés en bonne place.

Les ***instillations colorées***, le ***cathétérisme***, les ***injections*** démontrent la ***perméabilité complète*** des voies lacrymales.

Cherchez du côté du *système nerveux* (nervosisme, *goitre exophtalmique*, *tabes*).

Certains larmoiements *hypersécrétoires* sont justiciables de l'*ablation de la glande lacrymale accessoire*.

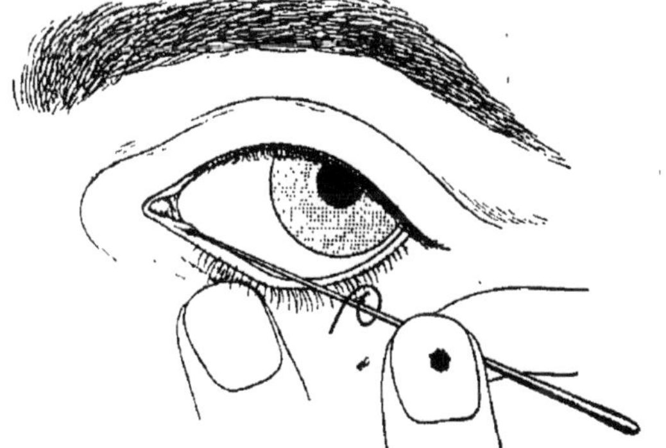

Fig. 144. — 2° Mouvements de rotation et d'avance du stylet.

Nous avons guéri des malades dont les voies lacrymales admettaient facilement la grosse sonde n° 5 et dont le larmoiement, resté très abondant, a guéri seulement par l'ablation de la glande.

Tel larmoiement s'améliorera par l'usage

des *lunettes* appropriées (presbytie, hypermétropie, astigmatisme).

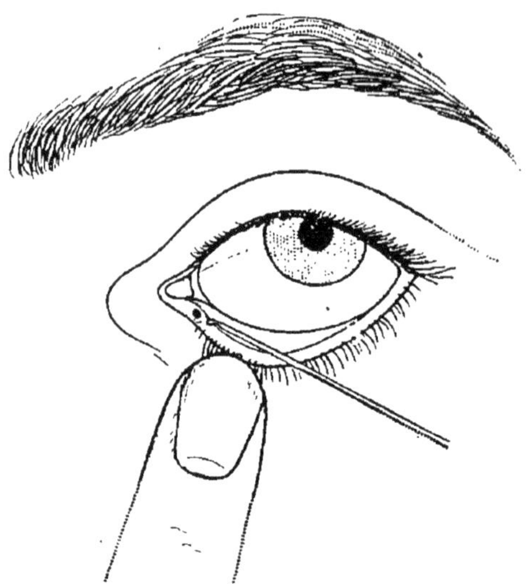

Fig. 145. — 3° Point *dilaté* qui *va* être incisé.

Exceptionnellement, des végétations adénoïdes, des rhinites aiguës, une *dent cariée*, provoquent des *crises* d'hypersécrétion lacrymale : *sublatâ causâ tollitur effectus*.

3° Rétrécissement sans blennorrhée. — ***Le cathétérisme dilatateur***, vrai sondage à la Béniqué, s'impose naturellement comme pour l'urèthre : ***il sera exécuté par le spécialiste***, si le praticien ne l'a pas exercé sous sa direction.

Il y a, très rarement, des obstructions totales, absolues, du canal lacrymal et du sac, réduits à une bride fibreuse. Ce ne sont pas des rétrécissements. *Les voies lacrymales n'existent plus.* On ne pourra proposer alors que l'*ablation de la glande lacrymale accessoire pour diminuer le larmoiement.*

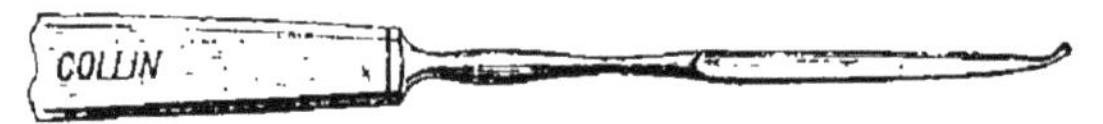

Fig. 146. — Couteau lacrymal boutonné de Weber.

Mais, ***dans l'immense majorité des cas***, il n'en est pas ainsi.

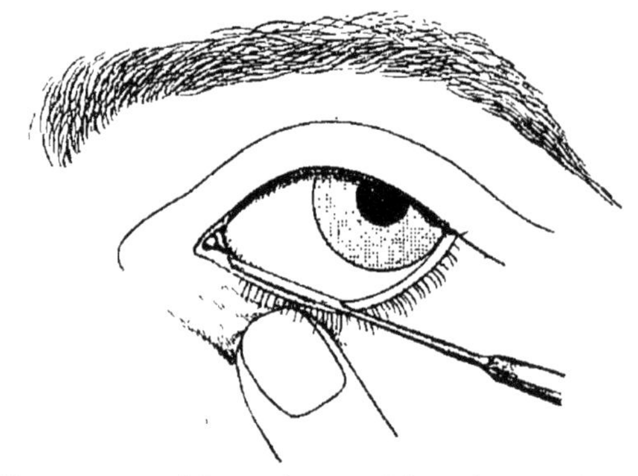

Fig. 147. — *Mauvaise* position du couteau (tranchant en haut).

La *dilatation du point* lacrymal inférieur ne suffit pas pour le cathétérisme gradué : elle sera donc suivie de l'*incision du canalicule*, incision *petite*, *oblique*, rejoignant les larmes et les guidant (fig. 141), au lieu de la *détestable* mutilation (fig. 140) qui consiste à fendre machinalement, d'un coup, tout le canalicule. Pour pratiquer la *bonne* incision, le couteau boutonné lacrymal doit, après avoir pénétré dans le point et le canalicule, conserver son tranchant dirigé *vers l'œil* (fig. 149) et non en haut (fig. 147 et 148).

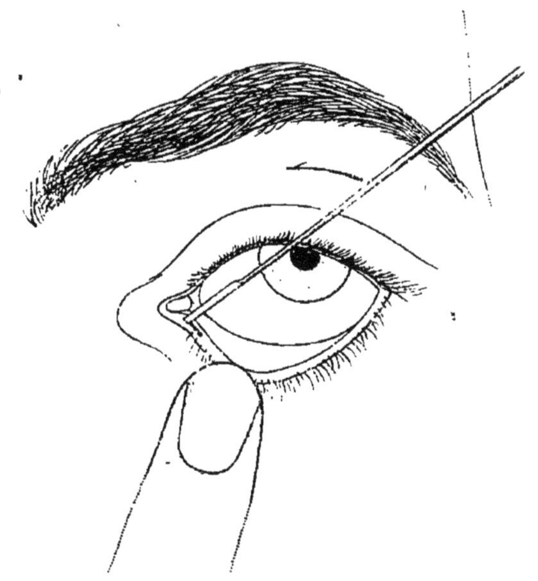

Fig. 148. — *Mauvaise* section ainsi obtenue

L'incision du canalicule **supérieur** doit, au contraire, être *très étendue pour les grosses sondes*.

Les sondes *courbes*, *olivaires*, n°s 2, 3 et 4, *aseptisées par la chaleur* et enduites d'**huile goménolée**, seront ensuite placées.

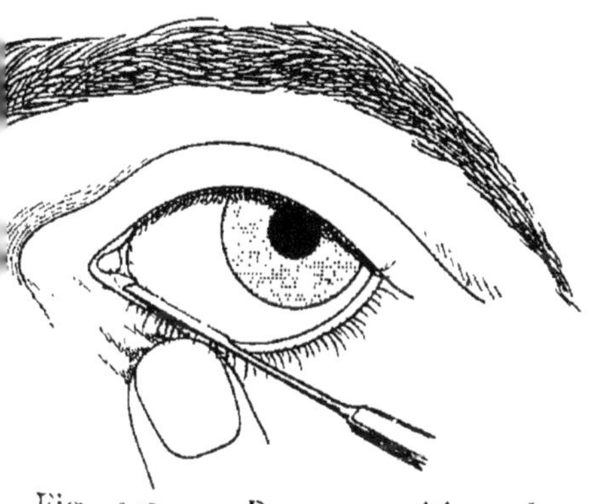

Fig. 149. — *Bonne* position du couteau (*tranchant vers l'œil*, permettant la *bonne* incision *oblique*).

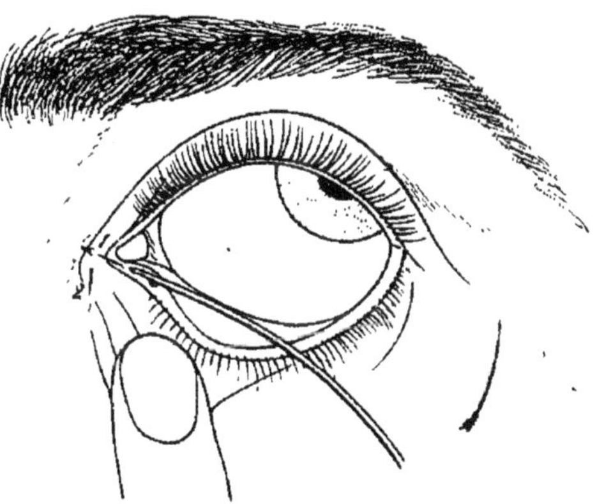

Fig. 150. — Les directions principales du cathétérisme : 1 ←, 2 ↓.

jamais tous les jours, ce qui irrite le canal, mais 2 à 3 fois par semaine.

Les très *grosses* sondes *coniques* et *olivaires* seront introduites par le canalicule **supérieur**.

Le ***cathétérisme rétrograde, de bas en haut***, par le nez, est trop compliqué pour devenir usuel.

Remarques essentielles.

Ne pas avoir le fétichisme des énormes sondes : pour quelques bons résultats, un plus grand nombre de mauvais suit l'emploi des sondes géantes, d'un calibre véritablement « kolossal ». Il en est ainsi pour l'urèthre : le canal lacrymal est aussi sensible que lui. *In medio stat virtus*, sauf dans les cas *exceptionnels* qui réclament des mesures *extrêmes*, où nous employons, sans hésiter, les grosses sondes (fig. 151).

Ne jamais abandonner complètement le cathétérisme : toujours pratiquer, après quasi-guérison, au moins 2 ou 3 cathétérismes ***annuels***. Pensez au rétrécissement uréthral abandonné.

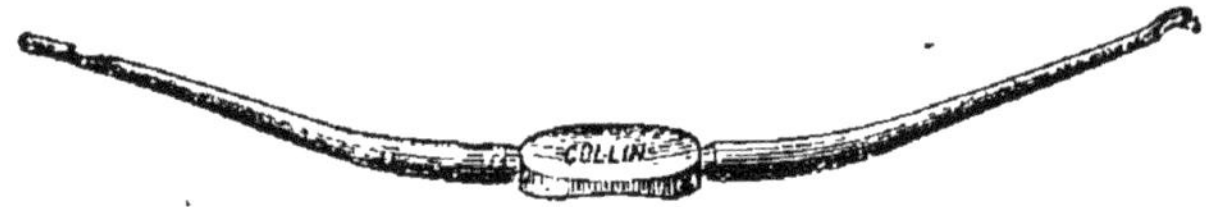

Fig. 151. — Sonde biconique de Weber pour les fortes dilatations.

Ne jamais faire d'injections immédiatement après le cathétérisme, mais *avant lui* ou les *jours suivants*. La moindre éraillure occasionnerait de grands accidents, car l'injection entraîne des microbes dans les tissus.

Prier le malade de ne pas se moucher violemment après le cathétérisme, et de se moucher ***une narine après l'autre***, pour éviter un brusque *emphysème* palpébral, qui cause d'ailleurs plus de peur que de mal.

4° Rétrécissement avec blennorrhée du sac. — Ici l'infection coexiste avec le rétrécissement *inflammatoire* du canal nasal et la *dilatation* du sac.

C'est tout à fait le ***rétrécissement uréthral*** avec « ***goutte*** », qui s'entretiennent l'un l'autre, cercle de plus en plus vicieux.

Tout d'abord il y a lieu d'inciser ***les*** DEUX ***canalicules*** et d'élargir les voies lacrymales par des sondages méthodiques et prudents, ***espacés suivant la réaction du canal***.

Le *malade* doit, à tout moment dans la journée, masser, exprimer, *moucher* son sac, avec le doigt.

Le soir, il instillera un « *modificateur* », (sulfate de zinc à 1 p. 300, argyrol à 1 p. 10, parfois nitrate d'argent à 1 p. 300 (ces derniers, 1 à 2 fois par semaine).

Se méfier de la *coloration brunâtre* provoquée par les sels d'argent longtemps employés et alterner les remèdes.

Les *injections* de nitrate d'argent et de quelques autres topiques, ont leur utilité, ainsi qu'une série *de procédés*, où *le spécialiste* devra mettre en œuvre son *originalité*.

Il y a beaucoup à trouver sur ce terrain difficile.

Il existe des dacryocystites **rebelles**, mais le traitement *guérit la majorité* des dacryocystites et réduit le reste à un léger *suintement*.

Trop de fois l'extirpation du sac et la mutilation définitive ont été réalisées alors qu'on aurait pu les éviter.

Seules, les dacryocystites **réfractaires** nécessitent, suivant le cas, l'*oblitération ignée des canalicules*, l'*extirpation du sac* lacrymal ou, mieux, sa *destruction au thermocautère*, en particulier dans la **tuberculose**.

Il est bon de **faire traiter le nez** par un spécialiste et de prescrire au malade des *prises d'acide borique mentholé*, des *inhalations goménolées*, RAREMENT des *injections nasales*.

5° DACRYOCYSTITES DES ENFANTS. — Chez le *nouveau-né*, l'imperforation de l'orifice nasal des voies lacrymales guérit, *sans cathétérisme*, dans les 2/3 des cas. Le cathétérisme sera donc reculé pendant plusieurs *mois*.

Conseillez seulement les pressions et évacuations répétées du sac, les instillations d'argyrol, de nitrate d'argent à 1 pour 200, de sulfate de zinc, suivant la nature et l'abondance de la sécrétion, les lavages aseptiques, puis surveillez la situation.

Le diaphragme retardataire s'ouvrira ordinairement de lui-même, ou éclatera inopinément sous la pression digitale.

Chez les enfants **plus âgés**, *agissez comme dans les dacryocystites de l'adulte.*

Méfiez-vous, ici, de la fréquence des **végétations adénoïdes**, de *la tuberculose* et de la *syphilis héréditaire* : comportez-vous en conséquence.

6° DACRYOCYSTITE ENKYSTÉE. — La « *tumeur* » *lacrymale* a quelquefois des tendances séparatistes. Quand elle les a réalisées, elle forme une **cavité close**, tendue à l'extrême, *dure* comme une bille. Cette poche est le **sac** lui-même, ou un diverticule **présacculaire** (cellule **prélacrymale** analogue aux cellules *prévésicales*), colonie enkystée pour son compte (fig. 152). C'est alors une dacryocystite **en bissac**, où le détroit s'est bouché.

L'*extirpation*, complétée, ou non, par la cautérisation ignée ou chimique, sera pratiquée par l'ophtalmologiste.

7° TUMEUR VÉRITABLE, NÉOPLASIQUE. — Il est très rare d'avoir affaire à un ***néoplasme*** intra-sacculaire (sarcome, épithélioma, polype).

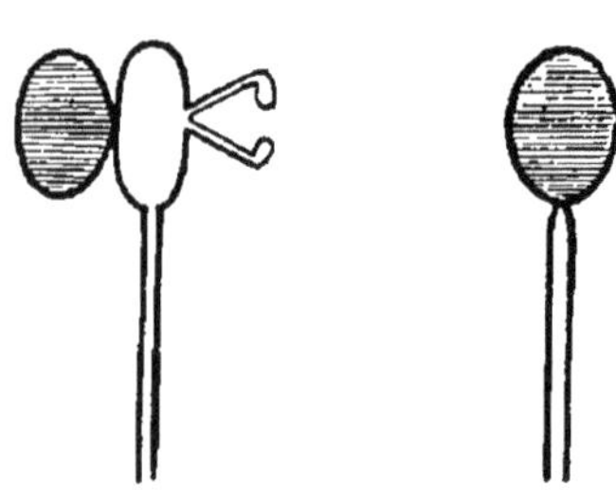

Fig. 152. Tumeur PRÉlacrymale.

Fig. 153. Tumeur lacrymale *enkystée*.

L'opération variera suivant le siège et les dimensions de la tumeur primitive ou secondaire (d'origine nasale, maxillaire, palpébrale).

NÉOFORMATION PARASITAIRE. — Les *concrétions parasitaires* (streptothrix) s'extirperont par le curettage après incision du méat lacrymal.

9° CORPS ÉTRANGERS. — Les canules de Dupuytren (!), les débris de sondes, de couteaux, les cils, les barbes d'épi de blé ou d'avoine seront retirés à la pince, s'ils émergent ou, après examen radioscopique, avec le concours d'un rhinologiste, car l'élimination ou l'opération ont lieu par les fosses nasales, le sinus maxillaire, la bouche.

Ne jamais se presser et attendre la *mobilisation spontanée*, plus ou moins complète, du corps étranger. Quand elle se produit, le pousser doucement vers les fosses nasales avec une grosse sonde, si l'extraction, par ouverture du sac lacrymal, est impossible.

10° PHLEGMON DU SAC ET AUTOUR DU SAC LACRYMAL. — Ici encore, la précipitation est mauvaise conseillère. Ce qu'il faut, c'est ***agir à temps.***

Ne vous hâtez pas d'intervenir. *Le pus*, s'il est formé, *est très profond*. Vous ferez souffrir inutilement le malade, ***sans évacuer ce pus*** : il ne l'oubliera pas, non sans raison.

Rien ne soulagera autant le malade que les *cataplasmes de lin* très chauds, supérieurs aux compresses chaudes; même couvertes de taffetas gommé. Vous inciserez *au moment opportun*, ou bien l'abcès s'ouvrira seul; vous appliquerez une ***mèche*** et des pansements ***humides***. Les jours suivants, introduisez une ou deux fois *jusqu'au fond de la plaie*, un *crayon de nitrate d'argent*, ou plutôt la *perle* classique de nitrate d'argent fondu à la flamme et cueillie sur un stylet.

Le spécialiste s'occupera plus tard de fermer la fistule consécutive et de rétablir la perméabilité des voies lacrymales.

Il y arrivera généralement. Les *suppurations « **froides** »* des voies lacrymales sont plus tenaces et *plus constamment accompagnées d'obstruction* que *ces abcès aigus.*

11° Gomme du sac lacrymal. — Le mercure et l'iode agissent merveilleusement sur elle et l'incision serait une erreur lamentable.

12° Fistule ancienne. — Les fistules lacrymales anciennes, voire congénitales, sont difficiles à guérir, malgré la cautérisation ignée ou chimique, les extirpations profondes avec déplacements autoplastiques, au besoin l'*oblitération des points lacrymaux.*

13° Obstruction totale et incurable avec larmoiement incoercible. — Il arrive que des traumatismes divers, des ulcérations, oblitèrent irrémissiblement les canalicules, le sac ou le canal lacrymal.

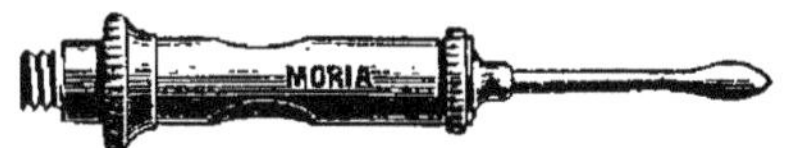

Fig. 154. — Thermo-cautère lacrymal de Panas.

Si le sac lacrymal forme un cloaque, il y a lieu de ***l'isoler*** par l'*oblitération ignée* des *points* lacrymaux ou de le ***détruire*** par la cautérisation ignée avec le cautère à boule spéciale (fig. 154).

Il faut supprimer ce foyer purulent, marécage permanent au contact de l'œil, surtout si nul procédé ne peut reformer des voies définitives d'excrétion lacrymo-nasale.

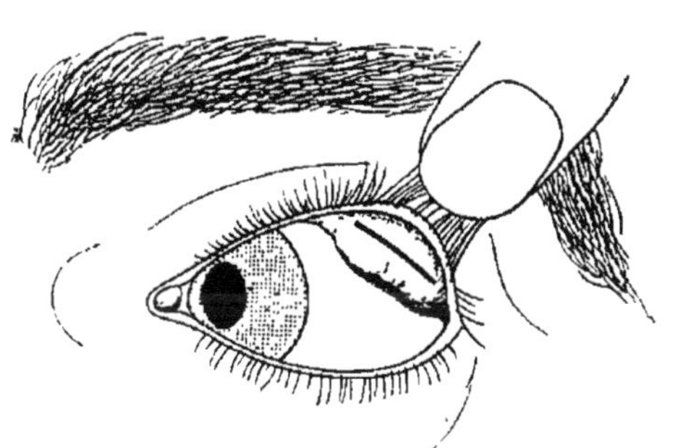

Fig. 155. — Incision pour l'ablation de la glande lacrymale accessoire.

Dans les cas où, *après avoir tari la suppuration* des voies lacrymales, il subsiste un *larmoiement très gênant*, rebelle au *cathétérisme* et à la *dilatation*, ***l'ablation de la glande lacrymale accessoire***, opération de Wecker, que le spécialiste exécutera sous la simple anesthésie locale, reste une bonne opération, non défigurante, cette glande lacrymale étant très accessible par la conjonctive (fig. 155).

Elle ne comporte que trois ou quatre jours de pansement occlusif.

Elle réduit ou supprime le larmoiement sans entraîner la dessiccation de l'œil, car la lubréfaction est assurée par les autres glandules dont vous avez trouvé plus haut la distribution anatomique.

LES DANGERS DES DACRYOCYSTITES ET LE DEVOIR DU PRATICIEN

Une dacryocystite n'est pas seulement gênante du fait du larmoiement et de la suppuration qu'elle entraîne, avec conjonctivite, blépharite, ectropion.

Elle est *dangereuse*, parce que la *cornée*, constamment baignée dans une sécrétion virulente, s'infecte au plus léger traumatisme.

Chez les ***paysans***, atteints de dacryocystite, avec ou sans ozène, la simple piqûre ou éraflure cornéenne par un épi de blé, le frottement par une main rugueuse qui essuie les larmes et le pus, donneront inopinément un redoutable abcès de la cornée avec tendance au *phlegmon total* de l'œil.

Or, le malade ne se plaint que du larmoiement qui est la gêne, alors que la suppuration est le danger.

Insistez pour qu'un traitement approprié soit institué au plus tôt, au lieu d'admettre par indifférence qu'il s'agit d'une tare négligeable.

Soins personnels journaliers. — Le malade qui porte un écoulement muco-purulent des voies lacrymales, évitera que cet écoulement ne lui joue un très mauvais tour.

Pour cela, il doit, cinq ou six fois par jour, le vider, par la pression du doigt, « moucher son sac », puis observer les précautions suivantes :

Matin et soir, bassinage à l'eau bouillie chaude alcalinisée (une pincée de borate, bicarbonate ou salicylate de soude, une cuillère à café de glyco-thymoline par tasse à thé) :

Trois fois par semaine, une goutte d'argyrol à 1/10 après évacuation du pus, à remplacer par le sulfate de zinc à 1/300, lorsque la sécrétion n'est plus purulente ou si l'œil tend à se colorer en noir, à « s'enfumer ».

« Garder le contact » avec un spécialiste qui, de temps à autre, vérifiera l'état des voies lacrymales et fera tout son possible.

Le DEVOIR DU PRATICIEN consiste :

1° Avant tout, à ***reconnaître*** la dacryocystite, au lieu de la confondre avec une *conjonctivite*. Pour cela, il ***doit presser***, avec l'index, ***sur le sac*** lacrymal, ***chez*** tous ***les malades qui ont les yeux rouges***, ***larmoyants ou suppurants*** ;

2° A ***envoyer*** le malade à un spécialiste, ***avant que la maladie soit passée à un stade chronique*** ;

3° A ***ne pas exécuter*** (fût-il muni de sondes, de canules et de seringues lacrymales) ***d'injections*** et de ***cathétérismes, s'il ne les a pas répétés sous une direction compétente et s'il n'est pas sûr.*** PAR EXPÉRIENCE, ***de bien faire.***

Il s'expose sans cela, il expose son malade aux plus grands déboires.

La cure des affections lacrymales est, ***plus encore que celle des affections urinaires*** avec laquelle elle a quelque analogie, longue, délicate, nécessairement variable avec les catégories morbides et l'individualité des malades. Elle est, cependant, *très efficace si elle est active*, tout en restant *prudente*. Sinon, elle devient *périlleuse*.

Elle comporte un *traitement* **simultané** *des* **fosses nasales**, *des voies* **lacrymales**, *de l'œil* et un *traitement* **général**, lorsqu'elle est exactement comprise.

CHAPITRE VIII

LES ATTITUDES VICIEUSES DE L'ŒIL
PAR DÉSORDRE OCULO-MOTEUR

LES DEUX STRABISMES

Vous reconnaîtrez les maladies des ***nerfs*** et des ***muscles** moteurs* de l'œil (fig. 156), à *deux symptômes* frappants qui découlent immédiatement de la connaissance anatomo-physiologique de cet appareil. Le premier, *objectif*, est une ***attitude vicieuse*** de l'œil qui est « de travers » ; le deuxième, *subjectif*, est la ***diplopie*** : le malade voit deux objets au lieu d'un.

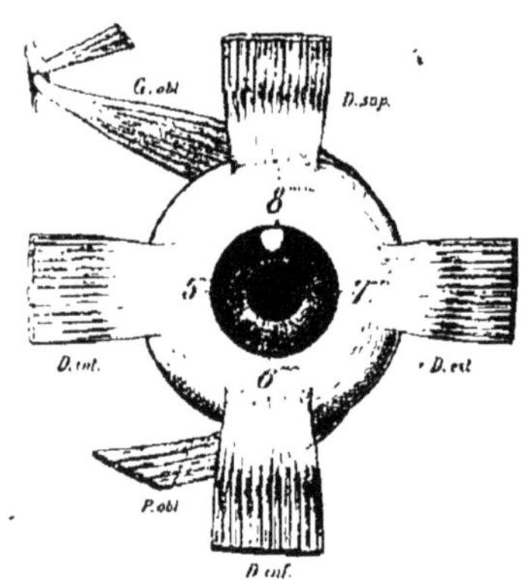

Fig. 156. — Muscles de l'œil avec leurs distances d'insertion de la cornée.

Droit INTERNE, adducteur ; droit EXTERNE, abducteur ; droit INFÉRIEUR, abaisseur, rotateur, adducteur ; droit SUPÉRIEUR, élévateur, rotateur, adducteur ; GRAND OBLIQUE avec sa poulie, abaisseur, rotateur, abducteur ; PETIT OBLIQUE, élévateur, rotateur, abducteur.

Quoique ces deux symptômes soient généralement liés, il est des malades chez lesquels la *diplopie* ne s'accompagne d'*aucune attitude vicieuse* de l'œil : le muscle fonctionne encore, affaibli, non paralysé, et l'œil suit toutes les directions.

Il est aussi des yeux dont l'*attitude vicieuse* est *très accentuée* et ***cependant le sujet qui louche, ne voit pas double*** ; ainsi dans le *strabisme* **fonctionnel**, par opposition au *strabisme* **paralytique.** Le sujet a peut-être vu double au début de sa déviation, puis il a *neutralisé* sa diplopie. Son strabisme s'est développé dans l'*enfance* : mais, contrairement à un préjugé répandu, il n'est pas *congénital* et se développe surtout entre 2 et 4 ans.

Le strabisme *paralytique* est surtout une maladie *de l'adulte* ou *du vieillard.*

Néanmoins des paralysies oculo-motrices s'observent dès la naissance.

Même chez les enfants, pensez à la possibilité du strabisme *paralytique*, lors d'une *déviation* accentuée de l'œil.

DIAGNOSTIC DE LA RAISON DE L'ATTITUDE VICIEUSE

Demandez-vous si la ***déviation est avec paralysie*** *ou* ***sans paralysie***. Les CONTRACTURES sont infiniment rares.

Ce diagnostic est facile, puisque, sauf si le sujet était borgne, la **paralysie** s'accompagne SEULE d'une **diplopie** gênante, de *vertige*, de *position compensatrice de la tête.*

Rien d'analogue dans le *strabisme* pur et simple.

Si la paralysie a toutefois duré *très longtemps*, il a pu se produire à la longue une *neutralisation de la diplopie, qui a disparu*, mais il reste une *impotence* visible d'un ou de plusieurs muscles, au moins dans les mouvements extrêmes des yeux.

Faites d'abord fermer, avec la main, successivement, chaque œil, « *sans bouger la tête* », et suivre un de vos doigts en tous sens. *L'œil s'arrête* dans la direction où l'entraînerait normalement le muscle impuissant. Il y a donc une *paralysie* évidente.

Vous n'avez pas à vous occuper de la déviation *primitive* ou *secondaire* des yeux, égales dans le strabisme simple, inégales (la déviation *secondaire* étant plus grande) dans le strabisme avec paralysie : affaire d'ophtalmologiste.

Si, au contraire, en oblitérant *successivement* chaque œil dévié, *son excursion* semble relativement *normale*, vous conclucrez au strabisme *sans paralysie*, au **strabisme** *tout court.*

STRABISME

La ***déviation*** oculaire, ***sans paralysie ni diplopie***, est variable. Le strabisme sera *convergent* (*interne*, nasal), *divergent* (*externe*, temporal), *susvergent* (supérieur), *subvergent* (inférieur), *oblique* (fig. 157 à 161) : la déviation *apparaît* sur *un* œil ou sur les *deux* yeux.

L'extension des mouvements oculaires est d'une ampleur sensiblement physiologique, *chaque œil* étant *alternativement obturé* avec la main.

Etiologie et pathogénie. — La *pathogénie* du strabisme est

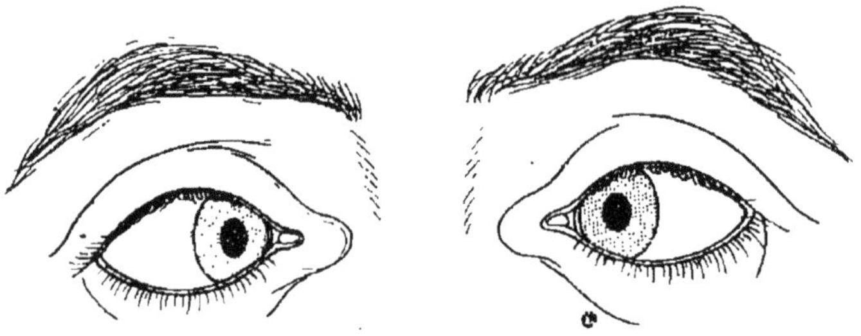

Fig. 157. — Strabisme interne extrême.

encore trouble. *L'attitude vicieuse* n'est qu'un *symptôme*. Les troubles de la vision binoculaire, les anomalies de la réfraction, avant tout les tares héréditaires et ***névropathiques***, s'unissent pour provoquer ce désordre dans lequel les éléments, cérébral, nerveux et musculaire, jouent un rôle incomplètement défini.

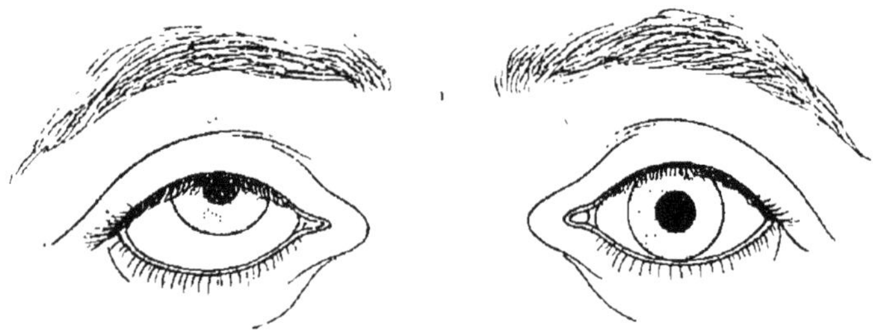

Fig. 158. — Strabisme supérieur.

Les ***tares oculaires*** sont particulièrement marquées : (***hypermétropie***, *astigmatisme* — ceux-ci surtout dans le strabisme ***convergent*** — ***myopie*** surtout dans le strabisme ***divergent***, lésions intra-oculaires, etc.). Enfin, l'œil qui *paraît plus dévié*, est fréquemment atteint d'une grande ***défectuosité visuelle*** (*amblyopie strabique*), et cet œil ne peut, sauf exception, que lire les plus gros caractères, un titre de journal, par exemple.

La recherche des *causes générales prédisposantes* montre qu'à peu près tous les strabiques sont des *nerveux*, issus de *familles névropathiques*. Le *strabisme* est ordinairement une *tare névropathique*. Car d'innombrables sujets, atteints exclusivement de tares oculaires et d'inégalité visuelle des yeux, ne louchent pas.

L'alcoolisme, la syphilis, les maladies nerveuses, le strabisme ne sont pas rares chez les parents.

Les causes *occasionnelles* du strabisme sont des plus discutables. Rien ne prouve que celles qu'invoquent les parents (mauvaise position dans un berceau, etc.), aient une valeur positive.

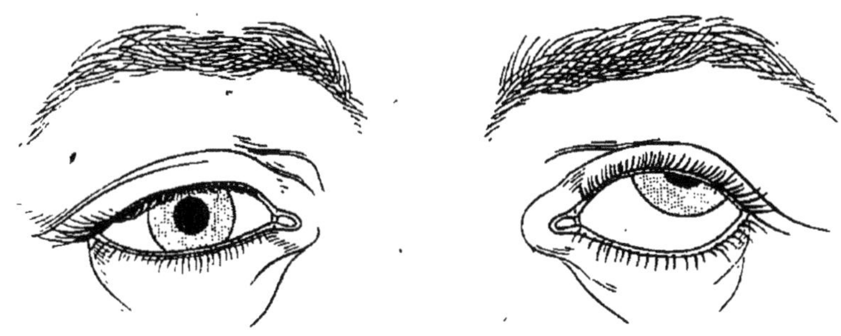

Fig. 159. — Strabisme oblique.

Plus d'une fois le strabisme suit des *convulsions*, une *fièvre éruptive* ou une *maladie* quelconque de la *première enfance*.

Ce qui est certain, c'est qu'un *traitement général médicamenteux*, quel qu'il soit et quelle que soit l'étiologie, *n'a pas d'action* sur le strabisme infantile.

L'*anesthésie chloroformique fait instantanément disparaître le strabisme convergent le plus excessif*, à tel point qu'on ne saurait plus quel est l'œil à opérer, si on ne l'avait pas précisé avant l'anesthésie. Cela prouve *positivement* que les muscles de l'œil ne sont pas *organiquement* plus *courts* dans le strabisme convergent, quoiqu'ils puissent être contracturés.

Dans quelles conditions verrez-vous les gens qui louchent?

1° *Très rarement*, on vous apportera un ***nouveau-né***, qui louche de temps en temps, ordinairement en *dedans*, vers le nez; **mais il est exceptionnel que le strabisme soit congénital**;

2° Le plus souvent, un ***enfant, entre deux et cinq ans***, commence à « tourner » un œil VERS LE NEZ, d'une manière d'abord intermittente, puis permanente. C'est tout le temps le *même œil* qui paraît mal placé : *cependant, par moments,* ***l'autre œil*** *« tourne mal »*, tandis que l'œil « de travers » *s'est redressé*. Il y a donc un œil presque constamment dévié, ***qui ne fixe pas***, et un œil en bonne position, l'***œil fixant***. Or, si vous vérifiez, ***lorsque l'enfant connaît déjà les lettres***, la valeur, l'*acuité visuelle* comparative de chaque œil, vous constaterez ordinairement la faiblesse relative de l'***œil non fixant*** et dévié, faiblesse que les verres n'améliorent que peu. Vous entendrez répéter que le strabisme est une affection *bilatérale* et, en effet, comme dans un attelage, les deux yeux sont solidaires; mais le fait habituel est que, dans les cas qui *paraissent monolatéraux*, il existe un bon et un

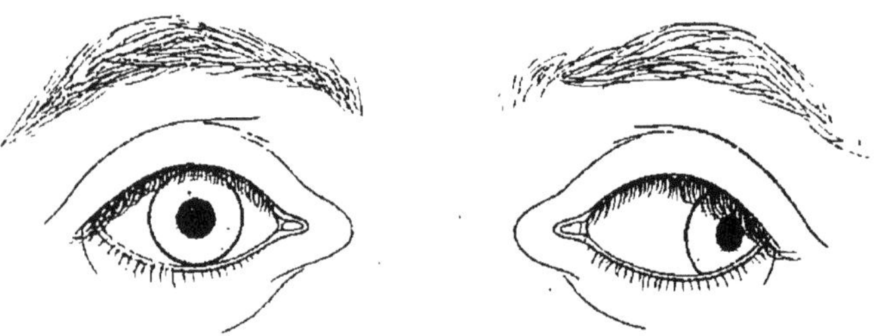

Fig. 160. — Strabisme divergent : l'œil droit de vision meilleure et fixant habituellement.

mauvais œil et c'est généralement le *mauvais œil* qui a une *attitude vicieuse.*

3° Il y a des cas de loucherie ***intermittente***, *en « faux pas »*.

4° Lorsque les deux yeux se dévient, ***tantôt l'un, tantôt l'autre***, ce *strabisme* est véritablement **alternant**; ici, *presque toujours les deux yeux voient bien,* ***aussi bien, l'un que l'autre.***

Il est possible que de tels yeux conservent une bonne vision

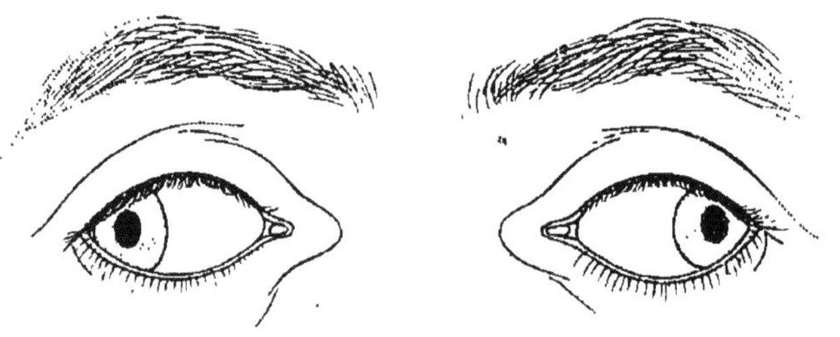

Fig. 161. — Strabisme divergent excessif.

parce que la loucherie alterne et qu'elle alterne parce qu'ils conservent une bonne vision, tandis que, dans le strabisme *localisé*, la vision est médiocre, soit parce que le *défaut d'usage de l'œil dévié* en est cause, soit, ce qui est loin d'être impossible, malgré tous les arguments contraires, certes non décisifs, par suite d'une *amblyopie préexistante, monolatérale* et que d'ailleurs le défaut d'usage aggrave.

5° Vous observerez des malades qui louchent *obliquement*, et présentent *en même temps* du **nystagmus**. Les yeux *tressautent* perpétuellement, aux impulsions *volontaires*.

6° Il y a enfin des sujets qui louchent ***en dehors***. Vous trouvez ici l'œil qui paraît le plus dévié, très inférieur à l'autre, soit par maladie, soit par *réfraction défectueuse*. Par exemple l'œil en question est *seul myope* ou beaucoup *plus myope* que l'autre. Il ne participe pas à la vision et s'en va de côté, lassé, impuissant (fig. 160).

Les statistiques prouvent que la *majorité* des yeux à *strabisme* ***convergent*** sont ***hypermétropes***, et la majorité des ***divergents, myopes***, mais tout le monde a vu des yeux astigmates ou des yeux absolument *normaux, égaux en réfraction et en acuité visuelle*, et qui sont déviés en dedans ou en dehors, contrairement aux règles, nous allions dire aux usages, et aux probabilités.

Vous n'avez pas à *mesurer* le strabisme, c'est encore l'affaire de l'ophtalmologiste ; vous n'avez pas non plus, *alors que vous avez eu à le différencier d'une paralysie*, à le différencier d'une *insuffisance de convergence*, variété d'impotence neuro-musculaire qui n'est pas rare chez les myopes, des ***contractures*** apparaissant chez l'adulte, et d'autres désordres oculo-moteurs exceptionnels.

TRAITEMENT

Les *indications* dans le traitement du strabisme sont les suivantes :

1° Corriger les ***vices de réfraction*** ;

2° *Réveiller **la vision*** de l'œil *affaibli* ;

3° Rétablir la vision ***binoculaire*** ;

4° Remettre chirurgicalement les yeux ***en position esthétiquement normale***, si les moyens précédents n'ont pas suffi à la reproduire.

Comment réaliser ce traitement ***optico-chirurgical*** ?

Chez l'adulte. — Tout d'abord, pour un *adulte*, rappelez-vous qu'à moins de déviations minimes, ***est trop tard*** pour s'en tenir à ***un traitement optique*** et *orthopédique* (lunettes, stéréoscope, diploscope). Ce traitement *secondera*, tout au plus, ***une opération*** qui concerne le spécialiste.

Chez le petit enfant. — Quand il s'agit d'un *enfant de deux à trois ans*, ***hors d'état de porter lunettes*** et ***qui ne sait pas lire***, le spécialiste vous donnera les indications, variables, pour appliquer et continuer, tantôt dans un œil, tantôt dans les deux yeux, des instillations d'une solution très faible d'*atropine*. Il vous enseignera, ainsi qu'aux parents, à couvrir périodiquement l'œil *fixant*, l'œil qui paraît « droit », ***le bon œil***, pour permettre à l'autre de travailler *seul*, au lieu de continuer à perdre, *par défaut d'usage*, les restes de son acuité visuelle. De petits bandeaux, des louchettes *non* perforées, des rondelles de gaze fixées avec des bandelettes d'emplâtre à l'oxyde de zinc, permettront de réaliser ce desideratum.

Dans la seconde enfance. — Pour l'enfant *plus âgé*, ***qui vient d'apprendre à lire***, le port des ***lunettes*** appropriées, la louchette perforée et non perforée, les exercices stéréoscopiques et diploscopiques sont indiqués. L'appréciation du résultat de diverses épreuves (atropinisation, etc.), permet d'inférer si l'attitude vicieuse est susceptible de se corriger, ou non, peu à peu, *sans opération*, par le port de lunettes et les autres exercices. ***Quelques*** strabismes s'atténueront ou disparaîtront ***sans opération.*** Mais, dans les cas très accentués, cette opération, ***qu'il ne faut point exécuter avant l'âge de 8 à 9 ans***, reste indispensable : elle aura été préparée par le traitement orthoptique qui, prudemment continué après elle, en fixera les résultats.

Ne redoutez nullement l'opération du strabisme et ne la déconseillez pas à vos malades qui s'en effraient à tort. *La très grande majorité en sera pleinement satisfaite.* Elle sera ordinairement réalisable avec l'*anesthésie locale*, sans chloroformisation qui, en supprimant l'attitude vicieuse, fausse les résultats immédiats et consécutifs. Dans les cas rares où la rénovation esthétique n'est pas intégrale, les *retouches* seront *possibles, en temps opportun.*

Ne soyez pas sceptiques sur la possibilité de « remettre les yeux droits », définitivement droits. Cette possibilité est réalisée, *tous les jours*, par les ophtalmologistes. Gardez-vous d'abandonner un strabique à un sort qui lui porte un préjudice énorme. Vous vous rendrez compte du service rendu, lorsque vous aurez *vu* une strabique *avant* et *après* une opération qui l'aura rendue matériellement et moralement un autre être.

On ne doit pas discréditer l'opération du strabisme pour lui substituer *exclusivement* le traitement par les lunettes et les exercices orthoptiques. La plupart des malades qu'on présente comme guéris sans opération, *après des années d'exercices, louchent encore, plus ou moins.*

Il faut compter avec l'***amélioration naturelle*** et progressive due *au temps*. *Quelques* strabismes ***convergents***, abandonnés à eux-mêmes, guérissent *tout seuls*, après bien des années : c'est la grande exception, mais le fait est réel. D'autre part, ce sont des yeux identiques à d'autres dont cependant la déviation ne subira aucun changement. De plus, la vision, si défectueuse, de l'œil d'attitude vicieuse, *ne s'améliore nullement*, ***même si l'œil s'est remis en bonne position.***

Ces observations de ***guérison spontanée*** sont trop peu fréquentes pour qu'on s'abstienne de traiter le strabisme. Le traitement, optique et chirurgical approprié, doit être exécuté *sans trop attendre*, car son action réussit *d'autant mieux* qu'il est appliqué, *au plus tard, chez les adolescents*, quoiqu'on puisse encore opérer à tout âge.

Le strabique guéri de bonne heure voit alors s'ouvrir, au point de vue social, une existence infiniment différente de celle à laquelle sa tare si apparente l'aurait condamné, aussi bien dans un sexe que dans l'autre.

En somme, l'opération s'impose dans les 2/3 des cas.

Nature de l'opération. — L'ophtalmologiste utilise contre le strabisme deux méthodes principales, *séparées* ou *associées*.

L'une est la ***section tendineuse*** (***ténotomie***) du muscle qui correspond à la déviation et qui semble tirer trop l'œil à lui. Ce muscle, désinséré, *recule*, retenu encore par les ligaments de l'aponévrose de Tenon et, *sans paralysie*, se réinsère en arrière sur le globe oculaire, tout en laissant l'œil se redresser.

L'autre méthode, basée sur la désinsertion, le raccourcissement et l'***avancement*** *du muscle opposé à la déviation*, « renforce » l'action de ce muscle et contribue aussi à redresser l'œil, en sens inverse de la déviation : seule, cette opération est ordinairement insuffisante.

Le médecin devra savoir qu'on n'obtient *parfois* le parallélisme des axes oculaires qu'en intervenant aussi sur l'œil qui est censé ne pas loucher et que plusieurs opérations graduées sont nécessaires dans les strabismes *extrêmes*, pour arriver à un excellent résultat esthétique. L'opération du strabisme est, de même que celle du glaucome, une admirable conquête du XIXe siècle et, dans son genre, vaut celle de l'extraction de la cataracte, dont le XVIIIe siècle a eu l'honneur.

NYSTAGMUS

Le nystagmus est un *tremblement* oculaire généralement bilatéral : l'œil vibre, animé d'*oscillations* horizontales, verticales, obliques, rotatoires. Ces oscillations s'exagèrent quand le malade veut fixer, par exemple, le doigt du médecin qui l'examine.

Nystagmus congénital et infantile. — *Chez les enfants*, le nystagmus annonce des *yeux défectueux* (cataractes congénitales, anomalies, chorio-rétinites, scléroses du nerf optique, ophtalmie purulente avec *perforation* cornéenne, taies et opacités partielles du cristallin).

Le *praticien* devra donc se rappeler, que, sauf exception, le nystagmus des enfants accompagne *une mauvaise vision* et de véritables *lésions oculaires* ou *cérébrales*.

Nystagmus acquis. — Certains nystagmus sont d'ordre ***professionnel***. Les *mineurs* en sont atteints, par suite d'intoxication, de fatigue due à la position du corps, d'éclairage trop faible.

Les lésions de l'*oreille* s'accompagnent quelquefois de nystagmus et les otologistes attachent une grande importance au nystagmus provoqué par diverses épreuves qui leur donnent des renseignements sur l'état du labyrinthe.

Quand vous observerez un nystagmus, *pensez à l'oreille en même temps qu'à l'œil*.

Enfin le nystagmus se produit dans un grand nombre de *maladies du système nerveux*.

Chez les *petits enfants nystagmiques*, il a existé des méningites et des pseudo-méningites, des convulsions.

Le nystagmus est *caractéristique* dans la ***sclérose en plaques*** et dans le *tabes héréditaire* de Friedreich. Il se produit aussi dans les tumeurs du cervelet.

Pronostic. — Le *praticien* devra surtout retenir du nystagmus sa *coexistence* avec les maladies de l'***oreille***, du ***système nerveux*** et de l'***œil***, dans la grande majorité des cas. Si les nystagmus professionnels ou accidentels guérissent, il est très rare qu'on ait une action marquée sur le nystagmus des *enfants*. Dès que ce symptôme disgracieux est constaté, le praticien devra relever les tares acquises et héréditaires et se compléter par un ophtalmologiste, un otologiste et un neurologiste.

PARALYSIES

Vous êtes consulté par un malade, en proie à un ***vertige*** et « ***voyant double*** », depuis quelques jours en général, car, espérant que « cela passera », il consulte rarement dès les premières heures de cette situation anormale. Tel sujet, peu intelligent ou faiblement atteint, se plaindra seulement de voir « trouble ». Votre *examen* démontre l'existence d'une *diplopie* qui engendre le vertige.

LA DIPLOPIE, SA SIGNIFICATION

Dans l'immense majorité des cas, ***un patient qui voit double***, ***est atteint de paralysie d'un des*** NERFS ***moteurs de l'œil :*** le muscle correspondant ne fonctionne pas. Il y a *un* ou *plusieurs nerfs* paralysés ou très rarement une maladie *musculaire* destructive (tuberculose, etc.), qui aboutit au même résultat fonctionnel. Enfin ***plusieurs nerfs*** d'un côté ou même des deux yeux, y compris ceux de l'iris et du muscle ciliaire, sont quelquefois paralysés *en bloc*. On réserve le nom d'***ophtalmoplégie*** à une paralysie *d'au moins deux* paires nerveuses différentes.

Ne croyez pas que diplopie signifie toujours *paralysie* d'un nerf ou d'un muscle de l'œil. S'il faut ordinairement deux yeux pour voir double, il existe une diplopie *monoculaire et le malade voit double* AVEC UN SEUL ŒIL, dans quelques lésions intra-oculaires (cataractes, etc.).

Cause de la diplopie. — *Pourquoi voit-on double quand on a une paralysie d'un muscle ou nerf de l'œil?* Ceci est aisé à comprendre. Un des yeux a perdu son équilibre, il ne peut arriver à mettre sa région *maculaire*, *point central* de la vision distincte, dans la même position que celle de l'autre œil. Les deux images ne sont donc point « projetées » sur un point identique et *ne se confondent plus* (fig. 162). *Elles sont séparées* : d'où ***diplopie***. *L'œil étant une chambre noire*, l'image ***fausse***, celle qui dépend de l'œil ***arrêté*** (paralysé), donc placé dans une *position anormale*, est « localisée » au dehors, ***en sens inverse du point qu'elle occupe sur la rétine*** et plus ou moins ***écartée de l'image vraie*** suivant le degré de la paralysie. Vers la guérison, *les images se rapprocheront lentement jusqu'au moment où elles se confondront* de nouveau.

La diplopie et la position des doubles images se comprennent plus facilement encore, si vous vous rappelez que, *lorsqu'un muscle est paralysé*, son ***antagoniste***, n'étant plus *contrebalancé*, entraîne l'œil dans une *nouvelle situation* qui est ***exactement l'inverse*** de celle que lui ferait occuper le muscle paralysé.

L'œil étant un « appareil photographique », toute image projetée au dehors est, répétons-le à dessein, *localisée* en sens inverse de la position qu'elle a sur la rétine. Comme l'œil *paralysé* est lui-même établi *dans une position* **inverse** *de celle que lui donnerait le muscle paralysé*, il s'ensuit que la ***fausse image*** *est projetée exactement dans le sens que lui donnerait* ***physiologiquement*** *le muscle* ***lésé***. La ***position des images*** et la connaissance exacte de l'***action physiologique*** de *chaque muscle isolé* (fig. 156) suffisent donc, en principe, à déterminer *quel est le muscle paralysé*.

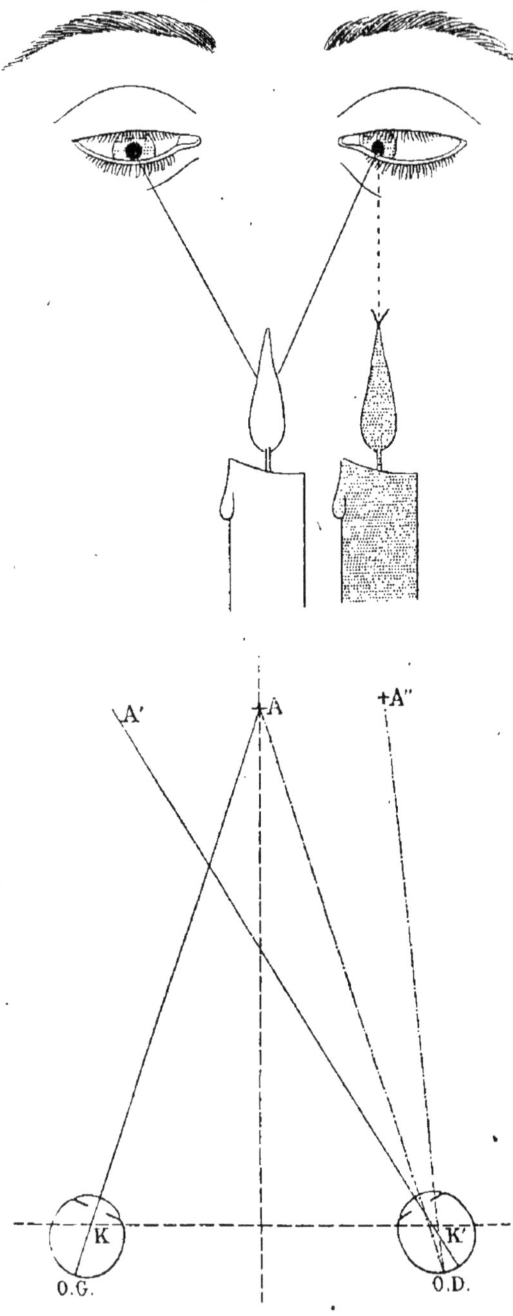

Fig. 162. — Paralysies du droit externe (en haut de l'œil gauche : en bas de l'œil droit). Images dans la diplopie homonyme (A, A'').

La diplopie disparaît habituellement peu à peu dans les paralysies *incurables*. Le malade finit par *neutraliser* la fausse image et annihiler ses sensations pénibles.

DIAGNOSTIC

1° *Y a-t-il une paralysie?*

Comment établirez vous qu'un malade, dont l'œil a une ***atti-***

tude oculaire vicieuse *peu apparente*, qui se plaint surtout de ***vertige*** et de ***diplopie***, est atteint d'une *paralysie?*

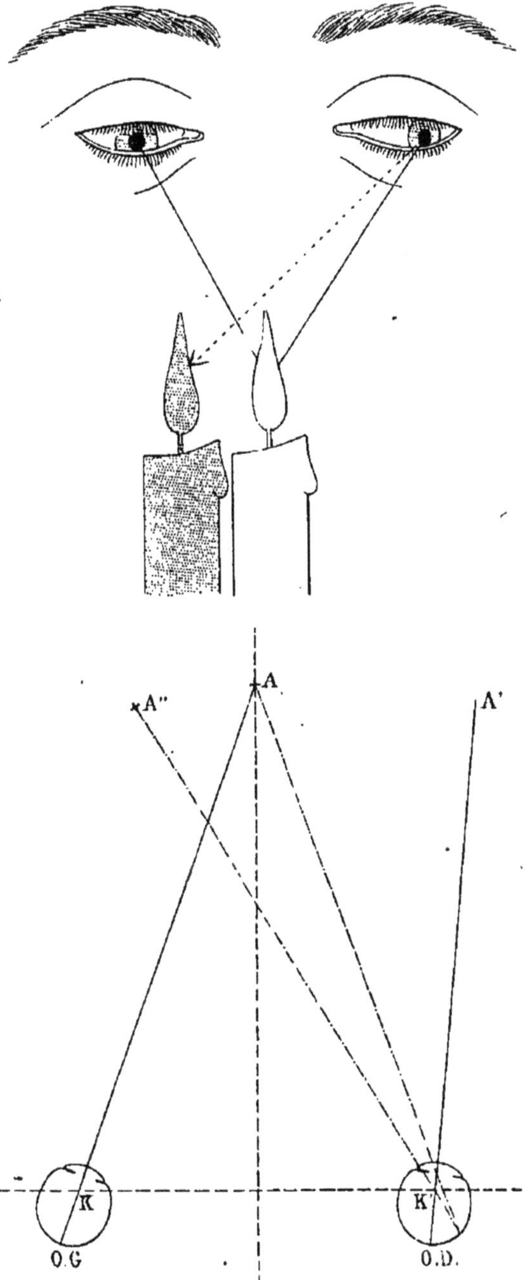

Fig. 163. — Paralysies du droit interne en haut,) de l'œil gauche ;en bas, de l'œil droit. Images croisées (A, A").

Faites toujours ***fermer un œil***, s'il y a *vertige* ou *diplopie*. Lorsque la ***gêne disparait*** *instantanément, admettez la paralysie oculo-motrice.*

Éliminez la ***diplopie monoculaire***.

Ensuite présentez un objet, ***une bougie*** ou un doigt, au malade, à une distance d'environ 1 mètre, et, après occlusion *alternative* de chacun des *yeux*, demandez-lui s'il voit *deux* objets. Répétez cette expérience *en haut, en bas, à droite, à gauche.*

Si, très exceptionnellement, le malade voit deux *ou plusieurs* objets *avec un seul œil*, il est atteint de diplopie *monoculaire*, ce qui, pratiquement, exclut l'idée d'une paralysie oculo-motrice.

Recherchez alors les *cataractes commençantes*, les *déplacements* (luxation et subluxation) *du cristallin*, les *névroses* hystériformes.

Vous avez éliminé la diplopie monoculaire.

La diplopie vient forcément d'une paralysie d'un muscle ou d'un nerf oculaires. Il s'agit de déterminer, d'abord, ***l'œil pris***, puis le ***muscle*** et le ***nerf***, avant de penser à *l'étiologie* et au *siège, proche ou éloigné, de la lésion* originelle.

Placez un ***verre rouge*** devant un des yeux pour accentuer la différence des images perçues et savoir A QUEL ŒIL elles CORRESPONDENT.

2° ***Quel est l'œil paralysé***, à moins que les deux yeux ne soient pris?

Parfois la réponse à cette question est automatique. L'œil lésé est ***dévié***, en dedans, en haut, en bas, à droite, à gauche, ***fixé, immobilisé dans cette position***, en dépit des efforts du patient pour suivre ce qu'on lui présente en tous sens, l'autre œil *fermé*.

L'*attitude vicieuse* est très apparente dans les ***paralysies totales de la 3ᵉ paire et de la 6ᵉ paire***, LES SEULES CLAIRES ET SIMPLES POUR LE PRATICIEN.

Quand le moteur oculaire ***externe*** (6ᵉ paire) est paralysé, l'œil attiré par le tonus du droit interne, son *antagoniste*, « louche » *en dedans* (fig. 162) vers le nez : si la paralysie est bilatérale, les

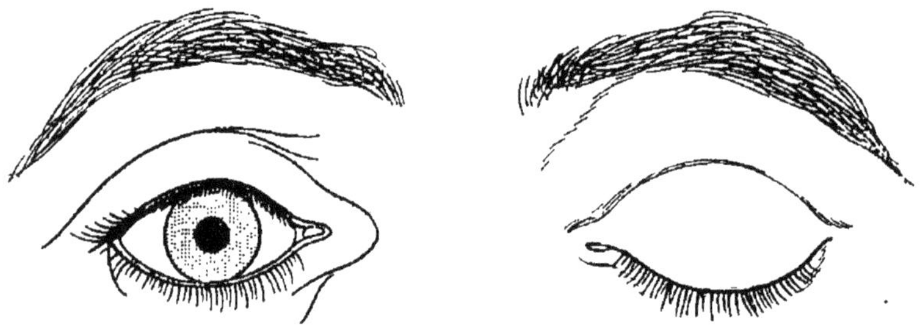

Fig. 164. — Paralysie complète de la 3ᵉ paire avec blépharoptose (œil gauche).

deux yeux sont attachés au coin interne de l'ouverture palpébrale. Au contraire, la déviation est *en dehors*, quand la 3ᵉ paire (moteur oculaire commun) est paralysée et, dans les cas complets, la *paupière supérieure*, qu'elle innerve aussi, est en *prolapsus* (***blépharoptose***), corrigeant pratiquement la diplopie (fig. 164).

Vérifiez toujours si *un ptosique ne voit pas double*, en lui relevant la paupière supérieure (fig. 165) : son œil est *dévié*, s'il est paralysé.

La *face* du malade est *tournée* (**attitude compensatrice**) de façon à suppléer le muscle impuissant, à diminuer la diplopie et l'écartement des images.

Le plus souvent il n'y a qu'*un seul nerf* paralysé et d'*un seul*

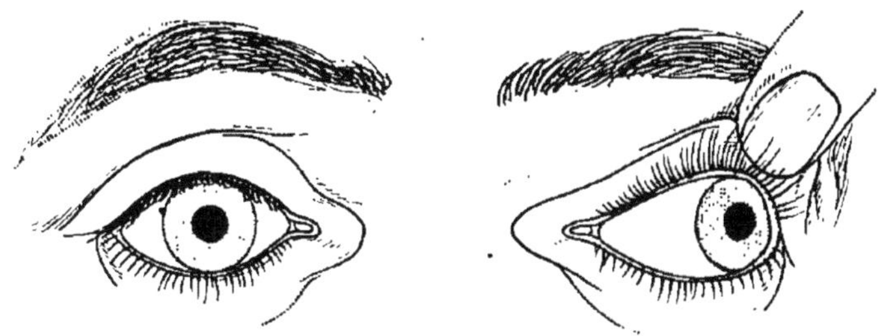

Fig. 165. — La même, quand on relève la paupière tombée.

côté, mais un ou plusieurs nerfs de *chaque côté* peuvent être paralysés à la fois, ainsi que *tous* les nerfs *des deux côtés* (**ophtalmoplégie totale**). Il existe des paralysies *symétriques*, des deux sixièmes paires par exemple.

Des **associations** de paralysies oculaires, une *chute de la paupière supérieure* ou des deux paupières supérieures, une *paralysie faciale*, une paralysie du *trijumeau* ou de tout autre nerf crânien, une monoplégie brachiale, une hémiplégie, une hémianopsie, une névrite optique **concomitantes**, ont une signification importante pour le diagnostic de localisation.

Quelquefois le **torticolis** est engendré, chez les jeunes sujets, par une **ancienne paralysie oculaire** qui a entraîné l'attitude cervicale *compensatrice* de la diplopie. La possibilité d'une complication aussi singulière doit être connue des chirurgiens, la prescription de lunettes correctrices ou une opération *oculaire* ayant pu guérir le torticolis.

3° **Quel est le nerf ou le muscle impotents**?

Paralysies d'un seul nerf. — La **paralysie de la 3e paire**, innervant **à la fois** les muscles **droits supérieur**, **inférieur**, **interne**, **petit oblique**, **constricteur pupillaire et releveur palpébral**, entraînera :

La *blépharoptose*, la *mydriase*, la *paralysie de l'accommodation* (*la lecture est impossible* sans un fort verre *convexe*), le *strabisme divergent* et la *diplopie horizontale* **croisée**, c'est-à-dire que la *fausse image* est projetée du *côté opposé à l'œil paralysé* (fig. 163).

La **paralysie de la 6e paire**, qui n'innerve que le **droit externe**, **abducteur**, produira du *strabisme convergent avec fausse image du même côté* (**diplopie homonyme**) (fig. 102).

La **paralysie de la 4e paire** (**grand oblique rotateur, abaisseur et abducteur**) produit une **diplopie verticale** et **homonyme**, avec déviation de l'œil vers le haut et le côté *non lésé*.

Il existe enfin des paralysies *isolées* d'un *rameau* nerveux atteignant *un seul* des muscles innervés *par la 3e paire*, sur UN œil ou sur les DEUX yeux, mais leur détermination *compliquée* est du ressort de l'*ophtalmologiste*.

L'examen d'une paralysie oculaire montre :

1° *Dans le* **sens de l'action physiologique** *du muscle* **impotent** :

L'*image fausse* et l'*exagération* de la *diplopie*, la limitation des mouvements du globe, la direction de la face et l'inclinaison de la tête.

2° *Dans le* **sens contraire à l'action physiologique** *du muscle* **impotent** *:*

L'attitude vicieuse de l'œil, *la diminution de la diplopie*.

Le **praticien** n'a pas à entrer dans ces recherches touffues : il se bornera à diagnostiquer les paralysies de la 3e et de la 6e paire, puis, pour *toute* paralysie, procédera au traitement *étiologique*, avant plus ample informé.

Une consultation établira la situation et le **pronostic**. Elle diagnostiquera aussi la **paralysie**, d'une CONTRACTURE.

Ophtalmoplégies. — Ce sont des **paralysies** généralisées, *congénitales* ou *acquises*, *héréditaires* et *familiales*, des *nerfs et muscles* de l'œil.

Lorsque ***tous*** les *noyaux* centraux (*ophtalmoplégie nucléaire progressive*) des nerfs oculo-moteurs s'éteignent successivement, le malade, avec ses paupières tombées, soulevées péniblement par le plissement du front, ses globes oculaires absolument immobiles, *figés* dans l'orbite, présente le **facies** ophtalmoplégique ***d'Hutchinson*** : il existe même en famille.

Les ophtalmoplégies réclament une consultation **neurologique** complète.

La *migraine* ophtalmoplégique (**paralysie subite et récidivante** de tous les muscles) est souvent bénigne ; elle *guérit en peu de jours*, mais elle suit aussi quelquefois de redoutables processus intracrâniens, infectieux ou néoplasiques. Son pronostic doit être réservé.

Paralysie des mouvements associés. — Il est des cas où, *sur les deux yeux*, alors que les autres mouvements des yeux restent possibles, il se produit une *paralysie des mouvements associés*,

verticaux (paralysie de l'*élévation* ou de l'*abaissement*) ou ***latéraux*** (paralysie de la *convergence*). Les fibres d'association des noyaux nerveux et des circonvolutions sont lésées dans ce genre d'affection qui guérit rarement.

Une *consultation ophtalmo-neurologique* s'impose.

LES CAUSES DES PARALYSIES OCULO-MOTRICES

Cherchez la ***cause*** de la paralysie et le ***siège de la lésion*** paralysante.

Tout d'abord y a-t-il eu TRAUMATISME? Certains ***traumatismes crâniens*** entraînent une paralysie oculo-motrice immédiate : c'est plus fréquemment *la 6e paire* qui est touchée (Panas), parce qu'elle passe sur le bec du rocher (voy. ***Blessures***).

Après les *traumatismes* orbitaires (pénétration directe d'un corps étranger), ou ***péri-orbitaires*** (choc sur le pourtour de l'orbite, avec ou sans fracture perceptible), les paralysies *guérissent plus souvent que celles d'origine intracrânienne.*

Recherchez s'il n'existe pas *une* AFFECTION CÉRÉBRO-SPINALE (***tabès***, sclérose en plaques, ***méningite***, tumeur, affections bulbaires, hémorragie, paralysie générale), une névrose (goître exophtalmique, etc.), une ***infection*** aiguë et *récente* (***diphtérie***, fièvres éruptives, zona, pneumonie, etc.), une *infection ancienne* (***syphilis***, paludisme, ***tuberculose***, etc.), une ***intoxication*** (alcool, plomb, intoxication *professionnelle*, intoxication *alimentaire*, etc.), une ***maladie de la nutrition*** (***diabète***, mal de Bright, *artériosclérose* avec *hypertension artérielle* et tendance aux hémorragies).

Les paralysies ***rhumatismales*** restent douteuses.

Examinez les ***cavités céphaliques***, *nez* et *sinus péri-orbitaires, oreille*. Les ***otites*** donnent des complications oculaires paralytiques; tantôt il y a paralysie du facial, tantôt paralysie d'un des nerfs moteurs de l'œil, ordinairement *de la 6e paire*. Cette paralysie, exceptionnellement suivie de méningite, guérit presque toujours.

Les affections des ***dents*** entraînent parfois un retentissement oculo-moteur par parésie ou contracture.

Dans toutes les paralysies oculo-motrices, recherchez la ***sensibilité cornéenne*** avec un crin, une barbe de plume, une tête d'épingle ou un stylet flambés. Si *elle est disparue*, cela vous prouve que le *trijumeau*, quelquefois les deux trijumeaux, sont touchés, *en même temps que les nerfs moteurs.*

Examinez à fond les *pupilles* et leurs réflexes. Puis procédez à l'examen *total* du malade, examen du système nerveux au complet, avec mention spéciale du réflexe rotulien, examen des divers organes, des fonctions, des urines, du sang (réactions de la *syphilis*, de la tuberculose, *ponction lombaire*), antécédents *familiaux*, *héréditaires*, causes occasionnelles de la paralysie.

Localisation de l'obstacle neuro-musculaire. — Vous vous demanderez si la lésion qui entraîne la paralysie, est *nerveuse* ou *musculaire* (certaines *myopathies* et infections purement musculaires sont possibles), enfin où est probablement cette lésion.

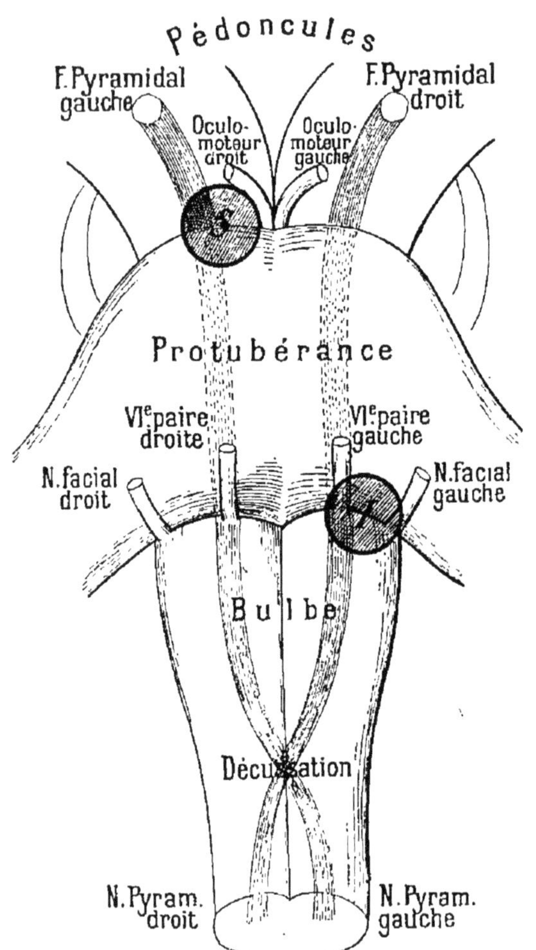

Fig. 166. — I, Lésion donnant lieu au syndrome de Millard-Gubler; S, lésion donnant lieu au syndrome de Weber.

Est-elle ***périphérique*** ou ***centrale*** ?

Vous en rechercherez les signes *orbitaires* (exophtalmie, compression des nerfs), ceux de la *base du crâne*, de la *protubérance*, du *bulbe*, de l'*écorce*.

L'examen de *tous les nerfs crâniens* et celui du ***champ visuel*** est indispensable, ainsi que celui du ***système nerveux***, pratiqué *par des spécialistes*.

C'est l'ensemble des symptômes morbides qui corrobore l'état de l'œil et fixe l'étiologie.

Quelquefois la localisation découle d'un SYNDROME avec ***paralysie alterne***, véritable *cliché*.

Les deux *principaux*, parmi tant d'autres plus compliqués qui se multiplient à l'infini (chacun son syndrome) et concernent le *neurologiste*, sont les suivants (fig. 166) :

Syndrome de Millard-Gubler. Paralysie *monolatérale* du moteur oculaire ***externe*** et ***du facial, du côté de la lésion originelle*** : paralysie des *membres du côté opposé*. La lésion est *protubérantielle*.

Syndrome de Weber. La lésion est *pédonculaire* et se manifeste par une paralysie du moteur oculaire ***commun*** *d'un côté*, avec une paralysie de la *face* et des *membres* du *côté opposé*.

PRONOSTIC

Le pronostic d'une paralysie oculaire est, ***dans la pratique journalière***, un pronostic de probabilité.

Une migraine ophtalmoplégique guérira vite, mais récidivera ; sa cause peut être grave.

Quelques paralysies *séniles*, probablement dues à un épanchement hémorragique, guérissent en quinze jours à trois semaines.

Toutes les paralysies doivent avoir un pronostic réservé, *car les cas les plus contradictoires s'observent*. Par exemple, chez un **syphilitique** avéré et *non tabétique*, vous guérirez, en *peu de semaines*, par un traitement *intensif*, *presque toutes* les paralysies oculaires. D'autres resteront incurables.

Chez tel **tabétique**, les paralysies sont ***fugaces***, *vous les verrez disparaître en peu de temps*. Par contre, vous verrez divers tabétiques conserver des paralysies oculo-motrices *incurables*, malgré l'identité des aspects cliniques, les traitements les plus modernes et les plus complets.

Ne portez donc pas de pronostic ferme et gardez-vous de décourager.

La *diplopie* finit par disparaître.

L'*attitude vicieuse* est modifiable *par une opération*, lorsque la paralysie est reconnue incurable.

Pratiquement le patient ne sera *plus gêné* par la vision double et son œil se trouvera dans une *situation* moins disgracieuse. Son état sera tolérable.

Un dernier conseil. *Ne parlez pas trop de* « **paralysie** » devant le malade. La paralysie d'un œil, cela veut dire, pour beaucoup, l'atrophie du *nerf* optique et *la cécité*. Parlez de trouble, de gêne, d'***affaiblissement*** passager d'un ***muscle de l'œil,*** plutôt que d'un nerf.

Vous épargnerez ainsi force soucis au malade et à son entourage, tout en disant la vérité, toujours bonne à entendre, quoi qu'on en dise, si on la prend au sérieux sans la prendre au tragique, et si on la présente avec tact.

TRAITEMENT

Tout d'abord ***supprimez la diplopie***, par un bandeau, un verre *dépoli* sur l'œil dévié ou, à la rigueur, sur l'œil, le « moins bon ».

Puis, de concert avec vous, l'*ophtalmologiste* et le *neurologiste* établiront la localisation et le traitement du mal.

Le *traitement général* est celui de l'*étiologie*, au grand complet (régime alimentaire, hygiène, médicaments).

Si la *syphilis* est avérée (concomitants, antécédents, réactions, hérédo-syphilis), le traitement mercuriel et iodé par *ingestion* suffira parfois, mais il est plus expéditif et plus sûr de l'aider, tantôt par des *frictions*, tantôt par des *injections* de sels mercuriels soit solubles (biiodure, énésol, etc.), soit insolubles (calomel), soit de sels arsenicaux (salvarsan). L'*huile grise est de peu d'effet*. Les alternances et les associations thérapeutiques permettent de poursuivre le traitement de mille manières, en laissant reposer l'estomac. Usez quelquefois d'un traitement où le *mercure* est *dissimulé*. Des élixirs spécialisés ou des prescriptions subtiles vous le permettront. *Il faut savoir* guérir, par le mercure, sans prononcer obligatoirement le mot de syphilis.

Étant donnée l'extrême efficacité du traitement « dépuratif », mercuriel, arsenical et iodé, *combiné*, dans le *traitement des paralysies oculaires*, imposez-le, sous une forme ou une autre, ***à peu près dans tous les cas***, et, bien entendu, *dans ceux où aucun moyen d'investigation scientifique, fût-il le plus précis, n'affirme* positivement *la syphilis*. Le malade ne demande qu'à guérir.

Mais rappelez-vous aussi les cas où la paralysie oculaire survient au cours ou au début d'une maladie *incurable*, par exemple d'une *méningite*, d'une *tuberculose*, d'une *néoplasie intracrânienne*, d'une névropathie inexorables.

Aussi gardez-vous également de l'optimisme et du pessimisme *systématiques* en fait de paralysie oculaire. ***Les neuf dixièmes des malades guérissent***. Le dixième reste ***incurable*** e

***mourra** bientôt, alors qu'au moment de la paralysie*, l'examen le plus complet, le plus compétent, ne pouvait que constater une excellente santé apparente, sauf l'accident oculaire : voilà ce qu'atteste la pratique.

Localement, que fera l'*ophtalmologiste*? *Il neutralisera, si cela n'est déjà fait, la diplopie* avec des *verres* spéciaux (dépolis et fumés, prismatiques). Il utilisera, au besoin, une électrisation *prudente* et diverses manœuvres *mécanothérapiques*. Enfin, lorsqu'une paralysie, après plusieurs années, est évidemment *incurable*, une *opération* (avancement et renforcement musculaires, etc.), donnera d'appréciables résultats esthétiques et visuels (neutralisation rapide de la diplopie, si elle a persisté).

L'*électrisation* doit être *habilement* faite pour ne pas être ***nuisible***. Elle provoque, si elle est appliquée *sans discernement*, des contractures avec nouvelles attitudes vicieuses, de plus en plus difficiles à combattre.

Les praticiens n'ont qu'à se rappeler à ce sujet les avantages et les inconvénients de l'électrothérapie dans la paralysie faciale, où ils en ont l'expérience, pour en suivre *consciencieusement* les règles et les indications.

CHAPITRE IX

L'EXOPHTALMIE
ET LES
MALADIES DE L'ORBITE

Blessures, inflammations, tumeurs, voilà les trois grandes éventualités de la pathologie orbitaire. Plus dramatiques encore que les ***traumatismes*** (voy. ***Blessures*** *de l'œil et des annexes*), les ***inflammations*** orbitaires posent immédiatement les problèmes suivants : 1° L'***inflammation compromettra-t-elle la vision*** ? 2° ***gagnera-t-elle le cerveau*** ?

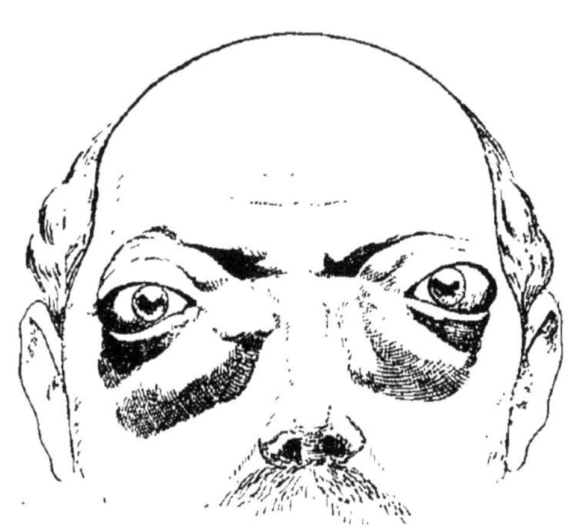

Fig. 167. — Cancer des fosses nasales et des deux orbites avec exophtalmie bilatérale.

La ***vue*** et la ***vie*** sont l'enjeu simultané dans une *infection* orbitaire.

Et que dire des ***néoplasmes*** ?

Pensez au sarcome qui, chez l'adulte, et aussi chez l'*enfant*, projette l'œil éteint « hors de la tête », traverse les fosses nasales, gagne *les deux orbites*, tue lentement avec les *douleurs* les plus atroces et le *masque* horrible en « tête de grenouille » (fig. 167).

Que de responsabilités, médicales et chirurgicales, vu ***la fréquence*** *des tumeurs* ***malignes*** et la ***rareté*** des tumeurs ***bénignes***, si le ***diagnostic*** et le ***pronostic*** ont été insuffisants !

Que de satisfaction pour tous, lorsqu'on aura pu d'emblée établir le diagnostic rassurant d'une maladie ***effrayante***, mais ***bénigne***, curable ***sans opération***, telle que la *ténonite* rhumatismale !

LES DEUX SYNDROMES ORBITAIRES

L'EXOPHTALMIE, L'ENOPHTALMIE ET LEUR DIAGNOSTIC

En présence de la multiplicité des affections orbitaires, sur quels *signes essentiels* le **praticien**, *consulté le premier*, basera-t-il, soit une conviction, soit une probabilité?

L'œil placé dans l'orbite comme dans un entonnoir en rapport (fig. 168) avec le nez, les sinus osseux et la boîte crânienne, subira le contre-coup de toute maladie développée, derrière, à côté, rarement au-devant ou autour de lui (sur le *pourtour* orbitaire).

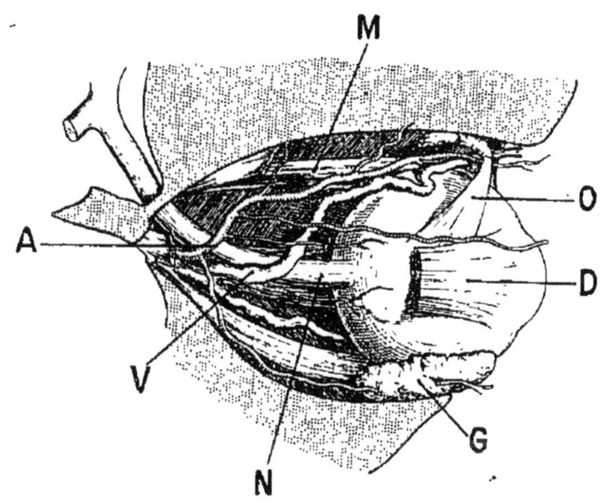

Fig. 168. — L'orbite vue d'en haut.
A, artère ophtalmique; V, veine ophtalmique; M, muscle droit interne; D, m. droit supérieur; O, grand oblique; N, nerf optique; G, glande lacrymale principale.

L'ŒIL EST PROJETÉ EN AVANT.

Il y aura EXOPHTALMIE ***directe*** ou ***oblique***; rarement *retrait* de l'œil, ÉNOPHTALMIE, ou *alternance des deux états opposés*.

Exceptionnellement l'œil conserve une position normale ou quasi-normale, au cours d'une affection orbitaire *antérieure*.

En fait, la *projection* ou le *recul* d'*un* œil, voire *des deux yeux*, voilà ce qui frappe l'attention du malade, *avec ou sans troubles visuels*, et ce que devra, de bonne heure, « s'expliquer et expliquer » le praticien.

Eliminons vite le RECUL de l'œil.

ENOPHTALMIE

Le *retrait* anormal de l'œil est *unilatéral* ou *bilatéral.*

L'énophtalmie **bilatérale** suit la fatigue, les fièvres graves, le choléra, les cachexies.

L'énophtalmie **unilatérale**, seule intéressante, provient, *les cas de varices orbitaires exceptés* :

1° D'*une paralysie du* **grand sympathique cervical.** Cette énophtalmie est minime, coexiste avec une légère *blépharoptose* et un *rétrécissement pupillaire* (Syndrome de Claude Bernard). ***Examinez** la* **pupille** *d'un* **œil trop enfoncé.**

2° D'*un* **traumatisme.** Les *blessures* de l'orbite, même *sans pénétration* de corps étranger ou fracture intraorbitaire, s'accompagnent quelquefois d'une *rétraction* oculaire permanente, alors que l'*œil est indemne*, par suite de troubles dystrophiques et nerveux lésant les muscles, la graisse, le grand sympathique orbitaires.

Vous devez savoir qu'à la suite d'**un coup de pied de cheval** à la *tempe*, d'une chute de bicyclette, etc., l'œil reste parfois *définitivement enfoncé dans l'orbite*, **alors qu'il n'a pas été touché** et que la vision est bonne.

Évitez de *confondre* l'énophtalmie avec un état *normal*, alors que l'**autre œil** *est en* **exophtalmie** ou **trop gros** (buphtalmie, staphylome cornéen, myopie excessive unilatérale, tumeurs).

L'œil **sain paraît trop profondément** placé, mais il a toujours été ainsi et **voit bien.**

L'œil *opposé*, *trop saillant*, **voit mal** par suite de ses lésions.

Le *traitement* doit être guidé par un spécialiste. Rarement l'électrisation, les opérations (agrandissement de l'ouverture palpébrale, ténotomie des muscles de l'œil) améliorent l'aspect disgracieux.

EXOPHTALMIE ET ENOPHTALMIE ALTERNANTES

Ce syndrome est fort *extraordinaire.*

Le malade s'est tout à coup aperçu qu'*à un effort*, **un** de ses yeux devenait beaucoup *plus proéminent* que l'autre. Par exemple, la défécation pénible et, chose socialement plus désagréable, le coït provoquent cette exophtalmie inopportune.

Comprimez le cou et par suite les jugulaires. *Vous obtiendrez immédiatement le même résultat.*

Vous reproduirez donc *à volonté* (**exophtalmie à volonté**) cette expérience lorsque le malade s'y prêtera.

Il suffit qu'il *penche* fortement la *face en avant* pour que l'œil « sorte de la tête », *dix fois, vingt fois de suite.*

Constatation plus inattendue encore : quand l'œil est « rentré », vous remarquerez qu'il est *trop enfoncé dans l'orbite,* que l'autre œil, sain, est topographiquement normal.

Il y a donc *exophtalmie à l'effort, énophtalmie* au *repos.* L'énophtalmie et l'exophtalmie *alternent*, se touchent.

La *graisse* de l'orbite, coussinet de l'œil, a disparu par un trouble trophique de nature indéterminée, auquel la thérapeutique ne remédie que très insuffisamment.

D'autre part les *veines* de l'orbite ont subi une *dilatation* ou tout au moins ne sont plus contenues par la graisse absente. C'est à leur remplissage par l'effort ou la compression qu'est due l'*exophtalmie inopinée.* Panas avait été consulté par une dame qui se serrait le cou avec un ruban pour rendre l'œil creux présentable !

Le pronostic n'est point grave, en ce sens que la vision de cet *œil instable* est conservée.

EXOPHTALMIE

Il n'est évidemment pas toujours possible de savoir pourquoi un œil « sort de la tête » : mais, quoi qu'on en dise, un *diagnostic patient*, **sérié**, modernisé, arrive généralement à une véritable *précision.*

L'*incision exploratrice — ultima ratio —* vraie laparotomie exploratrice, ne doit pas être ici, le premier et le dernier acte.

N'êtes-vous pas, à tout moment, en face d'un abdomen, d'un genou, d'un scrotum considérablement distendus et n'établissez-vous pas, ordinairement, un diagnostic ? L'orbite est une cavité comme les précédentes et n'échappe pas aux règles générales. Mais quelques connaissances et une investigation raisonnée, motivée, sont indispensables pour solutionner le **problème orbitaire**.

Examinez à *maintes reprises* votre malade : procédez *par ordre* et dans l'ordre suivant.

L'EXOPHTALMIE EST-ELLE RÉELLE ?

Les fausses exophtalmies. — Avec un peu d'attention, en y regardant *de près*, en palpant, en touchant, vous éviterez des *erreurs grossières.*

S'il y a des signes d'*inflammation*, ne confondez pas les ι tions orbitaires avec une *conjonctivite blennorragique*, un *phleg mon de l'œil*, voire un *glaucome aigu*.

S'il y a simplement un œil *très volumineux*, ne le croyez pas pour cela projeté en avant (forte myopie *unilatérale*, glaucome buphtalmique, tumeur intra-oculaire, etc.).

Ne prenez pas un œil *normal* pour un œil *exophtalme, parce que l'autre œil est anormalement petit*, atrophié, *enfoncé*, artificiel (!).

Exophtalmie très faible. — Un éclairage *rasant*, obtenu en tenant au-dessus du front une source lumineuse, montre une *très légère* saillie du bord des cils, *seuls éclairés* DU COTÉ EXOPHTALME, saillie impossible à déceler en pleine lumière. L'exophtalmie est certaine, quoique minime.

EXAMEN COMPLET D'UN EXOPHTALME

Vous ne ferez de la bonne besogne et vous n'arriverez à une *conclusion* qu'***avec une méthode rigoureuse***.

Seuls un ***examen complet*** de la ***face*** et du ***crâne***, puis un ***examen total du malade***, vous permettront d'aboutir.

Examinez :

Les ***paupières*** (œdémateuses, enflammées, variqueuses, ecchymotiques, emphysémateuses, traumatisées);

La ***conjonctive*** (chémosis, varicosités);

La ***cornée*** (*sensibilité*, transparence);

La ***pupille*** (forme, réactions);

Les ***muscles*** (motilité parfaite, *diplopie*, arrêt du globe dans diverses positions).

Scrutez :

La ***tension de l'œil*** par le toucher digital ;

L'état de la ***vision*** de chaque œil. Notez ce que voit le malade et s'il est aidé par des verres convexes ou concaves; notez s'il ne voit pas la main dans quelque partie de son champ visuel.

Faites pratiquer l'***examen ophtalmoscopique***.

Examinez la région des ***glandes lacrymales*** et celle du ***sac lacrymal***.

Examinez enfin l'***orbite***.

Palpez les ***os*** et les ***parties molles*** péri-oculaires.

Voyez si l'***œil se laisse***, ou non, plus ou moins ***refouler***, si l'*exophtalmie* est RÉDUCTIBLE OU IRRÉDUCTIBLE.

Etablissez :

La ***dureté***, la ***mollesse***, la ***pulsatilité*** périoculaires;

Les ***bruits anormaux*** à l'*auscultation* de la région ;

L'exagération INTERMITTENTE ***de l'exophtalmie, si l'on comprime le cou,*** donc les jugulaires, si l'on provoque les efforts, la projection de la tête en avant.

Examinez le ***crâne*** et la ***face*** dans leur ensemble (tumeurs, oxycéphalie, acromégalie) :

Les ***fosses nasales*** et surtout les SINUS PÉRIORBITAIRES (*transillumination*), ***examen absolument indispensable*** (fig. 169) :

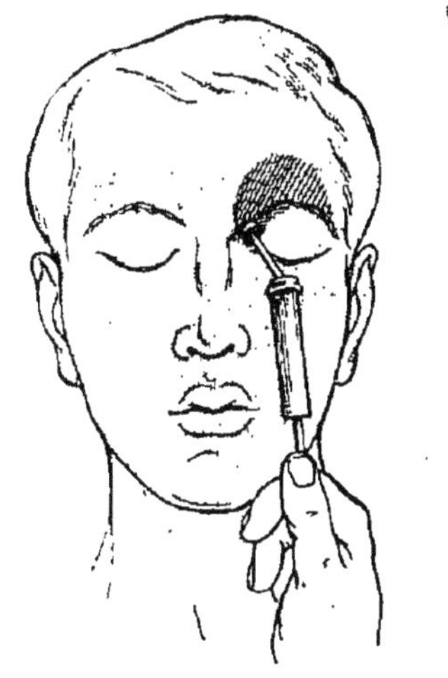

Fig. 169. — Éclairage du sinus frontal (Obscurité dans la sinusite).

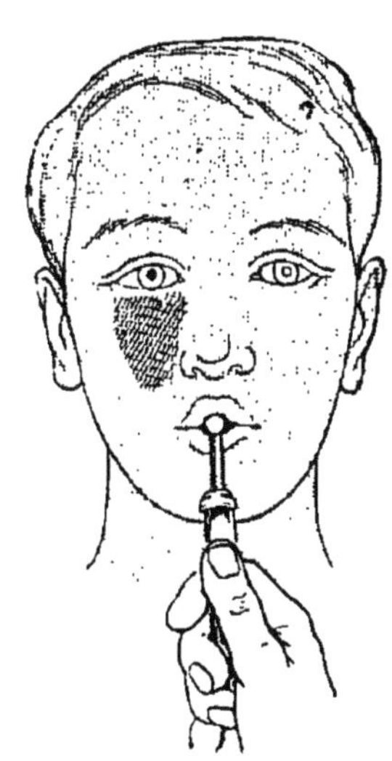

Fig. 170. — Éclairage du sinus maxillaire.

La ***bouche*** (DENTS, même et surtout les plus reculées, avec carie, abcès péridentaire, fistule, dystrophie *syphilitique*), les glandes salivaires et le pharynx;

Les ***ganglions*** préauriculaires, parotidiens, sous-maxillaires ;

Les ***oreilles***.

Examinez le ***cou*** (***corps thyroïde***, artères et veines, ganglions), ***tous les organes*** (***cœur,*** artères [***pouls*** et ***tension artérielle***], *estomac*, ***foie*** [leucémie, métastases néoplasiques]), etc.

Vérifiez s'il n'y a pas de ***tremblement*** (goître exophtalmique).

Faites examiner le ***sang*** (numération des globules, ***réactions*** humorales).

Vous ne pouvez naturellement que confier à un *spécialiste*, tout comme l'*ophtalmoscopie*, le reste de l'***orbitoscopie***, avec sondages prudents de fistules, ***ponctions, aspirations*** (liquides hydatique, céphalo-rachidien, kystique, sang, pus) et ***incisions exploratrices***.

Recherchez si l'exophtalmie est ou a été :

Permanente ou ***intermittente***, ***brusque*** ou ***progressive***, accompagnée de ***sensations spéciales*** (bruits, douleurs, troubles visuels), ***uni-*** ou ***bilatérale***.

Recherchez enfin le POINT DE DÉPART de l'exophtalmie qui est DIRECTE, LATÉRALE OU OBLIQUE.

Reconnaissez, si possible, l'***obstacle***, ***dur*** ou ***fluctuant***, qui la crée et pratiquez, autour de l'œil, le ***toucher orbitaire***.

QUELLE EST L'ORIGINE DE L'EXOPHTALMIE?

TRAUMATISME?

Pour « débrouiller » la situation, établissez, pour commencer, s'il y a eu un TRAUMATISME céphalique.

Palpez avec attention *les os* du pourtour de l'orbite pour déceler une ***fracture*** des parois, des bords ou du sinus frontal, avec ou sans crépitation et *emphysème*.

Les ***esquilles*** et les ***corps étrangers méconnus*** doivent être soupçonnés : il nous est arrivé d'enlever des éclats d'obus, des balles, des fragments de piquet, quinze jours et plus après l'accident, alors que la porte d'entrée était réduite à *une fistule* étroite.

Un traumatisme ***crânien*** aura pu entraîner des hématomes de l'orbite ou encore l'***exophtalmie pulsatile***. ***Cette dernière ne suit pas toujours immédiatement*** le *traumatisme*.

Les violents efforts, les quintes de toux sont capables de provoquer des ***hématomes*** chez les prédisposés aux ruptures vasculaires.

Lorsqu'on viendra vous chercher inopinément pour un enfant qui, ***en se mouchant***, a ressenti une vive douleur avec énorme gonflement orbito-palpébral, l'***emphysème*** est cause de tout.

Un ancien opéré de ***strabisme*** a une très légère exophtalmie consécutive à la ténotomie.

Si le ***traumatisme est très ancien***, pensez aux *corps étrangers* ***ignorés***. Des balles, des corps métalliques, sont expulsés par un abcès de l'orbite, après ***un séjour de plusieurs années***.

Vous avez ainsi éliminé le traumatisme et les exophtalmies post-traumatiques.

INFLAMMATION?

Demandez-vous ensuite :

Y a-t-il une inflammation de l'orbite?

L'inflammation AIGUË est ÉVIDENTE. Quelle est-elle?

Pensez d'abord à *la moins grave*, la ***ténonite***, téno-synovite de l'œil, d'origine rhumatismale ou goutteuse. Elle est très douloureuse, mais le malade ***voit bien*** et n'a que *peu* ou ***pas de fièvre***.

Il en est autrement dans le **phlegmon** traumatique ou spontané. Cherchez son ***origine de voisinage*** (*sac lacrymal*, nez, *sinus osseux*, bouche, *dents*), ou ***générale*** (*pyohémie*). L'œil du *côté atteint* ***perd la vue*** EN QUELQUES HEURES, et s'enchâsse dans l'orbite. La ***fièvre*** est celle des grands phlegmons.

Elle est moindre, la vision est relativement conservée, la mobilité de l'œil moins troublée dans les ***phlébites orbitaires*** dont la marche est aussi plus lente. Établissez si les *sinus de la dure-mère* sont pris; alors l'exophtalmie est ordinairement *bilatérale*.

Éliminez les ***ostéo-périostites***, surtout syphilitiques, qui ne donnent, au début, que peu de symptômes inflammatoires et font croire à une tumeur; pensez à la syphilis héréditaire, même chez des enfants d'*apparence saine*, *sans stigmates*, chez qui nous avons fait disparaître par les frictions mercurielles, d'*énormes* ostéo-périostites; pensez encore à l'*actinomycose* et à la *tuberculose* du bord *orbitaire inférieur*, au niveau de l'*os malaire*, *lieu d'élection*.

TUMEUR?

La palpation découvre une « grosseur », sans inflammation. L'exophtalmie est à peu près *irréductible*.

Lorsque la ***tumeur*** est osseuse (*exostose*, généralement *non* syphilitique, contrairement à l'ostéo-périostite), la ***radiographie*** vous aidera pour en déterminer le siège, le volume, la forme. Elle est d'autant plus indispensable avant l'opération qu'il y a des *exostoses* proéminant *à la fois* dans l'orbite et dans le cerveau.

La radiographie ne donne malheureusement *aucun résultat probant* pour les *autres* tumeurs, telles que :

Les tumeurs ***bénignes***, *liquides* ou molles (***kystes***, dermoïdes, *hydatiques*, qui prennent occasionnellement une tournure inflammatoire, *méningocèles*) :

Les tumeurs *bilatérales* SYMÉTRIQUES (lymphadénomes), les tumeurs *mobiles* (fibromes, exostoses rompues, à ne pas confondre avec une *glande lacrymale* déplacée, *flottante*) :

Les tumeurs ***malignes***, primitives ou secondaires (sarcomes, épithéliomas).

Comparez-les avec les tumeurs des glandes lacrymales, de siège ***supéro-externe***, avec les tumeurs ***palpébrales*** et ***conjonctivales*** (sous-palpébrales, d'où nécessité, pour les découvrir, de renverser les paupières).

Méfiez-vous des ***fausses*** *végétations adénoïdes*, des pseudopolypes qui repoussent, *chez les enfants*, après l'ablation. Ce sont d'effroyables *sarcomes*.

Les ***réactions*** *modernes* du *sérum des* ***cancéreux*** (réaction antitryptique, réaction meiostagmique, réaction d'Abderhalden) seconderont le diagnostic, surtout si plusieurs de ces réactions concordent.

Vous avez donc ***éliminé les exophtalmies*** d'origine ***traumatique***, ***inflammatoire et néoplasique***.

AFFECTION NEURO-VASCULAIRE?

Il ne reste de possible qu'une ***exophtalmie neuro-vasculaire***, plus ou moins RÉDUCTIBLE.

Pensez d'abord au ***goitre exophtalmique***, complet ou incomplet (exophtalmie, tachycardie, goitre, tremblement), puis à l'***exophtalmie pulsatile*** avec ses attributs caractéristiques, enfin aux *varices orbitaires* avec ou sans ***exophtalmie intermittente***.

Consacrez plusieurs séances à étudier votre malade ; vous arriverez ***par cette exploration et cette élimination méthodiques***, à un ***diagnostic***, à un pronostic ***fermes*** ou de ***très grande probabilité***. Vous en compléterez les éléments par les détails cliniques et thérapeutiques suivants.

INFLAMMATIONS

TÉNONITE

Qu'est-ce qu'une ***ténonite***?

Le globe de l'œil roule dans l'orbite comme la tête du fémur ou de l'humérus dans leur *articulation*. Cette « ***énarthrose*** » oculaire n'est tout de même pas complète : elle consiste en une bourse séreuse rétro-oculaire, doublée d'une « capsule » fibreuse, qui envoie ses prolongements sur les muscles de l'œil.

Si cette bourse s'enflamme, vous avez une synovite, et, comme les prolongements des tendons s'enflamment aussi, une ***téno-synovite***, une TÉNONITE, dont l'appellation rappelle Tenon et la « capsule » qu'il a décrite.

Or une *arthrite* ou une synovite entraînent de l'impotence, des douleurs au moindre mouvement et s'observent plus habituellement chez des *rhumatisants*.

Toute l'histoire clinique de la ténonite est là.

Évolution clinique. — Un gonflement avec *protrusion de l'œil rougi*, une vive *douleur* aux *excursions oculaires* se produisent sur un ou sur les deux yeux, à quelques jours ou heures d'intervalle.

Le malade et même le médecin sont réellement effrayés par l'exophtalmie et les douleurs intenses. ***Ils pensent à un « abcès » derrière l'œil.***

Cependant la ***vision reste excellente*** et l'***état général*** relativement *bon*.

Puis la maladie se comporte comme une arthrite, plutôt tenace et, avec ou sans *rechutes*, guérit.

Diagnostic. — Ne vous affolez pas et basez votre diagnostic sur les éléments ***positifs*** suivants : ***vision conservée***, peu ou ***pas de fièvre***, *terrain* ***rhumatismal*** ou *goutteux*, car nous y insistons, la ténonite, si elle est toujours « *rhumatoïde* », n'est pas toujours *rhumatismale*. La ténonite *goutteuse* nous a paru caractérisée par des ***paroxysmes*** douloureux essentiellement ***nocturnes***.

Au contraire, le ***phlegmon de l'orbite***, si grave pour la vue, s'accompagne d'une ***chute visuelle*** *brusque, du côté pris*. Le malade constate avec terreur, en « bouchant l'autre œil », qu'il ne voit RIEN avec l'*œil malade*.

La ***fièvre est violente***, l'œil est ***totalement immobilisé, dans le phlegmon*** DIFFUS. Ses origines infectieuses sont faciles à retrouver, *générales* (fièvres éruptives, infections diverses) ou *locales* (anthrax, sinusites, périodontites, etc.).

Ne confondez pas non plus la ténonite avec la ***phlébite orbitaire*** dont nous allons examiner les caractères.

Évitez surtout les confusions redoutables avec une *conjonctivite blennorragique* à gonflement palpébral et conjonctival énormes, où la ***sécrétion*** fait le diagnostic ; éliminez les *iritis*, le *glaucome aigu*, la *panophtalmie phlegmoneuse*, où l'état de l'œil et de la vision, *intacts dans la ténonite*, est caractéristique.

Il est deux affections **arthritiques** à différencier soigneusement de la ténonite véritable.

La première est la **sclérite** *rhumatismale* aiguë, *rhumatisme aigu de la sclérotique*, **sans** *l'exophtalmie* que provoque l'épanchement ténonien.

La seconde est l'**œdème aigu** brusque de la **conjonctive** avec *chémosis indolore*, également sans *exophtalmie*.

Traitement. — Il découle de *l'étiologie*.

Cherchez le *rhumatisme*, même blennorragique, et la *goutte*, les antécédents et localisations analogues (arthrites, etc.).

Soulagez et *faites dormir* le patient.

Les *hypnotiques* (chloral, véronal) sont, à eux seuls, insuffisants. Prescrivez les **analgésiques**, surtout la cryogénine, combinés au *traitement spécial* du *rhumatisme aigu* (salicylate de soude en globules glutinisés, aspirine, antipyrine), du rhumatisme *blennorragique* et aussi de la *goutte* (colchique, colchisal, liqueur de Laville ;éviter la colchicine pure, assez dangereuse).

Peu ou pas de lavages. Cataplasmes de lin, *très chauds*, sur la région oculaire, recouverts d'un imperméable et maintenus par une de nos coques de feutre ou par un bandeau très léger.

Pour éviter les *rechutes*, réformez l'hygiène défectueuse (pas de logement humide, cure thermale, régime des goutteux et des intoxiqués, etc.).

La ténonite est une affection *alarmante*, mais qui guérit totalement par le *seul traitement médical*: l'épanchement est rarement assez abondant pour demander une évacuation opératoire. L'ophtalmologiste, appelé en consultation, dissipera toute crainte d'un phlegmon ou d'une phlébite orbitaires, si redoutables pour la **vie** et la **vue** du patient.

PHLEGMONS

L'abcès intra-orbitaire est d'autant plus grave qne le **phlegmon diffus**, embrassant *tout le contenu de l'entonnoir* orbitaire, est *le plus fréquent*.

Les **douleurs**, *spontanées* et *au toucher*, **la fièvre**, sont violentes et progressent rapidement.

Le **gonflement des paupières** et de la **conjonctive** est extrême.

L'œil, **projeté en avant**, *s'immobilise.* **La vision s'éteint**, minée par la compression infectieuse du nerf optique.

Mais la **formation du pus** est **très tardive**, parce qu'il s'agit d'un phlegmon *infiltré*, plutôt gangréneux que purulent.

Les incisions précoces ne ramènent que des écheveaux de tissus sphacélés et odorants. Aucun liquide n'en sort *qu'au bout de plusieurs jours.* Cependant, malgré la possibilité de **complications** (*phlébite* intra-crânienne, *méningo-encéphalites, septicémie*), la **mort est rare.** **L'œil du côté lésé** reste **aveugle**, avec une *atrophie totale du nerf optique*, quelquefois un décollement de la rétine.

Aucune incision orbitaire, si hâtive qu'elle soit, ne prévient à coup sûr la perte de la vision, *qui se produit en quelques heures.*

Tel est le type *habituel* de l'invasion infectieuse **massive** de l'orbite.

Très exceptionnellement, des abcès **circonscrits**, *antérieurs*, n'envahissent pas la région du nerf optique et restent **localisés** jusqu'à guérison. Le pus est lié, *franc*, la *vision conservée*, la guérison facile à obtenir par le drainage.

PHLÉBITES

Les veines de l'orbite vont aux sinus veineux de l'intérieur du crâne. *Lorsque le pus est dans les veines de l'orbite*, le *danger est aux méninges*; il marche d'avant en arrière dans le vestibule du cerveau.

Par les veines *faciales* aboutissant aux veines de l'orbite, un anthrax labial menace donc l'orbite. Les *anastomoses* des veines orbitaires avec les veines *nasales* et *buccales* expliquent aussi les infections *orbitaires* d'origine *nasale*, *naso-sinusienne*, *buccale*, *pharyngée.*

De plus, le *trou ovale* et les trous de *la base du crâne* sont traversés par des veines qui unissent les **veines du pharynx** et de *l'amygdale* aux **sinus veineux** de la *dure-mère.*

Une *amygdalite* phlegmoneuse se compliquera d'une thrombophlébite du sinus caverneux *propagée à l'orbite* **d'arrière en avant**, *phlébite orbitaire* **rétrograde**, *venant de l'intérieur* du crâne.

Évolution clinique. — Les *symptômes* diffèrent suivant que la phlébite orbitaire *commence par l'orbite* ou qu'elle *y aboutit.*

Dans la phlébite **primitive**, du *type* consécutif à un **anthrax**

facial, l'œil DU MÊME CÔTÉ commence à se « gonfler ». Les paupières s'empâtent : la conjonctive forme un chémosis dépassant la fente palpébrale (fig. 171). La fièvre présente les oscillations caractéristiques des septicémies subaiguës.

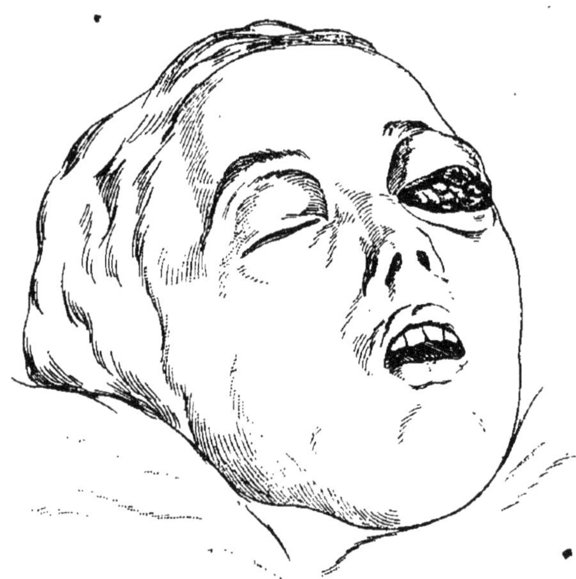

Fig. 171. — Exophtalmie et chémosis dans la phlébite orbitaire.

Au bout de quelques semaines, les symptômes, *très rarement*, *s'amendent*. Le **malade succombe généralement à la septicémie**, avec méningite ou abcès du cerveau.

Lorsque l'*exophtalmie finit par atteindre l'autre œil*, c'est la preuve *palpable* que l'infection a gagné, par le sinus *circulaire*, les veines orbitaires du côté opposé.

Dans la phlébite orbitaire **consécutive** à une **thrombophlébite** des sinus de la **dure-mère**, au cours, par exemple, d'une angine phlegmoneuse, l'exophtalmie, *ordinairement* **bilatérale**, apparaît. *Les* DEUX YEUX « *sortent de la tête* ».

L'exophtalmie BILATÉRALE infectieuse est donc la signature de la phlébite intra-crânienne.

DIAGNOSTIC DES INFLAMMATIONS ORBITAIRES PRINCIPALES

Vous êtes en présence d'une *exophtalmie inflammatoire*, *douloureuse* (**spontanément** et à **la pression**), *fébrile*.

Éliminez d'abord la **ténonite** rhumatismale et goutteuse. Les douleurs y sont vives, mais **la fièvre nulle** ou médiocre. Pas de source infectieuse voisine.

Le salicylate et le colchique soulagent notablement. **La vision est conservée.**

L'ostéo-périostite forme une masse adhérente à l'os et ses symptômes sont moins bruyants que ceux du phlegmon.

Le ***phlegmon*** diffus est accompagné d'une très *forte exophtalmie* unilatérale. L'œil est immobile, enchâssé dans le bloc orbitaire. La fièvre est très intense, la *source* infectieuse voisine, ***la vision abolie*** *du côté lésé.*

La ***phlébite*** a des symptômes subaigus, lents, insidieux. La vision est troublée, ***non supprimée***; l'exophtalmie quelquefois bilatérale.

La ponction lombaire pourra fournir des renseignements sur l'infection intra-crânienne.

Les pronostics opposés du phlegmon et de la phlébite. — La ***phlébite*** est *sournoise.* Peu de douleurs, peu de fièvre, ***vue à peu près conservée***, ***mort***, *après quelques jours* ou quelques *semaines.*

Dans le ***phlegmon***, *au contraire*, douleurs et fièvre très vives, ***vue perdue*** d'emblée par compression infectieuse du nerf optique, ***vie*** *généralement* ***sauvée.***

LES CAUSES DE L'INFECTION

Cherchez d'abord dans le ***voisinage***. Vous y trouverez le plus souvent une ***sinusite*** maxillaire ou frontale, rarement ethmoïdo-sphénoïdale. Autre cause habituelle : les ***abcès péridentaires*** et, à notre avis, d'après de nombreux exemples, l'ablation d'une dent *en plein phlegmon péridentaire* ***suraigu***, alors que cette ablation, lorsque l'abcès péridentaire ouvert aurait été REFROIDI, n'eût présenté aucun danger. Histoire identique à l'opération dangereuse de l'appendicite *à chaud*, bénigne de l'appendicite *à froid*. Les arguments les plus tendancieux n'y changeront rien : ceux qui enlèveront des dents entourées d'un abcès AIGU ou des yeux en plein phlegmon, tueront de temps à autre des malades qui, livrés à eux-mêmes, ne seraient pas morts.

Les *angines*, les ***infections bucco-pharyngées*** de toute nature : à la *face*, l'***anthrax***, l'érysipèle, la pustule maligne; du côté de l'***appareil lacrymal***, les *phlegmons* du sac, le cathétérisme et l'injection *forcés* dans la dacryocystite *purulente* :

Les *fièvres éruptives* à leur déclin, la *grippe* et les *pyohémies* d'origine médicale ou chirurgicale, se compliquent occasionnellement d'une suppuration orbitaire.

Tantôt la suppuration forme un foyer, la *bataille se produit dans l'orbite* et le processus *s'y arrête*, tantôt l'infection entraîne une phlébite, streptococcique ou autre, et entre avec elle dans le crâne.

TRAITEMENT

Trois *indications* :

1° *Désinfecter* **le point de départ.**

Ouvrir, drainer, antiseptiser les ***sinusites***, les ***dacryocystites***, les ***abcès péridentaires.***

2° ***Agir sur l'orbite.***

Pour le ***phlegmon***, émissions sanguines intenses (sangsues à la tempe et à la mastoïde), quand l'orbite est à l'état d'infiltration.

L'abortion du phlegmon est encore *possible*, quoique très rare. Nous l'avons observée. *L'exophtalmie* diminue et disparaît. L'incendie s'éteint *rapidement*. La vision est conservée.

Inciser et drainer l'orbite, dès qu'il y a chance d'évacuation purulente.

3° Se rappeler que ces interventions étant quelquefois insuffisantes dans les ethmoïdites et les sinusites maxillaires avec ***ostéite diffuse suraiguë***, une seconde et large opération avec ablation de *fragments des os infectés* devient indispensable pour ***empêcher la mort*** du patient; nous avons ainsi sauvé des malades *in extremis*.

Pour la ***phlébite***, les opérations *intra-orbitaires* et *intra-crâniennes* n'ont guère de succès.

Un *traitement général anti-infectieux* (collargol, électrargol, mercure, sérums), et *tonique* (quinine) doit être poursuivi *à outrance*. C'est *celui* des ***pyohémies***, *celui d'une infection puerpérale*. Il faudra penser aux *abcès de fixation* (térébenthine), à la *saignée* et à diverses injections *intra-veineuses*.

OSTÉO-PÉRIOSTITES

Leur ***étiologie*** est naturellement celle de toutes les ostéo-périostites, mais leur aspect clinique induit ici en erreur, pour deux raisons :

1° Les ostéo-périostites du ***fond de l'orbite*** ne sont *pas accessibles au toucher* : l'*œil est projeté en avant* et, suivant que la périostite est aiguë ou chronique, il est facile de la prendre, soit pour un *phlegmon*, soit pour une *tumeur*.

2° Les ostéo-périostites sont fréquemment secondaires à une ***sinusite*** frontale, maxillaire, ethmoïdale, sphénoïdale.

L'ostéo-périostite cache la sinusite : à vous de remonter à la source.

Aiguës, subaiguës ou chroniques, vous les diagnostiquerez, *par exclusion*. des phlegmons et des tumeurs. Elles n'ont guère la brusquerie des phlegmons et, si elles sont chroniques, il y a quelques signes d'inflammation sourde que n'offrent pas les tumeurs véritables.

Attachez de l'importance aux *troubles nerveux*. Une périostite ***gommeuse*** de la ***fente sphénoïdale*** comprimera tous les nerfs de l'orbite, avec *paralysie musculaire totale* (ophtalmoplégie): une *névrite optique* concomitante n'est pas rare.

Pour l'***ostéo-périostite de la région antérieure***, le *palper* de la lésion redevient possible. La tuméfaction, la douleur à la pression d'une *masse adhérente à l'os*, sont directement perceptibles.

Les périostites *aiguës* tournent vite à l'abcès dont vous constaterez tous les caractères.

Les périostites *subaiguës*, telles que les *périostites syphilitiques*, forment une masse dure, sessile, en ***macaron*** plaqué sur l'os. Elles offrent l'***impression d'une tumeur***, avant la période de fonte : ainsi ***chez les enfants*** (fig. 172), dans la syphilis héréditaire.

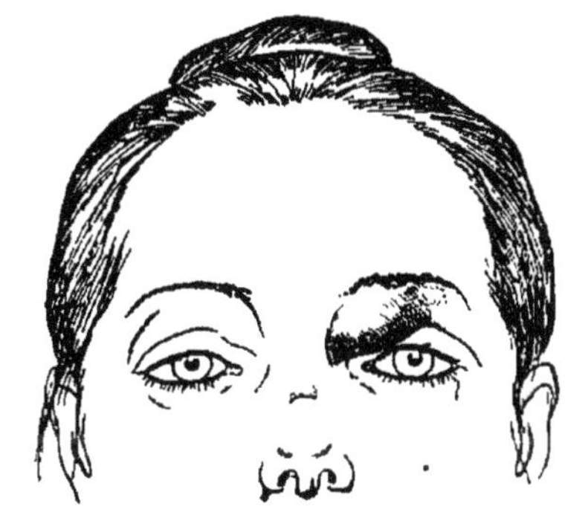

Fig. 172. — Ostéo-périostite hérédo-syphilitique chez une petite fille.

Méfiez-vous de l'***actinomycose***, comme étiologie insolite.

La périostite ***tuberculeuse*** de l'***os orbito-malaire***, parfois bilatérale, laisse une cicatrice *enfoncee* et ectropionnante typique. (Voy. ***Paupières***.)

Diagnostic. — Ne confondez pas la périostite :

1° Avec le ***phlegmon***. La périostite peut entraîner un phlegmon, mais ce phlegmon vient de l'os et du *sinus* osseux infecté.

Aussi, dans toute périostite orbitaire, l'***examen*** le plus minutieux ***des sinus périorbitaires*** s'impose, avec *transillumination* et traitement complet de la sinusite.

2° Avec une ***poche parasitaire*** voisine de l'os et enflammée, (voy. Cysticerque), ou avec une ***dacryoadénite*** toujours située au dessous de la queue du sourcil.

3° Avec une ***tumeur***.

Instituez d'urgence ***le traitement mercuriel*** (*frictions che les enfants, injections chez les adultes*), qui fera disparaître, e quinze jours, la pseudo-tumeur; prescrivez, en plus, l'iode, pa l'iodure qui congestionne trop l'œil et fatigue le patient.

Pour la ***tuberculose*** locale du rebord ***malaire***, que vous tra terez comme un *abcès froid*, méfiez-vous de la tendance à l'ectrc pion palpébral au cours de la cicatrisation. (Voy. ***Paupières***.)

MALADIES VASCULO-NERVEUSES

GOITRE EXOPHTALMIQUE

Vous connaissez le goitre exophtalmique pour l'avoir étudié dan vos livres de pathologie et l'avoir observé chez vos malades. Le cas *complets* sont *nets*, mais une erreur de diagnostic est possibl dans les cas *frustes*. D'autre part, un exorbitisme excessif ***néces site une opération*** pour ***protéger les yeux*** ; sinon, au cour d'énormes exophtalmies, les ***cornées*** s'exfolient, s'infectent et ***s détruisent***, avec cécité uni- ou bilatérale. Ici l'ophtalmologist vous sera d'un concours utile.

Diagnostic. — C'est lui qui voit le premier les cas ***frustes*** e *incomplets*.

L'exophtalmie est alors minime, bilatérale. Lorsqu'elle est *très rarement, monolatérale*, ne pensez pas à une tumeur si *vou trouvez* concurremment ***deux signes capitaux***, aussi *impor tants* que la constatation d'un *goitre* :

1° ***Le tremblement***. Faites étendre la main, les doigts écar tés, et notez la trémulation.

2° ***La tachycardie***. Le nombre excessif des pulsations, plu ou moins irrégulières, avec palpitations et bouffées de chaleur atteint ou dépasse la centaine.

Ce n'est qu'*après* avoir constaté l'existence de ces *deux signe fondamentaux* que vous rechercherez le goitre. *Vous ne le trou verez pas toujours* : ***c'est le goitre exophtalmique san goitre***.

Rappelez-vous que la *triade* classique (*exophtalmie-goitre-tachy cardie*), est souvent *incomplète* et, quand elle existe, c'est plutô un quatuor qu'un trio, car le ***tremblement, très importa*** pour le diagnostic, l'accompagne toujours.

Reprenez l'*examen complet* de votre malade. C'est ordin

rement une *femme*, exceptionnellement un enfant. L'hérédité est possible ; la mère d'une de nos malades avait eu la même maladie.

Généralement, une violente et brusque ***commotion nerveuse***, chez ces sujets ***très irritables*** (**colère**, **peur**, **déception**, etc.), à demi fous, a déclanché le syndrome.

Le ***masque*** garde une allure terrifiée (fig. 173). Les yeux sont « brillants », hagards.

Invitez le malade à regarder en bas. La *paupière supérieure reste en retard* (signe de Græfe) et ne suit pas l'abaissement de la cornée. Le malade dort les yeux entr'ouverts. Les paupières sont brunâtres, et même pigmentées.

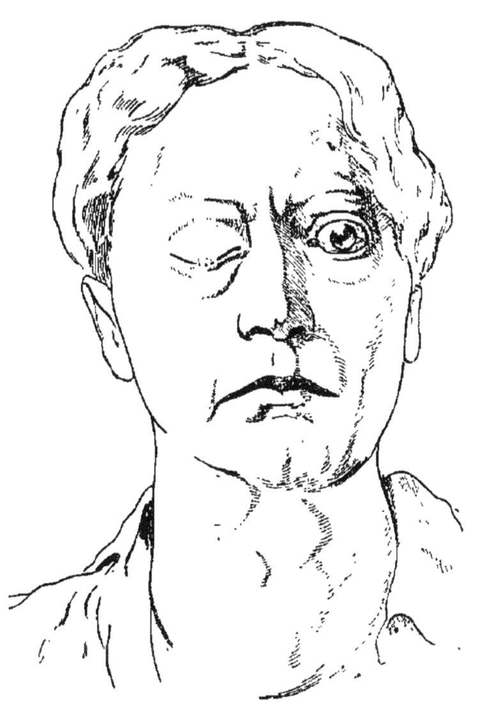

Fig. 173. — Goitre exophtalmique (les paupières ont été suturées devant l'œil droit).

L'exophtalmie est *légèrement réductible*. Le sthétoscope perçoit un souffle, comme sur le corps thyroïde. La recherche du *réflexe oculo-cardiaque* diminue le nombre des pulsations.

La vision est bonne. Il est rare qu'il y ait une ulcération de la cornée, une paralysie des muscles de l'œil, etc.

L'examen des pupilles et du fond de l'œil ne révèle que des modifications peu importantes (inégalité pupillaire, réplétion des veines, variations dans la réfraction).

Lorsque l'exophtalmie est très prononcée et l'occlusion de l'œil très incomplète, ***examinez, tous les jours, la cornée : à la plus légère opacité*** qui l'embue, MÉFIEZ-VOUS : *un ulcère perforant se prépare.* Seule une intervention D'URGENCE (soudure partielle des paupières) *empêchera la vision de se perdre rapidement.*

Pronostic. — Vous savez maintenant ***reconnaître les cas frustes et redouter les cas graves.***

Évitez aussi de confondre le goitre exophtalmique primitif avec des goitres anciens ou avec des *tumeurs thyroïdiennes compliquées* du syndrome.

On a déformé, dans ces vingt dernières années, ***le pronostic habituel du goitre exophtalmique***.

On l'a montré terrible, mortel, obligeant à une intervention cervicale qui, en somme, a entraîné des accidents et des désastres, peut-être plus que la maladie elle-même.

Il existe certes des cas sévères qui conduisent justement à une conclusion et à une opération de ce genre.

Ces cas sont exceptionnels.

Le goitre exophtalmique guérit médicalement dans l'immense majorité des cas.

Certains médicaments lui font **le plus grand bien** : *d'autres lui font* **le plus grand mal.**

Ne prescrivez ici jamais d'iode, *d'iodure de fer*, *de caféine*, de *douches* ***froides***. Donnez, comme Chibret et Terson père, de hautes doses de salicylate de soude (en globules kératinisés bien tolérés) : alternez-les par quinzaine avec des doses assez élevées de bromhydrate de quinine (0,75 à 1 gr.). Voilà les remèdes les plus *sûrs*. L'***arsenic***, sous forme d'injections de cacodylate, est, à notre avis, un adjuvant ***remarquable***. Parmi les sédatifs, le véronal et la valériane sont supérieurs aux bromures pour calmer l'éréthisme nerveux. Cherchez à abaisser, au besoin, l'hypertension artérielle.

Vous ***guérirez***, sans complication, les ***neuf dixièmes de vos malades par ce traitement***. Vous lui ajoutez, au besoin, l'hydrothérapie *tiède*, une électrisation compétente, la *radiothérapie*, l'opothérapie, un changement d'existence, mais tout cela est accessoire.

Si l'***exophtalmie*** est ***menaçante***, si les ***cornées s'érodent***, faites, ***au plus tôt***, *du jour au lendemain*, pratiquer la ***tarsorraphie***, soudure partielle, *rétrociliaire*, des bords des paupières (fig. 174), facilitée au besoin par de *larges incisions libératrices*, si les paupières, *tendues* par les énormes saillies oculaires, se font prier pour se rejoindre. Sinon la soudure cède lorsqu'on enlève les fils, l'opération a échoué.

Réduisez peu à peu le pont interpalpébral à une bride protectrice, qui n'empêche pas la vision.

Vous devez guérir progressivement, ***par vos propres moyens***, ***presque tous les goitres exophtalmiques***, auxquels deux ou trois remèdes sont très utiles, tous les autres *très nuisibles*. Sachez qu'il n'y a *pas de temps à perdre* pour sauver la cornée entamée.

Le traitement médicamenteux n'a pas fait faillite, comme trop

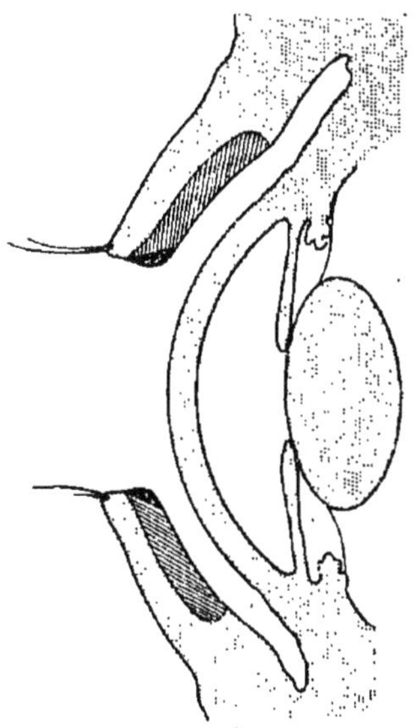

Fig. 174. — Tarsorraphie (le coin *noir* est la partie abrasée), 1er temps : avivement.

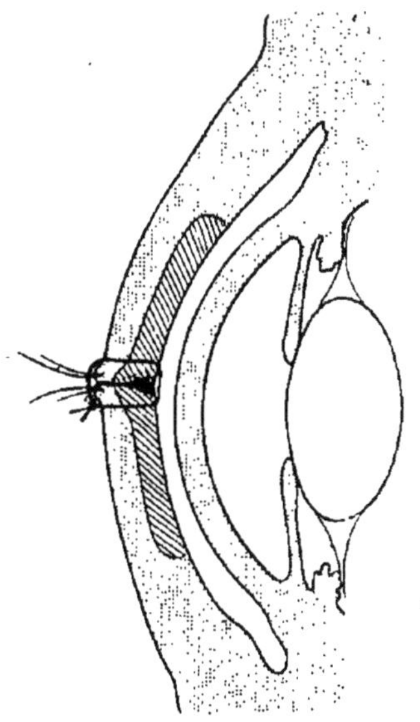

Fig. 175. Tarsorraphie, 2e temps (suture).

de chirurgiens le répètent. Ne croyez pas que votre malade ne supporte ni la quinine ni le salicylate de soude, puisque les estomacs les plus débiles supportent *tout* en *globules* kératinisés, et surtout ne vous bornez pas à un impatient essai, par acquit de conscience, avant l'opération. Que de malades qu'on a opérés après trois *semaines* de médication, que de savantes cliniques « chirurgicales » sur le goitre exophtalmique où, malgré les nombreux succès du salicylate et de la quinine, on veut ignorer ou l'on ignore l'efficacité remarquable du traitement médical !

EXOPHTALMIE PULSATILE

L'exophtalmie pulsatile est encore un *syndrome*. Il relève de causes et de lésions diverses.

Les désordres observés *à l'autopsie* consistent :

1° Dans les cas **traumatiques**, en *rupture de la carotide* dans *le sinus caverneux* avec énorme *dilatation* consécutive de la *veine ophtalmique* ;

2° Dans les cas **spontanés**, les *anévrismes carotidiens* au milieu du sinus caverneux, les *anévrismes* de l'*artère ophtalmique*, la dilatation considérable de la veine ophtalmique sans lésion artérielle *perceptible*, des *tumeurs intra-crâniennes* ou *intra-orbitaires* (méningocèles, etc.), sont l'origine de ce syndrome si impressionnant et si pénible.

Il existe quelquefois un *corps étranger intra-crânien* (bout de parapluie, de piquet, projectile).

La **radiographie** le décelera.

L'augmentation de la pression sanguine dans le sinus caverneux et la gêne de la circulation de retour dans la veine ophtalmique distendue, provoquent les signes caractéristiques.

Évolution clinique. — L'exophtalmie pulsatile est *rarement brusque*, même dans les cas *post traumatiques*. Elle succède ordinairement (2/3 des cas) à un **traumatisme** (fracture du crâne, pénétration d'un corps étranger par l'orbite, par exemple le classique coup de parapluie dont l'extrémité va déchirer la carotide intra-crânienne).

Mais elle se produit aussi **spontanément**, pour les mêmes

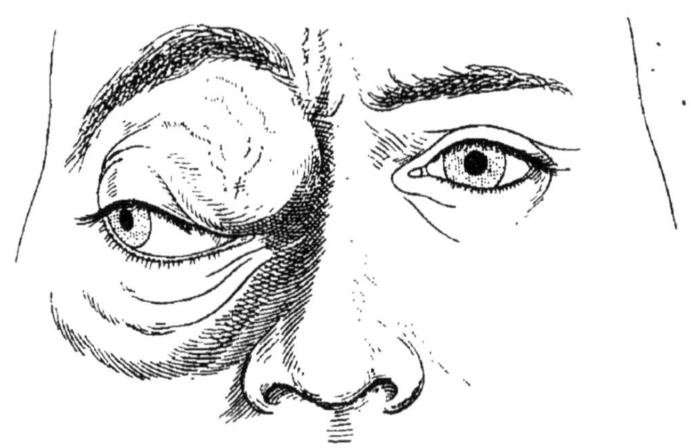

Fig. 176. — Exophtalmie pulsatile.

raisons qu'un anévrisme et, très rarement, complique une tumeur orbitaire; le tableau clinique en sera modifié.

Cette exophtalmie, *unilatérale*, coexiste avec une grande gêne dans les mouvements oculaires, mécanique et due aussi à des paralysies musculaires.

La peau est variqueuse (fig. 176).

La protrusion devient quelquefois bilatérale.

A la palpation, vous constatez les *pulsations* périoculaires et oculaires et **vous réduisez** *en partie l'***exophtalmie**.

Le sthétoscope décèle *un bruit de souffle*, qui peut être si fort qu'il s'entend à distance.

Comprimez la carotide primitive : vous diminuerez beaucoup les **pulsations**, le **souffle** et un peu l'exophtalmie.

Pronostic. — Quel est le danger de l'exophtalmie pulsatile?

1° **Pour la vue**. La cornée trop exposée à l'air s'*ulcère*. L'œil s'atrophie. Ou bien l'œdème du nerf optique comprimé et le décollement de la rétine éteignent la vision.

2° **Pour la vie**. Les douleurs, l'anxiété, les névralgies, l'absence de sommeil, des complications diverses (hémorragies, etc.), tourmentent le malade qui meurt subitement ou d'une maladie intercurrente.

La lésion guérit quelquefois spontanément ou par le *traitement médical*. Sinon elle est justiciable d'une opération qui, toutefois, n'est pas sans danger.

Traitement. — Soignez d'abord le malade *comme s'il avait un anévrisme*.

Conseillez la *compression digitale* de la *carotide primitive*, plusieurs heures par jour, par le malade lui-même. Elle a donné de *nombreux* succès.

La compression *orbitaire* est plus pénible et moins efficace.

Surveillez la cornée. Si elle est trop exposée, faites exécuter la soudure médiane des bords palpébraux (tarsorraphie) par un ophtalmologiste. Le malade portera ainsi un pansement palpébral *permanent* sur sa cornée menacée.

Essayez les injections de sérum gélatiné toujours comme pour un anévrisme, méthode qui a donné quelques succès.

Le traitement **chirurgical** consiste à lier la carotide primitive : cette opération a plus d'une fois guéri la lésion, mais des accidents *rétiniens* (cécité par embolie ou thrombose de l'artère centrale de la rétine) et des accidents *cérébraux* (hémiplégie, mort) sont possibles. Les insuccès et les récidives obligent à lier secondairement l'autre carotide primitive!

Vous conseillerez donc la compression digitale de la carotide primitive, puis les injections de sérum gélatiné, pendant plusieurs mois, avant d'envisager des interventions carotidiennes et en dernier ressort, orbitaires.

VARICOCÈLE ORBITAIRE

Voy. *Exophtalmie intermittente* (p. 204).

PARASITES

Rarement dans notre pays, fréquemment dans d'autres (République Argentine), des ***cysticerques*** et surtout des ***hydatides*** envahissent l'orbite. La *poche* parasitaire se comporte comme une simple *tumeur*, ou cette tumeur *vivante* engendre des poussées *inflammatoires* et *phlegmoneuses*.

1° **Cysticerque.** — Le ***cysticerque*** orbitaire et péri-orbitaire siège plutôt près du rebord orbitaire, dans une partie accessible, palpable, visible, où un *abcès* attirera l'attention. L'abcès ouvert, une capsule épaisse subsiste ; on l'extirpe, quelque temps après, et on y trouve inopinément le cysticerque avec ses caractères morphologiques.

2° **Kyste hydatique.** — Ce kyste hydatique, *contrairement au cysticerque*, est ordinairement *profond*, insidieux, et provoque des *névrites optiques* ou des paralysies musculaires. Il nécessite des opérations compliquées qui ne préservent pas toujours de la récidive.

La ponction exploratrice d'un kyste hydatique donnera, sauf suppuration, le liquide « eau de roche », avec vésicules contenant des capsules proligères et des scolex. Ce liquide, non albumineux, n'est pas coagulable par les acides.

Le liquide céphalo-rachidien (qui existe dans la méningocèle orbitaire ou sort par les fractures fronto-orbitaires, où nous l'avons vu émis abondamment par le nez), est aussi non coagulable et présente ses éléments classiques.

C'est par exclusion que se caractériseront, après ponction, les liquides des autres kystes (congénitaux, etc.).

Le *diagnostic* s'aidera éventuellement de la recherche de l'éosinophilie sanguine, de la réaction de fixation, du précipito-diagnostic, de l'anaphylaxie passive, tout comme pour les kystes du foie.

TUMEURS

Les nombreuses ***tumeurs*** de l'orbite s'accompagnent d'exophtalmie, excepté si la tumeur est en avant de l'œil. Il est d'abord important de savoir si la tumeur est ***bénigne***, sans tendance à la récidive, ou si, *malgré un excellent état général apparent*, elle est un de ces terribles cancers qui tueront le malade, après d'épouvantables douleurs et difformités qui l'auront rendu un objet d'horreur pour tous comme pour lui-même.

DIAGNOSTIC

Reportez-vous au diagnostic *général* de la *forme* et de l'*origine* de l'*exophtalmie* (p. 207) pour conclure à l'existence d'une ***tumeur***, lors des trois situations suivantes :

1° Il y a une *exophtalmie* ***sans tumeur*** *appréciable.*

2° Il y a une *exophtalmie* ***avec tumeur*** *appréciable.*

3° Il y a une *tumeur* ***sans exophtalmie***, tumeur située en avant et autour de l'œil (fig. 177).

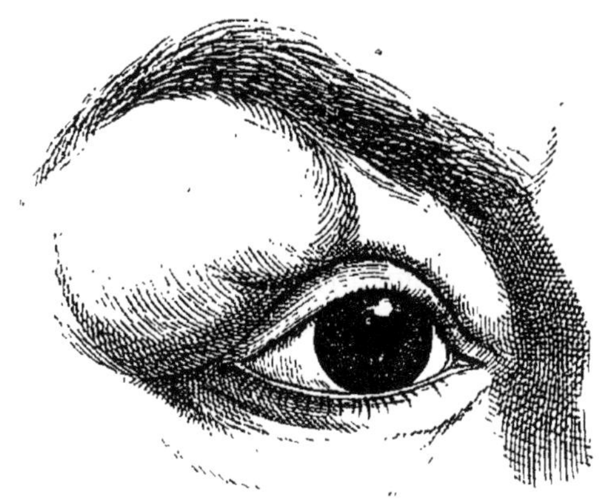

Fig. 177. — Tumeur du pourtour orbitaire (ostéo-sarcome), SANS exophtalmie.

Cette tumeur, l'ophtalmologiste, de concert avec vous, en précisera la nature et le traitement.

REMARQUES CLINIQUES

Tumeurs liquides ou molles. — *Quatre* sortes de ***kystes*** possibles (dermoïdes, séreux, méningiens, hydatiques).

Les ***kystes hydatiques*** ont été signalés plus haut.

Les ***kystes dermoïdes***, *qu'il ne faut pas confondre avec ceux du* ***sourcil***, sont tout à fait intéressants par leur physionomie particulière. Ordinairement ils sont dans la région antérieure de l'orbite, *près la grande ouverture de l'entonnoir*, par exemple dans l'angle interne et supérieur, *lieu d'élection*, mais nous en avons opéré sur tous les points de l'entonnoir orbitaire. Quoique *leur origine soit congénitale*, ***vous ne les observerez pas à la naissance***, mais ***beaucoup plus tard***. Exemple :

Une jeune fille de 15 ans nous consulte pour une tumeur *sous-cutanée* remplissant l'*angle interne et supérieur de l'orbite.* Il n'y a *pas de protrusion de l'œil* qui est sain. Nous trouvons une tumeur *mobile*, *indépendante de la peau*, et roulant sous le doigt : elle adhère *à l'os* par un pédicule lâche. Elle *diffère d'un kyste sébacé cutané*, parce qu'*elle ne tient pas à la peau, malgré son origine et son nom de dermoïde.* L'extirpation totale enlève le kyste classique, à *contenu mastic*, avec *poils*.

C'est surtout **après la puberté**, que la *tumeur grossit* et attire l'attention du malade. Vous ne devez donc pas repousser l'idée d'une tumeur *congénitale, même chez un adulte*, même chez un vieillard.

Les **kystes séreux** congénitaux forment deux groupes : les uns, avec *arrêt de développement de l'œil* (*microphtalmie, anophtalmie*), les autres coexistant avec un œil normal.

Les kystes **méningiens** sont, par *anomalie congénitale des os*, des *méningocèles intra-orbitaires*, de volume variable et de symptomatologie diverse, parfois avec exophtalmie pulsatile. La gravité de cette communication orbito-crânienne est considérable pour le diagnostic et le traitement opératoire : s'en assurer par la *radiographie* et la *ponction exploratrice* (caractères du liquide céphalo-rachidien).

Tumeurs solides. — Les **tumeurs solides** de l'orbite sont **bénignes** (quoique leur développement puisse avoir de sérieuses conséquences pour l'œil) ou **malignes**. Parmi les premières, citons :

Les **exostoses** du **sinus frontal**, donc situées spécialement *en haut*, sous le sourcil, *lorsqu'elles ne sont pas d'origine syphilitique*, ces dernières se produisant n'importe où. Les exostoses *non syphilitiques* (ostéogéniques) sont très dures, *éburnées*, bosselées *en chou-fleur*. Il faut établir si l'exostose communique avec l'endocrâne et s'est développée autant *vers le cerveau* que *vers l'orbite*. Alors, en effet, l'opération orbitaire conduit dans le crâne. La deuxième question est de savoir si la tumeur est *piriforme*, a un pédicule, ou si elle est *sessile*, comme un *macaron*. L'opération, suivant la différence d'étendue et le siège de l'implantation, est fort différente, l'opération orbitaire étant naturellement moins dangereuse que l'opération orbito-crânienne.

Actuellement la **radiographie** nous renseigne plus ou moins sur le mode d'implantation et le volume des exostoses, et, par suite, sur l'intervention à proposer.

Le traitement mercuriel sera essayé, mais, *contrairement aux ostéo-périostites*, il est *très rare que les exostoses orbitaires à marche lente soient d'origine syphilitique*.

Citons encore les **lipomes**, **névromes**, **angiomes caverneux**, etc.

Les tumeurs ***malignes*** (sarcome, ostéosarcomes, lymphomes, épithéliomes, etc.) sont *primitives* ou *secondaires* (tumeurs de l'œil — sarcome, gliome — des glandes lacrymales, du nerf optique avec exophtalmie d'abord *directe* (fig. 178), tumeurs des fosses

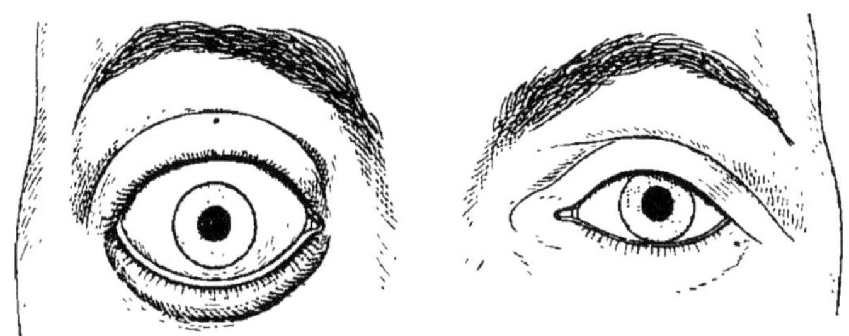

Fig. 178. — Exophtalmie directe par tumeur du nerf optique.

nasales, de la peau, métastases de cancers éloignés, localisations *lymphadéniques* ***bilatérales***).

Méfiez-vous des ***fausses végétations adénoïdes*** et des ***pseudo-polypes naso-pharyngiens***, chez les enfants, pour prévenir une confusion avec des sarcomes à récidive prompte et monstrueuse.

TRAITEMENT

Pour les tumeurs orbitaires *bénignes*, l'extirpation LIMITÉE à la tumeur convient, sauf dans des cas particuliers (ponction, électrolyse, etc.).

Les incisions curvilignes, à la base des paupières, sont classiques. Personnellement, nous avons toujours fait l'extirpation des tumeurs orbitaires par une large incision curviligne, au besoin avec incision libératrice en T prolongeant la commissure (A. TERSON, *Chirurgie oculaire*, *J.-B. Baillière*, *éd.*, 1900), ce qui évite ordinairement les délabrements osseux de l'opération dite de Krönlein.

L'*extirpation* TOTALE *du contenu* de l'orbite, *œil compris*, et le *raclage des parois*, s'imposent pour les néoplasies *malignes*.

Épuisez en même temps les ressources de la thérapeutique *antinéoplasique* (quinine, cuprase, sélénium, sérothérapie, toxithérapie, radiothérapie, air surchauffé) sur les tumeurs inopérables et les récidives. Un succès inattendu pourra récompenser votre patience : le vrai n'est pas forcément vraisemblable.

Avant toute opération, un traitement *intensif*, par le *mercure*, l'*arsenic* et l'*iode* organique, éliminera une *pseudo-tumeur*.

CHAPITRE X

LES MALADIES DES PAUPIÈRES

REMARQUES ANATOMO-PHYSIOLOGIQUES

La paupière est constituée par *une charpente*, *semelle* solide, purement fibreuse (le SOI-DISANT *cartilage tarse*), et par :

1° Une couche ***cutanée*** avec ***glandes sudoripares***, ***sébacées*** et ***poils hypertrophiés*** (cils et sourcils) ;

2° Une couche musculaire, le ***sphincter*** orbiculaire (fig. 180) ;

3° Un ***releveur*** palpébral, qui

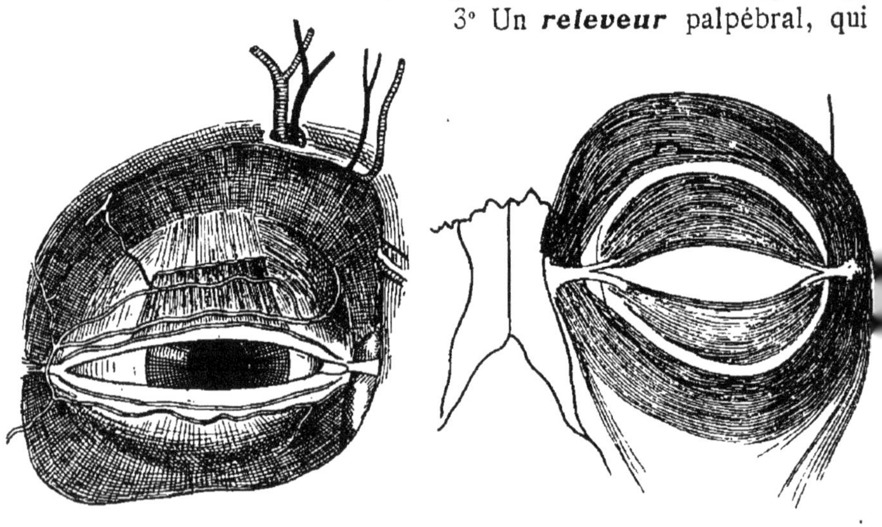

Fig. 179.
Arcades artérielles.

Fig. 180.
Muscle orbiculaire.

s'insère au sommet du tarse et se divise en deux (principal et accessoire) ;

4° Des ***vaisseaux***, ***artères*** (fig. 179), ***veines*** communiquant avec celles de ***l'orbite*** et avec les ***sinus de la dure-mère***, (phlébites *palpébro-orbito-craniennes*).

Un ***tissu cellulaire*** *très lâche* assure la souplesse de la paupière en isolant ses divers plans.

De cette structure anatomique compliquée (fig. 181) résulte une pathologie très variée, **dermatologique** (éruptions, dégénérescences, ulcères, tumeurs, infections semblables à celles de la *peau*

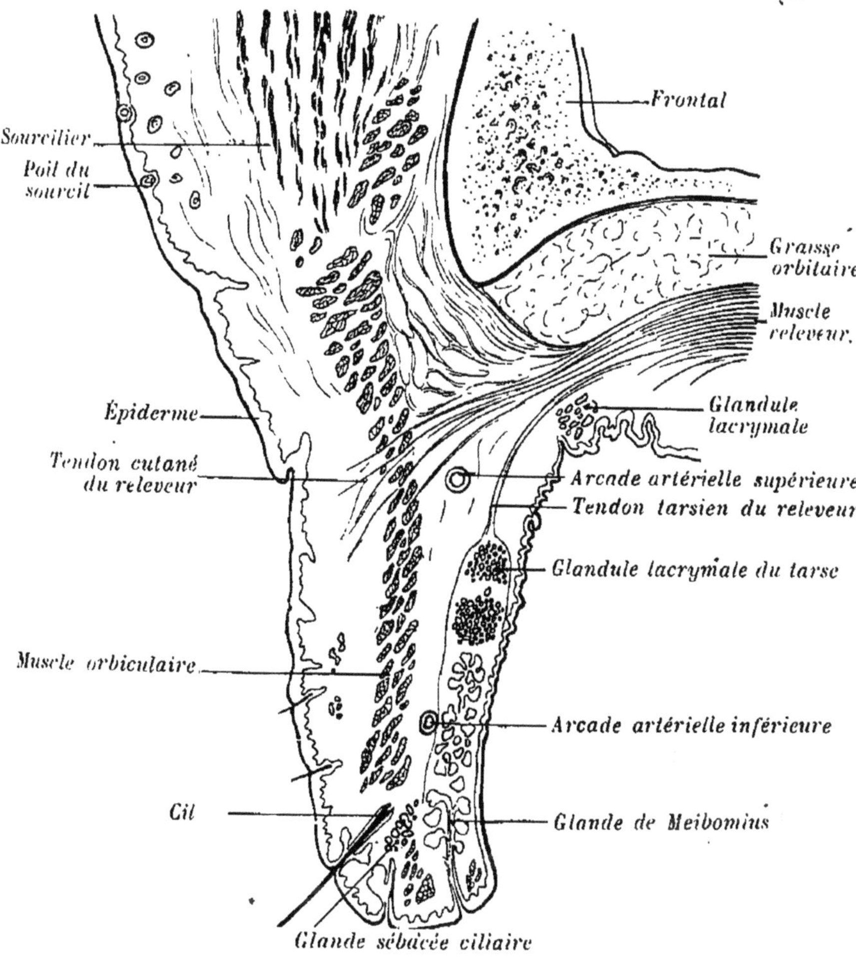

Fig. 181. — Coupe de la paupière supérieure.

et de ses *glandes*) et **neurologique** (spasmes, tics, paralysies). Les **déformations**, si disgracieuses, présentent de grands dangers pour la cornée et la vision, lorsque l'œil, mal protégé (*ectropion*), s'infecte ou se trouve râclé par les *cils déviés* (*trichiasis, entropion*).

Les *lymphatiques* se rendent au ganglion *préauriculaire*, placé devant le tragus (fig. 182), mais *aussi aux autres ganglions* (parotidiens, sous-maxillaires). L'adénopathie d'un *chancre* palpébral gagne tous ces groupements ganglionnaires.

Les nerfs *sensitifs* sont nombreux : leurs points d'émergence sont très sensibles dans les névrites et névralgies faciales (revoir la fig. 46).

Comme nerf *moteur*, le *facial* innerve l'orbiculaire.

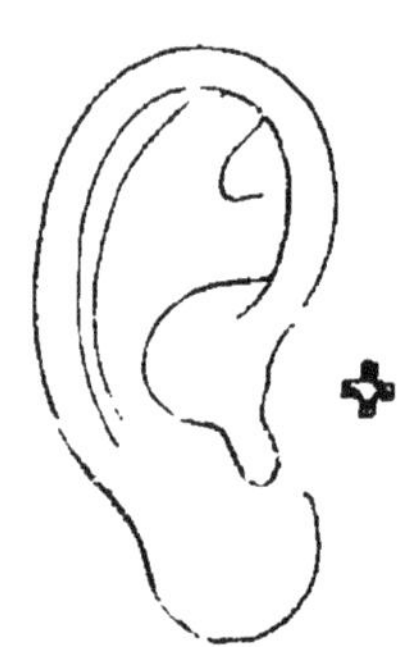

Fig. 182. — Le siège du ganglion préauriculaire.

Le *releveur* est animé par la 3ᵉ *paire* (moteur commun), d'où blépharoptose dans ses paralysies.

Le sympathique exerce une action sur le releveur *accessoire*, d'où ptose légère *incomplète*, lorsque le sympathique cervical est lésé.

La structure de la **margelle palpébrale** doit être connue du praticien. Seul le bord *antérieur* porte des *poils* (cils, avec *glandes sébacées* et *sudoripares*). Le *bord postérieur correspond au tarse* et c'est sur lui que s'ouvre une deuxième *rangée de glandes sébacées, les glandes de Meibomius*, qui n'ont *aucun rapport avec les glandes juxta-ciliaires.*

Ces divisions sont nécessaires en clinique : par exemple, un *orgelet* se produit dans les glandes pilo-sébacées *des cils*, un *chalazion* dans les *glandes de Meibomius*, et ceci suffit à donner une ***topographie*** différente aux deux affections, importante pour le diagnostic et le traitement.

Dans le « coin de l'œil », la ***caroncule*** DITE ***lacrymale*** est, en réalité, une caroncule « palpébrale ». *Elle a la structure de la peau* (*poils*, glandes *sébacées*) et représente un ***fragment*** du **bord ciliaire** isolé par la fourche des canalicules lacrymaux (fig. 183).

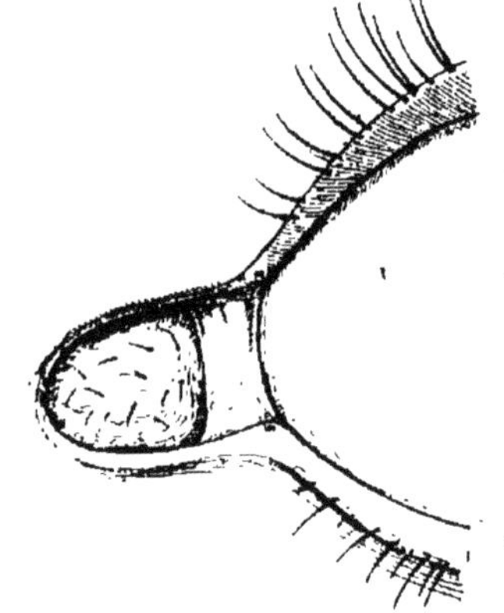

Fig. 183. — Caroncule lacrymale avec ses poils.

Les **rapports des paupières** (fig. 184) permettent de comprendre comment une *blessure* traverse *la paupière* et *l'orbite, sans toucher l'œil* et sans passer par le *cul-de-sac* conjonctival, ou traverse tout à la fois.

Une tige métallique atteindra le *cerveau*, après avoir simplement passé sous les paupières.

Ces rapports expliquent combien le pronostic d'une plaie palpébrale est variable, pour la ***vie*** et la ***vue***.

Le **tendon de l'orbiculaire** croise le **sac lacrymal** (fig. 184) et repère son emplacement.

Les *sourcils* reposent sur le **sinus frontal**.

Les paupières ont un *rôle* considérable par leurs cils (protection mécanique, sensibilité tactile de ces véritables *antennes*), leurs sécrétions *grasses* (glandes sébacées du bord libre, qui retiennent l'humidité lacrymale), leurs muscles et nerfs (clignement, occlusion palpébrale, protection de l'œil dans l'effort, répartition lacrymale).

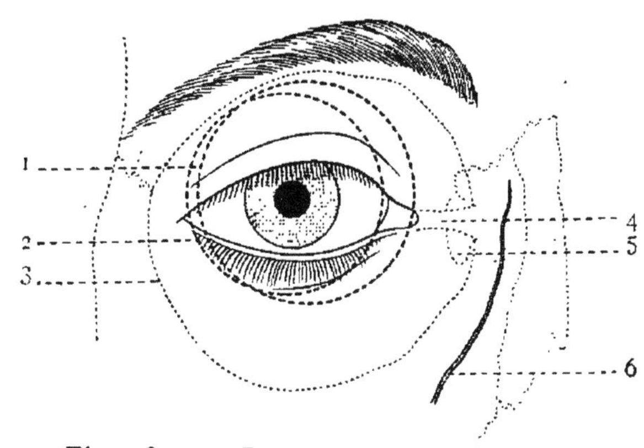

Fig. 184. — Contours sous-palpébraux. 1, de l'œil; 2, du sac conjonctival; 3, de l'orbite; 4, du tendon de l'orbiculaire; 5, du sac lacrymal; 6, artère faciale.

Leur rôle protecteur est tel que, dans toute affection *palpébrale*, la principale question est de savoir si l'*œil* en souffrira.

De plus, dans plusieurs maladies *de l'œil*, la guérison s'obtiendra. en suturant, en soudant *temporairement*, les bords de la boutonnière palpébrale (*tarsorraphie*), ce qui met la cornée mieux et plus constamment à l'abri que le meilleur pansement.

MALADIES DU SOURCIL

L'**alopécie** rapide des sourcils doit attirer votre attention, car elle est fréquente au début de la période secondaire de la *syphilis*. Les poils tombent en masse, surtout dans la région externe (fig. 185). Nous avons reconnu plusieurs fois la syphilis à ce seul aspect typique.

Les **parasites** (pou de la tête et pou du corps) se rencontrent dans les sourcils et dans les cils. Le diagnostic est établi par la loupe. Dans les *sourcils*, l'onguent mercuriel dédoublé, et, *dans les cils*, les simples pommades mercurielles usitées pour les blépharites, combinées à *l'épilation*, amènent rapidement la mort des parasites.

Les ***furoncles*** des sourcils sont assez volumineux et doivent être soigneusement traités pour éviter toute infection phlébitique (teinture d'iode, cautérisation ignée, air chaud).

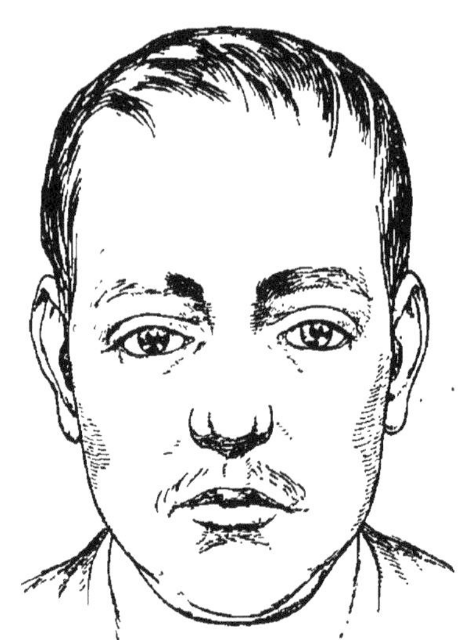

Fig. 185. — Alopécie syphilitique des sourcils.

Parmi les ***tumeurs*** cutanées, le ***kyste dermoïde de la queue du sourcil*** est caractéristique. Son ablation est plus délicate qu'elle ne le paraît, car le kyste est *très adhérent*. L'extirpation doit être *largement* faite, avec une *bonne anesthésie*, sous peine de laisser des germes de récidive.

Le sourcil reposant sur le ***sinus frontal***, assurez-vous que telle affection sourcilière ne vient pas en réalité du sinus *sous-jacent* (ostéo-périostite par sinusite avec phlegmon sourcilier, fractures, corps étrangers du sinus).

DÉFORMATIONS

ANOMALIES CONGÉNITALES.

Il y a des enfants qui naissent sans paupières ou avec des paupières fendues (fig. 186), en ***bec-de-lièvre*** (***colobome***).

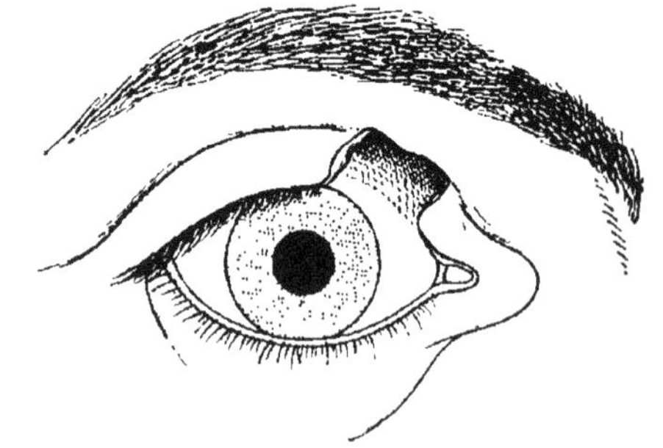

Fig. 186. — Le bec-de-lièvre des paupières.

En attendant l'opération, préservez l'œil par des onctions d'une pommade (ectogan à 1 pour 100).

L'œil est parfois réduit (microphtalmie), absent (anophtalmie), recouvert par les paupières soudées (fig. 187).

L'***épicanthus*** est cette anomalie où des replis falciformes de peau recouvrent le coin nasal de l'œil (fig. 188). Il suffit de pincer la peau du nez pour les voir disparaître.

Ceci a donné l'idée d'en exciser un losange vertical. Cette opé-

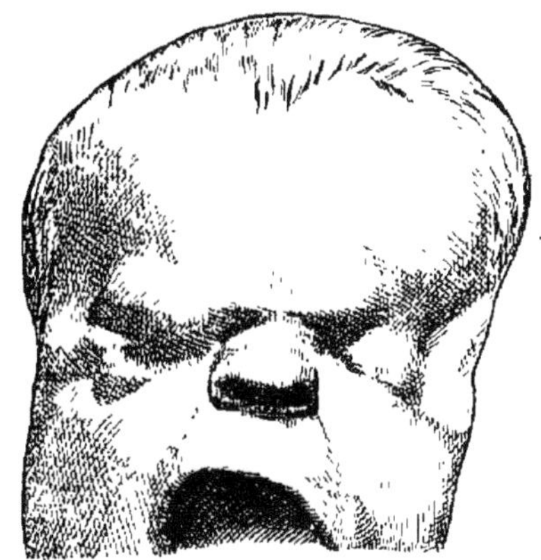

Fig. 187. — Soudure congénitale des paupières.

ration, si logique *a priori*, donne une cicatrice très apparente et qui tend à bâiller sous la poussée de l'os nasal. Elle ne vaut

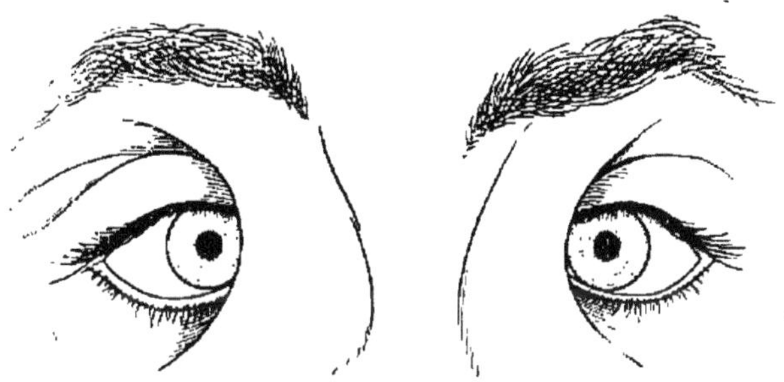

Fig. 188. — L'épicanthus.

pas les excisions *latérales*, portant sur les *replis*, avec cicatrice invisible, masquée dans les angles ombrés des paupières.

LES FENTES PALPÉBRALES TROP OUVERTES

L'ŒIL DANS LA PARALYSIE FACIALE

Le paralysé ne peut fermer (fig. 189) son œil qui s'irrite, qu'il frotte et dont la cornée tend à s'ulcérer. *Surveillez cette cornée.*

Néanmoins, si une ulcération se produit, elle ne présente pas la marche phagédénique de l'ulcère dans la kératite neuro-paralytique par lésion du trijumeau.

Quelquefois, par gomme ou processus inflammatoire intracra-

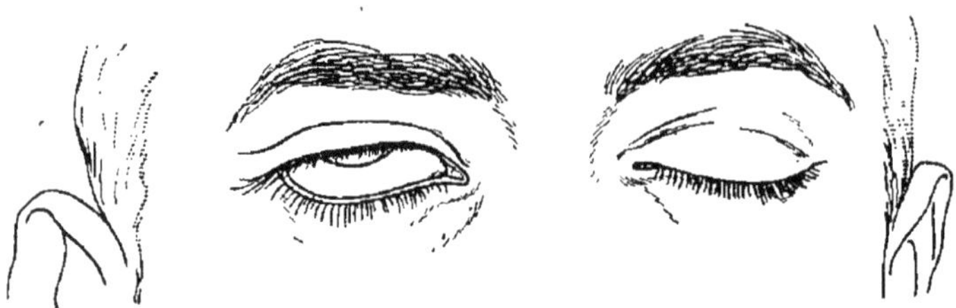

Fig. 189. — L'œil « infermable » dans la paralysie faciale.

nien, le *trijumeau et le facial sont paralysés* ensemble. Alors l'*œil ne se ferme pas* et, EN PLUS, la cornée est *insensible* au toucher.

Vérifiez, dans toute paralysie faciale, la *sensibilité de la cornée.* Si elle est nulle, le *trijumeau* est pris et la cornée très menacée.

Dans la paralysie faciale de courte durée, un bandeau flottant, des verres protecteurs suffisent ordinairement. Soir et matin, un peu de pommade à l'ectogan (1 pour 100) oindra la cornée.

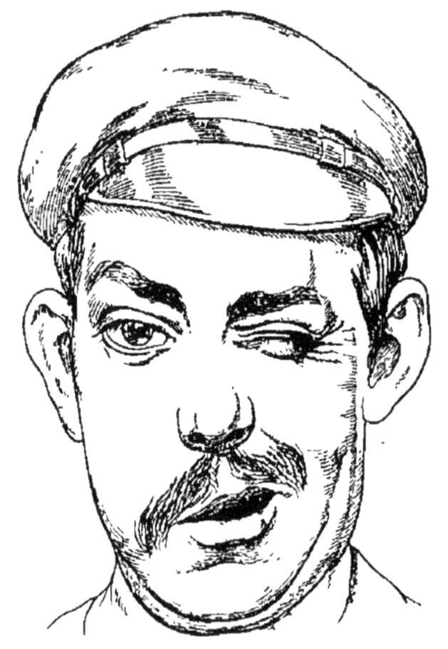

Fig. 190. — Contracture orbiculaire et faciale.

Faut-il appliquer un bandage si la cornée s'érode?

A la levée de chaque pansement, vous trouvez la gaze collée sur l'œil entr'ouvert.

Amenez plutôt les bords palpébraux au contact et fixez-les en bonne position (voy. p. 85) avec trois bandelettes d'emplâtre à l'oxyde de zinc qui « tient » mieux que le diachylon et surtout que le taffetas d'Angleterre.

Si ***l'ulcère grandit***, si la paralysie est incurable et surtout si elle est accompagnée d'une paralysie du trijumeau, une ***soudure partielle des bords palpébraux***, pratiquée par l'ophtalmologiste, s'imposera ***d'urgence.*** L'ulcération se cicatrise sous ce pansement permanent. Le pont cutané gêne peu la vision, s'il n'en persiste que la partie interne.

Ne libérez, d'un dernier coup de ciseau, cette bride protectrice, ne coupez tout à fait ce pont-là que lorsque la paralysie faciale est guérie.

Dans le traitement de la paralysie, agissez suivant l'étiologie (syphilitique, rhumatismale, etc.). *Méfiez-vous de l'électrisation*, sauf si vous avez une compétence spéciale, pour prévenir des **contractures** aussi disgracieuses que la paralysie elle-même (fig. 190).

RÉTRACTION DU RELEVEUR

Ici l'œil, par un mécanisme inverse de la paralysie de l'orbiculaire, reste démesurément ouvert. La rétraction de la paupière supérieure est manifeste (fig. 191), de même que dans le *goitre exophtalmique*.

Éliminez la tachycardie et le tremblement (goitre exophtal-

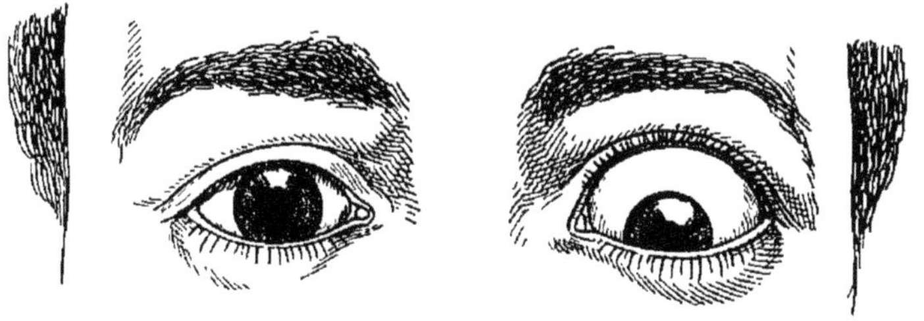

Fig. 191. — Contracture du releveur de la paupière supérieure.

mique fruste), et provoquez une consultation ophtalmo-neurologique. Examinez l'état de la cornée pour faire pratiquer une soudure partielle des bords palpébraux si, malgré les bandelettes et pommades, cette cornée s'ulcérait.

LES PAUPIÈRES ÉVERSÉES

ECTROPION

Lorsque la paupière est renversée en dehors, cet état est *dangereux pour la cornée*, qui, *mise à nu*, se trouble, s'ulcère, se perfore.

L'ectropion se classe en deux grandes catégories.

Il est **cicatriciel** ou **non cicatriciel**.

ECTROPION CICATRICIEL

Les blessures et les **brûlures** sont les agents ordinaires de l'ectropion cicatriciel (fig. 192).

Le vitriolé ou l'épileptique tombé dans le feu en offrent les exemples les plus caractéristiques.

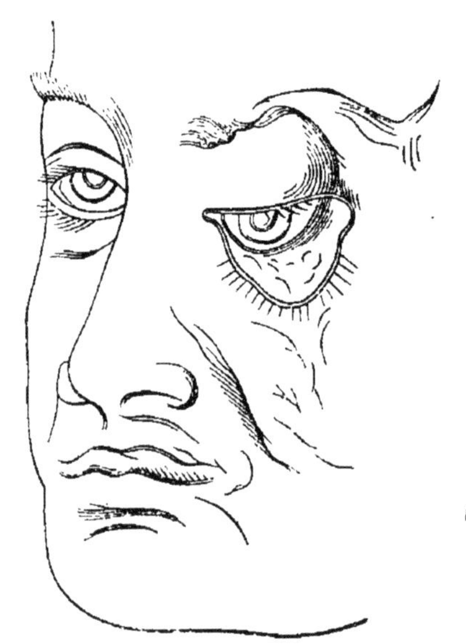

Fig. 192. — Ectropion cicatriciel.

La paupière étant réduite ou anéantie, il faut lui *ajouter* de la peau.

Une *réfection autoplastique* des paupières s'effectuera avec des *lambeaux pédiculés* formés par des tissus voisins (succès plus durable) ou par des *greffes* prises à distance (tendance à la résorption). Une *soudure partielle* des bords palpébraux permet, après incision libératrice, la mise en place et la « prise » du lambeau approprié, sur les paupières ainsi *immobilisées*. Cette opération *combinée* a été portée à sa perfection par Denonvilliers.

Le rôle du praticien, en présence d'un **ectropion en formation** (**brûlure récente**), sera de protéger la cornée par les pommades (ectogan, iodoforme) et le bandeau, puis de faire procéder *hâtivement* à la *soudure palpébrale* pour empêcher les brides cicatricielles de fixer la paupière dans une trop mauvaise position.

ECTROPION NON CICATRICIEL

Les paupières inférieures sont relâchées spontanément et pendantes (fig. 193) : la muqueuse exposée *s'hypertrophie en bourrelet* : les points lacrymaux sont oblitérés.

Il est nécessaire, avant tout, de *dilater*, *d'inciser* le *point* et le *canalicule lacrymal inférieurs*, puis de passer les sondes. Les topiques (nitrate d'argent, argyrol, etc.) modifieront ensuite la muqueuse boursouflée.

Cela suffit, dans les ectropions peu accentués.

Sinon, l'opération complète s'impose. Le procédé que nous avons recommandé depuis 1898, et qui constitue un mode particulier de résection de la muqueuse et de la peau, donne de très bons résultats. L'aspect et le fonctionnement des paupières sont

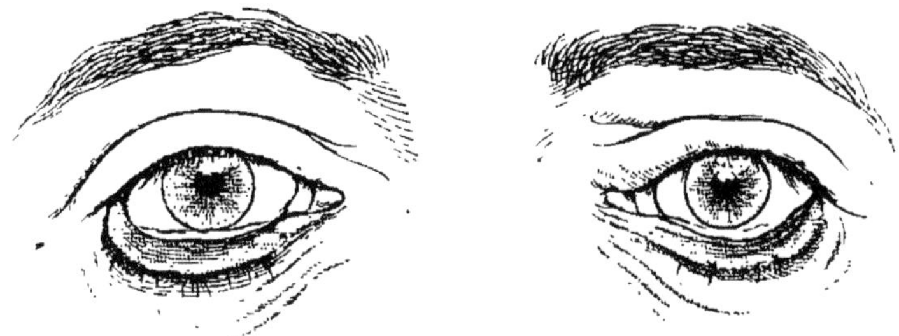

Fig. 193. — Ectropion non cicatriciel.

rétablis intégralement par cette intervention qui s'exécute sous la simple anesthésie locale et dont de nombreux opérateurs ont confirmé l'efficacité.

Cette opération ne s'applique ni à l'ectropion cicatriciel (où l'apport d'un lambeau cutané est indispensable) *ni à l'ectropion par paralysie faciale* où la conjonctive, **saine**, doit être respectée.

LES PAUPIÈRES TOMBANTES

La blépharoptose (ptosis), *congénitale* ou *acquise*, est presque constamment due à une paralysie du releveur de la paupière supérieure, *isolée* ou *associée* à la paralysie complète de la 3e paire (moteur oculaire commun). Vous trouverez alors concurremment un strabisme divergent, une impotence et une diplopie typiques.

Relevez la paupière tombante pour vérifier l'état de l'œil : le malade découvrira quelquefois sa diplopie *pour la première fois.*

La ptose est totale ou presque totale, devant un ou devant les deux yeux.

Dans l'*ophtalmoplégie* complète, les *deux paupières supérieures* sont *paralysées*, ainsi que *tous les muscles des yeux* qui semblent *figés.*

Vérifiez l'état fonctionnel des *bras* et des *jambes* (parésie, hémiplégie, associées à la ptose, syndrome de Weber).

L'attitude de la tête renversée en arrière, le front plissé, les sourcils relevés pour attirer la paupière, complètent le « **masque** » du patient (fig. 194).

Notez l'état de la **pupille.**

Elle est *dilatée* dans la paralysie de la 3ᵉ paire.

Elle est *rétrécie* dans la ptose dépendant de la **paralysie du sympathique cervical** qui anime le *releveur accessoire*. L'œil est légèrement enfoncé, la paupière basse, la pupille étroite (**syndrome de Claude Bernard**).

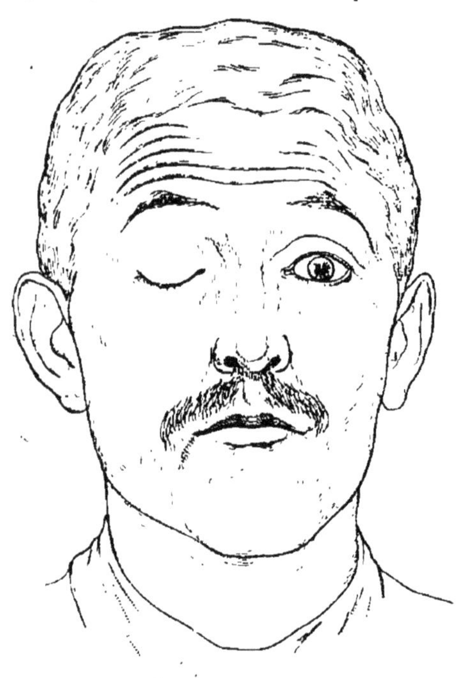

Fig. 194. — Blépharoptose.

Enfin, chez quelques sujets atteints de ptose *congénitale*, les mouvements faciaux, par exemple la mastication, provoquent *automatiquement* l'ouverture de la fente palpébrale par un mécanisme des plus discutés.

Diagnostic. — Il semble impossible de confondre avec un autre état anormal, celui de la paupière qui tombe. Le *spasme* unilatéral et partiel des paupières, dans la pseudo-ptose dite hystérique, y fait tout au plus penser. Mais, dans les blépharo-spasmes unilatéraux, le *sourcil est abaissé*. Il est à sa place ou *surélevé* (à cause du plissement compensateur instinctif de la peau du front), dans la blépharoptose *véritable*.

Le bord de la paupière *supérieure* est trop bas, mais *sans paralysie*, dans la **conjonctivite granuleuse**, dans les maladies profondes des paupières.

Lorsque la *peau* de la paupière supérieure distendue, décollée, retombe *en tablier* sur les cils, par **dermatolysie** palpébrale, cette ptose purement cutanée, par dédoublement des tissus, ne ressemble en rien à la chute de la paupiere. Celle-ci se meut normalement.

Les **causes**, le **pronostic** et la *signification séméiologique* de la blépharoptose sont exactement celles des paralysies oculo-motrices déjà vues. Cependant il est bon d'insister sur ce fait que la ptose palpébrale est souvent *congénitale* et *isolée*, les autres muscles innervés par la 3e paire étant normaux.

Il y aura toujours lieu de provoquer une consultation *neurologique* et *ophtalmologique*.

Recherchez avec soin, en présence d'une *ptose* incomplète avec *myosis* et *énophtalmie* (syndrome de C. Bernard), si rien (ganglions, tumeurs, corps étranger, etc.) ne comprime le sympathique *cervical*, la colonne cervicale et le médiastin.

Traitement. — Le traitement est celui des paralysies oculaires (voy. p. 200) : un traitement hydrargyrique intensif doit être institué à titre d'épreuve, quels que soient les commémoratifs et concomitants, dans la ptose ***acquise***.

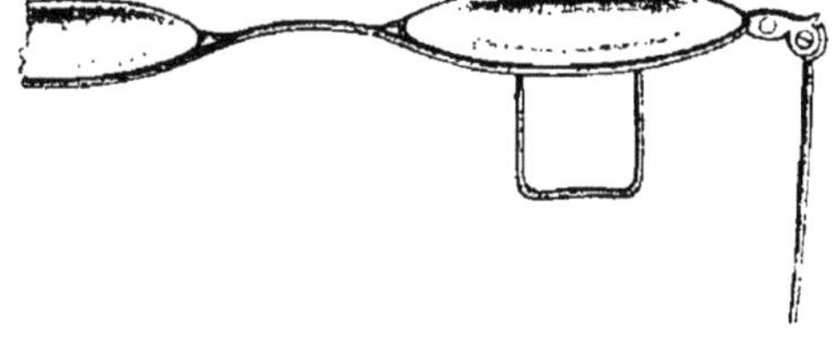

Fig. 195. — Lunettes de Masselon.

Les ptoses ***traumatiques*** font exception à cette règle et guérissent quelquefois seules. Les ptoses *congénitales* et les ptoses *incurables* ne comportent que l'opération.

Dans les cas où le sujet n'a pas de diplopie (que supprime la chute de la paupière) et refuse l'opération, divers *artifices* soulèvent momentanément sa paupière (chapeau relevant et fixant la peau du front, bandelettes adhésives, pince serre-plate plissant la paupière ou mieux, lunettes dont la monture, munie d'une tige horizontale (fig. 195), refoule la peau de la paupière et découvre ainsi la pupille).

LES PAUPIÈRES CONTRACTÉES

Les ***blépharospasmes***, *permanents* ou *intermittents*, sont parfois si intenses que le malade, surpris en pleine rue, peut se faire écraser par une voiture.

Chez les enfants, les soi-disant spasmes ne sont quelquefois que de simples *tics*.

Vérifiez, en abaissant la paupière inférieure, si les clignements répétés ne sont pas dûs à la gêne provoquée par une *conjonctivite folliculaire* ignorée (voy. ***M. de la Conjonctive***).

Chez ***l'adulte*** et surtout ***chez le vieillard***, les blépharospasmes sont très tenaces; le plus minutieux examen *neurolo-*

gique et ophtalmologique ne leur reconnaît pas souvent une cause appréciable.

Le « tic douloureux » de la face et des paupières n'est qu'un spasme avec crises névralgiques atroces.

Les *tics véritables* sont justiciables des méthodes de *rééducation.*

Ne confondez pas un blépharospasme avec une *blépharoptose incomplète* ou complète.

Voyez si un *cil dévié*, une *érosion cornéenne*, un *corps étranger*, un *calcul* conjonctival ne sont pas l'origine rapidement curable de la contraction réflexe.

Examinez le nez, les sinus, surtout les dents gâtées et douloureuses.

Examinez enfin le *système nerveux*, l'hérédité névropathique, l'état général.

La blépharospasme est *très difficile à guérir* chez l'adulte et le vieillard.

Envoyez votre malade *à la fois* à l'ophtalmologiste et au neurologiste.

Parmi les moyens d'action médicale et chirurgicale, les injections d'alcool sont encore les moins infidèles.

LES PAUPIÈRES INVERSÉES

ENTROPION TEMPORAIRE

Chez les vieillards à paupières lâches, le bord de la paupière *inférieure* bascule, s'enroule et les cils brossent continuellement la cornée.

En attendant une *opération*, vous *épilerez* avec soin, *tous les*

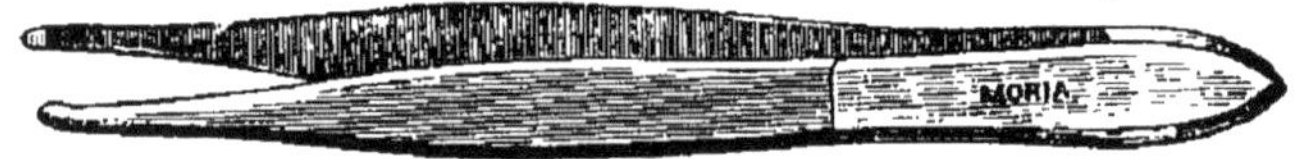

Fig. 196. — Pince à épiler.

quinze jours en moyenne, *les cils* de la paupière *inférieure*, pour préserver l'œil de l'ulcération cornéenne. La rétraction de la paupière inférieure avec du *collodion riciné* ou des *bandelettes d'emplâtre d'oxyde de zinc* sera combinée à cette pratique.

ENTROPION PERMANENT AVEC TRICHIASIS

Le trichiasis (τρίξ, cheveu) est une déviation des cils *vers l'œil*, avec inversion de tout le bord palpébral (entropion), ou de quelques cils.

En présence d'un **ulcère cornéen, examinez les cils**, pour voir s'il n'y en a pas qui, situés « de travers », jouent le rôle du chicot dans une ulcération buccale.

Examinez aussi les cils, si souvent déplacés, dans la *conjonctivite granuleuse ancienne.*

L'*épilation* se répétera *tous les quinze jours*, car la repousse est rapide. L'opération curative concerne le spécialiste.

SYMBLÉPHARON

Ici, des adhérences cicatricielles plus ou moins étendues collent l'œil aux paupières (fig. 197), entravant la liberté de ses mouvements. Les **brûlures** conjonctivales ont la plus fâcheuse tendance à les provoquer. Cet état se modifie difficilement par les opérations.

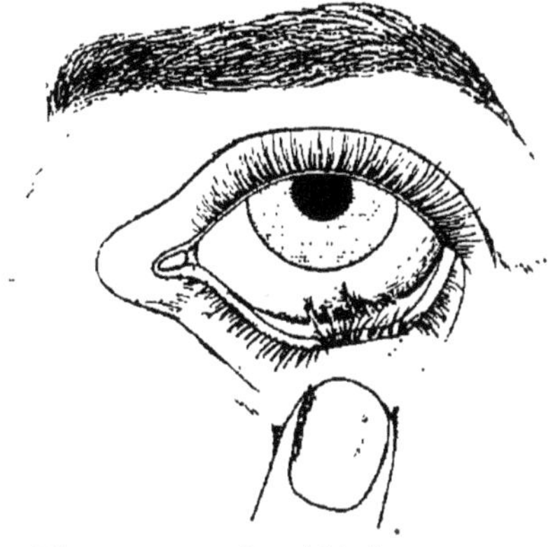

Fig. 197. — Symblépharon avec trichiasis.

BLÉPHAROPHIMOSIS

La fente palpébrale est *trop étroite* (blépharophimosis) ou *trop vaste*, à la suite de lésions congénitales ou acquises. On ***l'agrandit*** par une intervention (*canthoplastie*) sur l'angle externe de l'œil. Le spécialiste fixera ses indications et sa technique, malgré leur apparente simplicité. Il sera également appelé à ***rétrécir*** une fente TROP LARGE.

MALADIES DE LA SURFACE PALPÉBRALE

Les unes sont les affections *sous-cutanées* **banales.** Les autres sont des ***dermatoses*** qui s'acharnent sur le *bord libre*, chargé de poils et de glandes.

DÉFAUTS ESTHÉTIQUES

Les *poils* du sourcil et des cils présentent naturellement des différences suivant la constitution, l'âge, l'état général, de même que les *rides* des paupières.

Les cils qui tombent, repoussent, si leur bulbe persiste.

Mais rien ne peut, au grand déplaisir des clients des deux sexes, en semer de nouveaux.

Le massage, les pommades, les lotions n'ont qu'un faible pouvoir pour retarder des ans « l'irréparable outrage » et seront secondés par des artifices cosmétiques.

ŒDÈME

Le tissu lâche des paupières en fait un terrain de prédilection pour l'œdème que vous ne confondrez pas avec les ***paupières en poche***, par hernie graisseuse de l'orbite, par dédoublement de la peau en tablier, avec les *exophtalmies* et les *dacryoadénites.*

L'essentiel est de déterminer :

Si l'œdème est ***inflammatoire*** *ou non* :

S'il est lié à une affection de la paupière, des tissus sous-jacents, de l'œil ou de l'organisme.

S'il est ***monolatéral***, la paupière (orgelet, abcès, etc.), l'œil (iritis, kératite, conjonctivite) ou le tissu profond (ostéite, sinusite, dacryocystite), sont ordinairement malades.

S'il est ***bilatéral***, vérifiez si les affections précédentes sont, par hasard, bilatérales (conjonctivite, iritis, etc.) ou si un mauvais état général est en cause (cardiopathie, néphrites, etc.). Examinez les urines.

Les malades sont effrayés par l'œdème considérable causé par un *orgelet encore invisible*. La pression digitale le décèle par une douleur pongitive.

L'***œdème gazeux*** (emphysème), apparu chez un malade qui se mouche trop violemment, après le cathétérisme lacrymal, après les fractures sous-cutanées des sinus osseux, se résorbe, si vous conseillez de se moucher, pendant quelques jours, seulement une narine après l'autre.

L'œdème le plus redoutable est l'*œdème malin* avec pustule charbonneuse.

PUSTULE MALIGNE

La pustule maligne présente ses caractères, ses phases classiques (tache rouge, vésicule, œdème, eschare (fig. 198), phénomènes généraux) et sa gravité habituelle. Elle guérit environ dans la moitié des cas.

Diagnostiquez-la des œdèmes simples par piqûre d'insecte, des phlegmons et de l'érysipèle.

Comme traitement d'urgence, la sérothérapie spéciale, l'iode à l'intérieur, les injections sous-cutanées iodo-iodurées ou mieux les injections phéniquées à 1 p. 100, moins douloureuses, sont indiqués. Les anciens caustiques chimiques (potasse, sublimé), ne sauraient être employés qu'avec une prudence toute particulière, en raison de la proximité de l'œil. Une incision cutanée, avec cautérisation *ignée* profonde, est quelquefois recommandable.

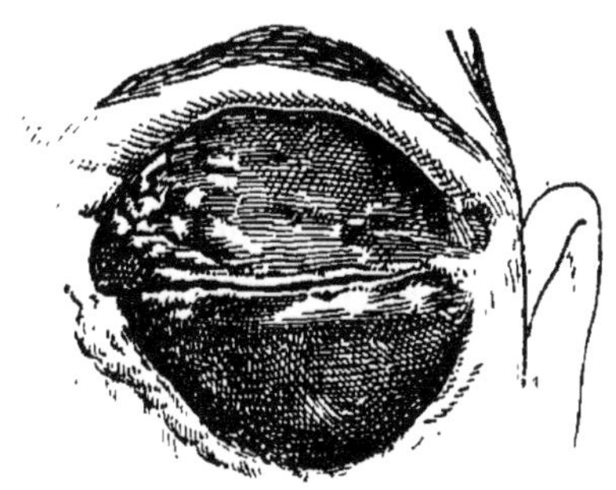

Fig. 198. — Eschare palpébrale après une pustule maligne.

Dès que l'eschare sera tombée, l'ophtalmologiste exécutera une soudure *préventive* partielle des bords palpébraux pour empêcher une *éversion totale* des paupières.

ÉLÉPHANTIASIS

L'éléphantiasis transforme les paupières au point (fig. 199) de nécessiter une vaste intervention opératoire.

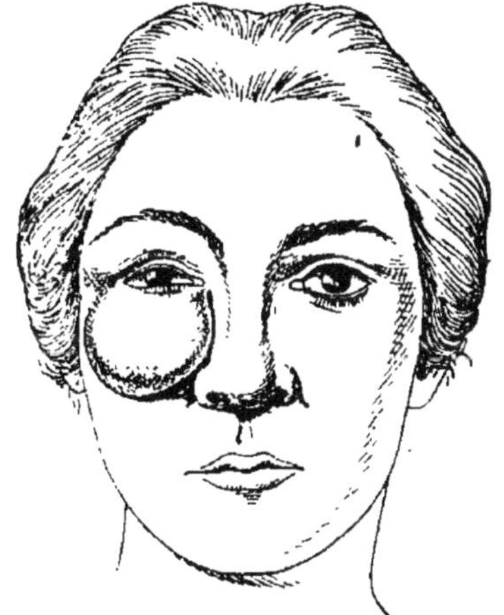

Fig. 199. — Éléphantiasis.

ECCHYMOSES

Voy. **Blessures de l'œil.**

PHLEGMONS

Les grands phlegmons des paupières, en dehors des traumatismes, déjà vus, surviennent chez les ***enfants***, chez les scrofuleux, au déclin des fièvres éruptives, ou après un orgelet.

La paupière supérieure ressemble alors à une vessie pleine de pus. Incisez horizontalement, le plus bas possible.

Chez l'***adulte***, méfiez-vous d'une origine ***osseuse*** ou ***dentaire***. Les sinusites frontales, la tuberculose de l'os malaire, les abcès péridentaires, sont alors la cause *profonde* de ce phlegmon secondaire. Vérifiez aussi l'état du sac lacrymal et des dents antérieures, lors des phlegmons de la paupière *inférieure*. Pensez aux corps étrangers méconnus qui s'éliminent par un abcès.

Établissez le diagnostic avec un anthrax, un chalazion enflammé, une gomme, une sporotrichose.

PHLÉBITE

Toute infection palpébro-faciale peut être l'origine d'une phlébite orbito-crânienne annoncée par l'*exophtalmie* (V. **phlébites orbitaires**).

ZONA

Le zona ophtalmique est précédé de douleurs excessivement violentes, qui continuent longtemps après la cicatrisation.

La ***localisation hémifrontale*** assure le *diagnostic* avec l'érysipèle et les phlegmons. Les croûtes sanguines, noirâtres, unilatérales, sont typiques (fig. 200).

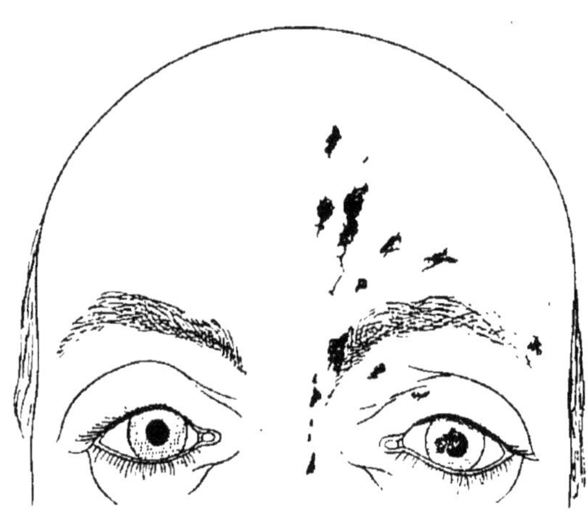

Fig. 200. — Croûtes sanguines unilatérales et ulcération de la cornée dans le zona.

Surveillez l'œil du côté lésé. Soulevez la paupière œdémateuse ; vérifiez l'*état de la cornée* et *de la pupille*.

Avant toute érosion, conseillez d'appliquer, matin et soir, dans le cul-de-sac inférieur, un peu de pommade à l'ectogan (1 pour 100), en même temps que sur les ulcérations cutanées : instillation biquotidienne du collyre à l'atropine $\left(\frac{0{,}10}{20 \text{ gr.}}\right)$, *car l'iritis n'est pas rare*. Les autres complications sont exceptionnelles.

Analgésie à outrance (opium, injections de dionine, pas de morphine, si possible).

FIÈVRES ÉRUPTIVES, ÉRYSIPÈLE, etc.

Voy. ***Complications oculaires des maladies générales***.

SYPHILIS

Tout s'observe aux paupières, comme manifestations de la syphilis.

D'abord, — à tout seigneur tout honneur — **le chancre induré**, *pas très rare chez les médecins* et dans les professions paramédicales (infirmières, sages-femmes).

Le mode de contamination ne sera toujours ni connu ni avoué. Quelquefois il est évident (projection de salive syphilitique, ablation d'un corps étranger avec une cigarette mouillée ... et syphilisée, succion d'une plaie palpébrale, léchage thérapeutique des conjonctivites et blépharites — usité encore en Russie et, dit-on, en Bretagne — infection après un toucher vaginal, syphilis familiale).

Pensez au chancre dans des circonstances *invraisemblables*, mais vraies. Nous l'avons observé chez les *nouveau-nés* et les *enfants*.

Ce chancre induré est ordinairement unique, placé *à cheval* sur le bord ou le coin des paupières (fig. 201). Il est souvent recouvert *d'une fausse membrane* jaunâtre, *très adhérente*, qui induit en erreur un observateur non prévenu; sinon sa couleur est *jambonnée*.

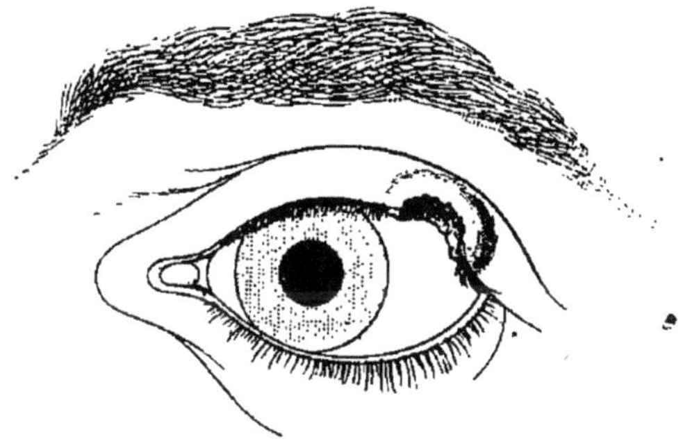

Fig. 201. — Chancre syphilitique du bord palpébral.

*L'***adénopathie** *préauriculaire*, sous-maxillaire, parotidienne, est dure et précoce. Le chancre évolue à froid et se termine par une cicatrice insignifiante : deux ou trois cils perdus sont l'unique dégât persistant.

N'attendez pas pour préserver *l'entourage* et conseiller le traitement spécifique. *Pas de cautérisation*. Asepsie et pommades mercurielles antiblépharitiques ; pas d'emplâtre de Vigo, dangereux pour l'œil.

Syphilis secondaire et tertiaire. — La syphilis ajoute aussi aux paupières, des éruptions, des ***papules***, des *fissures*, des *condylomes*.

L'***alopécie momentanée*** du sourcil et des cils est à signaler dans la période secondaire.

Les ***gommes*** des paupières doivent être diagnostiquées de bonne heure, car le traitement *intensif* (mercure, salvarsan) les guérira avant la période d'ulcération et de destruction palpébrales.

Avant la période d'ulcération, ne les confondez pas avec un *chalazion, qui fait corps avec le tarse*, tandis que la gomme est ordinairement *sous-cutanée* et *cutanée*.

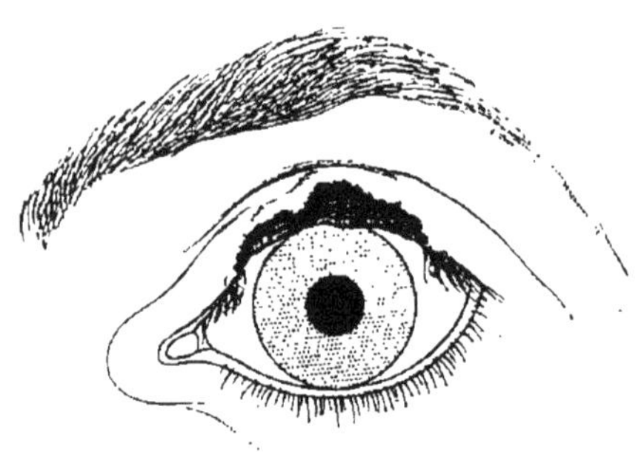

Fig. 202. — Gommes du bord palpébral.

A la période d'ulcération, sauf les *mycoses* (sporotrichose et actinomycose), *rien d'autre* QUE LA SYPHILIS *n'offre le tableau d'une ulcération térébrante*, fondante, à marche rapide, à bords en talus. Méfiez-vous des *gommes multiples* qui, en *festonnant* le bord ciliaire, simulent de vulgaires blépharites ulcéreuses (fig. 202).

Il existe aussi des *tarsites* syphilitiques.

Les réactions modernes confirmeront le diagnostic.

Les hérédo-syphilitiques peuvent être atteints de *fonte palpébrale phagédénique*.

CHANCRE MOU

Le chancre mou est *si rare aux paupières qu'il entre à peine en ligne de compte pour le diagnostic.* Le bacille de Ducrey et l'inoculation en sont les éléments d'appréciation.

SPOROTRICHOSE ET ACTINOMYCOSE

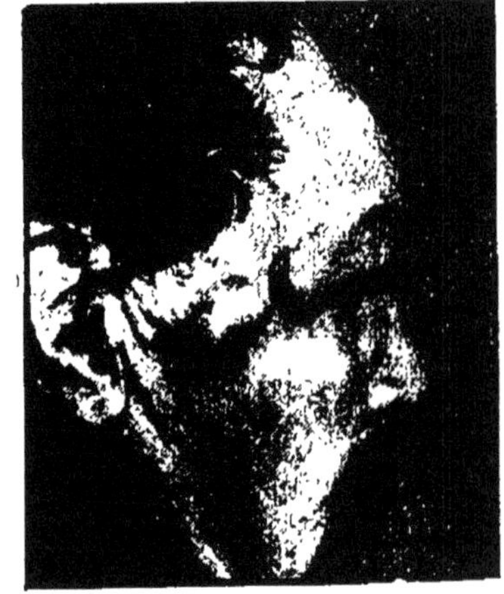

Fig. 203. — Sporotrichose temporo-palpébrale (Gougerot).

Vous savez combien l'*actinomycose* et *la sporotrichose* (fig. 203) *rappellent cliniquement la syphilis et la tuberculose*. Un diagnostic erroné serait suivi d'une opération déplorable.

Ces affections guérissent par un traitement *iodé et ioduré intensif* : il n'y aurait que demi-mal à les confondre avec la syphilis, à condition de ne pas se limiter au traitement hydrargyrique.

Les recherches appropriées seront appliquées aux suppurations et ulcérations douteuses, avant toute intervention opératoire (examen du pus, culture sur milieu de Sabouraud, etc.).

LÈPRE

Les déformations *lépreuses* forment des *chapelets* de nodosités rappelant des chalazions, mais essentiellement cutanées.

Les paupières sont anesthésiées ou atteintes de *paralysie faciale*, avec impossibilité d'occlusion.

Le traitement général (huile de Chaulmoograa, ichtyol), les traitements locaux (cautérisations, incisions, scarifications, rayons X) jouent un rôle palliatif ; au besoin, soudure partielle des paupières, pour réduire l'ectropion incurable.

TUBERCULOSE

La *tuberculose* revêt ici deux formes, le **lupus**, la **gomme** avec *abcès froid*.

a) **Lupus**. — Le lupus *nasal* envahit les paupières par les voies lacrymales.

L'intervention de l'ophtalmologiste s'impose sur ces *voies lacrymales, suppurantes, inquiétantes pour l'intégrité de l'œil* ; l'ectropion et les lésions de la cornée, la requièrent encore.

b) **Gomme et abcès froid tuberculeux**. — Le praticien saura reconnaître la tuberculose palpébrale et juxta-palpébrale. Il se méfiera des fistules lacrymales tuberculeuses.

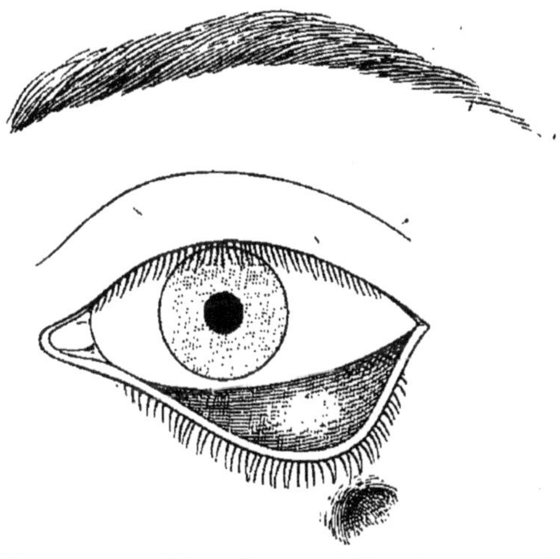

Fig. 204. — Cicatrice ombiliquée caractérisant l'abcès froid malaire.

La tuberculose locale a une prédilection pour ***l'os malaire***. Plus fréquente dans le sexe féminin et chez les adolescents, elle se développe chez des scrofulo-tuberculeux, spontanément ou à la suite d'un coup, *sur la pommette*. C'est là que l'abcès froid se forme. Traitez-le par des moyens ***conservateurs***, car les traitements

« larges » aggraveront l'*ectropion* consécutif. La forme de cet ectropion en *ombilic* (fig. 204), adhérent à l'os, parfois bilatéral et symétrique, vous permettra d'affirmer, *chez un vieillard*, qu'il a eu, dans son enfance, un abcès froid malaire.

DERMATOSES

Toutes les dermatoses, *herpès*, *eczéma*, *chromhydrose*, *favus* (godet), *trichophytie*, *bouton des pays chauds*, *érythèmes*, *psoriasis*, *pemphigus*, etc., surgissent ici comme ailleurs, sans particularités diagnostiques.

Au cours du *traitement* classique, supprimez ce qui serait trop irritant pour *l'œil*; dédoublez, sans hésiter, les doses des médicaments dermatologiques usuels.

MOLLUSCUM CONTAGIOSUM

Le molluscum contagiosum est une affection parasitaire et contagieuse (école, famille) dont vous devez connaître l'aspect typique.

Un enfant, quelquefois un adulte, se présenteront chez vous (nous en avons observé simultanément chez la mère et l'enfant) avec des boutons *lenticulaires*, gênant par leur multiplication considérable.

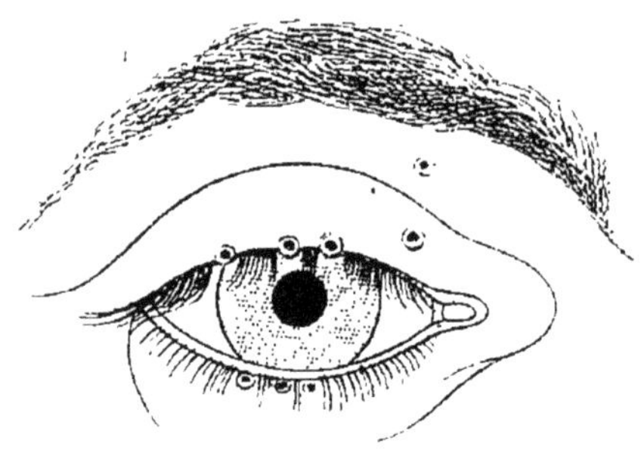

Fig. 205. — Molluscum contagiosum (ombilic caractéristique).

Ne les confondez pas avec des papillomes, des verrues, des kystes sébacés : vous avez un *critérium infaillible*. C'est *l'ombilic régulier*, *noirâtre*, qui existe au centre de chaque éminence (fig. 205).

Suivant leur grosseur, enlevez ces grains avec une petite curette tranchante ou piquez de temps à autre leur intérieur avec une aiguille chargée de teinture d'iode : ajoutez à ce traitement l'usage des pommades antiblépharitiques.

XANTHELASMA

Une femme ayant dépassé la quarantaine vous consultera poi des *plaques* festonnées, couleur *feuille morte*, saillant sur la peau des paupières. Peu à peu, les quatre paupières sont envahies et semblent *peintes au jaune d'œuf.*

Ce xanthélasma, puisqu'il faut l'appeler par son nom, n'est pas une tumeur maligne, mais il est terriblement disgracieux à la face.

Le *foie* est ordinairement malade et le xanthélasma aurait des rapports avec *l'hypercholestérinémie.*

N'attendez pas pour conseiller l'ablation que les dimensions des plaques soient devenues considérables.

La radiothérapie, l'air chaud méritent d'être essayés sur cette affection.

DÉGÉNÉRESCENCE HYALINE ET AMYLOIDE

Elle n'existe guère que dans les pays (Russie, Belgique, Orient, etc.) à conjonctivite granuleuse. Elle forme une vraie carrière de *blocs* d'apparence *cireuse*, groupés dans le tarse et qu'on extrait au fur et à mesure, à travers la conjonctive.

MALADIES DU BORD LIBRE

ORGELET

L'orgelet, le vulgaire Compère-loriot, ***est un furoncle*** des glandes pilo-sébacées *ciliaires.*

Il est donc *toujours* situé ***sur le bord palpébral*** et ***dans la rangée des cils.***

Ceci le *distingue*, en particulier, du CHALAZION qui, né aux dépens de glandes de Meibomius, *dans le tarse*, n'est JAMAIS situé dans le bord *ciliaire.*

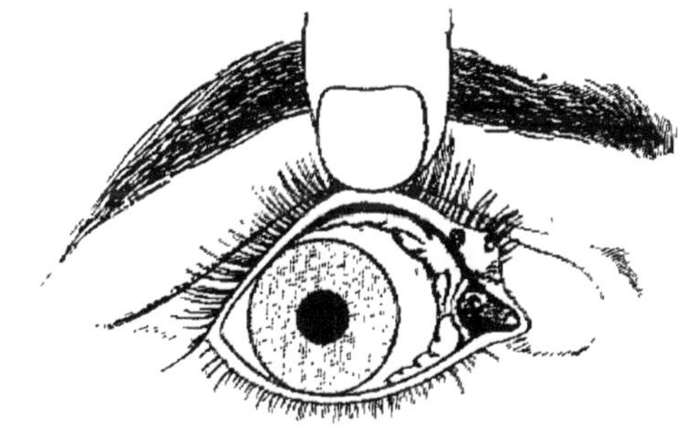

Fig. 206. — Orgelet externe (ciliaire), avec orgelet dans la caroncule.

Avant que l'orgelet soit « mûr », il est perdu dans l'œdème.

Suivez, avec le doigt, la haie des cils. Une douleur vive, spéciale, localisée, ***« en clou »***, annonce l'existence du furoncle, avant l'apparition du *grain d'orge* et du bourbillon.

Son évolution est bénigne. Cependant des *abcès* sous-cutanés la compliquent quelquefois et, très exceptionnellement, mais il en existe plusieurs observations, surgit une *phlébite orbito-crânienne.* Il n'est que trop vrai que l'*on peut mourir d'un orgelet.*

L'orgelet apparaît aussi (fig. 206) sur la *caroncule* (région pilo-sébacée).

Lorsqu'une ***glande de Meibomius*** s'infecte, la suppuration pointe vers la conjonctive ou vers la lèvre ***postérieure***, ***non ciliaire***, du ***bord palpébral*** et forme ce qu'on a appelé, avec plus ou moins de raison, ***l'orgelet interne*** (fig. 207).

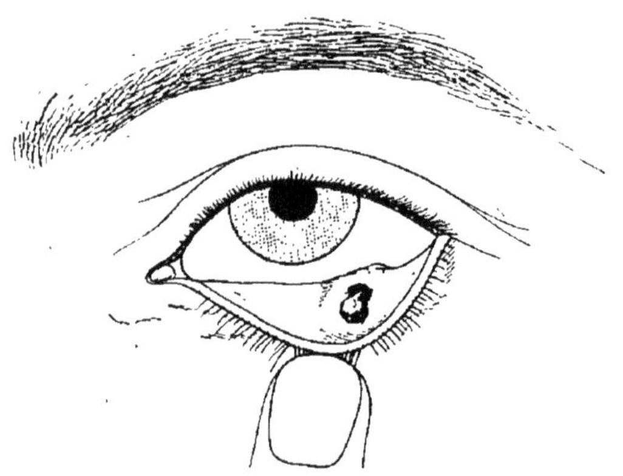

Fig. 207. — Le furoncle meibomien (orgelet interne).

Il faut *retourner la paupière* pour le voir et l'ouvrir au besoin.

Pour soulager les douleurs lancinantes, les cataplasmes de lin *très* chauds sont supérieurs aux compresses. Ils font *avorter* le mal ou en pressent la marche.

N'incisez pas trop tôt, vous feriez souffrir sans résultat.

L'incision ne devient opportune que si l'orgelet ne s'ouvre pas rapidement seul.

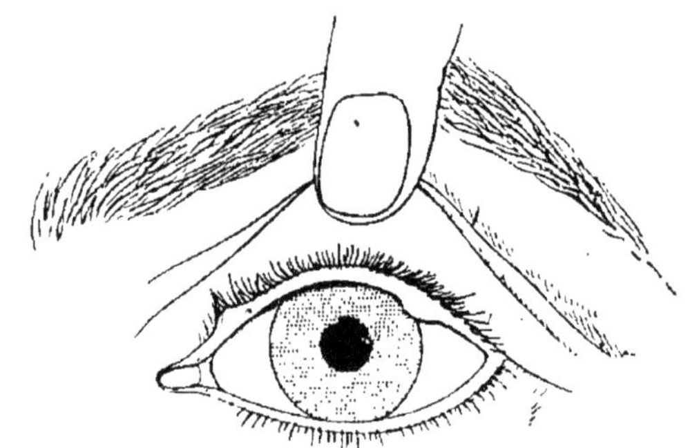

Fig. 208. — Acné du bord palpébral.

Les ***récidives*** sont fréquentes. Comme pour la furonculose, la *suppression de la constipation*, *le régime* rigoureux *des dermatoses*, la levûre de bière, l'extrait de malt et les purgations sont indispensables. Vérifiez l'état des *urines*. Régularisez *l'hygiène générale et oculaire*. Voyez s'il n'y a ni *conjonctivite*, ni *blépharite*, ni *rhinite chroniques* à traiter. Matin et soir, les yeux seront lavés avec une solution alcaline chaude et, le soir, une pommade ichtyolée $\left(\frac{0{,}10}{10}\right)$, alternant avec les pommades iodées et iodurées (Voy. ***Chalazion***), sera déposée sur le bord palpébral.

ACNÉ

L'**acné** (fig. 208) est assez tenace. Prescrivez le traitement général de l'acné et les pommades précédentes ; évitez les cautérisations ignées et les grattages étendus qui provoqueraient des déviations *ciliaires*.

BLÉPHARITES

Les *blépharites* sont les **dermatoses du « cuir » ciliaire**. Vous y retrouverez *toutes les maladies du* CUIR CHEVELU, si vous « soignez » votre diagnostic dermatologique.

En pratique, **trois catégories cliniques** seront différenciées, car ce qui améliore une forme aggrave l'autre :

La *première*, **pelliculaire**, **squameuse**, **furfuracée**, représente l'eczéma, sans ulcération, sans perte notable de cils.

La *seconde* est **suppurée**, à tout moment compliquée de minuscules abcès qui sont des **folliculites**.

La *troisième*, où le *bord ciliaire est dévasté*, *rougeâtre*, *chauve*, est la fin de la blépharite précédente. Cette **blépharite ulcéreuse** est un **sycosis** palpébral. La **variole** engendre un état semblable et *très rebelle*.

Diagnostic. — Ne confondez pas une blépharite avec une *conjonctivite*, sous prétexte que les paupières sont rouges dans les deux. Dans la blépharite, le bord ciliaire présente, en plus de sa rougeur, des lésions personnelles.

Examinez le bord ciliaire avec la loupe, usitée, avec raison, par les dermatologistes.

Ne prenez pas les *ulcérations graves* pour des blépharites. Il existe, en effet, des **ulcérations** dues à la *syphilis acquise* ou héréditaire qui découpent (Voy. fig. 202) le bord ciliaire. Elles guérissent par le traitement spécial, *si vous pensez à la syphilis*, SINON LA PAUPIÈRE SE FOND.

Pronostic. — Vous croyez peut-être qu'une blépharite n'est que disgracieuse ; intense et mal soignée, elle devient dangereuse :

1° Parce que *les cils se dévient* ;

2° Parce que la blépharite infecte profondément les glandes des paupières. D'où apparition *d'orgelets* (fig. 209) et de chalazions, qui pulluleront, tant que vous n'aurez pas antiseptisé le bord ciliaire ;

3° Parce que la blépharite et le bord ciliaire infectés, se promènent, eux, leurs croûtes et leurs microbes, sur la *cornée*, d'où possibilité d'abcès, avec *taie* et trouble visuel.

Donc ne pas négliger les blépharites, en tant que foyers d'infection oculaire.

Le ***traitement local*** est celui de la dermatose correspondante, avec atténuation, car l'hypersensibilité de l'œil conduit à *réduire les doses* des médicaments actifs, sous peine d'enflammer l'œil, d'aggraver la blépharite et de... perdre le malade.

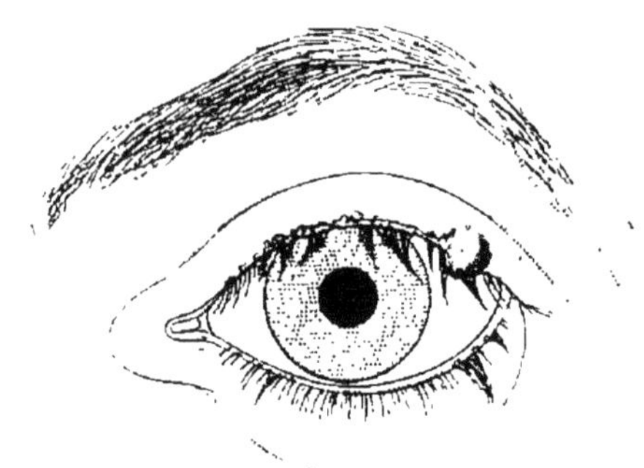

Fig. 209. — Orgelet et blépharite folliculaire.

Vous éviterez :

1° ***L'eau boriquée*** qui « agace » le bord ciliaire et produit de nouvelles squames ;

2° ***Les collyres, employés seuls***, insuffisants contre la maladie *cutanée*. Ne traitez pas exclusivement les blépharites avec des « gouttes » ;

3° Les pommades ***caustiques***.

Les pommades rouges *populaires* (pommades de Régent, de Lyon, etc.), sont *trop fortes* et irritent cruellement l'œil ;

4° ***Les pommades dont l'excipient est la vaseline seule***.

La lanoline peut être associée dans la proportion de moitié à la vaseline ou des trois quarts à l'huile de vaseline. Elle adoucit l'effet des topiques et adhère aux surfaces *humides*.

Ne prescrivez jamais automatiquement, machinalement, votre topique avec de la vaseline simple, si pure que vous la supposiez.

Bornez-vous aux lavages alcalins (une pincée de bicarbonate, de borate ou de salicylate de soude par tasse à thé d'eau chaude, glyco-thymoline ou glycérine (une cuillerée à café par bol), à l'eau très légèrement savonneuse, quelquefois aux infusions tanniques (thé léger, noyer).

Formes squameuses. — N'employez que des pommades *peu irritantes* et lanolinées, l'oxyde de zinc ou *mieux* le peroxyde de zinc (ectogan) à 1 ou 2 pour 100, quelquefois le soufre *colloïdal* à 1 p. 100. Prescrivez :

Ectogan (peroxyde de zinc)	10 à 20 centigr.
Lanoline.	6 gr.
Huile de vaseline	4 gr.

à appliquer le soir avec un petit tampon humide exprimé.

L'oxyde de zinc est moins actif.

Dans cette forme, évitez les pommades mercurielles et iodées.

Une pommade à l'ichtyol à 1 pour 100 remplacera de temps en temps la pommade au peroxyde de zinc.

Folliculites suppurées et sycosis. — Les ***pommades mercurielles*** et ***iodées*** sont ici d'un bon effet, surtout chez les scrofuleux.

La ***pommade jaune***, usuelle dans la *conjonctivite* dite *phlycténulaire*, et la ***pommade iodée*** applicable au *chalazion*, sont très efficaces, quand la maladie n'est plus dans sa période aiguë.

Mais, lorsqu'il y a une série de *petits abcès* avec une inflammation violente, les pommades au collargol à 1/20, les instillations d'argyrol à 2/10 et les lavages alcalins, conviennent particulièrement.

L'épilation des *cils* qui fixent l'infection, est nécessaire. *Ces cils repousseront*, après que l'épilation, en ouvrant les trajets pilo-sébacés, aura permis une désinfection pénétrante.

Usez très peu du nitrate d'argent en solution, ***jamais du crayon***.

Quand la maladie est très améliorée, reprenez les pommades à l'ectogan et à l'ichtyol, rarement à l'oxyde rouge, plus irritant que le jaune.

Traitement général. — *La blépharite est une maladie de peau.* Vous conseillerez par suite :

1° ***Le régime*** *complet* recommandé contre les *dermatoses* eczémateuses et herpétiques ;

2° ***L'hygiène*** appropriée. Se méfier du séjour au bord de la mer, si la blépharite est à l'état aigu. Eviter les veillées, surtout dans la fumée de tabac et l'éclairage intense, les poussières, les vents ;

3° Les remèdes qui correspondent aux ***états « constitutionnels »*** constatés (antiscrofuleux, antiarthritiques, eaux minérales, telles que celles de la Bourboule, d'Uriage, etc.).

PARASITES

Le ***pou*** du corps et le ***pou de la tête*** s'attaquent à l'occasion aux cils. Les lavages, l'épilation, les pommades antiblépharitiques en ont vite raison.

La **gale** est très rare à la face.

La ***filaria loa*** serpente quelquefois *sous la peau* des paupières (voy. ***maladies de la conjonctive***).

Les *cysticerques* orbitaires provoquent des abcès placés ordinairement au-dessous du sourcil (voy. ***orbite***).

NÉOPLASMES

KYSTES ET PSEUDO-KYSTES

Bien qu'il constitue une néoformation *inflammatoire*, ***le chalazion*** SIMULE *une tumeur kystique*.

Les ***vrais kystes*** des paupières sont :

1° Les ***kystes sébacés*** multiples, ressemblant à un semis de grains de *millet*, à ne pas confondre avec le molluscum contagiosum à grains *ombiliqués* :

2° Les ***kystes transparents.***

Ceux-ci sont placés *entre les cils* et formés par une ***glande sudoripare*** oblitérée, *vésiculaire* (fig. 210), en ***perle de verre***.

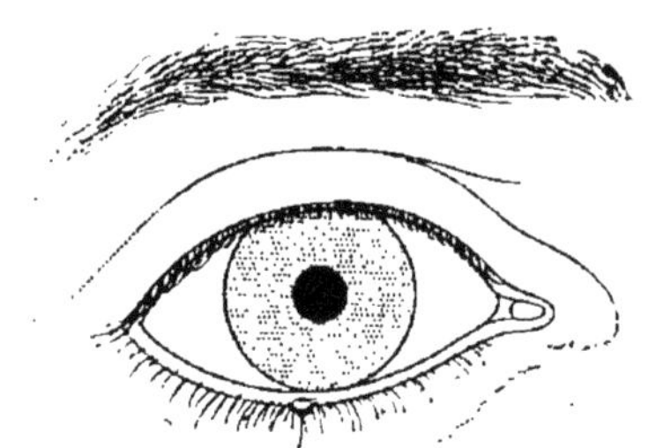

Fig. 210. — Kyste transparent du bord ciliaire.

Pour les enlever, harponnez leur seule paroi antérieure avec un fin crochet ou mieux une pince érigne, puis ébarbez ce que tient la pince, comme une calotte, avec des ciseaux très fins, très pointus et recourbés.

Gardez-vous d'enlever le plan profond et *de cautériser*. Ce mieux, ennemi du bien, occasionnerait une *brèche* dans le rang des cils, avec leur déviation *permanente*, *rebelle* et opération complémentaire.

CHALAZION

Le ***chalazion*** (χαλαζα, grêlon) (fig. 211), communément traité de kyste et extirpé comme tel, ***n'est pas un kyste.***

C'est un *bourgeon* dû à *l'infection* d'une glande de Meibomius, avec *prolifération* de tissu jeune, à cellules rondes, quelquefois à cellules géantes.

Cependant le chalazion banal se produit rarement chez des tuberculeux et n'est presque jamais une tuberculide.

Il est analogue à ***l'acné***, mais peut être le résultat d'infections diverses des glandes meibomiennes.

Ce n'est pas une tumeur, il n'est pas envahissant ; abandonné à lui-même, il guérit ***souvent spontanément***.

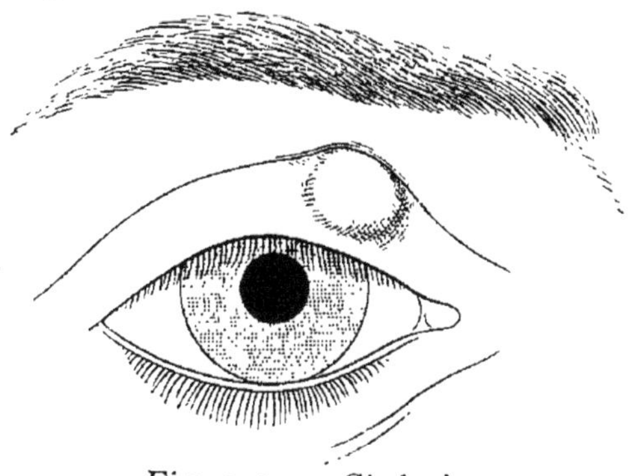

Fig. 211. — Chalazion.

Quoique la glande de Meibomius originelle soit sébacée, *le chalazion n'est pas un kyste sébacé.*

Sa coque est le tarse même où il se trouve comme un nœud dans une planche (fig. 212).

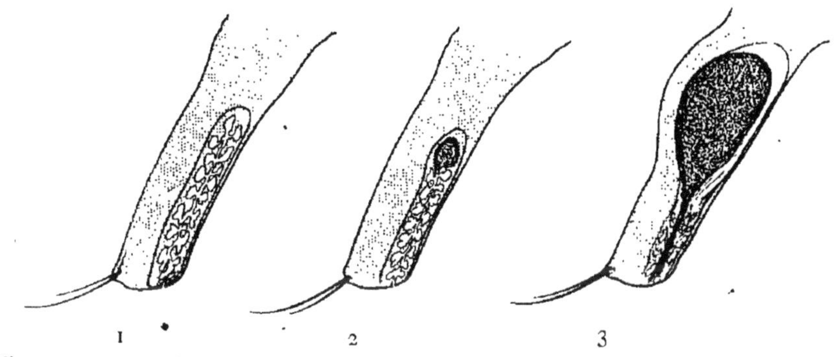

Fig. 212. — 1, Glande de Meibomius normale; 2, début du chalazion; 3, chalazion constitué.

Vous n'enlèverez que sa *paroi antérieure*; si vous enleviez la postérieure (que vous vous bornerez à gratter), vous feriez un trou dans la paupière.

Etiologie. — Comme l'acné, comme tous les nodules inflammatoires, le chalazion, d'origine infectieuse ou toxinique, s'observe chez les personnes mal portantes, les *acnéiques*, *intoxiqués*, *dyspeptiques*, *constipés*, les *femmes enceintes*, les *surmenés* ou convalescents, *prétuberculeux*, etc.

L'abus de la viande, des salaisons et des excitants, combiné à la *constipation* et aux *veilles*, les anomalies de la réfraction, les infections de voisinage (blépharites, conjonctivites, etc.), sont des causes occasionnelles à remarquer et à éloigner.

Aspect clinique. — Le pseudo-kyste apparaît sur l'une ou l'autre paupière, loin ou, rarement, près du bord. Un *chapelet de chalazions* de volume inégal n'est pas exceptionnel (fig. 213).

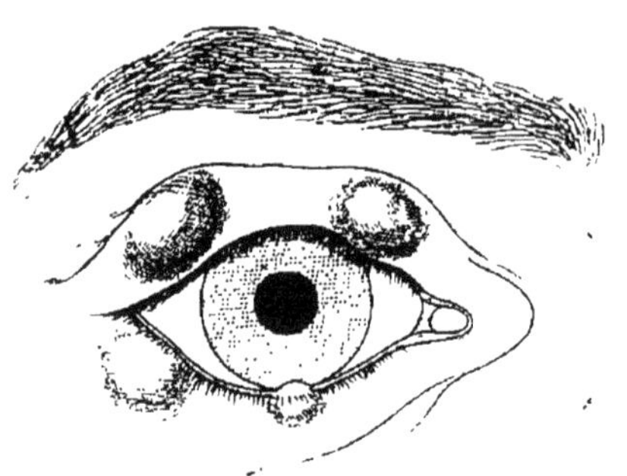

Fig. 213. — Chalazions multiples, en chapelet.

La nodosité est dure, car elle est dans le tarse, dur lui-même parce que fibreux.

Sa grosseur habituelle est celle d'un pois chiche. Sa forme reste globuleuse, en grêlon.

Le chalazion *glisse sous la peau, à laquelle il n'appartient pas.* Il émerge parfois sur la conjonctive, *framboise* qui, chez les *enfants*, prend des proportions considérables (fig. 214), effrayant les parents.

Le chalazion, chez l'adulte, reste souvent *stationnaire*, avant de grossir ou de disparaître peu à peu.

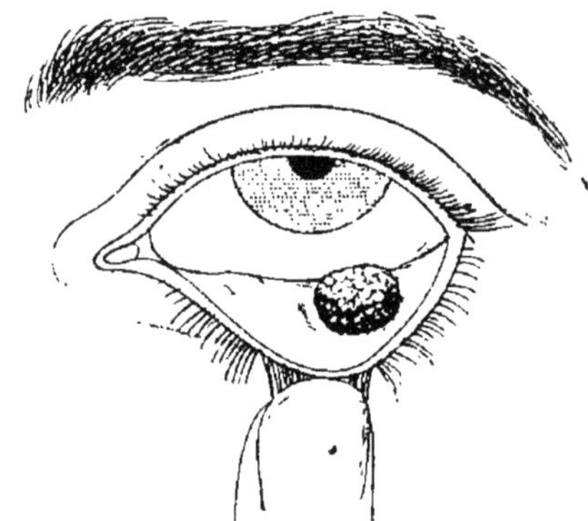

Fig. 214. — Chalazion émergeant sur la conjonctive.

Les pseudo-chalazions. — Ne prenez pas le chalazion pour un orgelet ***qui n'a pas abouti***. L'***orgelet*** *est un furoncle* à évolution *rapide*, situé *dans les cils*. Le chalazion, lorsqu'il surgit sur le bord libre, est situé *en arrière des cils*, sur la lèvre *postérieure* : son évolution est *lente*.

La ***gomme***, à diffusion prompte, envahit la peau. Ce pseudo-chalazion syphilitique disparaît vite par le traitement spécial.

Ne confondez pas le chalazion avec une ***tumeur***, *sarcome* ou *carcinome*, qui adhèrent à la peau, l'infiltrent, l'ulcèrent.

Le chalazion situé *près* du point lacrymal simule la ***calculomycose*** du canalicule *lacrymal* (voy. p. 169), dont *le point élargi, allongé en méat, repose sur l'amas mycotique.*

Enfin le chalazion *enflammé* ressemble à l'orgelet (interne) d'une glande de Meibomius qui se vide du côté conjonctival sous lequel elle transparaît : le siège (fig. 215) des lésions est le même.

Traitement médical. — Si le chalazion *était un kyste, il ne disparaîtrait* JAMAIS tout seul.

Or la vérité oblige à constater qu'il ***s'éteint, sans opération, dans un bon tiers des cas***. Il régresse ou s'élimine par suppuration.

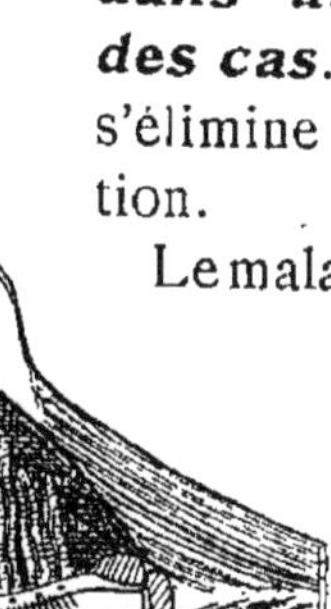

Fig. 215. — Les glandes de Meibomius, en « rangs d'oignons », vues par la face postérieure des paupières.

Le malade vous posera les questions suivantes : « Y a-t-il danger » à garder cette « tumeur ? » Peut-on la « dissoudre » avec une pommade ?

L'expectation est sans péril, quoique sans gloire. Mais ce chalazion grossira le plus souvent, si l'on attend à tout hasard.

Au réfractaire à l'opération, conseillez un ***traitement médical, local*** et ***général***. *Entre autres*, les pommades résolutives suivantes alterneront ; le soir, en oindre la *peau* de la paupière (pas d'inconvénient s'il pénètre un peu de pommade dans l'œil) :

1°	Iode pur		5 centig.
	Iodure de potassium		10 —
	Lanoline	ãã	5 gr.
	Vaseline		
2°	Iodure de plomb		20 centig.
	Lanoline	ãã	5 gr.
	Vaseline		

Le matin, dégraisser à l'eau chaude bicarbonatée (une pincée de poudre par tasse à thé).

Les collyres convenables seront prescrits pour toute blépharite ou conjonctivite simultanées.

Évitez les applications répétées de teinture d'iode, assez dangereuses pour l'œil et la peau délicate des paupières.

Un traitement médicamenteux approprié modifiera ***l'état général** défectueux* (lymphatisme, arthritisme, etc.).

Le **régime** *est celui des dermatoses* et en particulier de *l'acné*. Le malade doit : 1° *Mieux digérer* (restriction des liquides aux repas, régime complet des dyspeptiques); 2° réduire toute ration excessive; 3° supprimer sa *constipation* (laxatifs réguliers au repas *végétarien du soir*, purgations fréquentes, etc.).

Traitement chirurgical. — Le médecin pourra ***quelquefois*** se charger de l'opération.

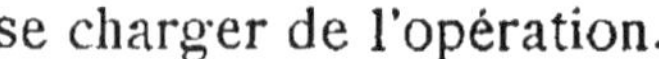

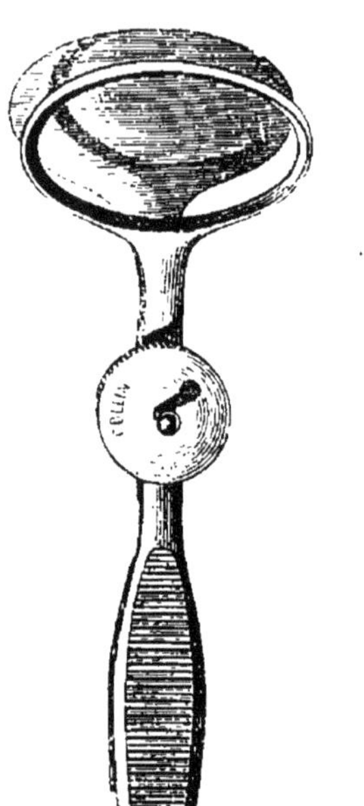

Fig. 216. — Pince de Desmarres.

Mais, si cette opération est trop large, mal comprise ou aggravée d'une ***cautérisation, toujours inutile et dangereuse***, de graves désordres la suivront, certes plus redoutables que le chalazion abandonné à lui-même !

Des opérateurs novices ont provoqué des déviations des cils (trichiasis) vers l'œil, des adhérences cicatricielles (symblépharon) du globe oculaire aux paupières, des taies de la cornée, par de vastes ***extirpations*** du *côté de la conjonctive*, avec cautérisation au crayon de nitrate d'argent.

N'extirpez jamais par la conjonctive, sauf les chalazions *bourgeonnants* (fig. 214), que vous *abraserez* d'un coup de ciseaux.

Curage par la conjonctive. — ***Du côté de la conjonctive, bornez-vous à l'incision et au curage*** de la *pulpe* du chalazion, comme si vous râcliez la partie molle d'un fruit *blet*....

Après cocaïnisation, la paupière *retournée* est saisie avec la pince à clef de Desmarres (fig. 216) : puis un fin bistouri pique la ***tache conjonctivale grise***, indice de l'amincissement du tarse par le chalazion (fig. 217). Un grumeau rosâtre, semblable à de la ***moelle d'os cru***, émerge et prouve que *vous n'avez pas fait fausse route*.

Curettez *à fond*, ramenez tout ce qui est mou.

Pas de cautérisation ignée ou chimique.

Pansement sec, à enlever au bout de deux jours.

Ne pas s'étonner (prévenir) si le « creux » du chalazion *curetté* reste volumineux, car du sang le remplit. En quelques jours, la paupière s'aplanit. La récidive est rare : continuer la pommade iodée, tant qu'il existe un épaississement perceptible au doigt.

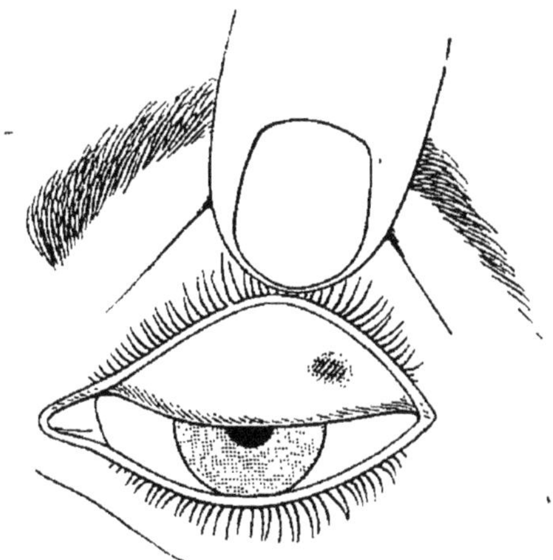

Fig. 217. — La tache grise est l'*indice* sous-palpébral du chalazion.

EXTIRPATION PAR LA PEAU. — *Extirpez les* **gros** *chalazions* **par la peau** *comme une tumeur.*

L'injection sous-cutanée de cocaïne ou de novocaïne, trop abondante, masque le chalazion. Restreignez-la et piquez *sur le chalazion. La trace de la piqûre vous servira de point de repère.*

Application de la pince de Desmarres, incision horizontale, dissection du *dôme* du chalazion, harponnement avec un crochet ou mieux avec une pince à érignes (fig. 219), résection avec de petits ciseaux courbes. Si le chalazion éclate, raclage énergique, *pas de cautérisation* ; suture, si la plaie est étendue, pas de suture si elle est étroite.

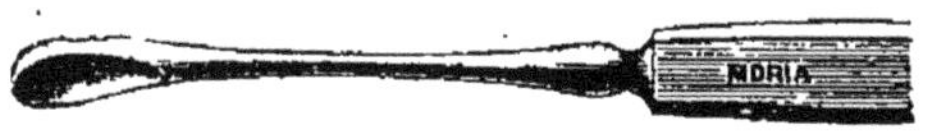

Fig. 218. — Curette à chalazion.

Pansement sec ; cinq jours après, la peau est cicatrisée.

En somme, ***du côté de la conjonctive*, *incision et curage***

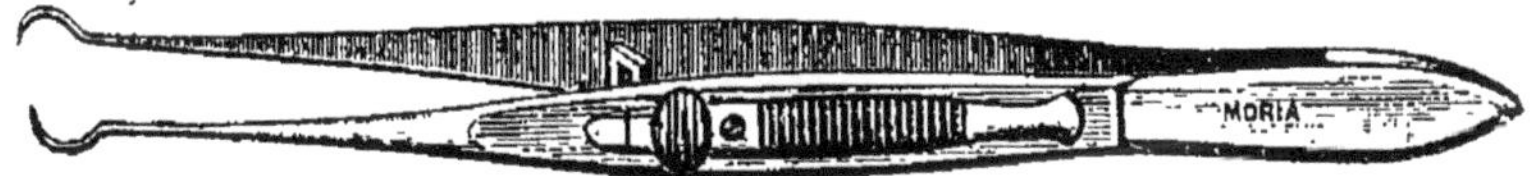

Fig. 219. — Pince-érigne de A. Terson.

du ***côté de la peau***, ***extirpation***, ***avec*** ou sans ***curage complémentaire***.

Près du bord libre, le chalazion sera traité d'une main particulièrement légère ; les racines des cils seraient déviées par une opération profonde.

TUMEURS BÉNIGNES

Les grains du molluscum contagiosum, qui, *de loin*, ressemblent aux ***verrues***, *ont un ombilic caractéristique* (Voy. fig. 205).

Les ***cornes*** sont semblables à une griffe (fig. 220).

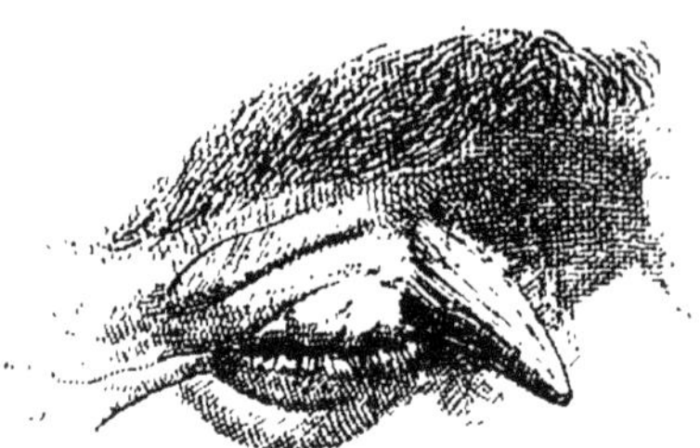

Fig. 220. — Corne palpébrale.

Toutes les autres tumeurs s'observent aux paupières, y compris le bizarre *névrome plexiforme* (fig. 221).

Les ***angiomes*** forment :

1° Des nodosités; 2° Des « taches de vin ».

L'électrolyse a été fréquemment appliquée à la première catégorie ; une cautérisation ignée suffira sur un minuscule angiome (se méfier de l'hémorragie consécutive chez les petits enfants et préparer des hémostatiques, antipyrine, eau chloroformée à 2 pour 100, amadou *stérilisé*).

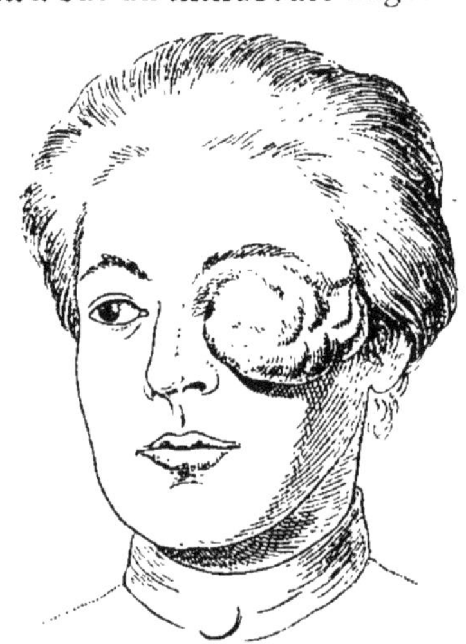

Fig. 221. — Névrome plexiforme

Actuellement les rayons X et surtout le radium procurent des résultats splendides, dans l'angiomatose avec bourrelets et boudins, comme sur les « taches de vin ».

Le traitement par *l'air chaud* est à l'étude.

TUMEURS MALIGNES

Au cours du ***diagnostic des tumeurs malignes*** (sarcome, épithélioma) :

1° Ne prenez pas le ***chalazion***, *nodule inflammatoire*, pour une *tumeur*, chez les *vieillards*. *Le chalazion s'ulcère rarement*, reste rond et la *peau est libre au-devant de lui*.

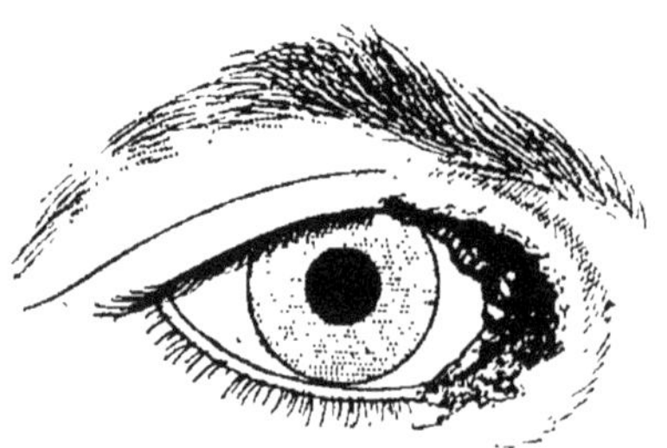

Fig. 222. — Épithélioma de l'angle interne.

2° Ne confondez pas une tumeur avec une ***pseudo-tumeur***, *actinomycose*, *sporotrichose* (Voy. fig. 203), *gomme*.

3° Ne pas confondre non pl une tumeur *de la paupière* av une tumeur placée sous *la paupière*, née de la conjoncti s'extériorisant, dès que vous retournez la paupière (fig. 223).

Pronostic et traitement. — Les ***sarcomes*** marchent rapidement ; leur récidive, avec énormes métastases ganglionnaires cervicales, est habituelle. L'***épithélioma*** est plus lent, malgré les exceptions.

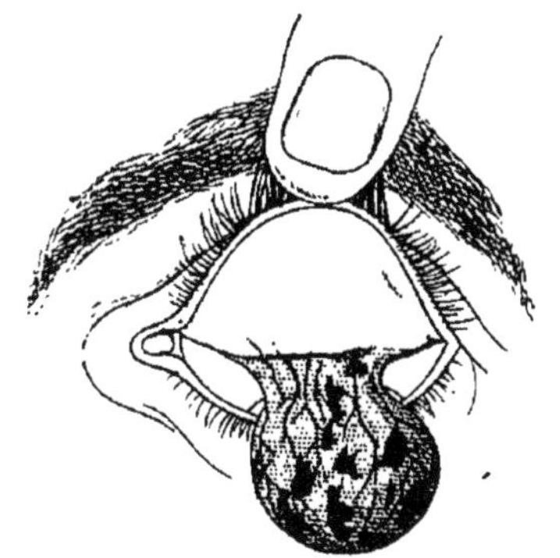

Fig. 223. — Sarcome mélanique SOUS-PALPÉBRAL, né *dans la conjonctive*.

Pour tout épithélioma ***limité, susceptible d'ablation en totalité par anesthésie locale, sans difformité palpébrale, conseillez d'emblée l'ablation avec suture immédiate.***

Ne vous fiez pas au ***chlorate de potasse***, aux caustiques et aux cautérisations ignées. Très souvent, après ***guérison apparente***, surgit une RÉCIDIVE, diffuse, sournoise, « souterraine ».

La ***radiothérapie*** a été ici trop prônée. Ceux qui ont, à son apparition, considéré, désormais, ainsi que me le disait un confrère, le bistouri comme « d'un autre âge » (!), ont subi de grands déboires. Ce pacifisme intransigeant force plus tard à des sacrifices pires, puisque *l'on en vient* ordinairement à une plus vaste *opération*, si toutefois le malade n'est pas devenu *inopérable*.

Ne déconseillez l'opération que dans les *exceptions* qui confirment la règle, ***règle qui reste l'opération de très bonne heure***, avant que la tumeur n'oblige à de larges suppressions palpébrales et à des ***autoplasties*** uniquement destinées à protéger l'œil mis à nu.

Il est facile de les prévenir par une intervention précoce, insignifiante, ne laissant pas de traces.

MALADIES DE LA CARONCULE

Cet ***îlot cutané*** est quelquefois le siège :

1° D'***orgelets*** ; 2° D'***ulcérations*** ; 3° De ***tumeurs*** : 4° D'***hypertrophie des poils*** ; 5° De ***corps étrangers***.

L'examen à la ***loupe*** facilite leur diagnostic et leur traitement.

CHAPITRE XI

LES MALADIES DE LA CONJONCTIVE

NOTIONS ANATOMIQUES INDISPENSABLES

La conjonctive est le sac muqueux qui, de l'angle postérieur du bord des paupières (tout entier cutané), aboutit à la cornée et ferme l'entonnoir orbitaire.

Son ***cul-de-sac***, « arrière-paupière », très profond au-delà de la paupière supérieure, nécessite une exploration spéciale, ***à ciel ouvert*** (voy. p. 22 et fig. 21 à 26).

Dans cet évier s'ouvrent les glandes lacrymales, unissant leur sécrétion à la desquamation de l'épithélium et au mucus de ses cellules caliciformes pour assurer la lubréfaction de la cornée.

A côté du repli semi-lunaire (membrane clignotante), la caroncule lacrymale est, nous venons de le voir, un fragment du bord ciliaire, avec poils et glandes sébacées.

Sur la face *interne* des paupières, la conjonctive est ***adhérente***, transparente, lisse comme une coque.

Sur le globe oculaire, elle est ***flottante***, ce qui facilite les mouvements. Pour le fixer, la pince devra se placer à côté de la cornée, région où la conjonctive *redevient adhérente* au plan profond. Sinon l'œil n'est pas arrêté par la pince qui déchire la membrane lâche et fragile.

Les ***lymphatiques*** vont au ***ganglion préauriculaire***, devant le tragus : c'est le « ganglion de l'œil ».

CONGESTION CONJONCTIVALE

Nombre de soi-disant conjonctivites ne sont que des *fluxions légères*, des *troubles vaso-moteurs*.

Certains aliénés en ont des ***crises*** périodiques qui *annoncent* leur *accès de manie*.

Ecchymose. — La tache de sang qui, sur le blanc de l'œil, change de place et disparaît peu à peu, est sans importance dans les conjonctivites, dans la ***coqueluche***, les maladies à quintes de toux, les traumatismes oculaires (aucun rapport entre son intensité et celle des lésions intra-oculaires).

Mais, si elle apparaît plusieurs jours après un accident, elle corrobore les signes d'une fracture du crâne (voy. *Blessures de l'œil*).

Il est positif, et nous en avons vu des exemples, que, chez les artérioscléreux, elle peut précéder l'hémorragie cérébrale. Garder pour soi ce pronostic, tout en conseillant une meilleure hygiène à l'intéressé.

Peu ou pas de traitement local. Le précepte : « Ne rien faire le premier jour et continuer le lendemain », retrouve ici sa valeur. Pas d'adrénaline; lavages chauds, massage, poudre de dionine (chémosis résorbant), chez les gens pressés. Régime et traitement appropriés à l'état général.

OEdème aigu. — Par l'ŒDÈME AIGU, chez les neuro-arthritiques, en quelques heures, la conjonctive se gonfle fortement (chémosis aigu) : la cornée simule le hile d'une tomate (fig. 224).

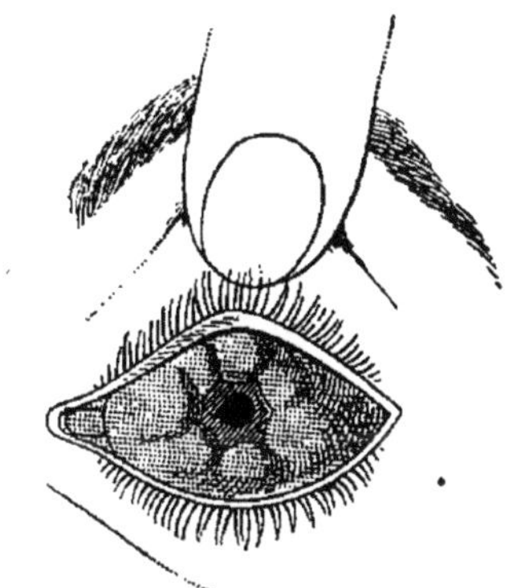
Fig. 224. — Œdème aigu avec chémosis énorme.

Tout cela sans douleur : la vision est restée parfaite et l'œdème aigu de la conjonctive cause plus de peur que de mal. L'absence *de douleurs*, de *sécrétion anormale et de troubles visuels* prévient la confusion avec la ténonite (voy. ***Orbite***), les phlegmons, les ophtalmies, qui, DE LOIN, lui ressemblent.

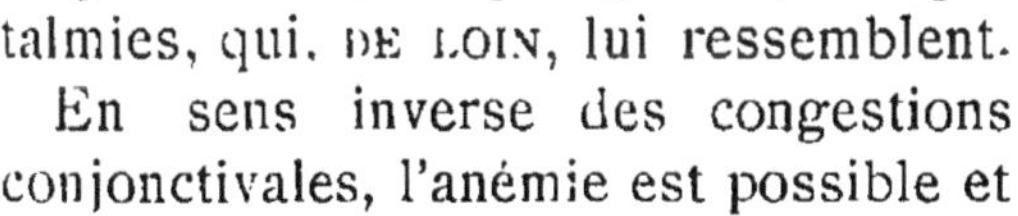
En sens inverse des congestions conjonctivales, l'anémie est possible et plus d'un malade se plaint d'avoir réellement *froid aux yeux*.

CONJONCTIVITES

Le sac conjonctival est ***irrité*** mécaniquement ou ***infecté***.

Il s'ensuit une conjonctivite, accompagnée de ***rougeur***, *de* ***cuisson***, d'une ***sécrétion***, d'un état *éruptif* ou *végétant*.

La ***sécrétion*** sera *catarrhale*, *purulente*, *pseudo-membraneuse*.

Les ***éruptions*** (pustules, pseudo-phlyctènes), les *végétations* (folliculaires, granuleuses, printanières, etc.), les ulcérations (syphilis, tuberculose, lèpre, etc.), prêtent à la conjonctive pathologique un aspect clinique des plus variés.

NOTIONS ÉTIOLOGIQUES

Les **traumatismes** ou les **actions physiques** (poussières, lumières éblouissantes, fumées, gaz), sont des causes ordinaires de conjonctivite.

Les conjonctivites **microbiennes** sont dues aux microbes habituels des culs-de sac, microbes dont la virulence s'exalte, ou bien à un *apport microbien* par les *doigts*, l'air, les objets de toilette, les linges, les mouchoirs, la salive, les collyres non stérilisés. La **contagion** familiale, scolaire, militaire, est constante.

Les femmes arabes se communiquent la conjonctivite granuleuse en se servant du même pinceau à Kohl.

Le bord des paupières, les *voies lacrymales infectées*, l'*ozène* déversent aussi leurs microbes sur la conjonctive.

Enfin les maladies générales (*fièvres éruptives*, etc.) ont des localisations conjonctivales.

DIAGNOSTIC ET PRONOSTIC D'ENSEMBLE DES CONJONCTIVITES

Quand vous voyez un **œil rouge**, vous êtes tenté de prononcer le mot de « conjonctivite ».

Il ne faut pas « **croire** » à une conjonctivite. Il faut être ***sûr*** que l'œil a, ou n'a pas, une conjonctivite.

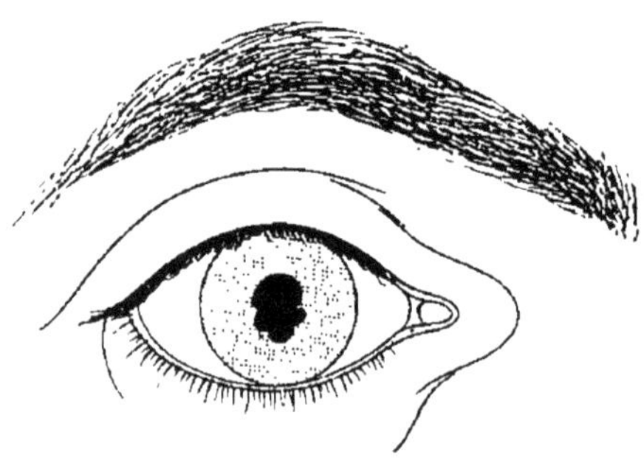

Fig. 225. — Pupille *festonnée*, frangée, adhérente, dans l'*iritis*.

Si cet œil *rouge* souffre, au contraire, d'une iritis, d'une kératite, d'un glaucome, d'une sclérite, *l'erreur de diagnostic* aura des conséquences déplorables, alors que *l'atropine*, la *pilocarpine*, une *opération d'urgence*, auraient sauvé la vue.

Dans tout œil rouge :

1° **Examinez la cornée à la lampe et à la loupe**. Vérifiez si elle est saine ou altérée ;

2° **Examinez l'iris et la pupille**, *dilatée* dans le *glaucome*, *rétrécie*, *irrégulière*, **frangée** (fig. 225) dans *l'iritis* ;

3° ***Tâtez l'œil***, *dur* dans le *glaucome*, *douloureux* et plutôt *mou* dans *l'iritis* ;

4° Revenez sur la ***forme*** et le ***siège de la rougeur***, ***localisée***, ***péri-cornéenne***, en ***aréole*** (fig. 226), dans la KÉRATITE et l'IRITIS, *généralisée dans la* CONJONCTIVITE et plus accentuée dans les culs-de-sac.

Au cours d'une conjonctivite, l'*apparition de la rougeur autour de la cornée*, avec *photophobie*, annonce l'***éclosion de la kératite*** ;

5° Recherchez une ***sécrétion*** anormale. Demandez si l'œil est *collé*, le matin.

6° ***Recherchez l'état visuel.***

Une conjonctivite *n'entraîne pas de diminution visuelle si*, CONJOINTEMENT, *il n'y a pas de kératite ou d'iritis*.

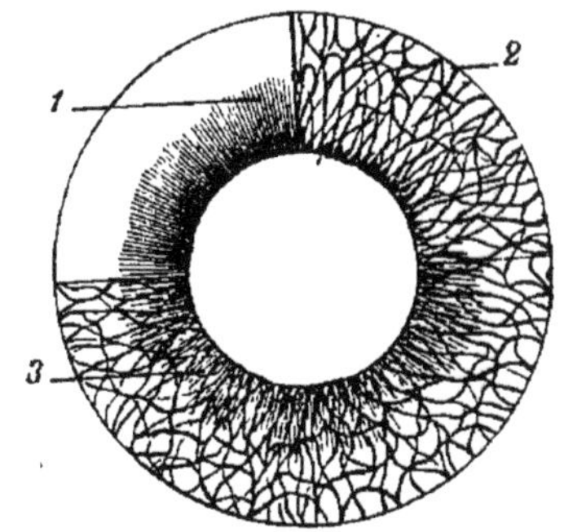

Fig. 226. — 1, Vascularisation péricornéenne (*radiée*, profonde); 2, Vascularisation conjonctivale (en *filet* superficiel); 3, les deux superposées.

Une *kératite*, une *iritis*, un *glaucome*, une *sclérite*, ont enfin des signes *objectifs qui empêchent toute confusion avec une conjonctivite*.

L'aspect de la sécrétion vous fixera déjà sur la ***nature*** de la conjonctivite.

L'examen bactériologique est *recommandable*, mais le praticien doit pouvoir reconnaître et guérir les affections conjonctivales, SANS LUI. ***A microbe identique***, *quelle que soit la valeur clinique évidente de la bactériologie oculaire*, la *virulence* du microbe et la *résistance* du terrain ***sont variables***.

L'expérience clinique et l'habileté thérapeutique dominent, tout en les *utilisant* avec raison, les investigations bactériologiques compétentes, à plus forte raison celles qui ne le sont pas.

Le ***danger d'une conjonctivite***, comme celui d'une dacryocystite, c'est L'INFECTION DE LA CORNÉE, qui atteint la vision.

Au cours d'une conjonctivite, la crainte de la kératite est le commencement de la sagesse.

Une conjonctivite n'est rien si elle n'entraîne pas de kératite.

Vous devez TOUT FAIRE pour PRÉSERVER LA CORNÉE.

La plupart des conjonctivites sont CONTAGIEUSES.

Vous devez TOUT FAIRE pour PRÉSERVER L'ENTOURAGE.

Le **traitement** désinfecte la muqueuse, chasse ses sécrétions par des lavages, modifie les végétations et les ulcères.

Pas de bandeau qui enferme les microbes au contact de la cornée.

CONJONCTIVITE CATARRHALE

Quand un œil coule, « jette », demandez-vous si c'est un ***catarrhe simple*** ou le prélude d'une conjonctivite ***grave***.

Ainsi une conjonctivite purulente, blennorragique, granuleuse, tuberculeuse, *débute par un catarrhe.* Quelle erreur si vous ne pensez qu'au « coup d'air », à la « bronchite de l'œil », qu'on ne prend pas plus au sérieux que le « chaud et froid », le rhume « négligé », début d'une tuberculose pulmonaire!

Aspect clinique. — Les catarrhes sont ***aigus*** ou ***chroniques***.

La ***sécrétion*** (filaments, mucosités) s'attache aux coins de l'œil, aux cils (mèches de fouet).

La maladie, épidémique (saisons chaudes), contagieuse, familiale, atteint ordinairement les deux yeux.

La rougeur est plus intense dans les culs-de-sac que sur le globe de l'œil. Les paupières sont gonflées, *collées* le matin; la conjonctive du globe est, elle aussi, plus ou moins gonflée. Ce *chémosis* est un signe de virulence.

Cuisson, photophobie, fatigue à la lecture. Les paupières se ferment involontairement.

ÉTIOLOGIE

Conjonctivites médicamenteuses. — L'atropine donne quelquefois une conjonctivite.

Pas de calomel (biiodure naissant très caustique) sur la conjonctive d'un sujet qui suit un traitement ioduré.

L'acide chrysophanique et d'autres remèdes sont fort irritants pour les yeux, l'*iodure* en tête. L'odeur de l'*iodure,* vous la sentirez alors que le malade ne vous préviendra pas ou niera effrontément qu'il en est imprégné.

Les conjonctivites ***professionnelles*** sont nombreuses (vidangeurs, etc.).

Recherchez ensuite :

a) Chez l'homme, un « *état urétral* » ancien ou récent.

La conjonctivite blennorragique ***par inoculation digitale*** est *destructive*. La conjonctivite **métastatique** est un **catarrhe** sans *gravité*.

b) Chez la *femme*, une infection vagino-métritique;

c) Chez la *petite fille*, une *vulvite*;

d) Chez le *nouveau-né*, une dacryocystite congénitale, qui engendre un catarrhe conjonctival;

e) Chez tout le monde : 1° un *corps étranger méconnu* sur la cornée ou sous la paupière supérieure, cul-de-sac compris, avec conjonctivite *monolatérale* rebelle; 2° un *rétrécissement lacrymal*, avec conjonctivite non moins rebelle et *monolatérale*.

f) Scrutez l'état général (*grippe*, dermatoses, diphtérie, scrofule, eczéma, *fièvre des foins*, etc.).

g) Voyez si des *pustules* (phlyctènes) existent sous le catarrhe qui les masque.

h) Pensez au *début de la* **rougeole**, avec sa vascularisation oculaire spéciale, en bande *horizontale*.

RETOURNEZ LES PAUPIÈRES (conjonctivite granuleuse, etc.).

Dans le catarrhe aigu et subaigu, il existe des **microbes** caractéristiques (bacilles de Weeks, etc.) et contagieux.

Le praticien guérira ces maladies sans entrer, *sauf expérience particulière*, dans cette recherche délicate.

TRAITEMENT

Ce qu'il faut faire :

1° CONJONCTIVITE AIGUE. — Nettoyer les yeux, 4 à 5 fois par jour, avec des tampons imbibés d'un liquide antiseptique, tiède ou *froid* (eau bouillie, eau légèrement boriquée, ou mieux alcalinisée (borate, bicarbonate, salicylate de soude, glyco-thymoline).

L'*argyrol* à 2/10 (deux à trois fois par jour) ou le *nitrate d'argent* à 1/100 (une fois par jour) seront instillés. Le premier est moins désagréable. Les autres sels d'argent leur sont inférieurs.

Ce qu'il faut éviter :

Les lavages *très chauds* et les bains d'œillère, plus agaçants que les bassinages tièdes ;

Les astringents (sulfate de zinc, etc.), pas assez énergiques; les pommades, insuffisantes ou irritantes (en particulier la pommade jaune) ;

Les caustiques à haute dose (nitrate d'argent, sulfate de cuivre), sauf si la conjonctivite est réfractaire; *alors* une violente cautérisation triomphe des dernières résistances;

Les bandes. Leur substituer des lunettes fumées, des visières, des bandeaux volants.

2° CONJONCTIVITE SUBAIGUE ET CHRONIQUE. — Ici les astringents réussiront mieux.

Le sulfate de zinc suivant la formule :

Sulfate de zinc	} ãã	5 centigr.
Chlorhydrate de cocaïne		
Eau distillée.		15 gr.

2 à 3 gouttes, 1 fois par jour, le soir, suffit ordinairement. Les solutions plus fortes, pénibles, resteront exceptionnelles.

La pierre divine aux mêmes doses, le cristal d'alun, les lavages alcalins, les lavages tanniques (thé léger, noyer), l'*hygiène oculaire et générale* complètent la cure.

Soignez les états « constitutionnels », la scrofule, les auto-intoxications (constipation, etc.), les dermatoses (eczéma, etc.).

Traitez les maladies des régions voisines (ozène, dacryocystite, rétrécissement lacrymal, blépharites).

Le cathétérisme lacrymal guérira plus d'une fois les conjonctivites chroniques rebelles.

L'irritation due à l'**électricité** (conjonctivite électrique) nécessite le port de verres *jaunes* ou jaune-fumés, d'abat-jour, argyrol et lavages à l'eau bouillie tiède.

CONJONCTIVITES A FAUSSES MEMBRANES

Un enfant ou un adulte présentent un gonflement des paupières et des signes d'inflammation violente, analogue à ceux d'une conjonctivite purulente. ***Vous retournez les paupières*** et vous voyez des ***fausses membranes***, comme dans une angine.

Évolution. — Trois grandes variétés, ***de pronostic très différent*** :

1° Chez les enfants ***scrofuleux***, à lèvres infiltrées, la maladie est brusque, explosive pour ainsi dire. Le gonflement palpébral est énorme; la photophobie est considérable. Si vous ouvrez de force la fente palpébrale, un flot de larmes entraîne des fausses membranes, *donc flottantes et non adhérentes*.

Vous appliquez les sels d'argent et la pommade jaune. En quelques jours, tout rentre dans l'ordre; beaucoup de bruit pour rien.

2° Chez un enfant, relevant d'***une fièvre éruptive*** (rougeole ou scarlatine) ou atteint d'une ***angine à fausses membranes***, une ophtalmie se déclare. Les paupières sont « en bois », ***les ganglions pris***, la fièvre intense, la conjonctive tapissée de ***fausses membranes adhérentes*** (fig. 227).

Or *les cornées se gangrènent*, si le traitement opportun est tardif. Des ulcérations *palpébrales* produiront même le symblépharon et le trichiasis : elles festonnent déjà le bord libre.

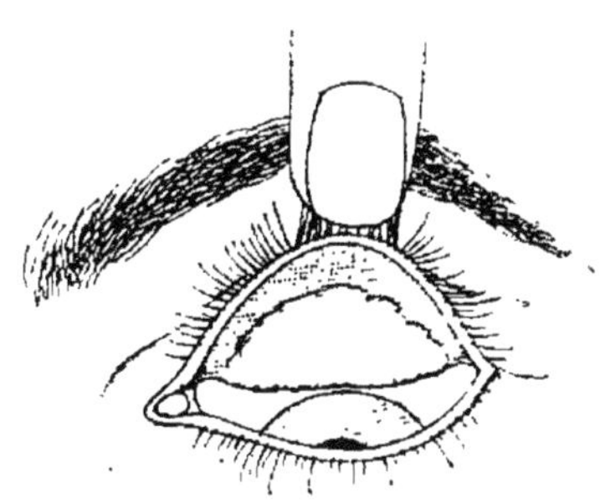

Fig. 227. — Conjonctivite à fausses membranes.

3° Un ***adulte*** présente, dans les culs-de-sac ou sur le globe, des fausses membranes localisées, ***peu adhérentes***, pendant plusieurs semaines. Mais la maladie est ***bénigne***; l'***œil s'ouvre seul***, la ***cornée reste saine***, sauf si la maladie subit une aggravation imprévue.

La ***bactériologie des conjonctivites pseudo-membraneuses est celle des angines***. Aussi leur pronostic a-t-il changé depuis la sérothérapie antidiphtérique. Les associations streptococciques restent les plus redoutables.

L'examen bactériologique a son importance, mais n'est pas un critérium absolu. *A microbe identique, la virulence diffère*, ainsi que la résistance du terrain. Les constatations bactériologiques sont un *appoint* précieux à l'expérience clinique, mais non pas un oracle infaillible.

Diagnostic. — Si la conjonctivite pseudo-membraneuse est suraiguë, maligne, éliminez d'abord la ***conjonctivite blennorragique*** par la présence des fausses membranes.

Si la forme est peu violente, c'est le ***chancre induré*** que vous devrez exclure, car ce chancre se recouvre d'une *fausse membrane.*

Traitement. — ***Quel qu'en soit le microbe***, la conjonctivite à fausses membranes sera traitée par la ***sérothérapie***, comme les angines.

Traitement général. — N'attendez pas l'examen bactériologique pour faire l'injection antidiphtérique.

Le sérum antistreptococcique a une efficacité moindre que celle du sérum précédent.

La quinine, les toniques, le collargol en frictions ont leur indication.

Prenez pour l'*entourage* les précautions les plus complètes.

TRAITEMENT LOCAL. — ***Évitez*** : le nitrate d'argent et les escharotiques (sulfate de cuivre) :

La glace ;

Le bandeau compressif.

N'arrachez pas les fausses membranes.

Employez : des instillations d'argyrol à 2/10, 5 à 6 fois par jour; une pommade antiseptique (iodoforme, ectogan, collargol), des compresses à l'eau bouillie chaude, les *instillations* de sérum (?)

Le jus de citron, couramment employé dans les angines, la glycérine phéniquée, les irrigations au permanganate, les applications de permanganate à haute dose (1 p. 100), ont vu diminuer leur vogue, depuis la sérothérapie.

Préservez l'*autre œil* comme dans l'ophtalmie purulente.

CONJONCTIVITE PURULENTE, BLENNORRAGIQUE

La conjonctivite purulente, toujours blennorragique par définition (βλεννος, pus), n'est pas toujours gonococcique.

Elle est très redoutable, si elle n'est pas vite et bien traitée.

Elle est encore *plus grave chez l'adulte* que chez le ***nouveau-né***.

Chez l'***enfant plus âgé***, il est rare qu'un petit *garçon* ait la grande ophtalmie. Chez la ***petite fille***, une ophtalmie terriblement sécrétante naît d'une ***vulvite***. La nature gonococcique n'est pas constante et il faut s'élever contre les soupçons hâtifs des mères. Souvent la vulvite se déclare au déclin d'une fièvre éruptive.

Chez ***l'adulte*** (***homme***), blennorragie concomitante, sinon origine inconnue, inavouée, professionnelle (médecins, infirmiers).

Chez ***l'adulte*** (***femme***), contagion professionnelle (sage-femmes, infirmières) ou autre.

Au temps des seringues, la contagion « expérimentale » par les éclaboussures s'observait à tout moment.

Chez la *femme* ***très âgée***, nous avons plusieurs fois soigné des ophtalmies bilatérales très violentes dues à la blennorragie de leurs fils. La vieille femme ne croit guère qu'elle puisse « attraper » la maladie et ne prend aucune précaution pour la manipulation des linges.

De nombreuses expériences ont démontré l'inoculabilité, car, de même qu'il y a eu des syphilisateurs, il s'est rencontré des inoculateurs de pus blennorragique sur des aveugles.

Certains animaux domestiques sont réfractaires, à telles enseignes que vous barbouillerez l'œil d'un lapin avec du pus blennorragique sans créer la conjonctivite.

ÉVOLUTION CLINIQUE

Différente chez l'adulte et *chez l'enfant.*

CHEZ L'ENFANT :

L'*ophtalmie coule d'emblée largement.*

Un *pus* verdâtre, parfois *jaune d'or*, *enduit* le bord ciliaire, ruisselle, dès qu'on ouvre les paupières, et se projette éventuellement à la figure des assistants.

Ordinairement les deux yeux sont pris, *rarement au même degré et à la même date.*

L'***enfant n'ouvre pas les yeux.***

Il *a moins* **de chémosis**, c'est-à-dire de gonflement de la conjonctive bulbaire, *que l'adulte.*

Si un traitement *complet*, *pas trop brutal*, est appliqué *dès le début*, *les* **complications cornéennes** *ne se produisent*, *pour ainsi dire*, *jamais.*

L'écoulement *tari*, *les cornées sont intactes.*

Critériums de l'amélioration. — *Quoique le pus se reproduise abondamment*, à quoi connaîtrez-vous que l'enfant ***va mieux*** et que ses cornées seront bientôt hors de danger (si vous continuez les soins sans relâche)?

1° La ***paupière supérieure***, jusque-là *ballonnée*, *tendue*, *lisse*, se ***fronce*** de ***plis*** *obliques* ;

2° L'enfant, *pour la première fois*, ***ouvre, de temps en temps, les yeux.***

Ces signes ne nous ont jamais trompé : ils attestent que, le microbe devenu moins virulent, la guérison *intégrale* n'est plus qu'une question de patience *armée.*

Critérium de l'aggravation. — *Quand l'enfant va* ***plus mal***, les yeux ***restent fermés.***

Ulcère cornéen, perforation avec hernie de l'iris et même expulsion du cristallin, ectasie cornéenne (staphylome) plus ou moins opaque, glaucome secondaire et buphtalmie, tels sont les résultats de l'ophtalmie *qui a mal tourné*.

L'ophtalmie *des petites filles à vulvite* est d'une gravité plutôt moindre que celle de l'adulte.

CHEZ L'ADULTE :

L'***ophtalmie, pendant les premiers jours, coule peu ou pas****. C'est une invasion « sèche » comme le* PHLEGMON DIFFUS. Elle n'est pas, elle ***devient*** *purulente*.

Les paupières sont le siège d'une tuméfaction extrême (fig. 228); elles sont raides et difficiles à retourner. Le **chémosis** est considérable. La *cornée* peut s'ulcérer du *jour au lendemain* et se perforer inopinément.

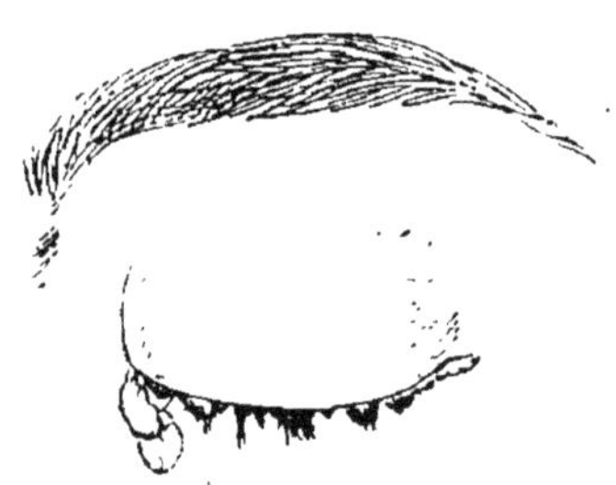

Fig. 228. — Le gonflement des paupières dans la conjonctivite purulente.

Une fois la purulence établie, le tableau est celui de l'ophtalmie du nouveau-né.

L'ophtalmie de l'adulte est souvent monolatérale et à droite (main droite). Quand elle est bilatérale, la virulence n'est pas forcément identique sur les deux yeux : l'un guérit, tandis que l'autre conserve d'importantes lésions.

Lorsque le gonocoque a étranglé la cornée, il s'en tient là. L'iris et les débris cornéens forment une barrière qu'il ne franchit pas : tout finit par un leucome ou par un ***staphylome***.

Admettons que *la cornée soit attaquée, même percée*.

Ne croyez pas tout perdu quand la frontière a cédé.

Continuez le traitement avec *la fermeté* nécessaire.

Dans la plupart des cas, ces yeux, cicatrisés, verront.

Si vous croyez tout perdu, en effet, tout se perdra.

Vous conserverez ces yeux par une thérapeutique avertie, qui ne négligera rien des progrès *réels* obtenus depuis une vingtaine d'années.

Les COMPLICATIONS *non* cornéennes sont très rares.

Pas de dacryocystite par inoculation, ni de *dacryoadénite*. Quelquefois, *chez le nouveau-né* ou la petite fille à vulvite, il se développe *une* ***arthrite*** *blennorragique*.

Plusieurs auteurs austro-allemands ont pensé que la *conjonctivite granuleuse* succédait à l'ophtalmie blennorragique. Or les *rugosités* conjonctivales consécutives à la grande ophtalmie ne rappellent *en rien* les granulations vraies et n'ont pas la contagiosité du trachome.

DIAGNOSTIC

Le diagnostic s'impose rapidement.

Dans la ***conjonctivite catarrhale simple***, le *gonflement des paupières* et de la conjonctive *est minime;* les paupières s'ouvrent facilement et restent *souples.*

Au contraire, lorsque vous voyez, en *quelques heures,* les paupières tendues, lisses, dures, NE PLUS S'OUVRIR SEULES et la conjonctive *enchâsser la cornée*, ***pensez à la conjonctivite purulente*** ou à la ***conjonctivite pseudo-membraneuse.*** Retournez les paupières. Si la fausse membrane n'existe pas, c'est l'ophtalmie purulente.

L'***œdème aigu*** de la conjonctive est « froid », indolore, sans sécrétion anormale.

Pressez toujours sur le sac lacrymal pour supprimer la confusion : 1° avec un ***phlegmon de l'œil*** infecté par le pus lacrymal; 2° avec une ***dacryocystite phlegmoneuse*** et son gonflement palpébral.

Éloignez enfin deux affections *orbitaires* : le ***phlegmon de l'orbite*** avec fièvre intense, *sans sécrétion conjonctivale:* la ***ténonite***, synovite périoculaire avec ***chémosis***, parfois, elle aussi, rhumato-blennorragique, douloureuse, mais sans sécrétion.

Les deux conjonctivites blennorragiques. — Ne confondez pas, ***chez un blennorragique***, la conjonctivite par inoculation DIRECTE avec ***les catarrhes rhumato-blennorragiques***, « MÉTASTATIQUES », SANS GRAVITÉ, *sans gonocoques.* L'iritis les complique assez souvent, de même que la sclérite.

Autant que possible, vous recourez à l'examen microbiologique, à la ***bactérioscopie.*** Alors :

1° VOUS TROUVEZ LE GONOCOQUE. — Qu'est-ce que cela prouve ? En général, la conjonctivite est *plus grave.* Mais, pas de pronostic absolu, parce que :

Le gonocoque est plus ou moins virulent;

Le terrain plus ou moins résistant;

Le traitement plus ou moins opportun, plus ou moins *nocif*, plus ou moins précoce.

Le résultat sera variable, à microbe égal. De plus, gardez-vous de tirer des conclusions d'origine. Vous n'avez pas à chercher

« dans l'intérêt des familles », d'où est tombée la tuile gonococcique, dont vous aurez à réparer les dégâts.

2° VOUS NE TROUVEZ PAS LE GONOCOQUE, une fois sur deux en moyenne, malgré des examens répétés, quoique les séries diffèrent. Quelquefois, ni gonocoque, ni staphylocoque, ni streptocoque, ni **rien** *en coque*, mais des microbes d'un rôle pathogénique douteux, « en l'état actuel de la science ».

3° A votre grande stupéfaction, malgré des examens non moins répétés, vous ne colorez AUCUN MICROBE. Le microbe est invisible, l'ophtalmie est là.

L'examen bactériologique et cellulaire n'est pas le critérium infaillible, quoique le microscope soit un agent de renseignements à employer, en temps et lieu. Notre principe sera donc de traiter l'ophtalmie purulente, QUEL QU'EN SOIT LE MICROBE, par des soins efficaces et jamais nocifs.

PRONOSTIC

Chez l'adulte, le gonocoque est récent et virulent ; les sécrétions de l'accouchée n'hébergent qu'un gonocoque vieilli et d'ailleurs perceptible, chez l'enfant, à peine dans la moitié des ophtalmies.

Ces éléments et les conditions anatomiques accentuent la **gravité chez l'adulte.**

A inoculation identique, l'adulte est *plus vulnérable.* Nous avons vu une femme dont l'œil resta très endommagé pour s'être inoculé une ophtalmie dont le porteur, nouveau-ne, a *intégralement guéri aux deux yeux.* Ce fait, vraiment expérimental, ne saurait être oublié.

TRAITEMENT

L'irrigation aseptique, fût-elle continue, reste insuffisante et l'*antisepsie* reste indispensable pour **préserver la cornée.** Mais un traitement **trop caustique**, exécuté *sans circonspection*, est capable de l'ulcérer.

OPHTALMIE DU NOUVEAU-NÉ

La prévenir (Voy. **Prophylaxie des maladies oculaires**) par l'antisepsie de la **mère** et de l'**œil** du nouveau-né ;

La traiter, **suivant l'état de l'œil** présenté.

Comment est la cornée? voilà la question.

Répondez-y en écartant, tous les jours, les paupières avec les doigts ou les *valves*.

A. L'ŒIL N'A PAS DE LÉSION CORNÉENNE. — Vous devez l'en défendre.

L'entourage nettoiera les yeux, toutes les heures le jour, toutes les deux heures la nuit, avec de larges tampons hydrophiles et de l'eau bouillie *froide*. Essuyer ensuite le bord des cils et le coin des yeux.

Laisser sur les yeux une très mince rondelle d'ouate humide pour empêcher la sécrétion de ruisseler.

Deux fois dans les 24 heures, employez la solution suivante, étendue :

Permanganate de potasse ou de chaux. . . .	1 gr.
Eau distillée.	1 litre.

Mettre moitié de ce liquide et moitié d'eau tiède dans un bol et laisser couler, pendant 5 minutes, avec un tampon, par affusion, entre les paupières, en *les malaxant légèrement*.

Chez le nouveau-né, les canules et les entonnoirs laveurs ne sont pas indispensables. Nous avons guéri sans eux de *très nombreux* petits malades.

Dans les cas extraordinairement sécrétants, nous pratiquons l'*irrigation* sous-palpébrale au permanganate aussi chez l'enfant; elle est ici l'exception. CHEZ L'ADULTE, ELLE EST LA RÈGLE, mais, quoique, le premier, en 1892 (*Archives d'opht.*, sept. 1892), nous ayions employé l'*irrigation sous-palpébrale* au *permanganate*, nous l'avons toujours secondée, au lieu de la conseiller exclusivement, par les remèdes que l'expérience nous a montrés *synergiques*.

Les *sels d'argent* sont en effet *indispensables*; on conseillait, il y a quelques années encore, l'application de nitrate d'argent à 1/50 et même à 1/30, deux fois par jour, au *pinceau*, sur les paupières *retournées*, avec neutralisation à l'*eau salée*.

Ce traitement n'est pas et ne sera plus uniquement employé, parce que :

1° De nouveaux produits argentiques, en particulier l'***argyrol***, supérieur (solubilité, tolérance) au protargol et au collargol, sont très efficaces et *non caustiques*;

2° Le nitrate d'argent, à *haute dose*, et surtout mal appliqué, est dangereux pour la cornée. Or, à *haute dose*, il est *difficile à bien appliquer*, sans une expérience consommée.

Le praticien doit-il donc abandonner le nitrate d'argent ? — Pas complètement :

1° Il doit ASSURÉMENT rejeter le CRAYON de nitrate d'argent, MÊME MITIGÉ. La pierre « infernale » a entraîné la perte de beaucoup d'yeux, tout en en sauvant quelques autres ;

2° La solution de nitrate à 1/50e sera, elle-même, réservée à l'ophtalmologiste, car « il y a la manière » ;

3° ***La solution à 1/100e ne présente aucun danger***. — *Pas besoin de retourner les paupières*, avec ou sans effort, avec ou sans accident.

Instillé une ou deux fois par jour (suivant l'abondance de la sécrétion), le ***nitrate d'argent à 1 pour 100*** SECONDERA puissamment, *sans péril aucun*, l'***argyrol***, le ***permanganate*** et les ***nettoyages***.

Ce qu'il faut faire :

1° Nettoyage à l'***eau bouillie*** *froide*, *toutes les heures le jour*, *toutes les deux heures la nuit* ;

2° Lavage, pendant 5 minutes, matin et soir, vers midi et 6 heures, par exemple, avec la solution de ***permanganate*** à 1 pour 1000, dédoublée avec de l'eau bouillie tiède ;

3° Instillation ***d'argyrol à 2/10*** (récente, préparée à froid), le *matin*, vers 10 heures, et dans l'après-midi, vers 2 *et* 4 heures ;

4° Instillations, avec un *compte-gouttes spécial (à* ***ne pas*** *laver* pour ne pas précipiter le nitrate), *deux fois par jour*, le matin de bonne heure et tard dans la soirée, de ***nitrate d'argent à 1/100***, 3 à 4 gouttes à la fois ; *ne pas* toucher l'œil avec le compte-gouttes et *ne pas* remettre *dans le flacon* ce qui reste dans le compte-gouttes ;

5° Dans la ***nuit***, deux instillations d'argyrol à 2/10.

Ce traitement ***combiné*** est le plus ***sûr*** et ne réserve guère que des succès, appliqué avant toute lésion cornéenne.

L'argyrol, *employé seul, peut réussir*, mais alors les instillations, assez incommodes, de ce liquide noirâtre, auront lieu toutes les 2 heures. Le nitrate d'argent à 1/100, sans danger, sans retrousser les paupières, permet de réduire le nombre des instillations d'argyrol à 3 par jour et à 2 par nuit.

Quand l'enfant commence à ouvrir les yeux, tout seul, *la guérison est en vue* ; cependant n'abandonnez pas le traitement, réduisez-le. 1 instillation de nitrate, 3 ou 4 d'argyrol, 1 lavage au permanganate, dans les 24 heures.

B. L'ENFANT EST PRÉSENTÉ AVEC LA CORNÉE ULCÉRÉE. — Tout se réduira à une taie insignifiante, si vous ne désespérez pas.

Après ***consultation*** avec le spécialiste, le traitement précédent sera continué avec les modifications nécessaires, entre autres, trois fois dans les 24 heures, l'intromission de la pommade suivante entre les paupières :

Ectogan (peroxyde de zinc).	vingt centig.
Lanoline.	6 gr.
Huile de vaseline	4 —

C. L'ENFANT EST PRÉSENTÉ AVEC LA CORNÉE PERFORÉE. — Hernie de l'iris en « tête de mouche ». L'œil n'est nullement perdu : ne pas s'affoler.

Continuer le traitement argentique et *remplacer* la pommade à l'ectogan par la suivante :

Nitrate de pilocarpine	dix centig.
Lanoline	6 gr.
Huile de vaseline	4 —

qui aide l'iris à rentrer peu à peu. L'ulcère se cicatrise au lieu de s'élargir. Les deux pommades peuvent être réunies en une seule.

Les instillations d'ésérine (collyre huileux), les instillations de pilocarpine, sont assez recommandables, mais les *instillations* de nitrate et d'argyrol sont déjà si nombreuses, que la pommade à la pilocarpine est plus pratique.

Ce qu'il faut éviter :

Évitez la ***glace***, absolument inutile.

Évitez, répétons-le, le nitrate d'argent à l'état solide (*crayon*) et en solutions fortes (1/20, 1/30, même 1/50). *Bornez-vous aux solutions à* 1/100, deux fois par jour, *combinées* à l'*argyrol* et au *permanganate*.

Ne croyez pas qu'avec l'irrigation continue, la maladie guérirait sans ulcération cornéenne.

N'arrêtez pas le traitement, avant que la sécrétion ait disparu et que *l'enfant tienne ses yeux constamment ouverts*.

Évitez le sublimé en irrigations (opacités cornéennes).

Évitez les solutions TROP FAIBLES en *argyrol*. Utilisez, *au moins*, de l'argyrol à 2/10. *Il n'est pas caustique*, fût-il à saturation, mais il faut l'instiller *bien plus souvent que le nitrate* d'argent.

Les *scarifications* de la muqueuse ne sont nullement indispensables.

OPHTALMIE DE L'ADULTE

Le traitement ***d'urgence*** sera encore plus énergique. A la période de ***rigidité*** des paupières, instillations d'argyrol à 2/10, TOUTES LES DEUX HEURES, *nuit et jour*. Puis, *tout en continuant l'argyrol*, pratiquer, 3 fois dans les 24 heures, une irrigation sous-palpébrale pendant 5 minutes avec notre canule (voy. p. 78) et le permanganate de chaux (monol) ou de potasse à 1/1000, étendu de moitié ou des 2/3, suivant la susceptibilité du malade. 2 instillations de nitrate d'argent à 1 o/o dans les 24 heures, secondent ce traitement. L'ophtalmologiste, *immédiatement appelé*, appliquera, s'il y a lieu, le nitrate d'argent à dose plus haute (1/50).

Protégez l'autre œil par une plaque de mica, un verre de montre ou simplement avec une gaze doublée *d'une rondelle imperméable* et collodionnée.

Les sérums antigonococciques. — *Chez l'adulte*, ils nous semblent recommandables, car les autres remèdes *généraux* (balsamiques, etc.) n'ont pas une efficacité évidente.

Les ***opacités*** de la cornée seront traitées ultérieurement par les pommades, la dionine, l'iridectomie....

Contre l'ophtalmie purulente, contre cet incendie, il est essentiel, sans perdre de temps, de se servir, ***à la fois***, de toutes ses armes. Notre traitement *combiné* est capable, exécuté *avant les altérations cornéennes*, de les prévenir CHEZ LE NOUVEAU-NÉ et d'amener *très souvent* la guérison INTÉGRALE CHEZ L'ADULTE. Chez ce dernier, dans plus de la moitié des cas, la cornée est préservée : sinon, une taie persiste, mais l'œil voit.

Ce progrès considérable a été obtenu, en délaissant le nitrate d'argent en *crayon* et à *haute dose*, en le *conservant* à faible dose (1 o/o), en lui *associant* l'*argyrol* et le *permanganate*.

CONJONCTIVITE FOLLICULAIRE

La conjonctivite folliculaire, plus fréquente chez les enfants produit des clignements perpétuels. On croit à un « tic » et on conduit l'écolier à un praticien ***qui lui retourne***, ou ***ne lui retourne pas, les paupières.***

S'il ne les retourne pas, il prend forcément la maladie, soit pour un *blépharospasme*, soit pour « le coup d'air » traditionnel.

Le patient ne guérit pas et, de guerre lasse, consulte un oculiste.

Celui-ci RETOURNE LES PAUPIÈRES et trouve ***la paupière supérieure normale, sans granulations***, CONSTATATION CAPITALE, qui différencie la conjonctivite folliculaire, ***bénigne***, de la ***conjonctivite granuleuse*** (trachome), *contagieuse, redoutable pour la cornée.*

Des rangées de ***follicules*** (fig. 229), saillants comme les suçoirs d'un poulpe, encombrent le ***cul-de-sac inférieur***, qui est le ***gîte*** de la maladie.

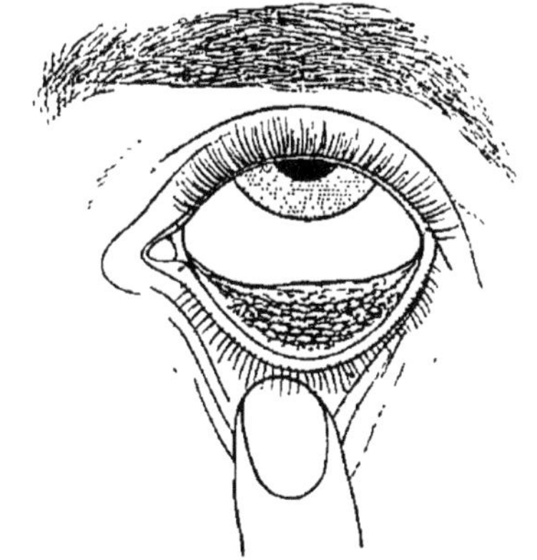

Fig. 229. — Les grains de la conjonctivite folliculaire.

Parallèle avec la conjonctivite granuleuse. — La conjonctivite ***folliculaire*** n'est intense que dans le cul-de-sac ***inférieur***, si accessible à l'examen direct.

Elle ***n'atteint jamais la cornée***.

Elle ne ***se complique jamais de granulations*** sous la ***paupière supérieure***.

Elle ne compromet pas la vision.

La *conjonctivite granuleuse* (***trachome***) :

1° Atteint la ***paupière supérieure***;

2° ***Envahit la cornée*** (pannus);

3° Présente un ***énorme danger visuel et social***.

PRONOSTIC ET TRAITEMENT

Si volumineux que soient les follicules, la conjonctivite folliculaire reste peu dangereuse. *Ne la jugez pas sur les apparences.*

Prescrivez les collyres et les lavages, comme pour une conjonctivite catarrhale subaiguë (voy. p. 267).

Puis, deux à trois fois par semaine, passez un *cristal d'alun* arrondi sur les grains folliculaires. Quelquefois les préparations de *cuivre* sont utiles, mais le spécialiste en usera seul, vu l'irritation qu'elles entraînent.

Très rarement les follicules sont si gros, que des *excisions* prudentes sont indiquées. Traitement général par l'iode, les phosphates et le régime.

CONJONCTIVITE GRANULEUSE

La conjonctivite granuleuse, ***trachome*** (τραχυς, rugueux) altère la vision et sa longue durée porte un énorme préjudice. La *contagion **familiale*** (linges, oreillers, mouches, etc.) et ***sociale*** (écoles, casernes, etc.) est due à un microbe encore inconnu, quoique l'inoculation de débris ait reproduit la maladie chez le singe (Nicolle et Cuénod).

CARACTÈRES CLINIQUES

Après un *catarrhe* tenace, la muqueuse *s'épaissit* et la paupière supérieure *s'abaisse*.

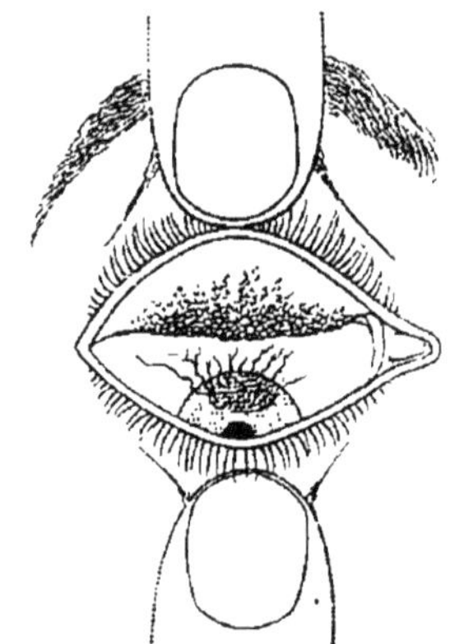

Fig. 230. — Conjonctivite granuleuse et pannus typique.

Vous serez rarement appelé à observer son début, mais, quelle que soit la *phase* de la maladie, c'est ***en retournant la paupière supérieure*** que vous constaterez les ***granulations***, bourgeonnement plus accentué au ***sommet du tarse*** (donc assez loin des cils) et *dans le cul-de-sac* SUPÉRIEUR (fig. 230). Des chapelets de granulations existent dans le cul-de-sac *inférieur* si la maladie est très intense. Les deux yeux sont ordinairement pris, à un degré différent.

Les granulations infiltrent le tarse qui se déforme ; sa rétraction *dévie les cils*.

La ***cornée se vascularise*** (fig. 230), surtout vers sa *partie supérieure* (« ***pannus*** »), ou présente des ulcérations.

Il est rare que les vaisseaux cornéens anormaux disparaissent totalement.

Si la maladie dure plusieurs années, les lésions cornéennes (opacités, perforations, etc.), ciliaires (trichiasis), lacrymales (oblitération), conjonctivales (symblépharon), sont habituelles.

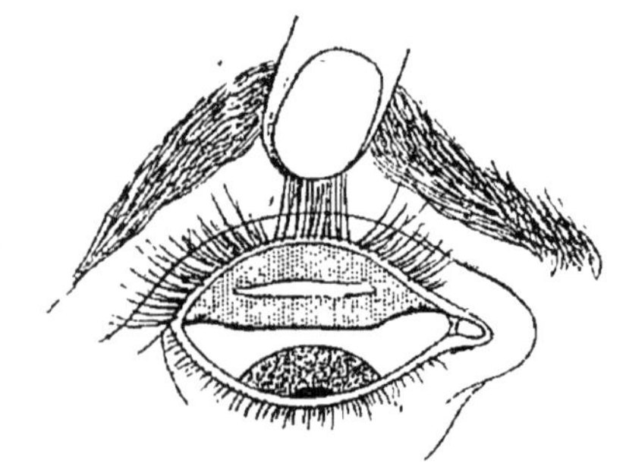

Fig. 231. — Cicatrice caractérisant la conjonctivite granuleuse éteinte.

L'évolution terminée, une ***cicatrice horizontale***, *luisante*, *typique* (fig. 231), apparaît souvent sur la face interne de la paupière supérieure.

DIAGNOSTIC

Le diagnostic **précoce** est d'autant plus important que la maladie est longue et la contagion redoutable (*émigrants, écoliers, militaires*).

Vous ne confondrez pas le trachome avec une **conjonctivite catarrhale chronique**, si vous *retournez* la PAUPIÈRE SUPÉRIEURE. Les GRANULATIONS sont là.

Séparez le trachome, si grave, de la conjonctivite ***folliculaire***, bénigne.

La *conjonctivite folliculaire* se trouve dans le *cul-de-sac* INFÉRIEUR (fig. 232). *La paupière supérieure n'en a pas.* Seuls les grains *d'en haut* (fig. 233) comptent pour le trachome.

La cornée se prend *souvent* dans la conjonctivite *granuleuse*, *jamais* dans la conjonctivite *folliculaire*.

La paupière supérieure s'alourdit et s'affaisse seulement dans le trachome.

En présence de VAISSEAUX ANORMAUX ou d'ULCÉRATIONS sur la *cornée*, RETOURNEZ LA PAUPIÈRE SUPÉRIEURE; vous verrez alors les granulations.

Chez les *enfants* et les *adolescents*, pensez à la **conjonctivite végétante**, à *crise* **printanière** (voy. p. 284).

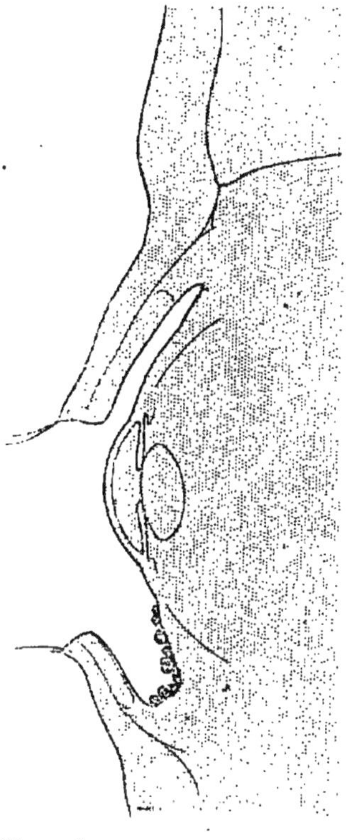

Fig. 232. — Conjonctivite *folliculaire* (n'existe que dans le cul-de-sac ***inférieur***).

La **conjonctivite de Parinaud** a des granulations spéciales avec volumineuse *adénopathie*. Mais elle est excessivement rare, de même que la tuberculose végétante et les granulations dues aux poils de chenille (voy. p. 285).

Quand vous constatez la ***déviation des cils***, RETOURNEZ les PAUPIÈRES SUPÉRIEURES, pour y relever la *cicatrice caractéristique* d'un trachome ancien (voy. Examen des ***émigrants***).

Recherchez, dans l'entourage ou le séjour en pays de granuleux, les ***sources de la contagion***.

Bien des **pays**, en effet, en ont toujours été infestés (Algérie, littoral de la Méditerranée, Espagne, Roussillon, Russie où les juifs sont plus atteints); les nègres ont quelque immunité. Il semble que les armées de Napoléon aient rapporté le mal en Belgique après les campagnes d'Égypte, où, véritable « plaie d'Égypte », le trachome est endémique.

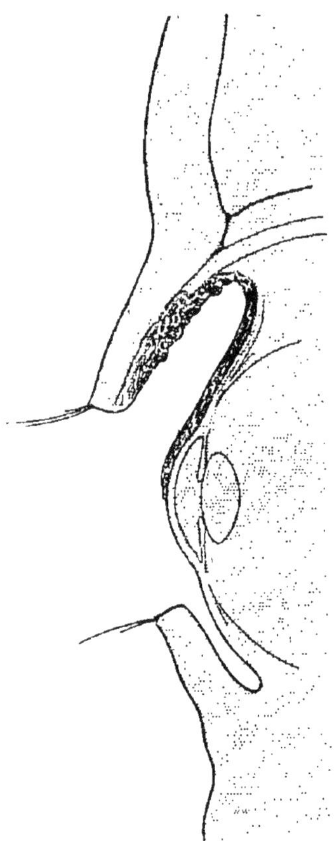

Fig. 233. — Conjonctivite *granuleuse*, occupant le tarse et le cul-de-sac **supérieurs**, avec pannus.

TRAITEMENT

Deux catégories de malades : ceux qui **sécrètent**, ceux qui **ne sécrètent plus** (*granulations* **sèches**). Ce qui fait du bien aux premiers est nuisible aux seconds, et inversement.

Période sécrétante.

Ce qu'il faut faire. — Les **sels d'argent** sont très indiqués. Appliquer l'argyrol à 2/10, 1 à 2 fois par jour, mais lui substituer, de temps en temps, le nitrate d'argent à 1 %, plus mordant. Traitement complet d'une conjonctivite catarrhale intense et *rebelle.*

Présenter au plus tôt le malade à un ophtalmologiste qui pratiquera des *scarifications périodiques*, sans les faire *suivre immédiatement* d'application de nitrate, de sulfate de cuivre, etc. (complications cornéennes).

Ce qu'il faut éviter. — *Le bandeau* (à sa place, lunettes fumées); *une large opération précoce,* soi-disant radicale, sur les granulations très *enflammées* (raclage, brossage, etc.); seules des scarifications sont alors recommandables, rarement des cautérisations ignées.

Le sulfate de cuivre sera prudemment essayé.

Granulations sèches.

Quand le catarrhe ou la purulence sont réduits, il est nécessaire de procéder méthodiquement à la suppression des granulations.

Le *cristal de sulfate de cuivre*, les solutions glycérinées de sulfate de cuivre (1/20) restent essentiels pour *lisser* les conjonctives. Ils sont douloureux, malgré quelques expédients (voy. p. 93).

Le *massage avec l'acide borique pulvérisé*, seul ou mélangé à d'autres produits, pratiqué sur la paupière retournée, jusqu'à ce que la conjonctive *saigne*, est précieux pour les cas *moyens*. En alternant le cuivre et le massage, on obtient peut-être les plus complètes guérisons.

Peut-on abréger la durée de la maladie par une opération?

Dans les conjonctivites granuleuses très graves, une opération généralisée (brossage, raclage) est indiquée. Les cautérisations ignées intensives prédisposent aux complications cornéennes, au symblépharon.

On n'emporte pas souvent d'assaut une conjonctivite granuleuse : on détruit ainsi des parties conjonctivales qu'il eût mieux valu *modifier*, *tanner*, avec « patience et longueur de temps ».

Traitement des complications. — Le *pannus* cornéen *léger* cède aux remèdes qui améliorent la conjonctive malade.

S'il est *épais*, l'ophtalmologiste procédera aux interventions nécessaires (péritomie, etc.), mais le pannus *charnu* n'est guéri que par un seul remède, le *jéquirity* (graine exotique), dont les applications prudentes (poudre, macération) éclaircissent la cornée. Son emploi, né dans l'Amérique du Sud, réglé par de Wecker et Terson père, est d'une efficacité incomparable sur le pannus invétéré, où, seul, l'ophtalmologiste devra l'appliquer. Enfin il traitera chirurgicalement les *déviations ciliaires* (trichiasis) et les staphylomes.

CONJONCTIVITES SAISONNIÈRES

Le *printemps* favorise ordinairement l'éclosion des conjonctivites *banales*.

Mais deux conjonctivites à recrudescence printanière ont un type absolument spécial, ce sont ***l'asthme des foins*** et la ***conjonctivite printanière***.

Asthme des foins. — Tout le monde connaît la fièvre des foins et de nombreux médecins en sont atteints.

Ses crises d'éternuement sont accompagnées d'un larmoiement et d'une photophobie insupportables, avec sécrétion conjonctivale filamenteuse.

Pas d'irritant (nitrate d'argent, sulfate de zinc, eau boriquée). L'argyrol à 2/10, une fois par jour, les instillations d'une solution calmante et décongestive :

Chlorhydrate de cocaïne.	10 cent.
Solution d'adrénaline à 1/1000.	1 gr.
Eau distillée	10 gr.

2 ou 3 fois par jour, au moment des crises, constitueront le traitement local.

A l'intérieur, la quinine, l'**arsenic**, *l'hectine*, la *kinectine*, les eaux de la Bourboule, sont très recommandables. On a aussi préconisé un sérum spécial.

Conjonctivite printanière. — Cette maladie atteint surtout de *petits garçons* et, après plusieurs années, s'éteint peu à peu spontanément.

C'est vers *la fin* du printemps (en juin), que les patients commencent à souffrir. L'hiver, ils sont tranquilles. Aux premières chaleurs, rechute annuelle.

Larmoiement, photophobie et démangeaisons accompagnent une sécrétion catarrhale et toute lumière vive exagère la souffrance.

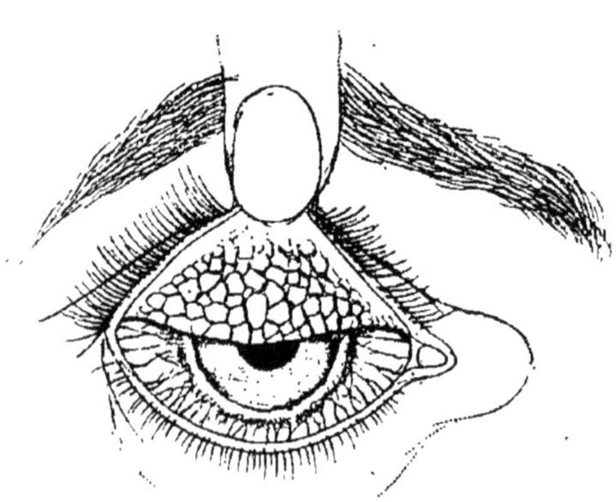

Fig. 234. — Végétations printanières conjonctivales et péricornéennes.

La teinte de la conjonctive vous frappera : elle est blanchâtre, *laiteuse*, parfois saumonée. De volumineuses *végétations* en pavage occupent la face interne de la paupière supérieure et la conjonctive en *talus*, lardacé, empiète sur la cornée (fig. 234) *dans les cas intenses*.

Ces malades ne sont pas des scrofuleux et ne présentent pas toujours de tare bien nette.

Le diagnostic de cette affection sera complété par le spécialiste.

En effet, si l'on confond les végétations papillomateuses avec la conjonctivite *granuleuse*, on applique des caustiques. *Ces caustiques aggravent la maladie* qui, répétons-le, a une tendance naturelle à la guérison.

Si on la prend pour la conjonctivite *phlycténulaire,* on est étonné qu'elle résiste à la pommade jaune, si efficace dans cette maladie.

Aussi respectez les végétations que vous seriez tenté de détruire : traitez-les comme *la conjonctivite par fièvre des foins*, puis ayez recours au spécialiste. Malgré les apparences, la maladie n'a nullement la gravité de la conjonctivite granuleuse.

CONJONCTIVITE DE PARINAUD

Très rare et sans rien de commun avec la conjonctivite granuleuse.

Presque toujours monolatérales, les néoformations encombrent la surface intérieure des paupières, *aussi bien en bas qu'en haut.* La conjonctive est tapissée de grains de framboise (fig. 235). L'ADÉNOPATHIE (préauriculaire, parotidienne, sous-maxillaire) est caractéristique. *Le chancre, seul, en engendre une pareille.*

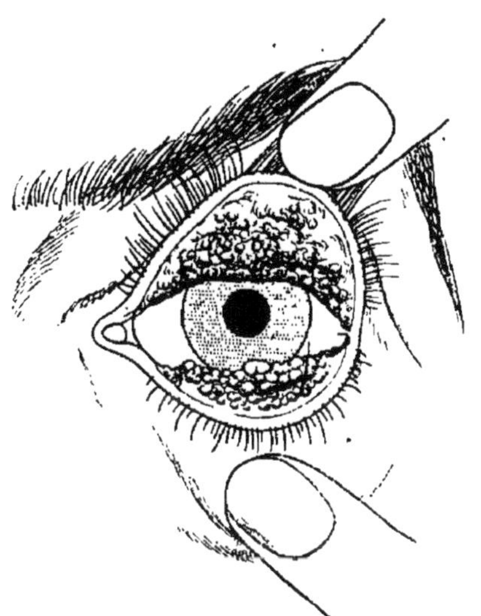

Fig. 235. — Conjonctivite de Parinaud.

Quoique lente à guérir, cette affection ne compromet guère la vision.

Elle s'observe ordinairement chez des personnes en contact permanent avec des *animaux* (bouchers, équarrisseurs, etc.), d'où son nom provisoire de conjonctivite *par contage animal.*

Pour son diagnostic avec le trachome, la conjonctivite folliculaire, la tuberculose conjonctivale végétante, et pour son traitement, une consultation spéciale s'impose.

Les **poils de chenille** produisent, chez des gens qui ont abattu les *nids* de chenille, des granulations formées autour des poils de ces insectes. Leur excision est souvent nécessaire.

Le port de lunettes d'automobiliste, hermétiquement juxtaposées au rebord orbitaire, est une bonne précaution, au cours des échenillages.

FIÈVRES ÉRUPTIVES, DERMATOSES, ETC.

(Voy. *Complic. oculaires des maladies générales*).

KÉRATO-CONJONCTIVITE PUSTULEUSE (PHLYCTÉNULAIRE)

La plupart des médecins parlent de la « conjonctivite phlycténulaire » comme d'une affection banale et *insignifiante*.

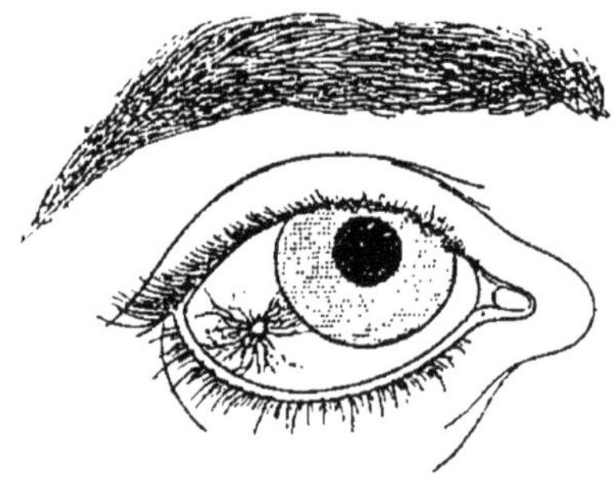

Fig. 236. — Pustule conjonctivale (la *soi-disant* phlyctène).

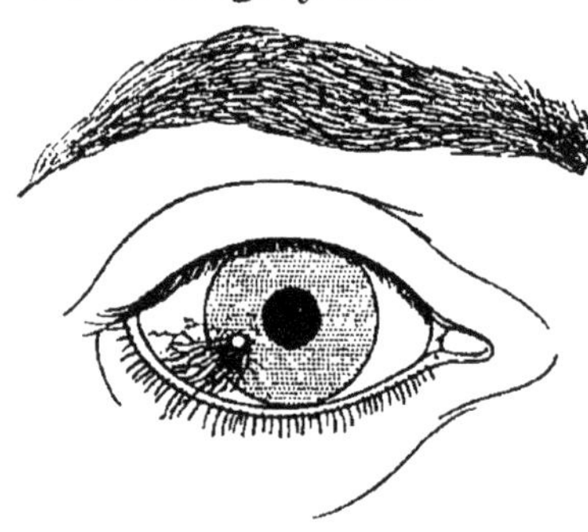

Fig. 237. — Kérato-conjonctivite pustuleuse (*soi-disant* phlycténulaire).

Tout d'abord il n'existe pas de conjonctivite phlycténulaire. La prétendue phlyctène est une *pustule*, un bouton *charnu* (fig. 236), sans liquide, sans vésicule. La kératite bulleuse (voy. ***Maladies de la cornée***) nous montrera seule de *vraies phlyctènes*.

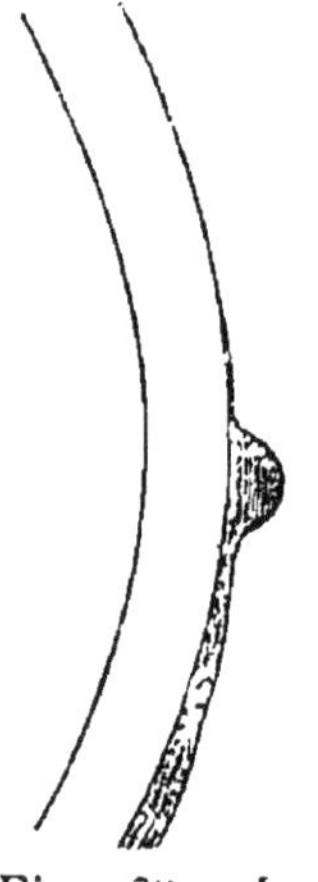

Fig. 238. — La pustule rampant sur la cornée.

La pustule, en envahissant la ***cornée*** (fig. 237 et 238), provoque les opacités, les *taies* qui rendent cette maladie *des plus sérieuses*.

Les *scrofuleux*, les *adénoïdiens*, les *impétigineux à grosses lèvres*, les tuberculeux en puissance, sont le *terrain* où les pustules, tels des champignons sur un sol favorable, naissent et s'épanouissent : les appellations de conjonctivite scrofuleuse et *impétigineuse* contiennent donc une part de vérité.

La *tuberculino-réaction* est presque toujours positive chez ces malades; cela ne prouve pas qu'ils sont des « enfants voués » à la tuberculose mortelle, mais c'est un avertissement pour le présent et pour l'avenir.

Les *poux* sont si fréquents chez ces malades que plusieurs auteurs leur ont attribué une importance étiologique (?) et que le nettoyage des cheveux, tenus ras, est indispensable.

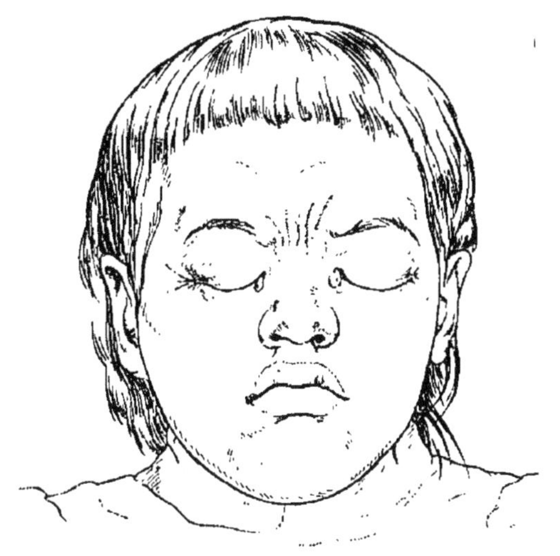

Fig. 239. — Blépharospasme et photophobie dans la *kératite* dite phlycténulaire.

La conjonctivite pustuleuse n'a aucune importance, la kérato-conjonctivite pustuleuse en a une énorme.

DIAGNOSTIC

Rendez-vous compte, DE VISU, de ***l'état de la cornée***.

Écartez soigneusement, avec les doigts ou avec les releveurs à valve, *les paupières, contractées* par la photophobie (fig. 239), preuve que *la cornée est prise*. Ces malheureux enfants sont trop souvent abandonnés à eux-mêmes pendant des mois où ils n'ouvrent plus les yeux. Le jour où ils les ouvrent enfin, les taies apparaissent (fig. 240). Traités d'emblée par la pommade jaune, ils auraient guéri, en une semaine, avec des cornées intactes.

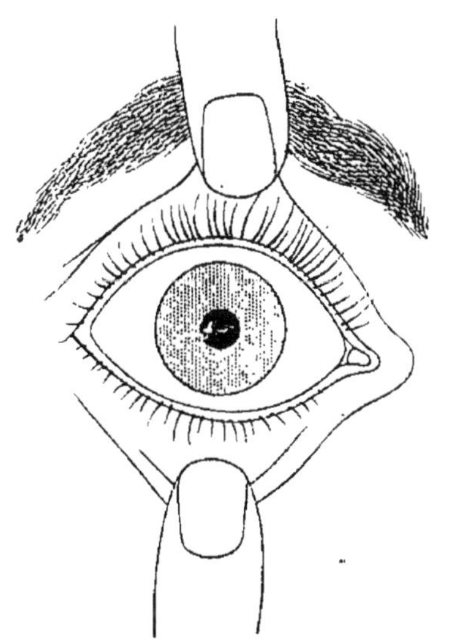

Fig. 240. — Taie de la cornée.

Quand ***vous aurez vu le bouton conjonctival*** ou ***supra-cornéen***, le *diagnostic sera terminé*.

Dans des circonstances *exceptionnelles* où l'ophtalmologiste interviendra, les conjonctivites *printanières* (voy. fig. 234), à prolifération péricornéenne, le *pannus* de la conjonctivite granuleuse, l'*érythème polymorphe*, *l'épisclérite,* peuvent *faire penser*, *tout au plus penser*, à la kérato-conjonctivite pustuleuse.

Le diagnostic par la pommade jaune. — Quand un ***enfant*** a l'œil photophobe, rouge, larmoyant, après avoir vérifié qu'il n'a *pas de corps étranger*, instituez ***l'épreuve de la pommade jaune.***

Si la maladie est réellement la kérato-conjonctivite pustuleuse, elle est alors améliorée *en deux ou trois jours*. C'est un *changement à vue. Le malade ouvre l'œil, la photophobie est jugulée.*

Les ***autres*** *maladies* ***résisteront*** *à la pommade jaune,* ***elle ne les aggravera pas.***

La même pommade éteint les lésions impétigineuses du nez et des lèvres.

TRAITEMENT

Ce qu'il faut faire :

Dans l'immense majorité des cas, la ***pommade jaune***, *à elle seule*, employée avant que les pustules n'envahissent la cornée, la préserve de cette invasion.

Rien *ne remplace complètement la pommade jaune* : *rien ne la vaut* : *rien ne vaut mieux.*

Le *traitement antiscrofuleux* (iode organique, sirops *iodés* et phosphatés, huile de foie de morue, arsenic, noyer, *régime*), est avantageux : sans pommade jaune, *il ne guérit pas le mal.*

La *pommade jaune*, ***d'abord***, ***encore*** *et* ***toujours***, voilà le remède qui garantit de taies indélébiles.

Lorsque le *catarrhe* est abondant, *associez* l'argyrol (2/10) ou le nitrate d'argent (1/100) à la pommade, à quelques heures d'intervalle.

Il y a pommade jaune... et pommade jaune.

Pour que la pommade jaune agisse, elle doit être convenablement *prescrite*, avec l'*excipient* nécessaire (***voy. p.*** 97 ***et*** 98), et *convenablement appliquée*, une fois par jour, le soir, avec un stylet, un cure-oreille ou un objet plat, *à l'intérieur* de la paupière ***inférieure***, jamais avec le doigt ni *sur* les paupières....

Les hautes doses (1/20) sont inutiles. Dans ***notre formule***, l'adjonction de ***gaïacol*** permet de réduire la proportion d'oxyde jaune et l'huile de vaseline assure à la ***lanoline*** *indispen-*

sable une *fluidité* satisfaisante. Répétons notre prescription la plus habituelle :

Oxyde jaune d'hydrargyre (préparé par voie humide, lavé et porphyrisé). . . .	quinze centigr.
Gaïacol synthétique.	cinq centigr.
Lanoline	6 gr.
Huile de vaseline.	4 gr.

Ce qu'il faut éviter :

Le *bandeau occlusif.* Le bandeau volant, plus tard les lunettes fumées, réussissent mieux ;

Les *grands lavages.* Rien à enlever sur une pustule.

Les *compresses*, les *pulvérisations chaudes*, l'*atropine*, si banalement prescrites, sont généralement superflues, s'il n'y a pas d'iritis concomitante et *si vous employez la pommade jaune.*

Les vésicatoires et le séton restent périmés : huit jours de pommade jaune guérissent une kératite, que n'ont jamais guéri trois mois de ces pratiques barbares.

Évitez la poudre de *calomel chez les sujets prenant de l'iode* (brûlure de la conjonctive par le biiodure naissant).

Complications tardives. — Les ***taies*** seront traitées comme il convient (voy. *Cornée*) par la poudre de calomel, la dionine, les injections sous-conjonctivales, les opérations (iridectomie, tatouage).

En résumé :

1° La conjonctivite phlycténulaire *sans lésion cornéenne* est aussi *rare* que ***la kérato-conjonctivite est fréquente***; la photophobie annonce que « le feu a pris à la cornée » ;

2° C'est la maladie la plus habituelle CHEZ LES ENFANTS ;

3° *Son danger*, ***son seul danger***, est *une cicatrice cornéenne opaque*, LA TAIE, qui *tache* l'œil et *trouble* la vue ;

4° Cette taie surgit si la maladie n'a *pas* été traitée *assez tôt* par la *pommade jaune.*

PARASITES

La ***filaria loa***, qui serpente avec agilité sous la peau des paupières et sous la conjonctive (fig. 241), s'observe chez les africains et les coloniaux.

Aux paupières, l'animal sera immobilisé avec l'anneau de la pince à chalazion. Sur la conjonctive, une pince à griffes, saisissant à la fois le ver et la muqueuse, arrêtera le parasite. Par une incision, pratiquée *vers son milieu*, un crochet *mousse* (crochet à strabisme, stylet ou sonde légèrement recourbés) chargera délicatement ce « vermicelle » fragile, à extraire en entier.

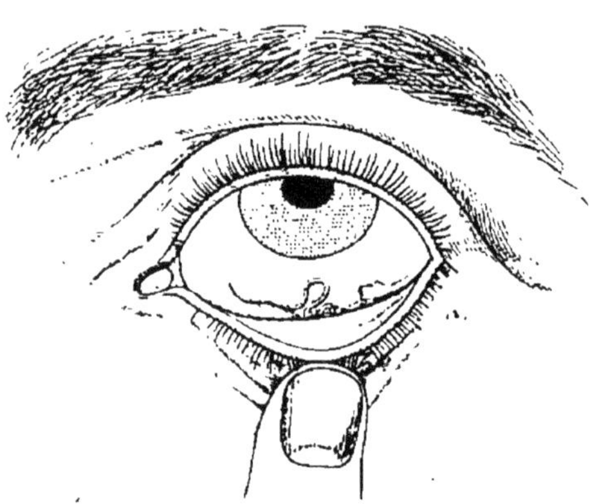

Fig. 241. — Filaria loa vue par transparence sous la conjonctive.

SYPHILIS

La syphilis conjonctivale est analogue à la syphilis palpébrale (chancre (fig. 242), papules, etc.).

Les gommes parties *de l'intérieur* de l'œil (corps ciliaire, iris) et ouvertes sur la conjonctive, sont accompagnées de *lésions pupillaires et de troubles visuels*.

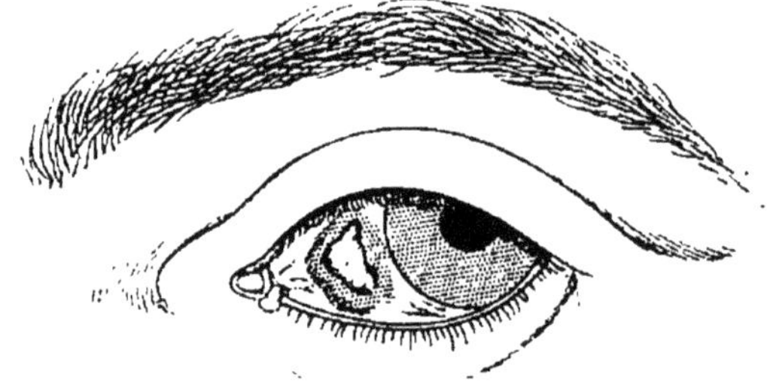

Fig. 242. — Chancre induré de la conjonctive bulbaire.

TUBERCULOSE

1° *secondaire*, propagation du ***lupus***;

2° *primitive*, très rare, quoique possible à tout âge, même chez le vieillard, *identique à la tuberculose de la langue*.

Vous aurez à les distinguer des lésions syphilitiques et néoplasiques (biopsie, inoculation, réactions), puis à les traiter par les moyens locaux (iodoforme, cautérisation ignée) et généraux.

La LÈPRE conjonctivale est une extension de la lèpre des paupières qui, de proche en proche, *infiltre l'œil tout entier*.

ATROPHIE DE LA CONJONCTIVE

Ici les paupières se soudent au globe (***symblépharon***) et les cils se retournent vers lui. Le ***trachome*** (conjonctivite granuleuse) en est un des agents habituels. Dans le ***pemphigus***, l'œil *comme* celui des statues, *fait corps* avec les paupières. Traitement opératoire — et aléatoire.

Xérosis. — La conjonctive est *argentée*, *luisante*, d'apparence *grasse* : les larmes roulent sur elle sans lui adhérer. Cet aspect est quelquefois limité, en *écaille*, symétrique sur les deux yeux, et se combine avec l'héméralopie (xérosis héméralopique). A montrer à l'ophtalmologiste.

LES PIERRES DE LA CONJONCTIVE

Pour découvrir les ***calculs*** saillants sur la surface conjonctivale, retournez les paupières chez quiconque :

1° a l'œil rouge ;

2° se plaint d'une conjonctivite tenace ;

3° présente un petit ulcère cornéen.

En face de l'ulcère (fig. 243), s'y incrustant, comme le chicot dans l'ulcération buccale, apparaît une *concrétion calcaire*, cause — plus d'une fois méconnue — de tout le mal.

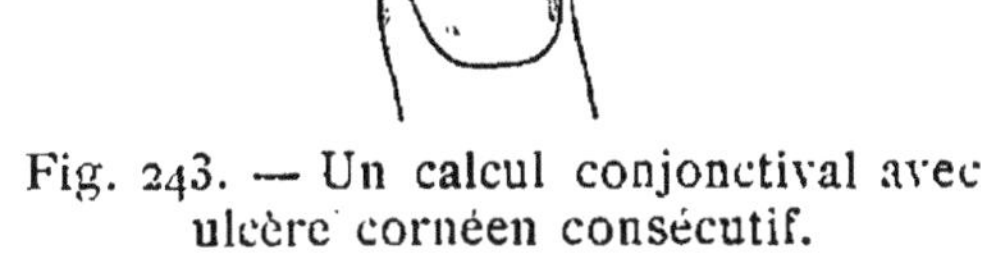

Fig. 243. — Un calcul conjonctival avec ulcère cornéen consécutif.

Cocaïnisez, fixez la paupière, enlevez la concrétion avec l'aiguille-lance à corps étrangers cornéens (fig. 244), en la faisant tourner sur elle-même, comme si vous déchaussiez un caillou avec votre canne. Ayez sous la main une très fine curette pour déloger l'ennemi par trop solidement retranché et l'ulcère cornéen qu'il entretenait, guérira du jour au lendemain; *sublatâ causâ*....

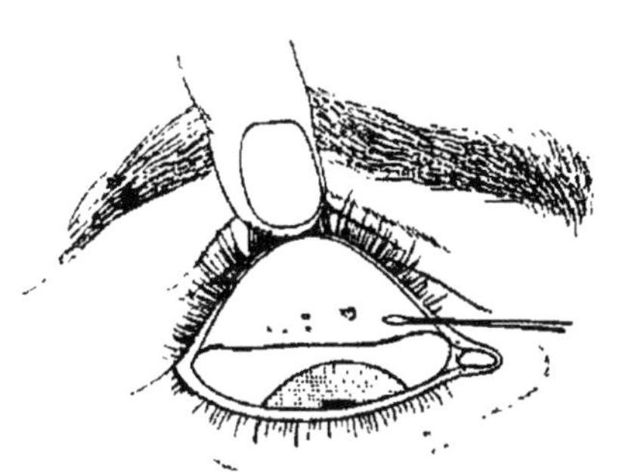

Fig. 244. — Le calcul conjonctival et son ablation.

Le foie et le rein de ces malades sont quelquefois *lithiasiques*.

TUMEURS ET PSEUDO-TUMEURS

PINGUECULA ET PTÉRYGION

Souvent, après la trentaine, une nodosité blanchâtre, symétrique, est visible sur la partie découverte de l'œil, en dedans et à côté de la cornée (fig. 245). Elle porte le nom bizarre de ***pinguécula***. C'est, en réalité, un amas fibro-hyalin qui n'a rien de graisseux.

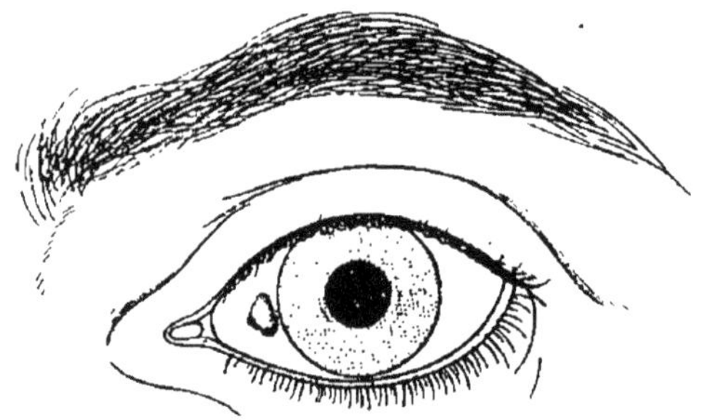

Fig. 245. — Pinguécula.

Chez ceux qui veulent être délivrés de cette production disgracieuse, capable d'amener un ptérygion, il suffit, après instillation de cocaïne, de la saisir avec la pince érigne ou un crochet (les pinces à disséquer glissent là-dessus) et de l'exciser avec des ciseaux courbes *très pointus*. Pas de suture.

Le ***ptérygion*** (πτέρυξ, aileron), plus redoutable (fig. 246), ***envahit*** la cornée et couvre peu à peu la pupille. Malgré sa tendance à la récidive, il ***n'est pas une néoplasie maligne.***

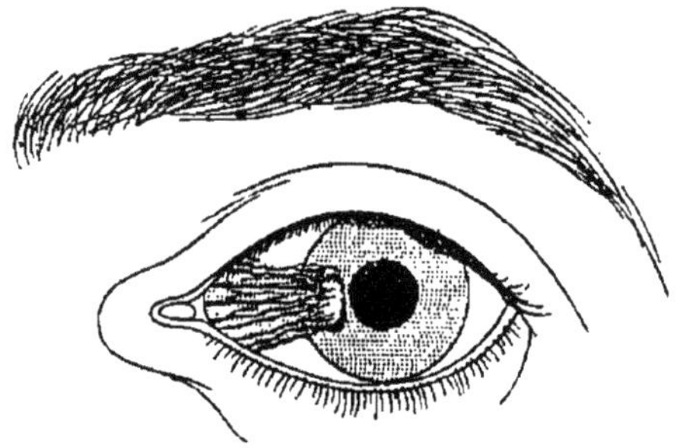

Fig. 246. — Ptérygion.

Il s'observe surtout chez les gens exposés aux poussières et aux influences irritantes (mécaniciens, marins, etc.). Le climat et la race y prédisposent ; ainsi, dans l'Amérique centrale, il est excessivement commun.

Traitement. — Le traitement médical (collyres, pommades) est insuffisant. Le ptérygion sera opéré, *avant* qu'il soit volumineux.

La simplicité de l'opération n'est qu'apparente. Elle réserve des surprises désagréables à celui qui l'entreprendra sans connaissance de cause : *il fera trop* ou *pas assez.*

S'il se borne à ébarber le seul repli conjonctival « d'un coup de ciseau », la ***tête*** du ptérygion, à laquelle on devra viser par-dessus tout, continue sa progression au-devant de la pupille.

S'il exécute une opération trop large, s'il l'aggrave d'une cautérisation trop vaste, le symblépharon consécutif sera pire que le ptérygion.

Le spécialiste pratiquera une minutieuse dissection de la *tête* du ptérygion, puis une autoplastie conjonctivale délicate avec suture profonde intéressant solidement *la sclérotique*, comme nous l'avons exécutée le premier. Notre tracé de lambeaux, *perpendiculaire* au ptérygion, lutte aussi contre la récidive.

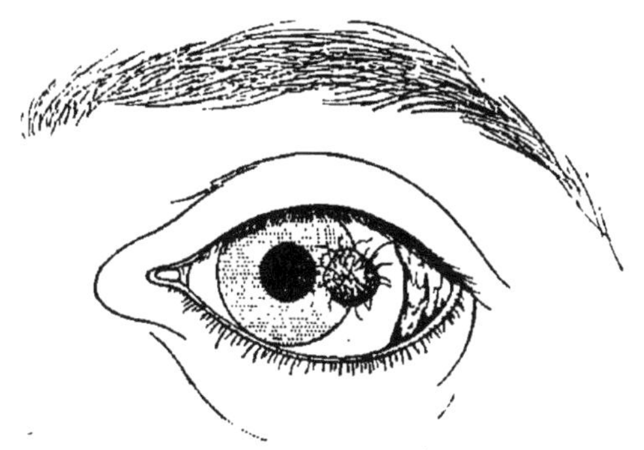

Fig. 247. — Dermoïde (pileux) et lipome (falciforme).

TUMEURS

1° **Tumeurs bénignes.** — Sont *congénitaux* et reconnaissables *à première vue* :

Le ***dermoïde***, îlot cutané aberrant, muni de poils (fig. 247); le ***lipome***, croissant jaunâtre sous l'angle externe de la fente palpébrale ; les ***nævi pigmentés***, « grains de beauté », à ne pas prendre pour des cancers mélaniques.

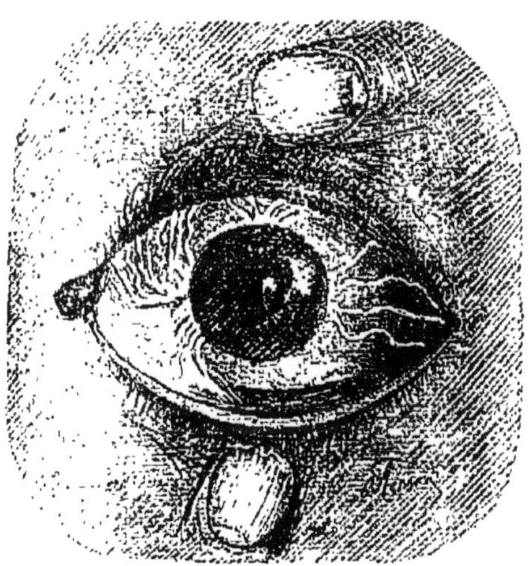

Fig. 248. — Varices lymphatiques.

Les autres tumeurs sont des ***kystes***, des ***papillomes***, « crêtes de coq » (à ne pas confondre avec les ***chalazions végétants***, les épithéliomas et les ***sarcomes***). Les ***varices lymphatiques*** forment des *chapelets*, surtout horizontaux (fig. 248), et de couleur *laiteuse*.

2° **Tumeurs malignes.** — Dans les *culs-de-sac*, le ***sarcome*** est souvent pédiculé (fig. 249).

L'***épithélioma*** et le ***sarcome*** ont une prédilection pour le

limbe cornéen; ils ressemblent à une *tête de mouche* (fig. 250), grise, noire, truffée.

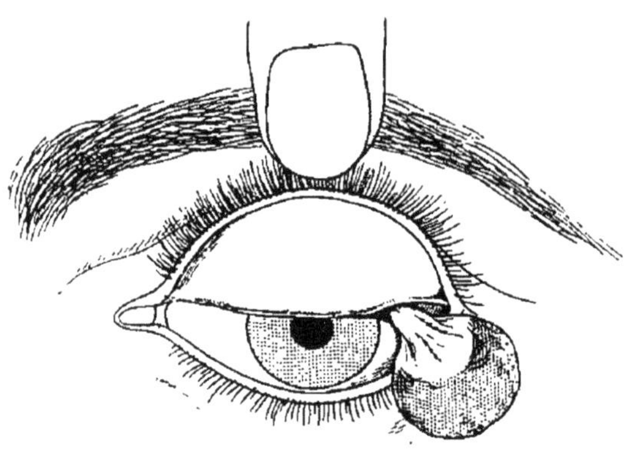

Fig. 249. — Sarcome pédiculé.

L'ablation du *néoplasme*, suivie de la cautérisation ignée, *conserve l'œil*, car la tumeur ne le pénètre presque jamais. Nous suivons des opérés qui, depuis plus de vingt ans, gardent ainsi un œil qui peut lire. L'énucléation, pour cette affection **superficielle**, n'est pas indiquée d'emblée, *tandis qu'elle l'est formellement* pour les tumeurs malignes ***nées dans l'intérieur de l'œil.***

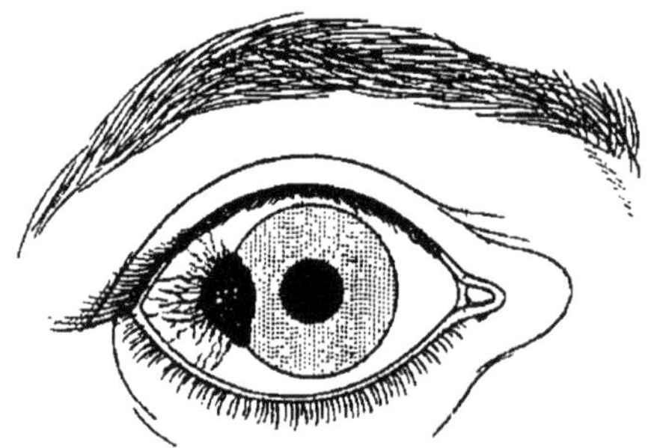

Fig. 250. — Tumeur mélanique du limbe.

Aussi, demandez-vous, en présence d'une tumeur, *si elle a d'abord poussé* ***sur*** *ou* ***dans*** *l'œil.* Les tumeurs **intra-oculaires** *n'en émergent qu'après avoir altéré la vision.*

CHAPITRE XII

LES MALADIES DE LA CORNÉE ET DE LA SCLÉROTIQUE

La ***coque*** de l'œil est opaque (SCLÉROTIQUE), mais percée d'un *hublot* transparent (CORNÉE).

REMARQUES ANATOMO-CLINIQUES

La ***cornée*** est construite comme une *toiture*. La *charpente* repose sur un *arc* solide qui résiste quand l'invasion a franchi les premières lignes. Lorsque cet arc (membrane de Descemet) a été démoli (traumatisme, ulcère), la cornée ne reprend jamais sa forme correcte (*astigmatisme* irrégulier par suite des *sinuosités* et *facettes* cicatricielles).

La *charpente*, c'est le tissu conjonctif cornéen, adapté à la vision, transparent, donc ***sans vaisseaux***. Sa circulation est de nature lymphatique et la moindre invasion microbienne suscite une migration leucocytaire, avec retour des cellules fixes à l'état embryonnaire et phagocytisme ; cette révolution crée des ***opacités***. La cornée de l'*animal* est un merveilleux champ d'expériences pour les *inoculations microbiennes*, qu'on y suit comme dans un tube d'agar.

L'*épithélium* de *revêtement* ressemble à un *pavage* à trois couches ; cellules *profondes*, cubes solides, cimentés dans la membrane de Bowman (fig. 251), *lits de cellules* polyédriques, tassées et imbriquées comme des cailloux cassés, enfin cellules *plates*. ardoises de la *toiture*, *vernis cornéen* indispensable. Un étonnant *plexus nerveux* de défense, à « boutons avertisseurs » du moindre frôlement, est fourni par les filaments interépithéliaux du *trijumeau*.

Les ***microbes*** envahisseurs viennent de *partout*, mais surtout du ***voisinage*** (*ozène, dacryocystite, blépharite, conjonctivite*).

Cette infection gagne éventuellement de proche en proche l'iris, le corps ciliaire, la choroïde et le corps vitré (*phlegmon total*). La coque fibreuse résiste seule.

Cette infection **ectogène**, guerre étrangère, n'est pas la seule et l'infection **endogène** forme souvent un foyer cornéen.

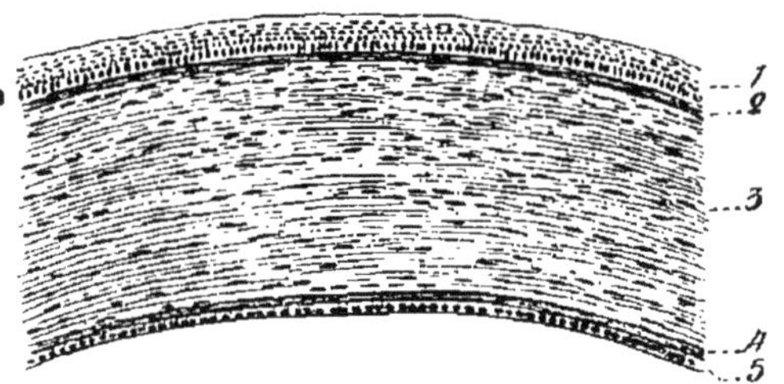

Fig. 251. — Texture de la cornée. 1, épithélium externe; 2, membrane de Bowman; 3, charpente conjonctive; 4, membrane de Descemet; 5, épithélium postérieur.

Examinez la membrane comme nous l'avons indiqué, à l'*éclairage artificiel* latéral, avec une **lampe** et avec une **loupe**, au besoin avec la loupe d'horloger, dans une *chambre* **noire**.

Recherchez si elle est *sensible* au contact d'une tête d'épingle ou d'une sonde flambées, car la *fonte* des cornées **insensibles** est rapide (*kératite neuro-paralytique*).

Vous trouverez l'occasion d'utiliser vos connaissances générales dans les maladies de la cornée, surtout pour les kératites *interstitielles* où la *syphilis* et quelquefois la tuberculose jouent un rôle important.

LÉSIONS SUPERFICIELLES

HERPÈS CORNÉEN

Peu d'affections oculaires sont plus méconnues, car la lésion-type, *très nette les premiers jours*, se modifie ensuite sensiblement.

Ce qu'il faut éviter. — Lorsqu'à la place de la *vésicule* herpétique crevée, décoiffée de sa calotte fragile, subsiste une *perte de substance*, cette *ulcération ne demande qu'à guérir*, à trois *conditions* : 1° que *vous ne l'irritiez pas* ; 2° que *vous l'empêchiez de s'infecter* ; 3° que vous supprimiez les *causes locales* et *générales* de récidive.

Or, trop souvent, la surface dépolie est considérée comme une *ulcération envahissante*, donc à *cautériser*. Autant cautériser un « aphte » pris pour un ulcère. *Le remède aggrave le mal.* Les simples collyres astringents (sulfate de zinc, pierre divine, etc.), sont nocifs, de même que les *lavages, trop répétés* en vertu du réflexe « faites de l'antisepsie, faites de l'asepsie ».

Irriguez-vous perpétuellement les aphtes buccaux, qui guérissent d'autant mieux qu'on les laisse plus tranquilles?

Peu ou pas d'antiseptiques, sauf violente conjonctivite concomitante; mais, protection par les bandeaux légers, collyres doux (argyrol), *onction* par des corps gras, *revernissage*, voilà le traitement local efficace.

Nature de la maladie. — *Dermatose éminemment récidivante*, épithéliale et sous-épithéliale, c'est, *pour nous*, un ECZÉMA VÉSICULEUX de la cornée.

Il attaque la surface cutanée des paupières et de la conjonctive, la cornée dans ses couches superficielles, en somme, le terrain de la *dermatologie oculaire*.

Herpès aigu.

Appelé dès le début (**douleurs** et **rougeur** de l'œil), vous constatez, sur la cornée et parfois sur la conjonctive (fig. 252), des ***vésicules*** très nettes. Mais, en deux ou trois jours, elles font place à de petites *pertes de substance*.

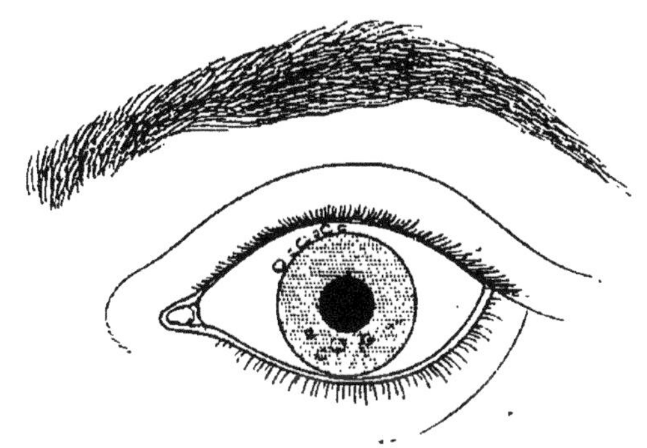

Fig. 252. — Herpès aigu cornéo-conjonctival.

Vous reconnaîtrez l'herpès à ce que ***l'érosion*** est toujours ***ronde***, comme la vésicule primitive, et toujours ***superficielle***. Les vésicules poussent « comme des champignons » sur n'importe quel point cornéen; souvent leur *couronne* cercle la cornée. La maladie guérit en quelques jours.

Traitez un herpès de la cornée comme un herpès préputial.

Si la conjonctive est *très sécrétante* (herpès consécutif à une conjonctivite), appliquez les *sels organiques d'argent* (argyrol à 2/10), bien rarement le nitrate d'argent (1 pour 100 au plus). Puis, deux fois par jour, une pommade non irritante (ectogan à 1/100). *Évitez la vaseline boriquée*, malfaisante. *Évitez les instillations de cocaïne* qui exfolient davantage l'épithélium. *Usez peu* de *pommades cocaïnées*. Les applications chaudes, l'atropine, s'il y a de vives *douleurs*, compléteront le traitement local.

Le bandeau *sec* favorise la réépithélialisation de la cornée.

Le traitement général est indispensable.

Rarement l'herpès a une cause de *voisinage* (conjonctivite, etc.). Presque toujours, le patient est sujet à des *éruptions*; « tout lui porte à la peau ».

Une erreur *gastronomique*, un aliment dangereux engendrent l'éruption, le grand dîner comme le carême, et nous avons soigné de nombreuses poussées d'herpès oculaire bilatéral chez une religieuse qui mangeait du poisson salé le vendredi.

Du côté de l'*appareil digestif*, qu'il y ait diarrhée ou surtout *constipation*, vous trouverez une intoxication chronique.

Examinez aussi l'*appareil respiratoire*. Le coryza, la grippe et les bronchites sont une cause fréquente d'herpès cornéen.

Enfin la *menstruation* donne, comme aux lèvres, de l'herpès à la cornée.

Supprimez les causes d'*intoxication* (régime, laxatifs répétés). Donnez les *analgésiques* antipyrétiques (cryogénine, bromhydrate de quinine) et les *toniques* (quinquina, phosphates) : pas d'iodure.

Le sujet, sous peine de rechute, continuera le *régime des eczémateux*.

Herpès chronique ou kératite dendritique.

Cette variété présente une série de foyers *étoilés*, réunis par des *sillons* (fig. 253) en *broussailles* (aspect *dendritique*) qui laissent, *après une évolution de* **plusieurs mois**, des cicatrices *indélébiles*. La cornée ressemble à un verre de montre *rayé* au diamant. Cette kératite survient au *cours* ou dans la *convalescence de la grippe* et peut-être est liée à une *névrite* cornéenne.

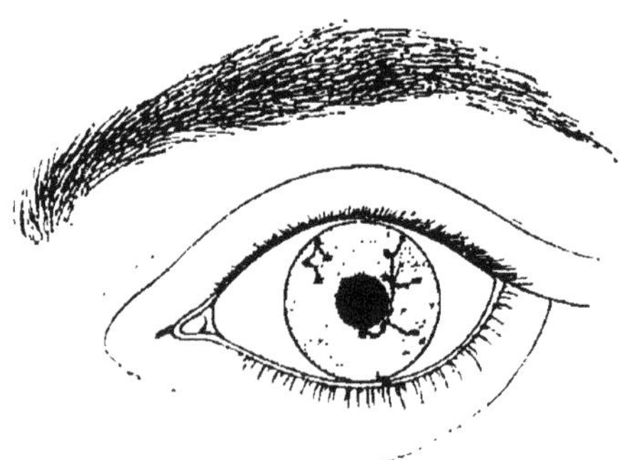

Fig. 253. — Kératite dendritique.

Ici encore atropine, argyrol, pommade à l'ectogan et traitement général, avec les interventions éventuelles (injections sous-conjonctivales, dionine, etc.) du spécialiste.

KÉRATITE BULLEUSE

La bulle, véritable « ampoule », est une grosse vésicule pleine d'un liquide limpide (fig. 254).

C'est la vraie phlyctène de l'œil, identique à la phlyctène d'un vésicatoire. La kérato-conjonctivite soi-disant *phlycténulaire* ne vous montre *jamais* une phlyctène, mais seulement un « bouton » *charnu*, rouge, vasculaire, *plein* (fig. 255 et 256).

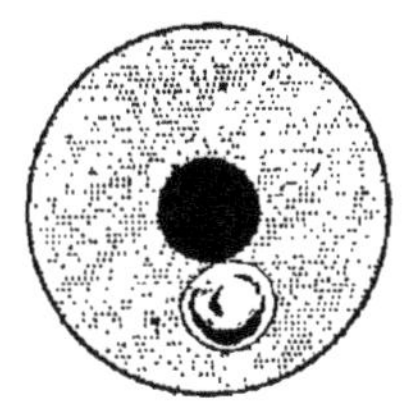

Fig. 254. — La *bulle* (phlyctène *vraie*).

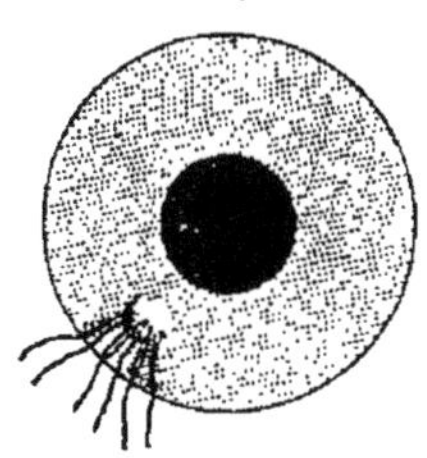

Fig. 255. — La *pustule* cornéenne (*soi-disant* phlyctène).

Au contraire, la bulle, la « poche d'eau » est tout à fait nette, parfois fort étendue, puisque je l'ai vue occuper un tiers de la surface cornéenne. Aplatie par la pression des paupières, elle pend, plissée, vers le bas de la cornée. Plus tard, le diagnostic devient rétrospectif, car la bulle est *crevée*. Ses débris effilochés bordent une érosion superficielle où *la cornée est* **dévernie**.

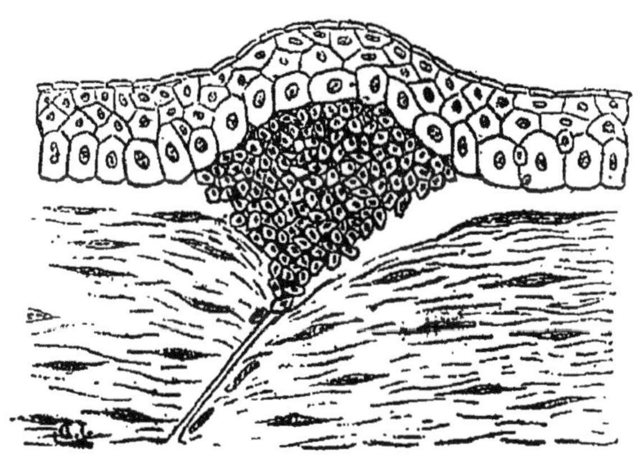

Fig. 256. — La *soi-disant* phlyctène de la cornée. *Amas de cellules* et non vésicule.

La kératite bulleuse surgit sur deux terrains différents : en premier lieu sur les *yeux perdus*, par glaucome absolu, irido-cyclite ancienne, maladie intra-oculaire de n'importe quelle nature. L'épithélium de ces yeux délabrés se soulève et s'effrite, plâtras tombé d'un vieux mur.

Plus étrange est la « cloque » apparaissant sur des yeux *jusque-là parfaitement sains*. Exemple : une dame enceinte voyage en chemin de fer; mal à l'aise, elle reste en face de la portière ouverte, exposée au courant d'air. A son arrivée, elle nous consulte pour des douleurs oculaires et nous trouvons une énorme bulle sur sa cornée.

Bandeau et pommades (ectogan) jusqu'à réparation. Il est inutile de percer la bulle.

KÉRATITE A FILAMENTS

Des *filaments* naissent éventuellement sur des cornées blessées, incisées opératoirement, ulcérées ou d'apparence normale. Des douleurs assez vives les précèdent et les suivent; cette affection superficielle est sujette à de nombreuses récidives, dont les causes restent ordinairement douteuses. Cependant les *instillations d'atropine favorisent certainement l'éclosion des filaments.*

Le traitement est celui de l'herpès cornéen, *sans atropine*, avec ou sans cautérisation, ignée ou chimique, du point d'implantation du filament.

ULCÈRES

L'*ulcère* entame d'emblée la cornée (fig. 257); les *abcès* inclus dans la membrane *s'ouvrent*, en formant un ulcère. ou encore l'abcès est une *fusée* interstitielle *née de l'ulcère* (fig. 258).

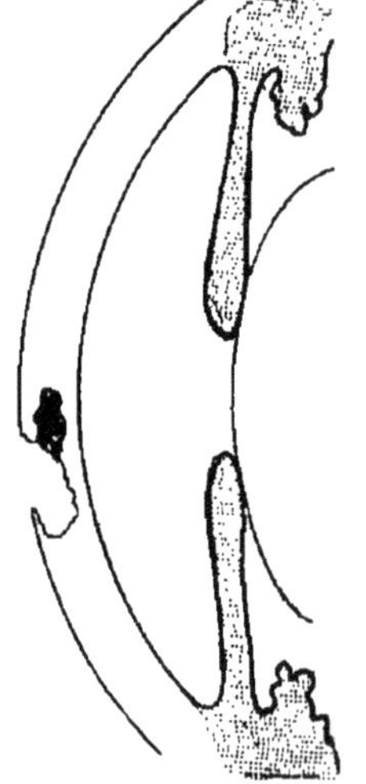

Fig. 258. — Ulcère et abcès (en noir) de la cornée.

L'ulcère sera *marginal*, *central*, *latéral*, *superficiel*, *moyen*, *profond*, suivant l'*étage* et la région de la cornée qu'il occupe.

Méfiez-vous des ulcères *peu apparents*. ***Examinez à la loupe la surface de tout œil rouge***, car les érosions débutent par un léger *dépoli* cornéen.

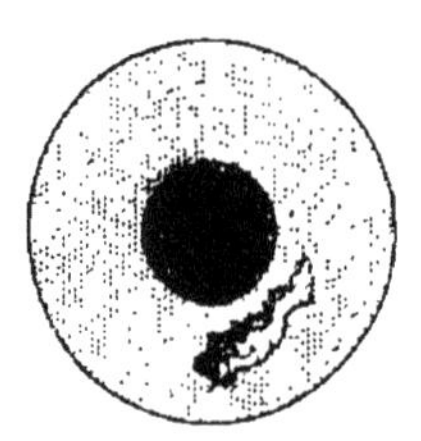

Fig. 257. — Ulcère cornéen.

Rappelez-vous que les ulcères et abcès cornéens sont *toujours* des affections sérieuses. Les uns laissent des taies indélébiles et gênantes. Les autres peuvent aboutir promptement à la *perte totale de l'œil.*

Ces derniers sont véritablement ***phagédéniques*** (fig. 259) et, après avoir détruit la cornée, l'*infection tend à se généraliser* (**phlegmon diffus panophtalmique**).

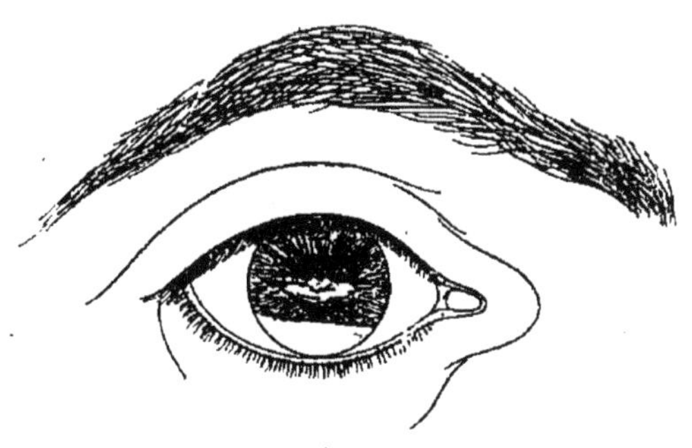

Fig. 259. — Ulcère destructif avec hypopion.

Sachez reconnaître immédiatement la ***virulence*** excessive (*chémosis, gonflement des paupières, hypopion*), ***parer au plus pressé, sans nuire***, et confier *au plus tôt* ce *mauvais cas* à un spécialiste, car une ***opération d'urgence*** empêchera la *destruction complète de l'œil*.

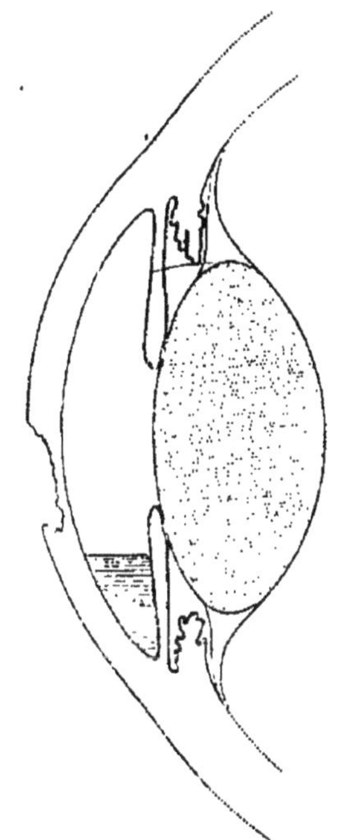

Fig. 260. — Ulcère avec hypopion (empyème).

Diagnostic. — Ne *supposez* pas l'existence ou l'absence d'un ulcère cornéen. *Voyez-le. Voyez* où il est, comment il est et où il en est; car il est difficile de reconnaître un ulcère *très superficiel* et presque *transparent*, si vous regardez l'œil à distance et seulement à la *lumière du jour*.

Les reflets cornéens masquent l'ulcère; recherchez, avec la ***loupe*** et l'*éclairage artificiel*, son emplacement *déverni*, sa *facette* louche.

Sur tout œil rouge examinez à fond la cornée et l'iris.

Quand vous avez ***trouvé*** *l'ulcère*, cherchez ***sa cause***; vérifiez d'abord si elle est *voisine*. *Pressez* toujours avec l'index sur le ***sac lacrymal*** pour voir s'il ne contient pas de PUS refluant. *Retournez les paupières supérieures* (*conjonctivite granuleuse* ou *concrétions* expliquant l'ulcère cornéen qu'elles ont fait naître).

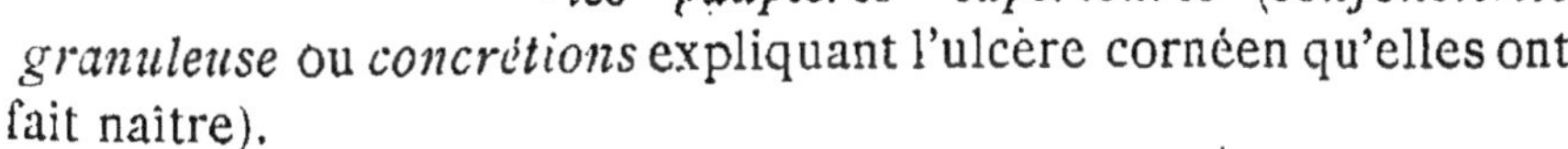

Il va de soi que les *conjonctivites sécrétantes* sont parmi les causes les plus habituelles des ulcères cornéens.

Passez en revue le *bord des paupières*. Vous y trouverez parfois *un cil dévié* qui s'encastre dans l'ulcère cornéen. Il suffira de l'*épiler* pour guérir l'ulcère, mais, après trois semaines environ, l'épilation redeviendra nécessaire.

L'ulcère phagédénique avec dacryocystite. — Quand un œil rougit au cours d'une *dacryocystite* ancienne, *vérifiez l'état de la cornée.* La dacryocystite est l'origine ordinaire du *plus terrible ulcère cornéen. l'ulcère dit « des moissonneurs ».*

Alors qu'il existe, depuis bien des années, une dacryocystite, voire un simple larmoiement avec *rétrécissement* lacrymal, un *traumatisme* léger se produit, par brin de paille, corps étranger, frottement avec des mains rudes et sales. *Du jour au lendemain*, un ulcère cornéen, envahissant, avec *empyème* intraoculaire (hypopion), apparaît. Il en *sera ainsi chez les ozéneux, parfois sans dacryocystite apparente.* N'oubliez pas que chez les sujets atteints de *dacryocystite* ou d'*ozène*, *tout traumatisme*, si faible qu'il soit, peut se compliquer d'une infection cornéenne dont la destruction de l'œil est la *terminaison* possible.

Il en est de même dans l'*eczéma séborrhéique aigu* et *généralisé* des paupières.

TRAITEMENT D'URGENCE

La ***conduite d'urgence*** à tenir, pour le médecin non spécialiste, est différente, s'il s'agit d'un ulcère suppurant ou s'il n'est *pas suppuré.*

Ulcère suppurant. — La teinte jaunâtre de la lésion, la rougeur, l'*hypopion précoce*, la douleur, le gonflement des paupières et de la conjonctive (chémosis), démontrent la *virulence.*

Si un ophtalmologiste séjourne dans la localité, si le malade peut prendre le chemin de fer ou mander le spécialiste, vous avez intérêt à ne pas accepter toute la responsabilité.

Que ferez-vous en attendant?

1° *Évitez* les *grands* lavages avec les solutions violentes, utiles dans les suppurations conjonctivales.

La cornée très malade ne les supporte pas très bien. Prescrivez, 4 ou 5 fois dans les 24 heures, un bassinage de 2 ou 3 minutes, avec des tampons, ou avec une œillère et une solution alcaline (borate, bicarbonate, salicylate, glyco-thymoline), *très chaude. Faites vider, toutes les heures, le sac lacrymal* par la *pression digitale.*

Évitez de frotter *la cornée* au cours de ces nettoyages. La cornée est infiltrée ; aucun lavage ne pourra enlever aucun microbe.

Les infusions banales (camomille, mélilot, thé, etc.) ne servent à rien, sauf si elles sont très chaudes : leur température constitue leur unique valeur. A *peu de chose près, il en est de même de l'acide borique* qui *a l'air* de faire quelque chose et empêche d'employer les remèdes vraiment indispensables.

Pansement *humide*, composé d'une rondelle de coton et de gaze hydrophile trempés dans l'eau bouillie tiède, maintenu par un bandeau léger (à cordons), avec imperméable en taffetas-chiffon.

Contre l'*ozène*, prescrivez les inhalations (goménol), les prises antiseptiques (menthol boriqué), les injections prudentes.

Quels topiques appliquerez-vous *sur l'œil* ?

Évitez le *nitrate d'argent*, trop caustique, les *lavages* au *sublimé* qui provoquent des opacités spéciales ; ne vous mêlez pas d'appliquer *vous-même* les topiques dont vous voyez à tout moment l'indication dans les journaux de médecine (teinture d'iode, sulfate de zinc concentré, sublimé, acide phénique, etc.). ***Vous feriez plus de mal que de bien.***

Évitez *absolument* ***la pommade jaune***, excellente contre les *pustules, de nul effet sur la kératite* ***purulente*** ; ***évitez l'adrénaline et la cocaïne qui aggravent*** l'ulcère.

Évitez la glace.

Méfiez-vous de l'atropine. Elle est assez utile pour lutter contre l'iritis qui accompagne souvent les ulcères cornéens, mais l'évolution de certains ulcères en est fâcheusement influencée. Laissez-en l'indication à l'ophtalmologiste.

La *dionine* est un moyen puissant de désinfection et de réparation, mais que l'*oculiste maniera lui-même.*

Les *instillations d'énésol* (salicylarsinate de mercure), avec l'ampoule destinée à l'injection sous-cutanée, nous ont paru bonnes à substituer à d'autres topiques plus irritants. *Une large instillation quotidienne* pour commencer.

Deux remèdes toujours utiles et jamais dangereux. — Il existe deux remèdes que vous appliquerez *sans aucun inconvénient* et *avec avantage, sans plus ample informé.*

Le premier est un *collyre d'argyrol* à 2/10. Instillé 5 ou 6 fois dans les 24 heures, ce remède est à la fois très antiseptique et très doux : il remplace avantageusement le protargol et le collargol. Le second est *la pommade à l'iodoforme* à 1/50 ; le *xéroforme* est moins efficace. L'ectogan à 1/50 nous donne depuis quelque temps de bons résultats, sans l'odeur de l'iodoforme.

Évitez, si vous ne l'avez jamais vu exécuter, la *cautérisation ignée* d'urgence, avec le thermo, le galvano-cautère, un petit cautère (Voy. fig. 114), une aiguille mousse rougie (passe-lacet monté sur bouchon).

Elle nécessite l'intervention d'un spécialiste. Il en serait de même de l'ouverture de la *chambre antérieure, pour un hypopion,* qui *souvent se résorbe* quand guérit l'ulcère. La transfixion de l'ulcère par le couteau, ou mieux le cautère, est *quelquefois indispensable pour éviter* l'envahissement panophtalmique : tout cela, y compris les *injections sous-conjonctivales,* est l'affaire de l'ophtalmologiste.

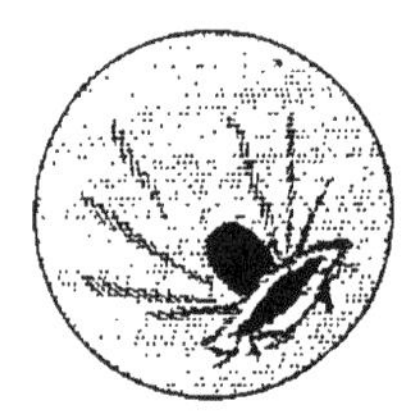

Fig. 261. — Ulcère perforé.

C'est également lui qui pratiquera, s'il y a lieu, une *opération* sur *le sac* lacrymal infecté ou *sur l'œil* devenu *phlegmoneux* (voy. **Phlegmon de l'œil**).

Conseillez un *myotique* si une **perforation** se produit dans la cornée (fig. 261 et 262).

Évitez l'ésérine trop irritante et bornez-vous à la pilocarpine, 3 fois par jour.

Pas d'atropine, sauf iritis intense.

En somme, *au début* d'un ulcère cornéen jaunâtre, suppuré, le **praticien** se bornera aux instillations *fréquentes* d'argyrol, à l'énésol, à l'application de la pommade à l'iodoforme ou à l'ectogan et n'utilisera l'atropine que si l'iritis la réclame. Il traitera immédiatement les affections de voisinage, surtout celles du sac lacrymal, placera un pansement humide et montrera son malade à un ophtalmologiste.

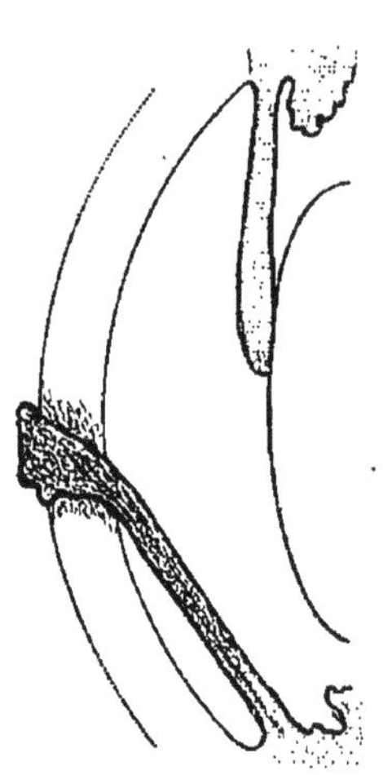

Fig. 262. — Enclavement de l'iris dans la perforation.

L'essentiel est de ne pas attendre, de *ne pas croire que cela ne sera rien* et *qu'on en viendra à bout.* Beaucoup d'yeux qu'on aurait pu sauver, se perdent au cours de ces illusions trop prolongées.

Ulcère transparent. — Les vieillards sont atteints, *sans dacryocystite,* d'ulcérations torpides, qui « pèlent la cornée » ; ces *facettes* et anfractuosités, tenaces comme un *ulcère variqueux,* aboutissent rarement à la perforation, contrairement à l'ulcère suppuré.

Leur pronostic n'est donc pas foncièrement grave ; leur traitement se composera de lavages alcalins, d'instillations d'argyrol, quelquefois d'énésol, de pommade à l'ectogan et de bandeaux. Rechercher et traiter, en même temps, les causes de dénutrition et d'intoxication générales.

ULCÈRE PAR PARALYSIE FACIALE

Surveillez, dans les *paralysies faciales, l'occlusion incomplète des paupières*. Un ulcère surgira peut-être *au bas de la cornée trop exposée.*

Faites oindre, préventivement, tous les soirs, le cul-de-sac conjonctival inférieur avec la pommade suivante :

Ectogan	10 centigrammes
Lanoline	6 grammes.
Huile de vaseline	4 —

Elle empêchera la dessiccation nocturne de la cornée.

Si l'ulcère se déclare malgré tout, appliquez, matin et soir, une pommade à l'iodoforme ou à l'ectogan, et un bandeau léger (coque de feutre et rondelle stérilisée). Mais il importe de *maintenir* l'occlusion de l'œil. Ce qui réussit le mieux, ce sont des *bandelettes verticales d'emplâtre très adhésif à l'oxyde de zinc* (Voy. p. 85). Un bandeau, placé sur cet œil forcément entr'ouvert, touche la cornée.

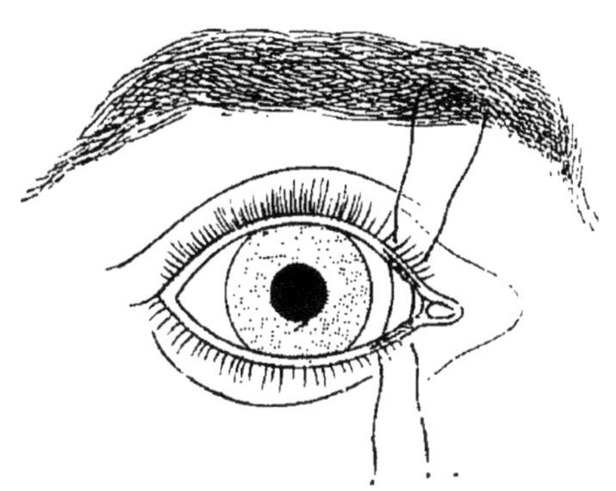

Fig. 263. — Tarsorraphie interne dans la paralysie faciale.

Si la paralysie faciale est de longue durée ou *incurable*, il faut mettre l'œil *constamment* à l'abri par une opération.

Fig. 264. — Tarsorraphie interne ancienne, avec étirement du pont.

L'ophtalmologiste pratiquera donc la *soudure rétrociliaire* des bords palpébraux, connue sous le nom de tarsorraphie. Cette soudure ne sera que partielle, médiane ou *mieux* interne (fig. 263). *Elle n'intéresse pas les cils* et forme un *pont* peu gênant et d'un aspect tolérable. Ce pont, supprimé d'un coup de ciseaux quand la paralysie sera guérie, est la sauvegarde permanente de la cornée.

L'ulcère cornéen lagophtalmique se cicatrise rapidement dès que l'occlusion palpébrale est assurée.

ULCÈRE PAR EXOPHTALMIE

Même conduite dans les *exophtalmies* excessives (goitre exophtalmique, tumeurs orbitaires, etc.), avec graves lésions kératiques, en favorisant la tarsorraphie par de *larges incisions libératrices*, si les paupières sont trop tiraillées.

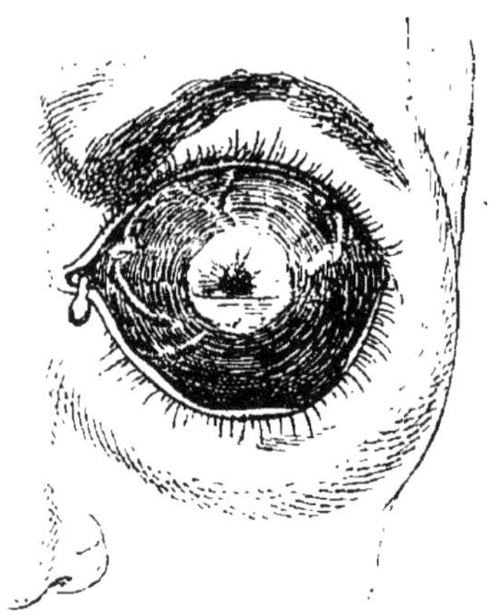

Fig. 265. — Perte de la cornée dans l'exophtalmie excessive.

ULCÈRE DE LA CORNÉE INSENSIBLE

(*KÉRATITE NEURO-PARALYTIQUE*)

Ici la kératite est liée à des ***altérations du trijumeau*** et la section *expérimentale* du trijumeau la réalise chez les animaux (Magendie, Cl. Bernard). La cornée est complètement ***inerte***. Cette constatation *a une forte importance pratique*. En effet, lorsque l'insensibilité accompagne un ulcère cornéen, *tout caustique*, toute « *cautérisation* », *précipitent la fonte cornéenne totale*. C'est en mettant la cornée « sous cloche », par une soudure partielle de la fente palpébrale, hors des influences extérieures, qu'on l'aidera à se défendre.

Une cornée insensible ne supporte pas ce que supporte une cornée sensible.

Règle générale, dans tout ulcère, *vérifiez* d'abord *si la cornée est sensible.*

Ne vous laissez pas prendre aux *douleurs spontanées*; *elles existent dans un œil insensible au contact.*

Prenez une sonde lacrymale, sinon une barbe de plume, une tête d'épingle, une plume métallique, que vous passez à l'eau bouillante ou à la flamme.

Promenez l'objet sur le territoire cornéen.

Lorsque le malade ne recule pas et ne perçoit aucune sensation, il est atteint d'une *kératite avec lésion profonde du trijumeau*, maladie grave, nécessitant un traitement spécial pour éviter la perte *totale et rapide* de la cornée et de la vision.

Types cliniques. — Un de vos malades souffre atrocement d'un *tic douloureux* de la face contre lequel *tout* a échoué; on pratique *l'ablation du ganglion de Gasser*; au bout de quelques jours, une ulcération *térébrante, véritable mal perforant de la cornée, détruit* cette cornée INSENSIBLE.

Or, ceci est la reproduction d'expériences physiologiques qui ont montré que la section du trijumeau *en avant du ganglion* de Gasser amène, outre l'insensibilité cornéenne, la fonte de la membrane. Les uns ont pensé que l'insensibilité cornéenne, diminuant la fréquence du clignement, empêchait le réflexe de défense contre l'action de l'air et les corps étrangers. D'autres ont admis un véritable rôle trophique du trijumeau.

Il est très probable que les deux théories contiennent une part de vérité. En effet, si vous suturez d'emblée les paupières, vous mettez ainsi la cornée en vase clos et vous améliorez l'ulcération de cette cornée *toujours insensible*. Mais vous remarquerez que, dans une simple paralysie *faciale, où l'œil reste nuit et jour ouvert*, il ne se produit, sur cet œil béant, mais *sensible* (car son trijumeau est ordinairement intact), que des ulcérations **bénignes**, privées du caractère *brusquement destructif* de la kératite avec insensibilité du trijumeau. Donc, l'exposition à l'air n'est pas tout, et il est clair que la sensibilité des plexus avertisseurs de la cornée constitue sa meilleure défense. Même sur un œil de lapin à paupières suturées, la kératite neuro-paralytique peut apparaître; quoique alors moins grave. Quelles que soient les théories, l'existence d'une bonne sensibilité est indispensable à la *vie* de la cornée et à l'équilibre de sa nutrition.

Un de nos malades, syphilitique ancien et ***tabétique***, est atteint depuis longtemps d'*anesthésie totale de la cornée*. Il reçoit dans l'œil un grain de poussière, et ce traumatisme qui aurait eu, chez n'importe qui, un résultat insignifiant, entraîne en DEUX JOURS une ulcération *en masse, suraiguë*, nécrotique.

D'autres kératites sont accompagnées d'une anesthésie *partielle* de la cornée (*herpès, zona*).

On a vu parfois les *deux* cornées ulcérées et insensibles et les *deux* trijumeaux malades.

La cornée est jaune et creusée, alors que l'œil est peu ou pas rouge, sans photophobie, les paupières normales : c'est ***la kéra-***

tite à froid. Son *évolution paradoxale* est remarquable par le *peu de réaction apparente.*

Le **diagnostic** relève uniquement de la *constatation* de l'*insensibilité* cornéenne.

En principe, recherchez, *de parti pris*, l'état de la sensibilité dans toute kératite *insolite*.

Chez les nouveau-nés *athrepsiques*, dans certaines kératites gangréneuses (*kératomalacie*), la sensibilité est probablement abolie, mais comment, chez ces inconscients, se rendre un compte précis de la sensibilité cornéenne?

Nous avons vu des paralysies atteignant *simultanément* le facial et le trijumeau, *double cause* de lésion de la cornée.

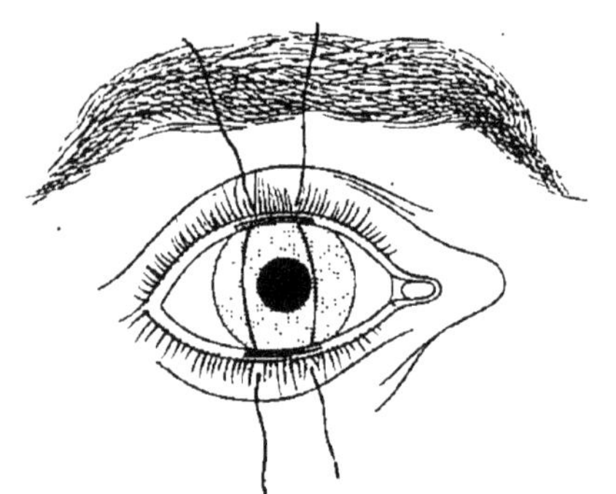

Fig. 266. — Tarsorraphie médiane (opération).

Donc, *même dans la paralysie faciale*, recherchez si la cornée n'est pas, par hasard, insensible, et d'ailleurs *tâtez* la sensibilité de la cornée *dans toutes les ulcérations*, bonne habitude à prendre.

Pronostic et traitement. — Le pronostic est très sévère. Vous pouvez être amené à laisser *indéfiniment* la cornée sous la protection tarsorraphique.

Recherchez l'**étiologie** pour assurer les bases du traitement.

Dans la *syphilis cérébrale* en particulier, le traitement le plus intensif (calomel, etc.) sera le meilleur pour limiter la fonte *galopante* de la cornée.

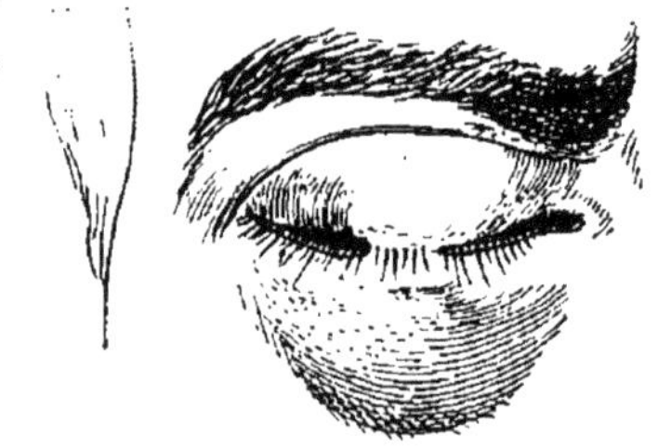

Fig. 267. — Tarsorraphie médiane dans la kératite neuro-paralytique (résultat).

Sur l'œil, pas de caustiques, pas de lavages, pas de désinfectants, *rien qui irrite*, qui frotte, qui cautérise la cornée *inerte*, et qui l'achèverait.

Tout d'abord, fermez l'œil d'une façon permanente. Remplacez la bande, *échauffante et lourde*, par une de nos coques de feutre souple, doublée de gaze et d'ouate stérilisées. Matin et soir, après avoir enlevé les mucosités, instillez l'argyrol (2/10), puis introduisez un pois de pommade à l'iodoforme ou à l'ectogan (1/50).

Si le mieux n'est pas manifeste, la tarsorraphie, la *soudure*, plus ou moins étendue, des bords palpébraux (fig. 267), est très recommandable. *Rien ne vaut ce pansement-là.*

KÉRATITE INTERSTITIELLE OU PARENCHYMATEUSE

Les kératites précédentes *entamaient* la cornée avant d'envahir son tissu profond. Dans la kératite interstitielle, c'est, au contraire, *au sein de la cornée, dans son* ***parenchyme***, que se forme, *d'emblée*, le « dépôt », qui la caractérise. La maladie ne s'accompagne, pour ainsi dire, jamais d'ulcères. Puis l'*infiltration* se résoudra plus ou moins complètement, après être restée dans l'épaisseur de la cornée, d'où le nom d' « interstitielle ».

Vous reconnaitrez cette kératite à ce que *la cornée reste lisse*, même si son épithélium semble *terne*.

Formes circonscrites. — Les kératites **circonscrites** forment des *taches*, des *points*, des *stries*, des *anneaux*, des *flammèches*. Elles accompagnent, ou non, des inflammations de la sclérotique et durent longtemps.

Forme diffuse. — La forme **diffuse** est très *intéressante pour le praticien*, à cause de son apparition impressionnante chez de JEUNES sujets, de la CÉCITÉ TEMPORAIRE qui n'empêche pas la guérison et de ses relations étiologiques avec la ***syphilis héréditaire*** ou ***acquise***.

Enfin le ***second œil*** se prend souvent *quand le premier est encore malade ou à peine guéri.*

ÉVOLUTION CLINIQUE

DEUX PHASES :

1° ***Phase d'aggravation.*** — Le malade se plaint de douleurs, d'une ***photophobie extraordinaire***, de gêne visuelle et vous constatez sur un point quelconque de la cornée, une *nébulosité*. L'œil est rose. Puis *la cornée tout entière devient laiteuse*, l'œil très rouge et peu à peu des ***vaisseaux envahissent la cornée*** (fig. 268).

2° ***Phase de régression.*** — Après des semaines ou des

mois, les vaisseaux s'amincissent et disparaissent pour la plupart. La pupille présente ou non des adhérences (iritis concomitante). Les nuages s'éclaircissent; le malade, malgré les taies, les vaisseaux cornéens anormaux, les synéchies iriennes, revoit de mieux en mieux.

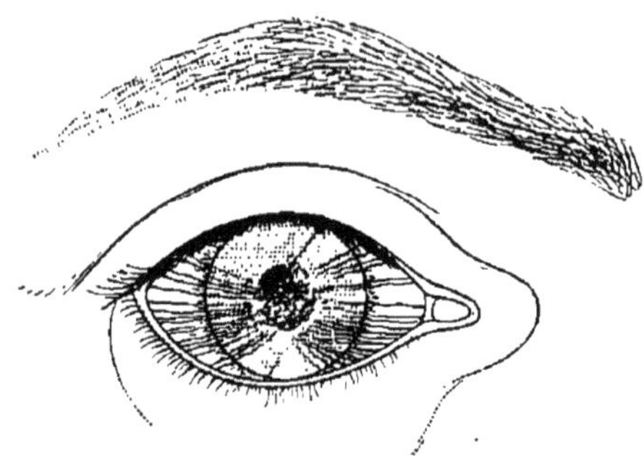

Fig. 268. — Kératite parenchymateuse avec vascularisation intense.

Puis l'autre œil subit le même sort : quelquefois l'affection est bilatérale d'emblée.

Elle est exceptionnellement unilatérale, plutôt chez l'adulte.

PRONOSTIC

La cornée redevient à peu près transparente. Mais les *récidives* sont possibles.

En somme, *il est rare que la maladie se termine mal*. Les *gommes avec sphacèles cornéens*, les *irido-cyclites* avec *atrophie de l'œil*, les *ectasies cornéeennes*, sont *exceptionnelles*; restez généralement **optimiste**.

ÉTIOLOGIE

Les patients sont des *enfants* ou des *adolescents*, rarement des adultes.

Le **praticien** doit *connaître et reconnaître* la maladie, son **pronostic** *favorable* et surtout son **terrain**.

Depuis Hutchinson (1858), on sait que *les neuf dixièmes des patients sont des* **hérédo-syphilitiques avérés** : il suffit qu'*un seul* des parents ait eu la syphilis : nous avons vu plusieurs fois des enfants d'un *remariage* naître hérédo-syphilitiques du fait de la mère ou du père, morts ou divorcés.

La kératite interstitielle est une marque de l'*atténuation* du virus chez les descendants. Ordinairement, s'il y a eu plusieurs enfants, les mort-nés, les prématurés *ont précédé l'enfant à la kératite*, sauf *exceptions* et alternances.

La **syphilis acquise** produit, chez *l'adulte*, une kératite parenchymateuse avec TRÈS VIOLENTE IRITIS et taies *rebelles*.

Les *traumatismes oculaires chez les hérédo-syphilitiques* « déclanchent » l'apparition de la kératite, ce qui a son importance pour les *accidents du travail.*

DIAGNOSTIC

L'examen de la cornée à la *loupe* et à l'*éclairage artificiel* **latéral** vous prouve qu'il n'y a *pas d'ulcère* et que l'opacité est *intra-cornéenne.*

Chez l'enfant, éliminez la kérato-conjonctivite dite phlycténulaire, les abcès et ulcères de toute nature. *Chez l'adulte*, en présence d'un voile vasculaire surajouté à la cornée, *relevez toujours la paupière supérieure* pour y chercher les végétations ou les cicatrices de la *conjonctivite granuleuse* (trachome), dont le **pannus** est *limité* (fig. 230), rarement généralisé.

Évitez la confusion, quand l'œil est très rouge et la cornée simplement nébuleuse, avec l'*iritis*, le *glaucome*, les *sclérites.*

Recherchez, dans toute kératite interstitielle, la syphilis, sans informer la famille et le malade du sens de vos recherches.

Faites pratiquer, si vous voulez, l'examen du sang, mais il suffit de dépister les *stigmates* faciaux (front olympien, nez spécial, lésions de l'ŒIL, des DENTS, SURDITÉ, = *triade d'Hutchinson*), les **arthropathies** du **genou**, les signes, aujourd'hui classiques, de la *syphilis héréditaire*, les antécédents familiaux, fausses couches, tabes, paralysie générale.

Vingt-cinq ans de *pratique* nous ont enseigné que :

1° Dans certains cas **rares**, on ne retrouve **aucun autre stigmate de syphilis** *que la kératite* parenchymateuse ; les dents et tous les organes sont en PARFAIT ÉTAT. Ces malades *n'ont pas l'air de syphilitiques héréditaires* et le sont néanmoins les *aveux* **spontanés** des parents, la *kératite* et la *réaction de Wassermann* le prouvent :

2° Lorsque la réaction de Wassermann, les antécédents, l'examen complet, **tout est négatif**, rien ne permet d'affirmer ou de nier *la syphilis*, surtout si vous trouvez une autre tare (tuberculose, etc.).

La *kératite n'est pas forcément hérédo-syphilitique*, puisque les *animaux de ménagerie* et les *animaux domestiques* qui, naturellement, ne sont pas syphilitiques, en sont souvent atteints, argument le plus frappant que nous puissions opposer à l'exclusivisme étiologique ;

3° L'œil malade appartient à un sujet *très bien* portant, très bien constitué, *sans stigmates, sans hérédité* ni *réactions anormales. Vous ne saurez jamais pourquoi* il a une kératite interstitielle. Elle guérira tout de même avec un traitement iodé et l'atropine; c'est l'essentiel.

TRAITEMENT

Pénétrez-vous de cette vérité fondamentale : ***aucun traitement ne peut juguler*** la maladie et *empêcher* ***l'autre*** *œil de se prendre.*

Le praticien, la maladie dûment reconnue, présentera *nettement* la situation au malade. *Sans cette précaution, celui-ci perdra confiance*, puisque, quel que soit le traitement, l'opacité augmentera et la vision diminuera *pendant les premiers temps. Le malade en* ***accusera*** *même le traitement*, ***s'il n'a été prévenu***.

Ce que vous devez faire

Partager la responsabilité avec l'ophtalmologiste. Auparavant conseillez des *lunettes fumées*, des instillations biquotidiennes d'atropine, une potion ou un élixir *biiodurés.*

Ce que vous devez éviter :

Les *grands lavages*, la *pommade jaune, mal tolérée* ***à la première période***, les *collyres astringents* (sulfate de zinc, etc.).

Pas de bandeau occlusif. Les bandeaux *flottants* ou les *lunettes* à coquilles *fumées* sont mieux supportés.

Il est habituel de prescrire des douches, vaporisations, compresses ***chaudes*** (infusion de camomille), cataplasmes, pour *favoriser la vascularisation* de la cornée qui *aide* la *résorption* des opacités. La dionine est mieux placée *à la fin* de la maladie et sera prescrite par l'ophtalmologiste.

Quand la maladie est dans ***la période terminale***, où toute inflammation semble tombée, ***quand le malade ouvre les yeux sans craindre la lumière***, alternez la pommade jaune avec les projections de calomel (*en cessant toute potion biiodurée*), pour aider à la disparition des *taies* récentes. Les *opacités épaisses* obligent à des tatouages, des iridectomies, des opérations conjonctivales (péritomies). Mais *il est dangereux de les pratiquer trop tôt.*

De tels yeux s'éclaircissent de la façon la plus surprenante, quand on sait attendre.

Le traitement général consistera dans l'association du *mer-*

cure (frictions, potions, injections) et de l'**iode organique** à *dose moyenne*, LES TRAITEMENTS INTENSIFS NE MODIFIANT PAS PLUS VITE la maladie et fatiguant les débiles hérédo-syphilitiques. Dans la syphilis *gommeuse* de la cornée, le salvarsan et le calomel en injections sont cependant nécessaires, ainsi que dans les kératites compliquées d'irido-cyclite à tendance atrophiante.

L'*arsenic*, le soufre colloïdal et les *phosphates* se joignent heureusement, avec un régime très substantiel, au traitement antisyphilitique.

Si la *tuberculose* existe, seule ou *unie* à la syphilis héréditaire, le traitement subira les modifications correspondantes.

Évitez surtout de confondre les ***arthropathies hérédo-syphilitiques***, *si fréquentes* au *genou* par exemple, avec des tuberculoses locales. L'arthropathie hérédo-syphilitique guérit intégralement, *tout comme la kératite*, par le traitement général. D'*étonnantes erreurs de diagnostic, de pronostic et de thérapeutique* CHIRURGICALE, ont été, plus d'une fois, commises à ce propos.

OPACITÉS CORNÉENNES

Ne parlons pas des opacités ***transitoires***, qui disparaîtront comme un nuage, ***s'il n'y a pas eu de perte de substance***.

Si, au contraire, la cornée a été *entamée*, une **cicatrice** occupera le « morceau » enlevé par l'ulcère. Cette cicatrice opaque (fig. 269), plus ou moins *blanche* (*leucome épais, néphélion, etc.*), porte le nom populaire de ***taie***.

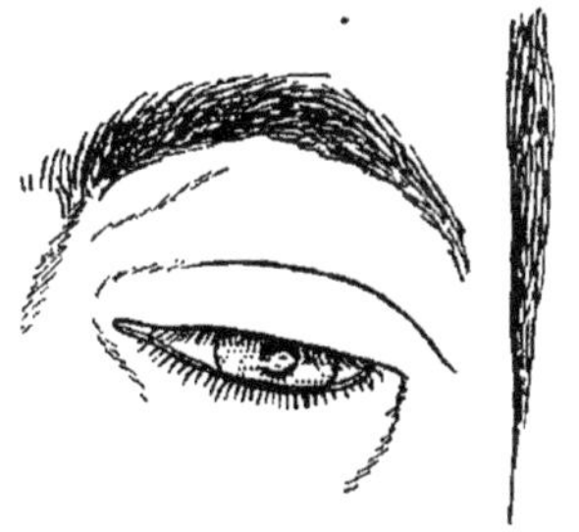

Fig. 269 — Opacité de la cornée (taie).

DIAGNOSTIC DES TAIES

Une opacité cornéenne n'est pas toujours le résultat d'une kératite.

Il se forme des « dépôts » ***spontanés*** dans la cornée, hyalins, cristallins, calcaires. Une opacité *circulaire* effraiera beaucoup certains malades que vous devrez rassurer. Cet *arc*, surtout marqué dans le haut de la cornée, doublant concentriquement sa circonférence, *séparé du limbe par une ligne transparente* (fig. 270), et appelé *gérotoxon*, se produit après la trentaine, mais, *contrairement à un préjugé* assez répandu, ***ne le considérez pas comme pathognomonique de l'artério-sclérose***.

Des médecins eux-mêmes nous ont consulté, se croyant ainsi menacés d'artério-sclérose. Ils n'avaient cependant ni artério-sclérose, ni hypertension artérielle, ni albuminurie. Cette dégénérescence, de nature graisseuse, n'a point de gravité. La pupille et son aire cornéenne en restent dégagées.

Les ***incrustations chimiques*** de la cornée sont dues à des *soins médicaux intempestifs*. Lorsque, sur une PLAIE cornéenne, on verse de l'***extrait de Saturne***, de l'***acétate de plomb dilué*** (***eau blanche***), un *précipité* nacré, insoluble et lisse, *incruste* la cornée d'une cuirasse indélébile. Plus tard des opérations minutieuses enlèveront malaisément cette coque blanchâtre, disgracieuse, aveuglante, due à une ***faute lourde***.

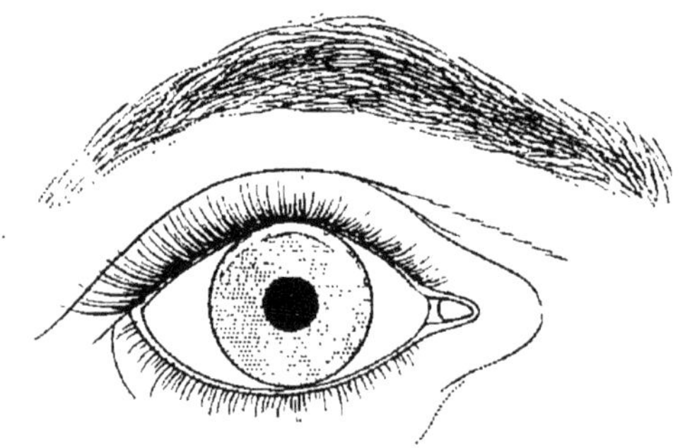

Fig. 270. — Gérontoxon (arc opaque).

Aussi, devrions-nous le répéter cent fois, ***n'employez l'extrait de Saturne dans aucune affection oculaire***. Il n'est pas indispensable.

Usez de votre influence pour supprimer, dans les *postes de secours* et les *ateliers*, l'extrait de Saturne de la boite aux médicaments d'urgence. Nous avons vu des ouvriers provoquer la complication cornéenne avec des compresses d'eau blanche.

PRONOSTIC DES TAIES

Dans la *pratique journalière* les taies de la cornée soulèvent une foule de problèmes.

D'abord, ***ne laissez pas traîner sans soins et sans diagnostic suffisants les affections des yeux, chez les enfants*** ; montrez-les à un spécialiste. Sinon des ***taies*** — évitables — *gêneront pour toujours la vision*.

Un malade de quarante ans demande des lunettes que l'opticien n'a pu lui fournir. « Aucune lunette ne lui va. » En l'examinant soigneusement, vous découvrez des taies *méconnues*, *seulement visibles à l'éclairage latéral avec la loupe*; *autrefois*, dans l'enfance, une *longue* maladie de la cornée a tourmenté ces yeux.

Sachez si la taie est ***ancienne*** ou ***récente***. Si elle est *ancienne*, le traitement est peu efficace. *Récente*, les applications de poudre de dionine, la pommade jaune, le calomel, etc., l'atténueront.

Il est important de déterminer si la taie est *superficielle*, *moyenne*, *profonde*, *si l'œil a été perforé*, si la taie est compliquée d'une *adhérence permanente de l'iris* **pincé** *dans la cicatrice*.

Rappelez-vous et rappelez au public que les *taies ne s'enlèvent pas* comme « une peau placée sur l'œil ». Si l'on abrase la taie, sauf exception *à déterminer par le spécialiste*, on substitue une cicatrice à une autre, sans grand bénéfice visuel.

En effet, les taies ne troublent *pas seulement par l'opacité*, mais surtout *par l'irrégularité de leur surface cornéenne* (*astigmatisme irrégulier*). La cornée n'a plus en cet endroit sa courbure géométrique, et ses *facettes* sont gênantes.

Traitement. — Que prescrire pour une *taie* ancienne de la cornée que ni poudres, ni pommades, n'améliorent ?

1° Si elle est *très légère* et peu visible, plus *rien* à faire.

2° Si elle est *très épaisse* et cachant complètement la pupille, il faudra : *a*) *masquer la taie*; *b*) *faire revoir cet œil*.

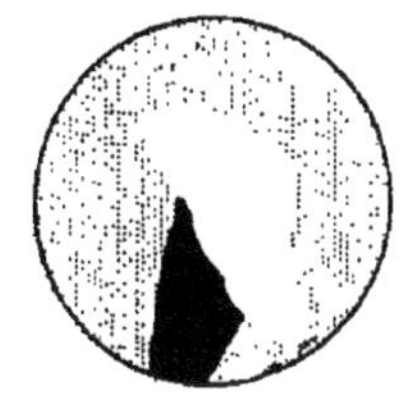

Fig. 271. — Iridectomie et taie de la cornée.

Pour *masquer* la taie, l'ophtalmologiste pratiquera un ***tatouage*** à l'encre de Chine, opération de brillant résultat et réalisable avec la simple anesthésie locale.

Pour rendre quelque *vision* en mettant en regard d'une partie transparente de la cornée la pupille élargie, l'ophtalmologiste aura recours à la création d'une ***pupille artificielle*** (fig. 271) par l'***iridectomie***.

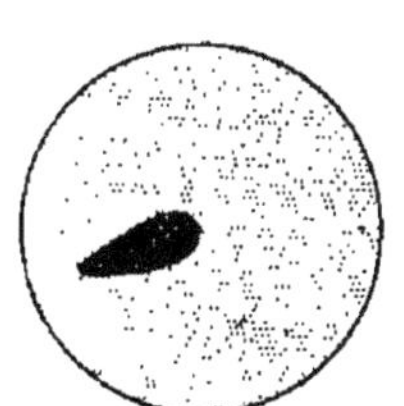

Fig. 272. — Taie adhérente.

3° Assurez-vous si la taie n'est pas ***adhérente*** à l'iris. L'ulcère peut avoir *perforé* l'œil, et le ***leucome adhérent*** est grand facteur de changements dans la pression intra-oculaire (glaucome secondaire) et cause tardive, par ***infection*** du tractus enclavé, de ***phlegmons inopinés de l'œil***, dits *phlegmons spontanés*, alors que cet « étranglement » de l'iris dans la cornée était resté *tranquille depuis de longues* *années*. Traiter d'urgence l'infection cornéenne comme l'*ulcère suppuré phagédénique*.

LES CORNÉES DIFFORMES

Les *ectasies* cornéennes ont *deux* aspects distincts : la cornée déformée est *opaque* ou *transparente*.

ECTASIES TRANSPARENTES

Ectasie buphtalmique. — Ici la cornée fait partie *d'un œil* ***beaucoup trop gros***.

Cette buphtalmie est la conséquence d'un *glaucome développé dans* L'ENFANCE, période où la sclérotique est encore extensible, d'où agrandissement *général* de l'œil distendu, glaucome infantile que nous examinerons plus tard.

Tâtez les yeux qui vous paraissent *trop gros*.

Ne mettez ici ***jamais d'atropine***; *ces yeux glaucomateux* s'en trouvent *très mal*. Conseillez les instillations de *pilocarpine*, avant d'envoyer le malade à l'ophtalmologiste.

Kératoglobe. — Très exceptionnellement un malade qui se plaint d'une vision très trouble, aura une cornée globuleuse, mais le reste de l'œil est normal (fig. 273). Des verres *concaves* diminueront le trouble visuel.

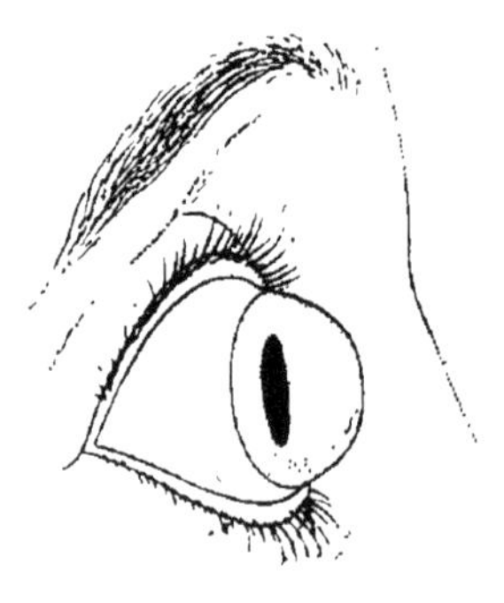

Fig. 273. — Kératoglobe.

Kératocone. — Cette ectasie cornéenne est en effet à peu près conique (fig. 274). Elle est transparente, sauf *le milieu* de la *cornée* qui semble *usé*, *dépoli*, louche.

Il semble facile de reconnaître, à première vue, cette déformation. En réalité, elle est *souvent méconnue*.

Si vous regardez le malade en face, vous serez seulement frappé par un *reflet* spécial, *surtout à la lumière artificielle. La cornée semble lumineuse* comme une cuirasse. Examinez alors, à la loupe et à l'éclairage latéral, cette cornée bizarre; vous découvrirez *l'ectasie*.

Instillez de la cocaïne; une sonde mousse, appuyée sur le « pic » cornéen aminci, le *déprime*.

Le malade vous consulte pour la *myopie* et *l'astigmatisme* résultant de l'ectasie.

Les *femmes*, les sujets surmenés, intoxiqués et débilités, sont plus atteints que d'autres.

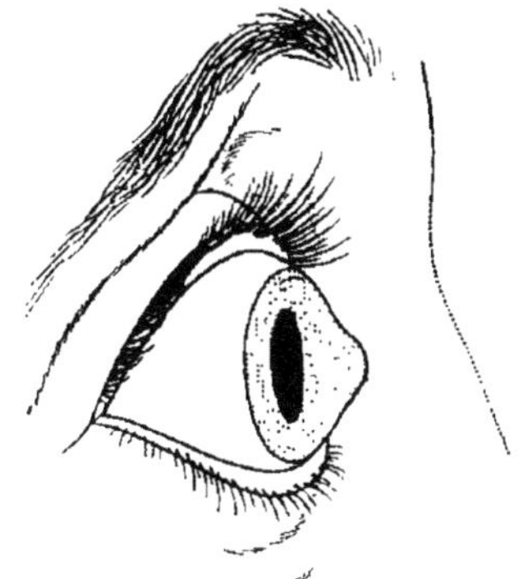

Fig. 274. — Kératocone.

Pronostic. — La maladie, après de rapides progrès, reste indéfiniment *stationnaire. Ces malades ne deviennent pas aveugles.* Très rarement un choc rompt la cornée.

L'ophtalmologiste améliorera la situation par des verres combinés (cylindres concaves, verres concaves, verres de contact, trou sténopéique), la compression, aidée ou non de la soudure palpébrale médiane. Les opérations directes (iridectomie, cautérisation ignée ou chimique, tatouage, ablation de lambeaux cornéens, suppression du cristallin, etc.) *seront exceptionnelles*.

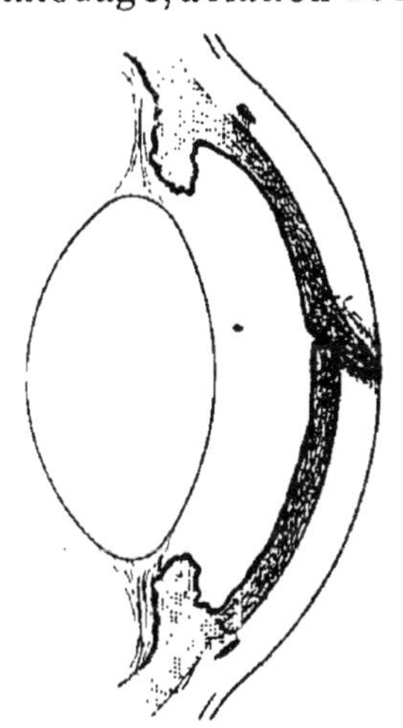

Fig. 275. — Enclavement de l'iris dans une perforation cornéenne, point de départ du staphylome.

Régularisez toutes les fonctions; prescrivez l'arsenic, la chaux et le phosphore, en même temps qu'un régime reconstituant.

ECTASIE OPAQUE

Staphylome. — L'ectasie globuleuse (σταφυλος, grain de raisin) résulte d'une *perforation*, d'une *cicatrice vicieuse* de la cornée avec iris enclavé dans cette cornée (fig. 275), et *hypertension oculaire* consécutive. Dans les staphylomes partiels, une *iridectomie*, à la fois optique et anti-glaucomateuse, sera mise en face de la partie transparente de la cornée. La greffe d'une cornée nouvelle est très aléatoire.

Sur les staphylomes entièrement opaques *avec cécité*, les *opérations* **esthétiques** sont seules permises.

Autant que possible, ***ne pas enlever ces yeux***. Les *ponc-*

tions, les *sclérectomies*, les *résections*, les *tatouages*, parviennent en effet à rendre *ces yeux utilisables, quoique perdus pour la vision.*

La résection de la cornée et de l'iris, avec ablation du cristallin,

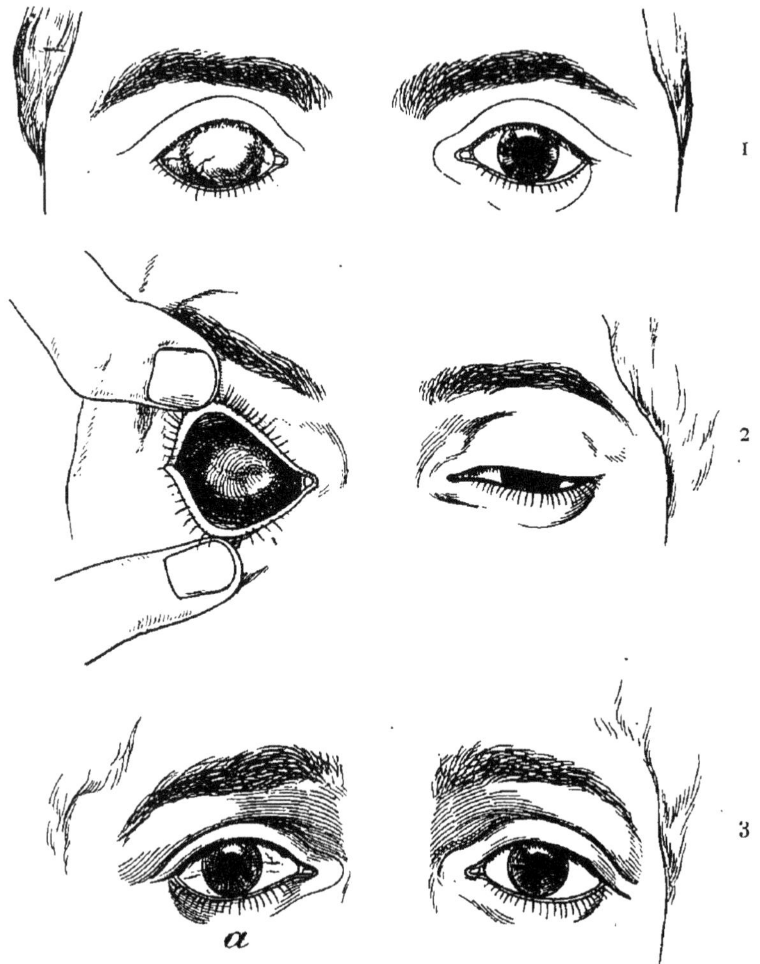

Fig. 276. — 1, Staphylome cornéen; 2, Moignon après résection du staphylome; 3, Moignon recouvert d'un œil artificiel *a*.

désormais inutile et dangereux, puis suture de la plaie, est une excellente opération *qui permet de porter un œil artificiel* sur le moignon ***mobile*** et rend l'*illusion absolue* (fig. 276).

Il en serait tout autrement, si l'on avait procédé à l'énucléation, car l'œil artificiel est alors *plus enfoncé* et *moins mobile*.

Il convient donc, dans l'immense majorité des staphylomes, de pratiquer seulement l'ablation du staphylome. *Elle ne défigure pas le malade* et garantit une *prothèse admirable.*

Déformations néoplasiques. — Ici l'aspect anormal de la cornée est provoqué par une *tumeur*, souvent *noire* (*cancer mélanique*), qui rampe de la conjonctive sur la cornée ou sort de l'intérieur de l'œil, préalablement désorganisé par elle.

MALADIES DE LA SCLÉROTIQUE

La coque de l'œil, si résistante (σχλερος, dur), est la *continuation de la dure-mère, gaine du nerf optique.* Elle est tapissée intérieurement par la *choroïde* (*scléro-choroïdites*) et par le *corps ciliaire. En avant*, la sclérotique se continue avec *la cornée* (*scléro-kératites*). Les *scléro-conjonctivites* sont rares.

Les ***traumatismes*** de la sclérotique, si graves, ont été décrits avec les *blessures de l'œil.* Ses ***tumeurs*** sont secondaires.

SCLÉRITES

La sclérotique étant normalement blanche, ses lésions se manifestent par un *changement de couleur*, généralisé ou localisé, de teinte *rouge* ou *violacée*, *grise* ou *noire.*

Les ***inflammations*** intéresseront le praticien pour une série de motifs.

Tout d'abord, elles sont visibles ***sans instrumentation spéciale***, « à l'œil nu ». De plus, leur examen à la *lumière du jour est le meilleur*, car, le diagnostic de ces inflammations se basant sur leur *couleur*, *cette couleur est dénaturée par l'éclairage artificiel.* C'est *au grand jour* qu'il faut la voir.

En outre, ces inflammations ont une **étiologie générale** (rhumatisme, syphilis, etc.) et comportent une *thérapeutique*, AVANT TOUT, MÉDICALE, combinée au traitement local. Elles sont d'une *longue durée* et *rechutent*, si une *hygiène*, un *régime* et un *traitement préventif* n'ont été institués.

Enfin un praticien non prévenu confondrait une affection *de la coque* elle-même avec une lésion **intraoculaire**, qui *effondre* cette coque (gomme, suppuration, tumeur).

Comme les *kératites*, les **sclérites *sont superficielles*** ou ***profondes***, « parenchymateuses ».

Sclérite superficielle (épisclérite). — Le ***bouton*** *d'épisclérite* est *large*, unique ou multiple, situé près du limbe cornéen (fig. 277), n'empiétant que rarement sur lui, gris-rougeâtre ou mauve (chou rouge), placé plutôt dans la région *externe* qui est son *lieu d'élection*, peut-être parce que le froid y porte plus complètement. Le malade se plaint de *douleurs sourdes* et de photophobie.

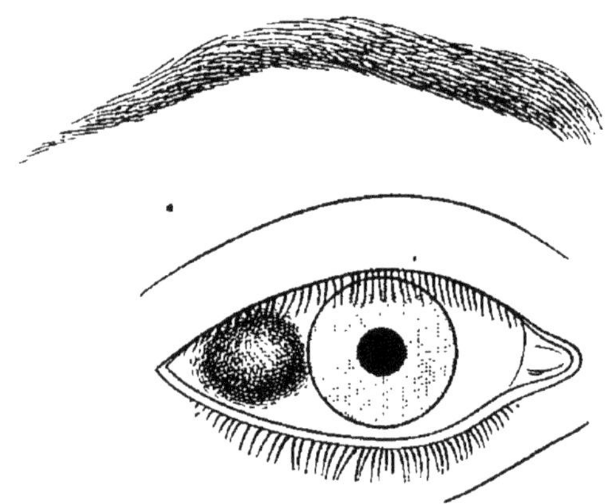

Fig. 277. — Episclérite.

Ce bouton d'épisclérite, livré à lui-même, dure des *semaines* et des *mois*, se rapetisse et s'éteint en laissant une *trace grisâtre*. D'autres boutons (sclérite migratrice) lui succèdent quelquefois.

Une taie cornéenne, une iritis, et diverses lésions suivent ou non l'épisclérite.

Le bouton d'épisclérite ne s'ulcère pour ainsi dire jamais.

Sclérites profondes.

Sclérite aiguë. — La sclérite *aiguë*, *très douloureuse* spontanément et à la pression, *tout comme un genou en plein rhumatisme articulaire aigu*, apparaît et disparaît, en quelques jours, après avoir successivement envahi les deux yeux, accès *goutteux* ou *rhumatisme* **fugace**.

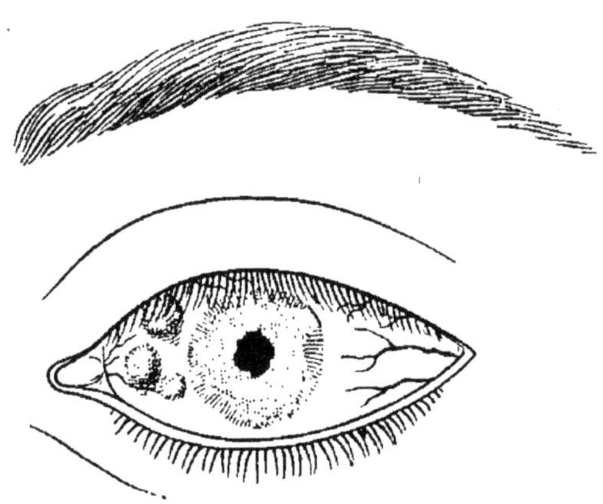

Fig. 278. — Scléro-choroïdite antérieure *chronique* avec iritis.

Sclérite chronique. — Certaines sclérites *subaiguës* sont constituées par des *syphilomes* hyperplasiques, des *gommes*, *des lésions tuberculeuses*.

Dans la *sclérite chronique*, la cornée s'opacifie, se sclérose. La conjonctive l'envahit; la pupille présente des adhérences (fig. 278); les opacités cristalliniennes, les lésions choroïdiennes (scléro-choroïdite), l'hypertension (*glaucome* secondaire) s'accompagnent d'**ectasies** noirâtres de la sclérotique amincie (*staphylome*). L'œil bosselé est peu à peu privé de vision par ce RHUMATISME DÉFORMANT.

DIAGNOSTIC

Quand vous découvrez un foyer rougeâtre sur le « blanc de l'œil », demandez-vous d'abord si la lésion est **conjonctivale** ou **sous-conjonctivale**, donc *scléroticale*.

Ne confondez pas un **bouton d'épisclérite** :

a) Avec une **pustule conjonctivale**. Dans la conjonctivite *pustuleuse*, dite ***phlycténulaire***, la lésion est acuminée, très rouge, franchement superficielle. L'œil craint la lumière. La maladie survient chez des scrofuleux et cède vite à la pommade jaune, beaucoup moins active sur l'épisclérite. De plus, l'*épisclérite est aussi rare chez les jeunes sujets que la conjonctivite est commune*;

b) Avec des **papules syphilitiques**, fugaces;

c) Avec une **gomme** qui tend à l'ulcération et présente un aspect jaunâtre;

d) Avec les nodules de l'**érythème polymorphe** (Voy. COMPLICATIONS OCULAIRES DES MALADIES GÉNÉRALES), qui, d'ailleurs, siègent en partie dans l'épisclère, mais s'éteignent en quelques jours et sont *accompagnés d'éruptions faciales typiques* ;

e) Avec une **tumeur** conjonctivale (pinguécula, épithélioma, sarcome, kyste);

f) Avec une *gomme*, un *phlegmon* ou une *tumeur* qui émergent **de l'intérieur de l'œil.** Ici les altérations *intra-oculaires* ont *précédé* la déformation : *la vision est fort troublée*, tandis qu'elle l'est peu dans l'épisclérite.

Comment différencierez-vous une ***sclérite d'une conjonctivite***?

Neuf fois sur dix les praticiens se trompent, parce que l'œil est rouge, *un peu comme dans une conjonctivite*, et qu'ils ignorent la sclérite. Or la sclérite est une *longue maladie*, tandis que la conjonctivite est rapidement influencée par les topiques; l'erreur de diagnostic se compliquerait d'une *erreur de pronostic*.

Une **conjonctivite** entraîne une rougeur vive, généralisée, superficielle, une *sécrétion* d'aspect variable.

Une **sclérite** provoque une rougeur moins vive, ***mauve***, parce que la conjonctive *saine* la recouvre de son voile blanc-rosâtre et parce que la sclérotique, peu vasculaire, est moins rouge, *même enflammée*, que la conjonctive.

Ne prenez pas la **sclérite fugace** pour l'inflammation rhumatoïde et *douloureuse de la capsule de Tenon* (ténonite), avec gonflement des paupières, des parties profondes (exophtalmie) et de la conjonctive (chémosis). L'erreur ne serait pas grave, *le traitement général est le même.*

Examinez la *tension* de l'œil et la *pupille* pour éviter la confusion avec une *iritis* ou un *glaucome aigu.*

Les affections inflammatoires de la sclérotique nécessitent le concours du *spécialiste* pour le diagnostic, le pronostic et le traitement. De votre côté, étudiez l'*état général* et les *antécédents.* Faites pratiquer l'examen du *sang.* C'est vous que concerne la recherche *étiologique.*

ÉTIOLOGIE

Le *rhumatisme, rarement aigu*, souvent ***chronique et déformant, si fréquent chez la femme***, la *goutte*, la *blennorragie*, plus rarement la *syphilis*, sont les causes principales. Les autres étiologies (érythème polymorphe, tuberculose, scrofule, lèpre, etc.), sont exceptionnelles.

L'urologie des sclérites mérite de nouvelles recherches, comme celle de toutes les maladies chroniques de l'œil.

TRAITEMENT

Le traitement ***général*** sera essentiellement *étiologique.*

L'aspirine, le *salicylate de soude*, l'*iode organique* (*éviter l'iodure* congestionnant), la quinine, la cryogénine, tous les analgésiques, le *colchique*, la pipérazine et ses succédanés, conviennent aux sujets ***rhumatisants*** et ***goutteux***. Le mercure, l'iode, l'arsenic, la créosote, le gaïacol, combattront les étiologies syphilitique et scrofuleuse : Les cas *douteux* où aucune réaction sanguine n'est positive, bénéficient cependant des injections arsenico-hydrargyriques (énésol).

Le traitement le plus *intensif* (injection de salvarsan ou de calomel) s'impose, *d'urgence*, en face d'une ***gomme*** ou d'une ***hyperplasie syphilitiques.***

Les autres prescriptions (sudation, massage, *eaux minérales arsenicales*, séjour dans une habitation et un pays secs et ensoleillés, régularisation de toutes les fonctions, régime alimentaire, etc.), diminueront les chances de rechute.

Recherchez et traitez l'étiologie rhumato-blennorragique.

Le ***traitement local*** comporte des *applications chaudes* (plusieurs fois par jour cataplasmes, compresses), *l'atropine*, la cocaïne, la novocaïne. *avec ou sans adrénaline*, car l'effet ischémiant de l'adrénaline est suivi d'une poussée congestive et douloureuse, *choc en retour*. Au contraire, les applications de *dionine*, par la *révulsion* qu'elles produisent, hâtent la guérison.

Les sangsues, les pointes de feu, l'électrolyse, les injections sous-conjonctivales, les raclages et excisions sont réservés aux lésions rebelles.

Évitez les lavages, pommades et *collyres irritants* (nitrate d'argent, sulfate de zinc, etc.), qui *exaspèrent la sclérite*.

Évitez le bandeau *compressif*. Bandeau flottant ou lunettes fumées.

Les affections précédentes créaient des **taches rouges** sur la sclérotique. Les suivantes y forment des **taches grises ou noirâtres**.

ECTASIES

Vous n'avez pas à vous occuper des ectasies *profondes, invisibles sans ophtalmoscope*, qui accompagnent la *myopie* extrême (*staphylome postérieur*). Mais la *scléro-choroïdite* **antérieure** produit des ***déformations***, des bosses, des éventrations, *noires* parce que la sclérotique y est aussi *mince* qu'un *papier gratté* au canif. L'œil paraît truffé.

Les grosses ectasies empêchent les paupières de se toucher et ressemblent à des *grains de raisin noir*. Certaines *crèvent sous un choc* (clef de porte, queue de casserole, etc.). Le malade est alors terrifié par l'expulsion du contenu de son œil avec perte de sang considérable.

Une opération *conservatrice*, « économique », permettra ordinairement de « garder l'œil », dont le *moignon mobile*, coiffé d'un *œil artificiel*, offrira une *prothèse supérieure à celle qui suivrait l'énucléation*.

PIGMENTATION ANORMALE

Vous pourrez être surpris par un aspect inattendu de la sclérotique, qui n'est certes plus « le blanc de l'œil », car elle est fortement colorée par une *pigmentation congénitale* (fig. 279).

Chez les noirs et mulâtres, cette pigmentation, à un faible degré, est normale, « ethnographique », et le fond de l'œil présente aussi chez le nègre une pigmentation extrême. Dans nos pays, la teinte spéciale de la sclérotique, siégeant sur *un seul* œil, va du noir au *bleu foncé*. La coloration est *diffuse* et l'œil a l'air d'une *prune violette* : sinon il présente des taches qui le *marbrent*, *mélanochromie* (Queyrat) ou plutôt *cyanochromie* (A. Terson), dues aux mélanges, en proportions variées, du pigment *noir* avec le tissu sclérotical.

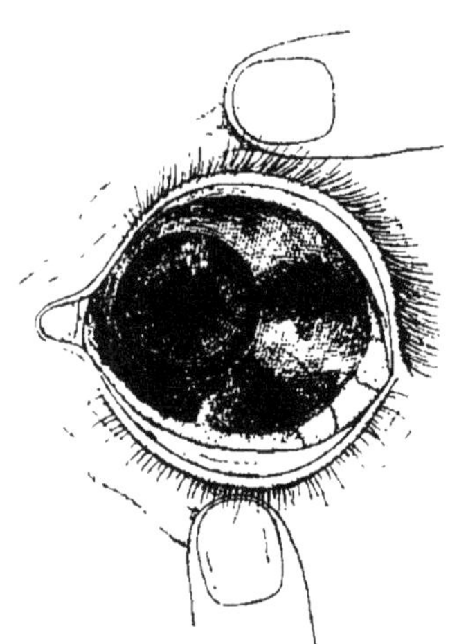

Fig. 279. — Pigmentation congénitale de la sclérotique.

Il reste à vérifier si l'anomalie n'est pas compliquée d'autre chose. Or cet « autre chose » a été, dans une dizaine d'observations, un *sarcome mélanique de l'intérieur de l'œil. Heureusement rien de pareil n'a été observé chez la majorité* des sujets ainsi pigmentés.

DIAGNOSTIC DES « TACHES NOIRES » SCLÉROTICALES

Il est capital de ne pas confondre une *tache* noire de la sclérotique, avec une *tumeur mélanique* de la *conjonctive*, avec une *ectasie* staphylomateuse, enfin et surtout avec une *tumeur mélanique* émergeant *de l'intérieur* de la coque.

L'***éclairage par transparence*** avec l'appareil électrique s'appliquant sur l'œil rend ici les plus grands services. Il laisse *opaques* les *tumeurs* et rend *transparentes* les *ectasies*.

CHAPITRE XIII

LES MALADIES DE L'IRIS ET DU CORPS CILIAIRE

Les affections du *diaphragme* irien sont ***très accessibles au praticien***, à sa ***recherche étiologique*** et à son *traitement* ***général.***

Son examen *direct* empêche *des désastres*, en permettant un *diagnostic* et un ***traitement*** LOCAL ***d'urgence.***

Procédez méthodiquement à l'examen (*Consultation élémentaire.* page 25) :

1° De l'***état de la pupille***;

2° De l'***aire pupillaire*** ;

3° De la ***membrane irienne***;

4° De la ***chambre antérieure***:

D'abord ***à la lumière du jour*** (indispensable à l'appréciation des changements de ***couleur***);

Ensuite à la ***lumière artificielle*** et à la ***loupe*** (mobilité de la pupille, état du cristallin).

Usez aussi du simple éclairage au miroir. ***Le territoire pupillaire ne s'explore complètement qu'avec lui.***

Couleur de l'iris. — L'iris est revêtu de ***pigment*** (***uvée***), sur sa face *postérieure.* Dans les yeux bleus, gris, verts, marrons, noirs, c'est l'abondance relative du pigment ***noir*** et les distributions vasculaires qui font varier la teinte. Tout le monde a vu des yeux, l'un bleu et l'autre marron (*hétérochromie*), ou dépigmentés (*albinisme* — l' « œil de lapin blanc »).

Forme. — Vérifiez si la *surface* de l'iris est régulière. Un iris ***en entonnoir, plat, bombé*** ou ***creux*** *par places*, présente ces anomalies par suite d'*altérations oculaires* situées ***derrière lui.***

Mobilité anormale. — Lorsque l'iris ***tremble (iridodonésis***), *méfiez-vous* d'une *dislocation du* ***cristallin***, d'un *ramollissement* du *corps vitré*, de *lésions choroïdiennes* et *rétiniennes.*

NOTIONS ANATOMIQUES INDISPENSABLES

1° La ***pupille*** glisse constamment sur le cristallin. Si le bord de l'iris s'enflamme, il lui ***adhère*** par une ***synéchie*** (fig. 280), qui abandonnera quelquefois un ***dépôt pigmenté***, après sa libération.

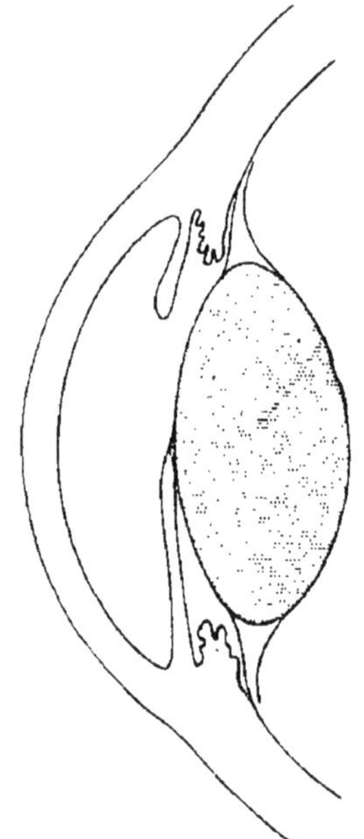

Fig. 280. — Pupille partiellement dilatée par l'atropine dans l'iritis. *Le bas* de la pupille est accroché au cristallin (*synéchie*).

2° L'***iris*** sépare la ***chambre postérieure***, où l'*humeur aqueuse est sécrétée*, de la ***chambre antérieure***. Si, par *occlusion pupillaire*, les deux chambres ne communiquent plus, l'*humeur aqueuse s'amassera derrière l'iris* (fig. 299); distendu, l'œil *durcira*.

L'*iridectomie* a pour but de *rétablir la liaison* des deux chambres.

3° La ***base de l'iris*** n'est pas éloignée du *terrain de **filtration*** et du *canal de Schlemm*, inclus dans la sclérotique.

La *soudure irido-cornéenne* prend toute son importance dans les *yeux* ***durs*** (voy. ***Glaucome***).

4° L'iris a des ***muscles***, l'un *constricteur* (sphincter), l'autre *dilatateur*, longtemps nié, mais réel.

A l'iris tient le ***corps ciliaire***, masse *musculaire*, *nerveuse* et *sécrétante*.

Le *muscle* ciliaire et ses nerfs agissent sur le cristallin *élastique* pour provoquer sa déformation et son incessante accommodation visuelle aux diverses distances.

Les muscles ***constricteurs*** de l'iris et du corps ciliaire étant innervés par la *3e paire* (moteur oculaire commun), une *paralysie* complète *de la 3e paire* engendre la ***mydriase***.

Le ***dilatateur*** dépend du ***grand sympathique***; ainsi une *paralysie du sympathique cervical* entraîne une paralysie du dilatateur avec ***myosis***.

Le *plexus vasculo-nerveux* du corps ciliaire ***prédispose à l'ophtalmie sympathique*** dans les ***blessures de cette région***.

Les ***vaisseaux*** irido-ciliaires sont en communication avec ceux de la choroïde (*irido-cyclites* et *irido-choroïdites*).

Procès ciliaires. — Les ***procès ciliaires*** sont les ***glomérules*** *de ce rein à humeur aqueuse.*

LES ALTÉRATIONS PUPILLAIRES

L'*exploration élémentaire de l'œil* (chap. II) et la *séméiologie oculaire* (chap. III) vous ont montré la *technique* de l'examen pupillaire et ses *suggestions* sommaires : complétons-les.

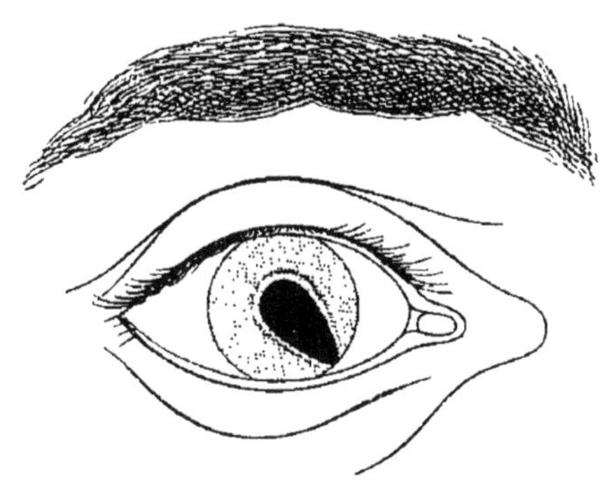

Fig. 281. — Le bec-de-lièvre de la pupille (colobome).

Anomalies. — La pupille est décentrée, paracentrale, inféro-interne, etc. Il y a plusieurs pupilles (*polycorie*), ou bien *la pupille manque*, ou il n'existe *pas d'iris* (*aniridie*). L'aniridie se complique même de glaucome, quel que *soit le rôle attribué à l'iris dans cette maladie.*

Le bec-de-lièvre de la pupille. — La pupille est *échancrée* en poire (fig. 281). Ce ***colobome*** est situé plus ou moins *en bas.* Il coexiste parfois avec une *anomalie* congénitale *intraoculaire* (colobome de la choroïde, du nerf optique, voire du cristallin), liée à un arrêt de développement de la fente oculaire *fœtale.* L'œil n'y est *plus tapissé* de choroïde (reflet blanc à l'ophtalmoscope).

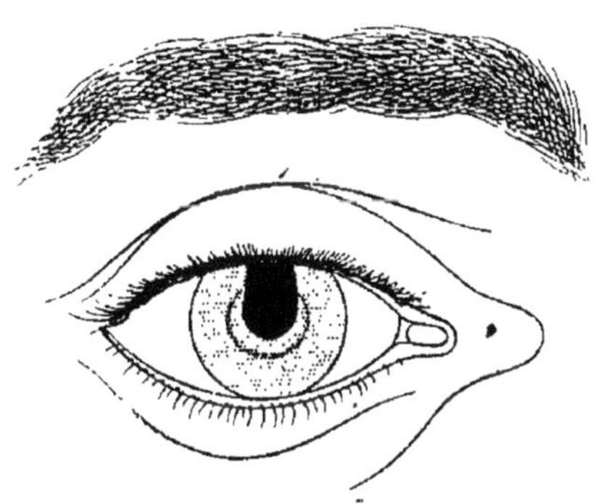

Fig. 282. — Iridectomie (avec suppression du sphincter irien).

L'*hérédité* de ces lésions, chez les hérédo-syphilitiques et dystrophiés, crée de nombreux colobomes iriens dans certaines familles.

Vous différencierez un colobome irien d'une ***pupille artificielle*** (*iridectomie*) : le *petit cercle irien*, correspondant au *sphincter*, n'est pas *enlevé* dans le colobome, mais seulement *étiré* : il est supprimé par l'iridectomie (fig. 282).

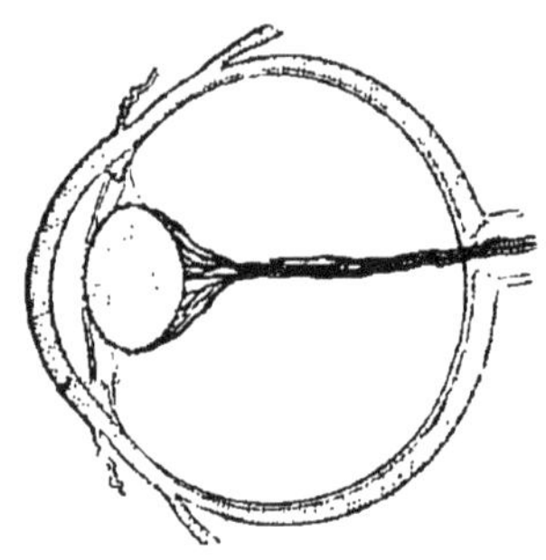

Fig. 283. — Enveloppe vasculaire fœtale du cristallin.

La membrane pupillaire persistante. — Reste *non résorbé* de la *capsule vasculaire fœtale* du cristallin (fig. 283), avec treillis roussâtre ou seulement ***filaments*** pupillaires.

Le *filament* fœtal se *distingue* nettement d'une *synéchie irienne* :

1° Il ne part pas du *bord* de la pupille (comme la synéchie), mais de la *surface* antérieure de l'iris.

2° Il est *extensible*. L'atropine *l'allonge* comme un tube de caoutchouc. La synéchie ne s'étire qu'***en V***, en *parapluie* à demi *fermé* (fig. 285).

Malgré les débris de la membrane pupillaire, la *vision* est souvent *normale*.

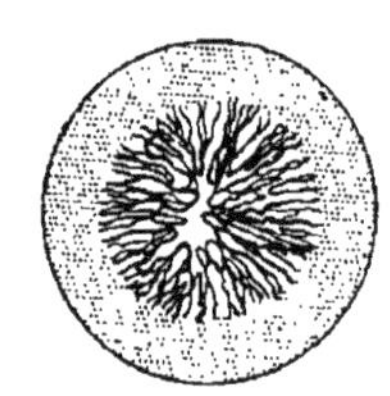

Fig. 284. — Membrane pupillaire chez le fœtus.

Forme. — *Une pupille* DÉFORMÉE *est* LIBRE *ou* ADHÉRENTE.

Pupille déformée ET **adhérente**. — L'***adhérence*** au cristallin, la ***synéchie***, FRANGE que l'atropine, ou plus simplement *la cocaïne*, rendront évidentes, confirment la réalité de l'***iritis***.

Attachez ***la plus extrême attention*** à la plus légère ***rougeur*** en « ***aréole péricornéenne*** », *quand la pupille* est ***petite, peu mobile, irrégulière*** (IRITIS au début).

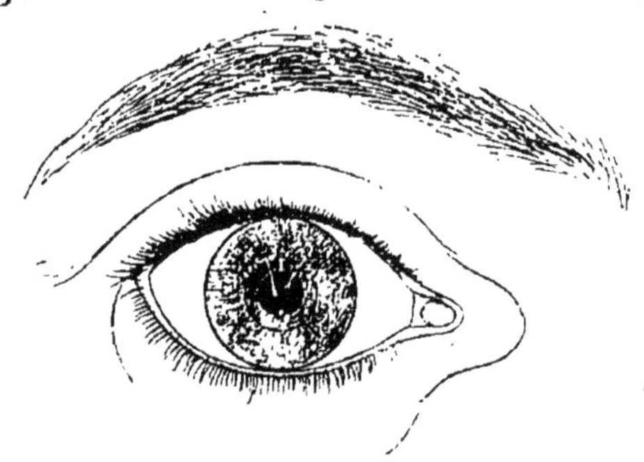

Fig. 285. — *En haut*, filaments congénitaux de la *membrane pupillaire* ; *en bas*, *synéchie* causée par une *iritis*.

Pupille déformée ET **non adhérente**. — Beaucoup de pupilles sont ***irrégulières***, sans être ***adhérentes*** :

1° Les ***tabétiques*** ont une pupille assez étroite, difforme et que j'ai appelée ***oblique-ovalaire***. — Ce signe, joint à celui d'Argyll-Robertson et à la perte des réflexes rotuliens, suffit à établir le diagnostic de tabes (Voy. *Complications oculaires des M. générales*).

DIMENSIONS PUPILLAIRES

Les dimensions des pupilles normales sont assez variables : les vieillards ont de petites pupilles.

C'est surtout *l'inégalité* pupillaire qui est à considérer.

Vérifiez :

1° Si la pupille TROP LARGE est ***mobile*** ou ***immobile*** et si la vision ***de près*** est ***mauvaise*** : ***mydriase avec paralysie de l'accommodation***, chez un DIPHTÉRIQUE ou un SYPHILITIQUE, par exemple. Un *verre* ***convexe*** *approprié permet la lecture.*

2° Si la pupille TROP ÉTROITE n'est pas ADHÉRENTE (*iritis*), par son *bord*, ***ou en surface***, *comme du papier à un mur* (synéchie irienne pariétale).

MOBILITÉ PUPILLAIRE

Vous trouverez dans les livres de neurologie et d'ophtalmologie des détails touffus sur les ***réflexes*** de la pupille.

Dans la pratique journalière, tout est plus simple. Le praticien établit rapidement son *diagnostic* sur :

L'***égalité*** ou l'***inégalité*** des *pupilles* ;

Leur ***mobilité***, complète, dissociée, *nulle*, ***à la lumière*** et ***à l'accommodation*** (réflexes ***photo-moteur*** et ***accommodatif***) ;

Leur ***liberté*** ou leur ***adhérence*** ;

La ***mydriase*** ou le ***myosis***, *avec* ou *sans paralysie* de l'accommodation. ***Faire lire un journal avec chaque œil séparément*** ;

La constatation du ***réflexe consensuel***, surtout dans les lésions monoculaires.

Déductions cliniques.

Signe d'Argyll. — ***Le signe d'Argyll-Robertson*** est la marque d'une syphilis ***nerveuse***, *mais un très grand nombre de syphilitiques ont les pupilles de mobilité normale.*

Vérifiez les réflexes ***rotuliens*** quand vous trouvez le ***signe d'Argyll***, le ***myosis***, la ***pupille oblique-ovalaire*** (*tabès*). Le signe d'Argyll existe aussi dans la ***paralysie générale*** et ailleurs, mais ne pensez guère qu'au ***tabès***, puis à la ***paralysie générale***, quand vous le rencontrerez en CLIENTÈLE.

Réflexe consensuel. — La pupille *opposée* se contracte, ou non, quand vous éclairez une seule pupille.

Dans l'*amaurose bilatérale* (dite ***hystérique***), et dans l'amaurose ***fonctionnelle simulée***, les deux ***pupilles se meuvent à la lumière.***

Le ***réflexe consensuel*** existe alors, s'il *n'y a pas eu d'instillation* ***frauduleuse*** *d'atropine.*

Dans la cécité *bilatérale* ***par lésion du fond des yeux***, les pupilles sont *immobiles à la lumière.*

Le réflexe consensuel demande à être relevé avec minutie. Rarement, l'examen au jour (en abaissant et soulevant brusquement la paupière) suffira.

Usez du JET DE LUMIÈRE que donnent :

Le ***miroir ophtalmoscopique*** (trop vaste; mieux vaut si, demi-ophtalmologiste, vous le possédez, un *petit miroir oblique à image droite* qui vous rapproche beaucoup de l'œil);

Une ***lampe électrique de poche***, munie d'un *speculum* limitant le jet lumineux (fig. 38).

Mydriase. — Vous constatez une ***mydriase*** avec ***immobilité pupillaire***; *vérifiez* si elle n'est pas *accompagnée* :

D'une ***paralysie de la troisième paire*** qui innerve la pupille (*blépharoptose, diplopie*);

D'une ***paralysie de l'accommodation***. *Cet œil ne peut plus lire* (DIPHTÉRIE, SYPHILIS, PARALYSIE GÉNÉRALE, etc.);

D'une ***cécité monolatérale***;

D'une ***hypertension*** (***glaucome***). TATEZ L'ŒIL. Il est *dur.*

Recherchez la ***simulation*** due à une instillation d'***atropine.***

Une mydriase paralytique unilatérale est un signe *précoce*, D'AVANT-GARDE, dans la ***paralysie générale***. Toutefois quelques syphilitiques le conservent indéfiniment, sans verser dans la paralysie générale qu'ils côtoient.

Ce signe a une *importance* ***médico-légale*** pour l'appréciation d'actes délictueux ou déraisonnables, brusques et inattendus.

Myosis. – Le ***myosis avec signe d'Argyll*** et ***pupille oblique-ovalaire*** vous conduit à examiner les ***réflexes rotuliens.***

Le ***myosis*** et une légère ***blépharoptose***, avec retrait de l'œil (***énophtalmie***), proviennent de la ***paralysie du grand sympathique cervical*** (*syndrome* de Cl. Bernard). Examinez alors le *cou*, la colonne vertébrale et la *région du médiastin* (ganglions, tumeurs, anévrysmes, projectiles, etc.).

Cette maladie n'a pas de gravité *pour la vision.*

INFLAMMATIONS

COMMENT RECONNAITREZ-VOUS UNE IRITIS AIGUE?

Des ***douleurs, surtout nocturnes***, dans un œil *photophobe* et *larmoyant*, voilà dont se plaint d'abord le malade.

Vous trouvez l'œil *rouge*, mais la rougeur atteint son *maximum autour du limbe*. C'est le ***cercle périkératique*** (fig. 226), ARÉOLAIRE, *radié*, *foncé* et *serré*.

L'iris vous semble *moins brillant* que dans l'œil sain : *il est terne*, fumeux, ***changé de couleur***; son bleu tire sur le vert jaune; de noir, l'iris devient marron.

Palpation. — *L'iritis* est enfin évidente, si, à la ***pression du doigt*** sur la paupière supérieure, l'œil est tellement ***douloureux*** que le ***malade se recule*** au contact.

L'œil a une tension normale ou *hyponormale*, sauf exceptions.

La synéchie irido-cristallinienne. — La pupille est *accrochée* au cristallin.

Au lieu d'être *ronde*, elle est à présent *difforme* : elle ressemble ***à une déchirure*** (fig. 286). Cherchez les synéchies surtout *au bas* de la pupille, quoiqu'elles puissent exister un peu partout.

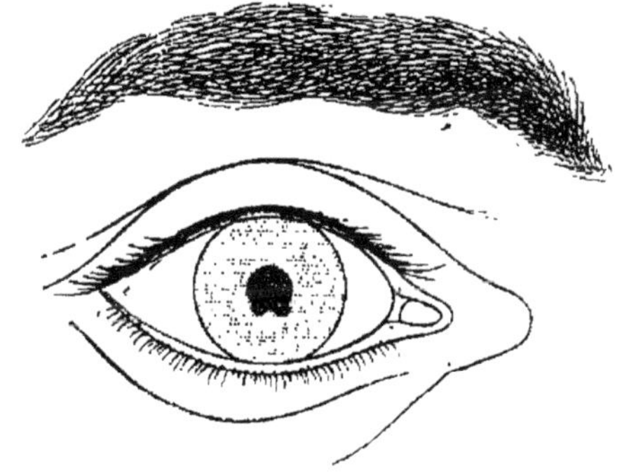

Fig. 286. — La synéchie, la FRANGE pupillaire, dans l'*iritis*.

Les synéchies et le gonflement inflammatoire de l'iris *rétrécissent la pupille* : donc iritis = ***pupille étroite***, ***peu mobile***, ***adhérente***, dans un *œil rouge*, à ***cercle périkératique***, ***douloureux*** et ***peu tendu***.

L'épreuve de la cocaïne — La pupille ne vous paraît pas ronde, mais vous ne voyez pas très bien les synéchies *soupçonnées*. Instillez une goutte de la solution de chlorhydrate de cocaïne à 1/30 que vous avez sous la main, puis examinez l'œil, vingt minutes après. La pupille s'est dilatée et, en éclairant latéralement l'œil avec une loupe, en vous aidant au besoin de la *loupe d'horloger*, les synéchies sont devenues indiscutables.

Vérifiez ***ce que voit*** le malade, car il *voit* ***mal***, en particulier si l'iritis est compliquée par :

Un ***hypopion*** : iritis *suppurée* avec *empyème* au bas de la chambre antérieure (Voy. la fig. 59);

Un ***hypoéma*** : iritis *hémorragique*, avec épanchement de sang, ***en tache d'encre*** (Voy. la fig. 58);

Des ***dépôts cellulaires***, contre la cornée, en ***tas de cendres*** (***iritis*** dite ***séreuse***, fig. 287), parce que la chambre antérieure semble distendue par une sécrétion exagérée);

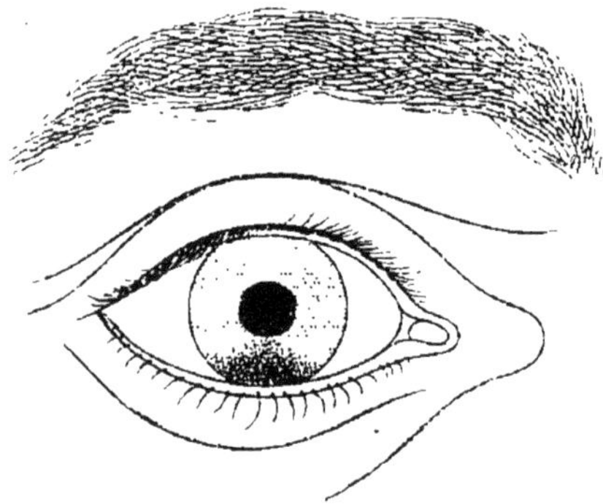

Fig. 287. — Iritis séreuse avec dépôts en *tas* triangulaire.

Des ***exsudats fibrineux***, fermant la pupille ***en peau de tambour***, ou quelquefois (iritis rhumato-blennorragique) « caillot » blanchâtre, résorbable;

Des ***boutons iriens*** (papules, granulomes, lépromes, *gommes*, tubercules, mycomes), des ***parasites*** (cysticerque, filaire);

Des ***lésions du corps vitré et des membranes profondes***.

État de l'autre œil. — Examinez-le toujours, quand vous êtes en présence d'une iritis ***monoculaire***, parce que:

1° Beaucoup d'iritis, *déjà très avancées dans un œil*, commencent à peine ***dans l'autre***, peu ou pas rouge, et ne sont reconnues que par un *minutieux* examen;

2° Les iritis « *sympathiques* » *dépendent de l'état du premier œil*, ***traumatisé***. Parfois la découverte de l'iritis sur l'autre œil conduira à l'***énucléation d'urgence du premier***!

Comment évolue une iritis? — Bien soignée et bénigne, l'inflammation ***aiguë*** s'atténue, en quelques jours; après quelques *semaines*, l'œil guéri revoit normalement.

Sinon la vision reste mauvaise et la pupille munie d'exsudats, adhérents au cristallin, interceptant la communication des chambres *antérieure et postérieure*; l'***iris bombe*** sous la pression du liquide et ressemble à une *tomate* (Voy. ***Glaucome***), à une *voile gonflée*; ***cet œil devient dur***.

L'iritis ***subaiguë*** ou ***chronique***, peu douloureuse, demande à être recherchée, sinon *elle est* ***méconnue***.

Vous ne la reconnaîtrez ***qu'en constatant les synéchies***. L'œil n'est que *peu ou* ***pas rouge***.

L'iritis aiguë ou chronique atteint souvent les deux yeux. *Prévenez* votre malade de cette *éventualité*. Qu'il vous garde sa confiance, il guérira d'un œil comme de l'autre.

INFLAMMATION DU CORPS CILIAIRE (CYCLITE)

Il est des cas *isolés* de *cyclite* pure. La *synéchie* de l'iris y est *tardive :* ce sont les cas BATARDS, *finissant* par l'iritis.

Pendant des semaines, l'œil est rouge, avec léger cercle périkératique; il est assez *douloureux*, *spontanément* et *à la pression*. Mais la pupille est moins étroite que dans l'iritis, l'iris moins décoloré.

Au *toucher digital*, l'***œil est tendu*** : vous penserez à un glaucome torpide. Les fonctions sécrétoires du corps ciliaire enflammé expliquent les *variations journalières de la tension oculaire*.

L'*ophtalmologiste* débrouillera ces processus intermédiaires entre l'***iritis***, la ***cyclite*** et le ***glaucome subaigu*** qui, lui, offre une pupille large, une FORTE *hypertension* oculaire, un rétrécissement interne du champ visuel, des visions d'arc-en-ciel autour des lumières, pas de douleur à la pression digitale.

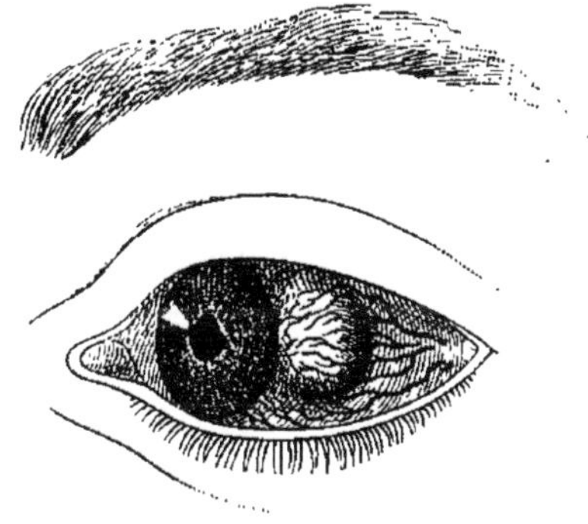

Fig. 288. — Iritis et saillie de la sclérotique (gomme, tubercule, etc., du *corps ciliaire*).

Le traitement *général* étiologique sera identique à celui de l'iritis.

L'emploi de l'atropine sera intermittent, eu égard aux *élévations transitoires* de la *tension* oculaire. Alternance avec la *cocaïne*.

Gomme du corps ciliaire. — Dans la syphilis *maligne*, la sclérotique s'exhausse en tumulus au niveau du corps ciliaire (fig. 288), ***se perfore*** et finalement émet les débris d'une gomme. La gomme, tardive ou précoce (*tertiarisme oculaire précoce* que j'ai plusieurs fois décrit), constitue un ***pseudo-phlegmon syphilitique***, chez les surmenés, les alcooliques ou les vieillards ou dans les syphilis SURVIRULENTES.

A temps, le traitement intensif (par les injections de calomel et le salvarsan; *pas* d'huile grise) empêche l'œil de se fondre et de *s'atrophier*. Ne pas se borner aux frictions et injections banales.

Tuberculose. — La tuberculose produit des *nodules* grisâtres avec iritis parfois curables. Elle occasionne aussi ***un pseudo-phlegmon tuberculeux*** avec ***perforation*** sclérotical; ***c'est l'abcès froid de l'œil***. Ordinairement, ne pas enlever un œil tuberculeux : comme dans les *autres tuberculoses locales*, la chirurgie radicale reste l'exception.

DIAGNOSTIC DE L'IRITIS

Vous devez établir D'URGENCE le diagnostic d'une iritis. En effet :

1° L'***atropine*** *détachera les adhérences* de l'iris au cristallin et soulagera le malade ;

2° Si *vous confondez l'iritis avec le* ***glaucome***, l'***atropine aggravera*** considérablement le glaucome ;

3° Le ***glaucome*** nécessite une ***opération précoce*** qui ***serait désastreuse dans l'iritis aiguë***.

Les *autres erreurs* sont secondaires. Il ne s'ensuit pas qu'elles soient négligeables.

Pensez D'ABORD ***à une iritis, devant un œil rouge***.

Cherchez la *vascularisation* ***péri-cornéenne*** typique, le *gonflement* plus ou moins marqué de la *paupière supérieure*, la *photophobie*, la *douleur spontanée* ***accrue à la palpation***, *la crise* ***nocturne***, la pupille ***étroite***, le ***trouble visuel*****.....**

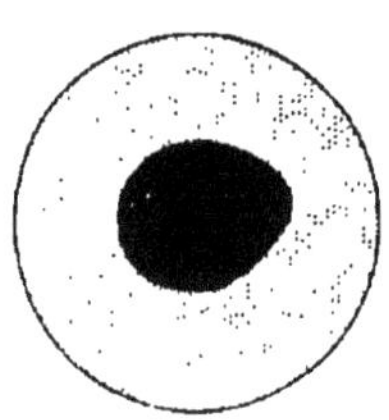

Fig. 289. — Pupille large, mais à contour SINUEUX et SANS ADHÉRENCE, dans le GLAUCOME.

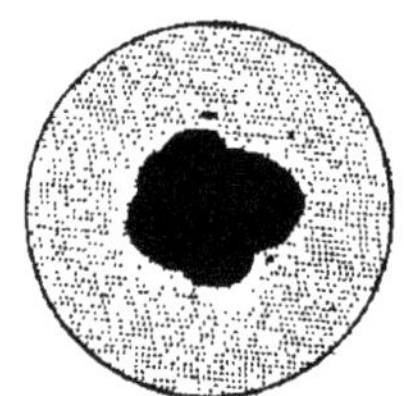

Fig. 290. — Pupille élargie par l'atropine, mais à contour ANGULEUX, avec adhérences, dans l'IRITIS.

Tout cela existe dans l'iritis et ***n'existe pas dans une* conjonctivite.**

Celle-ci montre une ***rougeur généralisée*** et une ***sécrétion spéciale***, ***sans trouble visuel.***

L'œil voit bien dans une conjonctivite, mal dans une iritis. Mieux vaut confondre une conjonctivite avec une iritis qu'une iritis avec une conjonctivite.

Dans une ***kératite***, *rougeur péri-kératique*, ***trouble visuel***, cornée avec ***tache***, *photophobie* intense, mais *pas de lésion de la pupille* (synéchie), s'*il n'y a pas d'iritis concomitante.*

Iritis ou glaucome? — Dans le ***glaucome***, l'œil est *rouge dans son ensemble*, la *vision troublée*, la cornée *louche*, la ***pupille large*** à contour ***sinueux***. Mais l'œil est DUR au toucher, ***peu douloureux à la pression digitale***. Les *douleurs, comme dans l'iritis*, ont des *paroxysmes nocturnes.*

La marque décisive de l'iritis.

Recherchez par-dessus tout, avec la *loupe* et l'éclairage *artificiel latéral*, la SYNÉCHIE, ***la frange pupillaire***, *signe évident, objectif*, ***signature*** de l'iritis.

Tout le reste, rougeur, douleur, etc., est *accessoire* ou sujet à des *erreurs d'appréciation*. La constatation, ***nécessaire*** et ***suffisante***, de la SYNÉCHIE, fait la PREUVE ***de l'iritis***.

Dans la ***sclérite***, la ***ténonite***, la *douleur rappelle celle de l'iritis*; *examinez à fond la pupille*, éliminez l'iritis ou sa *coexistence*, suivant qu'il y a, *ou non*, des *synéchies.*

Iritis ***ancienne*** *et* ***hypertension*** *oculaire.* — Les irido-cyclites *anciennes* se compliquent éventuellement de dureté de l'œil, de *glaucome secondaire*. L'examen vous prouve, par les *adhérences* et la *convexité* de l'iris, que l'iritis est *primitive* et le glaucome CONSÉCUTIF.

Les iritis où l'œil n'est pas rouge. — Vous trouverez des pupilles à peu près bouchées par *une iritis* ***ignorée***, *insidieuse*, « à froid », dans un œil « blanc ».

Ne confondez pas ces ***états pupillaires*** avec la ***pupille étroite*** et ***oblique — ovalaire*** des tabétiques, avec des *restes* de la ***membrane pupillaire fœtale, filaments extensibles*** par les mydriatiques, ne gênant pas sensiblement la vision et partant *de la surface antérieure* de l'iris. Les *synéchies de l'iritis* partent ***du bord*** de la pupille.

LES NODOSITÉS IRIENNES

Une « grosseur » (fig. 291), *pousse* sur ***l'iris, qui bourgeonne.***

1° Est-elle une ***néoplasie*** véritable?

a) ***bénigne*** (kyste, angiome, etc.);

b) ***maligne*** (sarcome, carcinome métastatique, gliome).

Vous trouverez la réponse au ***diagnostic des* Tumeurs de l'œil.**

2° La « grosseur » est-elle un ***granulome infectieux*** ou ***parasitaire*** ?

a) *syphilome, tubercule, léprome*, etc ;
b) *parasite* (cysticerque, filaire) ;
c) *corps étranger*.

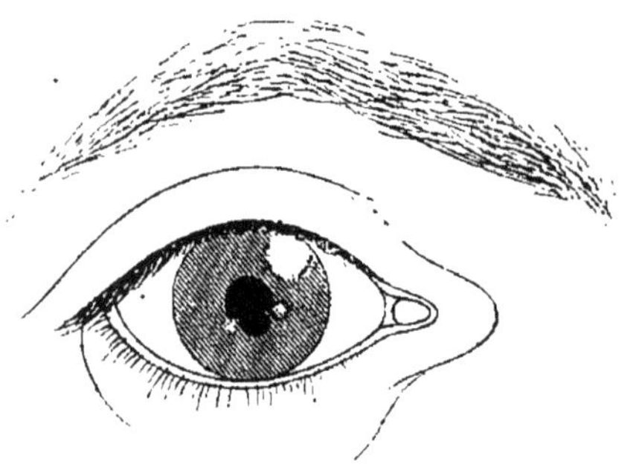

Fig. 291. — « Condylomes » (papules, gommes, etc.) *syphilitiques* de l'iris. Les *tubercules* ont un aspect analogue.

Tout ce que vous voyez *devant* l'iris vient parfois de *derrière* lui. Méfiez-vous si la sclérotique se soulève (fig. 288), au cours d'une iritis : GARE LA GOMME OU LE TUBERCULE *du corps ciliaire !*

CAUSES DE L'IRITIS

En plus d'un ***traumatisme pénétrant*** (piqûre, coupure, corps étranger), une ***violente contusion,*** foyer d'appel inflammatoire, *entraîne* une iritis chez des syphilitiques, des rhumatisants, des diabétiques.

L'iritis sympathique dépend ***d'une blessure de l'autre œil***, par un mécanisme encore douteux. Ne l'a-t-on pas constatée après une ***rupture oculaire sous-conjonctivale*** où il n'y avait *aucune porte d'entrée* pour un microbe extérieur ?

Les iritis dues à une ***infection*** générale ou à une ***maladie de la nutrition***, sont les plus habituelles.

Ne considérez pas toutes les iritis comme ***syphilitiques***, mais la clinique n'avait pas attendu la réaction de Wassermann (qui l'a confirmée) pour déclarer que les *trois quarts des iritis sont d'origine syphilitique. Même après une réaction négative*, l'idée d'un traitement antisyphilitique ne doit pas être repoussée. *Les antiseptiques du sang*, le *mercure,* l'*arsenic*, l'*iode, le soufre font du bien* au cours d'une iritis d'***étiologie inconnue*** et les injections intra-musculaires *s'associent* avantageusement à *tous les traitements*, en particulier à celui du rhumatisme. Evitez l'iodure qui congestionne les yeux, sans bénéfice net.

Ne croyez pas à la *spécificité* ABSOLUE du traitement antisyphilitique. Le mercure, l'iode, l'arsenic, le soufre guérissent autre chose que la syphilis. On ne les a appliqués à la syphilis *qu'après* les avoir vus à l'œuvre dans les maladies parasitaires et virulentes. Lisez le merveilleux livre de Fracastor, *De Contagione*, 1546, où la théorie des *germes* (*seminaria*) et *de l'antisepsie* est complète, dans la traduction de Meunier, Paris, 1893.

Ne prononcez donc pas sans appel : telle iritis, qui a cédé au mercure, était *forcément* syphilitique.

L'iritis syphilitique n'a pas de symptômes pathognomoniques. La date de la syphilis n'est pas décisive, mais l'iritis survient plutôt au début de la période *secondaire*, sans préjudice des iritis *déclassées*, très précoces ou très *tardives*.

N'oubliez pas de rechercher la syphilis *héréditaire*.

Après la syphilis, le ***rhumatisme***, surtout le rhumatisme ***blennorragique***. Une iritis survient ou *récidive, plusieurs années après la première attaque de rhumatisme blennorragique*. Occupez-vous d'une uréthrite niée, négligée, méprisée, latente : « in urethro venenum! ». La sécrétion est réduite à des *filaments*, alors que l'iritis rechute avec entrain.

La ***goutte*** (après la goutte militaire) est une cause d'iritis trop souvent confondue avec le rhumatisme.

Une iritis peut en être la *première manifestation* : le patient est *plus tard atteint en d'autres régions*; il ne se savait pas, vous ne le saviez pas rhumatisant ou goutteux.

Recherchez ensuite la ***tuberculose***, plutôt ***locale*** (articulaire, adénique, etc.).

Toutes les infections, qu'il s'agisse de ***lèpre***, de ***sporotrichose***, de ***fièvres éruptives***, d'*érysipèle*, de *pneumonie*, de *zona*, de *cystite*, de *métrite*, etc., ***peuvent donner une iritis***.

J'ai de mes yeux vu la plus violente iritis succéder à la suppression brusque d'un eczema cutané, de même que j'ai vu un ancien eczéma des bourses, brusquement supprimé par un dermatologiste, être suivi du jour au lendemain d'un « état méningitique » dont le malade faillit mourir. Quand cet état méningitique fut guéri, l'eczéma des bourses reparut sans délai.

Examinez les fonctions déficientes (auto-intoxication intestinale, ménopause mouvementée, etc.).

Examinez les ***urines*** (***sucre***, albumine, acide urique).

Lorsque l'œil était préalablement atteint d'une ***lésion ancienne*** (*décollement rétinien*, *choroïdite*, etc.), l'iritis l'achève, l'atrophie.

Il est très rare qu'une iritis coexiste avec une ***néoplasie intra-oculaire***. Celle-ci provoque plus souvent ***le glaucome***.

Il existe des iritis d'***origine inconnue***, chez des sujets en apparence bien portants. *Ils ne le sont pas* (puisque l'iritis est une ***preuve d'infection*** sanguine), mais aucune étiologie n'est perceptible. En attendant la suite, traitez l'œil et améliorez ce qui est défectueux dans leur hygiène.

Que faire, en attendant l'ophtalmologiste?

Parer au plus pressé, ***soulager*** les douleurs du malade, lutter contre le ***resserrement*** et les tendances *adhésives* de la pupille, instituer un ***traitement général étiologique***, telle sera ***votre conduite d'urgence.***

Dilatation de la pupille. — Employez l'***atropine***, si le toucher vous montre une tension oculaire normale. Prescrivez la solution :

Sulfate d'atropine.	5 (*cinq*) centigrammes
Eau distillée bouillie.	10 grammes.

2 gouttes le matin, autant le soir.

La *cocaïne*, la *duboisine*, l'*euphtalmine* et la *scopolamine* ont de rares indications à la longue, s'il se produit une *conjonctivite atropinique*. La scopolamine est plus toxique que l'atropine dont les *succédanés* restent, somme toute, peu usités.

Evitez l'adrénaline, qui, pour un soulagement de quelques minutes, ***redoublera*** les ***douleurs*** et la ***congestion*** oculaires.

Analgésie. — La dilatation pupillaire amène déjà une sédation notable, mais la ***chaleur*** surtout ***soulage*** ces malades. Évitez cependant les ***lavages*** chauds *qui frottent* un œil aussi douloureux qu'un testicule enflammé. Conseillez des compresses ou des *rondelles ouatées* imbibées d'eau très chaude et recouvertes d'un imperméable. Mais ***rien ne vaut les cataplasmes de farine de lin***, fabriqués aseptiquement, *supérieurs aux cataplasmes de fécule* et aux cataplasmes *instantanés*, *gluants* et *insuffisants*. Interposez une gaze humide entre le cataplasme et la paupière. Le cataplasme *très chaud*, mis en place ***aussi souvent que le malade souffrira et*** SEULEMENT QUAND IL SOUFFRE, est maintenu *tant qu'il est chaud*.

Le traitement étiologique. — Vous examinez les *urines* ; vous y trouvez, ou non, du sucre ou de l'albumine. Vous vous préoccupez d'une syphilis ignorée ou inavouée.

Le salicylate et l'aspirine ont un effet *sédatif* appréciable même au cours d'une iritis *qui n'est* **pas** *rhumatismale*.

Si le malade n'est pas encore suffisamment soulagé, si des ***crises nocturnes*** le réveillent :

1° ***3 ou 4 sangsues à la tempe***, en prolongeant l'émission sanguine. Elles sont mieux supportées *que les ventouses scarifiées*. ***Les ventouses et les vésicatoires n'ont aucun effet analgésique.***

2° Application de ***poudre de dionine*** (voy. p. 92).

L'opium, une injection de morphine, de dionine, favoriseront le sommeil *par analgésie*, tandis que l'antipyrine, le pyramidon, la cryogénine, le chloral, le véronal, n'agiront pas suffisamment.

Au besoin, l'ophtalmologiste procédera à une ***ponction*** (***paracentèse***) de la chambre antérieure.

Dans l'iritis, le moment « psychologique » à saisir est celui de *réduire* le nombre des instillations mydriatiques. ***Ne pas les arrêter trop tôt, quoique l'œil ne paraisse plus enflammé, sous peine de rechute.***

Ce qu'il faut éviter.

L'*acide borique*, les *collyres astringents*, tels que le *sulfate de zinc*, les *pommades*, ***la bande***, toujours pénible. Préférez le bandeau flottant. Le malade pourra interposer aussi, sous des lunettes fumées, une ou deux rondelles de gaze et coton. *Rien qui appuie* sur l'œil douloureux.

PRONOSTIC

1° ***Suivant la forme d'iritis***. — Il est clair qu'une iritis à *hypopion*, à *nodules*, à *synéchies abondantes*, présente de grands dangers immédiats. Cependant, après un traitement *intensif*, l'œil peut redevenir excellent.

Méfiez-vous plutôt des iritis dites « ***tranquilles*** », ***à froid***. Vous obtiendrez rarement avec elles la libération pupillaire. Les « ***poussées*** » sont fréquentes. Ce sont des yeux à ***opérer de bonne heure*** (*iridectomie*) pour empêcher la *perte* ou l'*inopérabilité* de l'œil.

2° ***Suivant l'étiologie***.

L'iritis ***syphilitique*** est la plus bénigne, parce que le traitement « la mate ». L'iritis ***rhumatismale*** et ***goutteuse*** récidive facilement, avec de vives douleurs. L'iritis ***tuberculeuse***, malgré quelques cas curables, reste naturellement très grave, de même que l'iritis *lépreuse*. Dans le ***diabète***, l'iritis adhésive est *tenace* et parfois apparaissent des *iritis suppuratives* redoutables. ***L'iritis par ophtalmie sympathique** est **la pire**.* (*Voy. Blessures de l'œil*).

3° ***Suivant la thérapeutique.***

Que de fois on nous a amené des malades, qui croyaient avoir simplement besoin de lunettes et dont l'œil, rempli de synéchies et de dépôts pigmentaires, était miné, depuis des *années*, par l'irido-choroïdite sournoise, ***sans qu'un diagnostic eût été posé*** et ***un traitement proposé!***

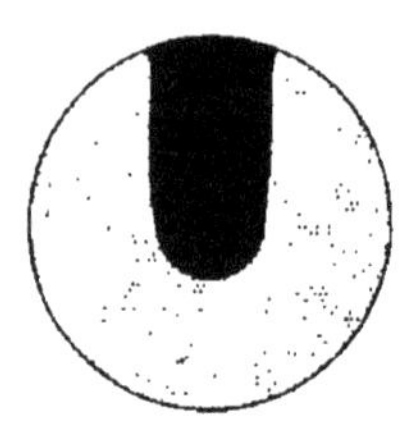

Fig. 292. — Iridectomie.

L'opération. — L'iridectomie crée une « pupille artificielle » (fig. 292) par l'ablation aux ciseaux d'un fragment de l'iris attiré au dehors avec une pince. Elle est recommandable :

1° S'il reste des adhérences et des exsudats qui ***bouchent la pupille*** et ***empêchent la vision***;

2° Quand l'*oblitération* de la pupille entraîne l'*hypertonie* et le ***glaucome*** *secondaire*;

3° Quand, après des *rechutes* nombreuses, la *pupille tend à se refermer* malgré tout.

Pratiquée DANS L'INTERVALLE DES RÉCIDIVES, ***comme l'opération de l'appendicite***, l'iridectomie ***préserve alors de l'occlusion pupillaire***. Une iridectomie OPPORTUNE conserve, *toute la vie*, des yeux qui se seraient irrémédiablement perdus ou qui, *après une trop longue attente*, *ne bénéficieraient plus de l'opération.*

On ne l'exécutera jamais au cours de l'inflammation. La fenêtre irienne se reboucherait et le *traumatisme sur un œil enflammé* prédispose à l'*ophtalmie sympathique*.

CHAPITRE XIV

LE GLAUCOME

LES YEUX DURS

Tout praticien a entendu parler du ***glaucome*** : *il connaît des malades* qui, atteints de glaucome *brusque*, ont ***récupéré la vision***, quelquefois par le seul usage des ***myotiques*** (pilocarpine, ésérine), plus ordinairement à la suite d'une ***opération d'urgence*** (*iridectomie* spéciale) : il en a eu d'autres, atteints de glaucome *subaigu* ou *chronique*, qui ont ***perdu*** *lentement* ***la vision*** d'un œil ou des deux yeux, alors que plusieurs la conservaient, soumis à l'emploi *continu* des *myotiques* ou encore à une opération. Il sait que divers glaucomateux éprouvent de violentes ***douleurs*** paroxystiques. Il sait que leur œil est ***dur au toucher***, constatation ANCIENNE et CAPITALE (Platner, 1745). Il doit essentiellement savoir que, si les ***myotiques améliorent*** le glaucome, ***les mydriatiques*** et ***surtout la banale atropine***, ***l'aggravent considérablement***. Cette erreur, ***trop fréquente encore*** malgré les objurgations des spécialistes, rend plus d'une fois le glaucome *incurable*.

Le glaucome est *toujours grave*, mais un ***grand nombre*** de glaucomateux, ***bien traités***, ***échappent indéfiniment à la cécité***, s'*ils sont prudents*, s'*ils se soignent*, s'*ils se font surveiller sans* ***trêve***.

Qu'est-ce que le glaucome ?

Envisageons le nom et la maladie.

Glaucome (γλαυκος, vert) n'est qu'une appellation symptomatique et routinière due à la teinte *gris-verdâtre* que prennent la cornée et la pupille, dans le glaucome *ancien*.

Mais l'*aspect de bien des yeux glaucomateux ne correspond guère* à cette enseigne : *ne pas se fier aux apparences* et TATER *ces yeux*, telle est la base du diagnostic.

La *nature* du glaucome *primitif* le classera mieux dans la nosologie de l'avenir, comme nous le verrons.

GLAUCOME PRIMITIF ET GLAUCOME SECONDAIRE

Le glaucome ***secondaire*** n'est pas une maladie originale : c'est une ***complication***, un *épiphénomène* dans les affections les plus disparates (iritis chronique, luxation du cristallin, blessure de l'œil, cataracte traumatique, néoplasie intra-oculaire, hernie de l'iris).

Toute la pathologie oculaire, pour ainsi dire, s'accompagne éventuellement de cet accident.

Il en est autrement du glaucome ***primitif***. Celui-là, c'est LE glaucome. Il apparaît dans un œil sans tare apparente et qui n'a pas subi de traumatisme.

Car une *contusion* violente peut provoquer un glaucome *dit traumatique*, à ne pas confondre avec celui qui accompagne les *plaies, avec ou sans cataracte traumatique*.

GLAUCOME PRIMITIF

Le glaucome primitif présente des formes symptomatiques variables.

Les plus dangereuses sont lentes, et d'autant plus sournoises.

Glaucome chronique. — Dans le glaucome chronique ***simple***, l'œil ***semble normal*** extérieurement : *il n'a pas* la cornée trouble, la pupille *verte*, la rougeur et la congestion qui s'observent dans les autres glaucomes et frappent l'attention du praticien. *Il les y cherchera vainement, sur la foi des traités*, et sera très étonné de ne pas les y rencontrer.

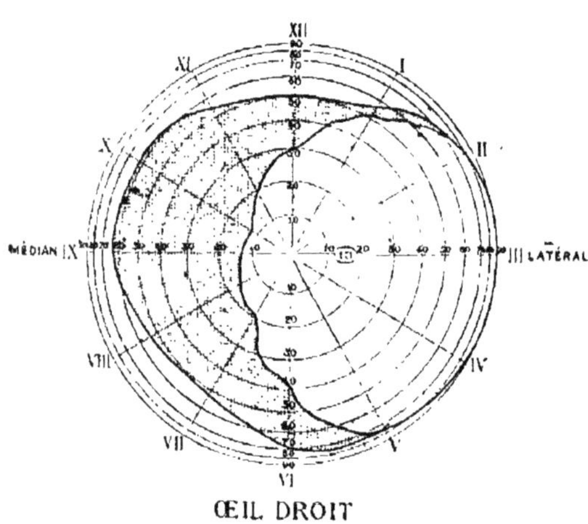

Fig. 293. — Rétrécissement nasal du champ visuel dans le glaucome.

C'est un glaucome « qui n'en a pas l'air ».

Cet œil est *dur au toucher*, mais ***plutôt rénitent*** que ***franchement dur***. Il est *dépressible*, mais *comme un ressort*.

L'ophtalmoscope révèlera au *spécialiste* une *excavation*, avec *atrophie*, du *nerf optique*.

Le *champ visuel est très rétréci*, surtout en dedans, du *côté du nez* (fig. 293).

La maladie, à un stade avancé, ne permet au patient de distinguer la main que *près de sa tempe*.

Dès que cette main se promène devant l'œil ou le nez, elle n'est plus aperçue.

Pensez toujours au glaucome chronique dans l'affaiblissement visuel LENT, ***même et surtout lorsque l'œil ne présente aucune apparence anormale.***

Le glaucome ***chronique*** se produit ordinairement chez des sujets atteints d'une ***hypertension artérielle***, dont nous avons découvert, avec Campos (1898), la fréquence dans le glaucome.

Recherchez :

Dans quel état est le ***cœur***;

Quelle est la ***tension artérielle***.

Vérifiez l'état des ***reins*** (troublés dans leur perméabilité) et celui des ***urines***, *rarement* sucrées ou albumineuses.

Les prédisposés. — Les sujets atteints de glaucome sont fort « *nerveux* », du type neuro-arthritique. Les ***femmes***, les ***Israélites***, les *vieillards*, les ***hypermétropes*** et *presbytes* sont *plus touchés* que les *myopes* et les *jeunes sujets*, dont l'œil est plus souple.

Glaucome brusque ou aigu. — Le glaucome ***aigu***, ***foudroyant***, a un *début dramatique*.

Il est précédé d'une ***cause occasionnelle intéressant le système nerveux*** (chagrin, colère, crise névralgique), un peu comme le goitre exophtalmique.

Une colique hépatique, une hernie étranglée, une formidable indigestion, voilà des causes imprévues que nous avons observées.

Récemment encore nous étions consulté pour un glaucome aigu *bilatéral* survenu chez une femme fuyant l'invasion.

Quelquefois un mauvais état général, très variable d'ailleurs (grippe, rhumatisme, érythèmes, artériosclérose, etc.), existe aussi.

Chez les vieillards *artérioscléreux* et *hypermétropes*, les instillations d'***atropine*** sont suivies inopinément d'une *crise de glaucome*.

Le malade se plaint de ***douleurs*** périorbitaires, d'une ***obnubilation*** visuelle, de « mal au cœur » avec tendance à *vomir*.

Les objets disparaissent dans une ***fumée***. Le ***champ visuel se rétrécit*** du *côté du nez*.

Lorsque le patient fixe une flamme de bougie, il la croit entourée d'une AURÉOLE ayant les couleurs de l'ARC-EN-CIEL.

La ***vision baisse*** de plus en plus. On vous mande enfin et voici ce que vous constatez.

Sur un œil, rarement sur les deux yeux, la conjonctive est *rougeâtre*, les vaisseaux sont variqueux, *congestionnés*.

La ***pupille*** est ***trouble*** et ***déformée***. Elle est ***excentrique et plus large que celle de l'autre œil.***

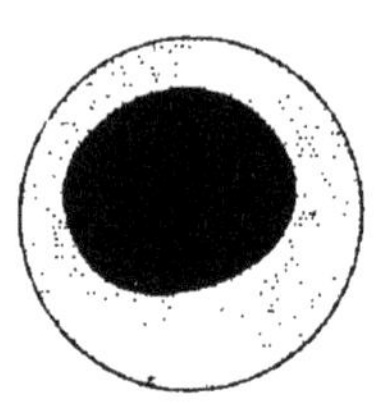

Fig. 294.
Pupille dilatée et déformée dans le glaucome aigu.

Tâtez immédiatement ***cet œil,*** suivant les règles (p. 35); il est, ***plus tendu, plus dur*** *que l'autre, si ce dernier est normal.* Il donne plus ou moins la sensation d'une bille.

Les degrés dans l'hypertension sont désignés, à défaut d'une mensuration *tonométrique*, par T + 1, T + 2, T + 3 ou T^1, T^2, T^3.

Quelle est la suite?

Si vous ne prescrivez pas un traitement convenable (***collyre myotique***, dont le type est la *pilocarpine*), si, les jours suivants, vous ***ne faites pas opérer*** votre malade, lorsque la pilocarpine (que vous ne cesserez pas jusqu'alors) n'a pas transformé la *situation*, ***la vision se perdra***, en quinze jours à trois semaines, et les *douleurs* deviendront encore *plus intenses*, de par la dureté excessive de l'œil. ***Il sera trop tard*** pour rendre la vision à qui l'aurait conservée par une opération précoce. Tout au plus calmera-t-on *peut-être* les douleurs de cet œil ***perdu***.

Glaucome subaigu. — Mêmes symptomes objectifs et subjectifs, avec moins de fracas et tendance à la chronicité.

Glaucome hémorragique. — Chez les *artérioscléreux très hypertendus*, les *diabétiques*, les *brightiques*, un glaucome ***essentiellement malin*** accompagne des *hémorragies intra-oculaires*, quelquefois visibles *dans la chambre antérieure*, avec douleurs très violentes et *perte* ***définitive*** de la vision.

Contrairement au glaucome aigu franc, cette *forme se prête mal à l'iridectomie* et commande une autre thérapeutique.

Glaucome absolu. — Un œil qui ne distingue plus la lumière, ***dur comme un caillou***, sillonné de *veines variqueuses*, siège de douleurs paroxystiques, est en état de ***glaucome absolu***.

Sa FIN la plus singulière est l'***éclatement spontané***. *La cornée*, ulcérée, amincie, affaiblie, *se rompt* brusquement, avec une abondante *hémorragie. La coque vomit littéralement son contenu* au cours de cette hémorragie ***expulsive*** (fig. 113, p. 143).

Le glaucome de l'enfant. — *Chez l'**enfant***, la sclérotique est molle : aussi le glaucome distend énormément l'œil qui ressemble à un œil de bœuf (fig. 295), d'où le nom de ***buphtalmie*** donné au *glaucome **infantile***.

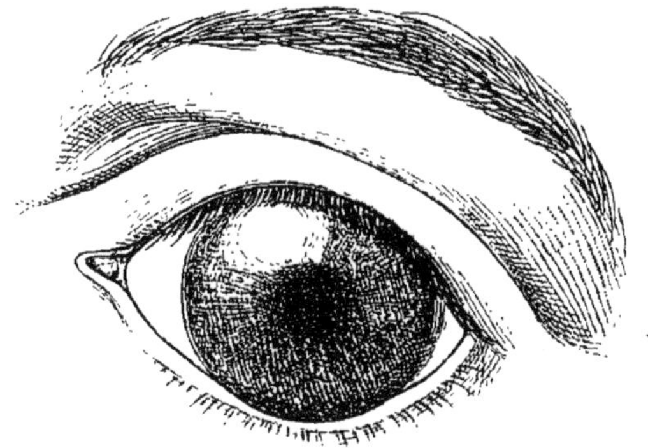

Fig. 295. — La Buphtalmie, glaucome de l'enfant.

Dès que vous voyez, chez un ***petit enfant***, l'œil *grossir*, méfiez-vous du ***glaucome buphtalmique*** ou d'une ***tumeur*** intra-oculaire (gliome).

N'instillez ***pas d'atropine***, mais de la pilocarpine, et envoyez l'enfant à un ophtalmologiste qui vérifiera si le *glaucome est, ou non, accompagné d'une tumeur* et précisera le traitement.

NATURE ET PATHOGÉNIE DU GLAUCOME

Pour qu'un œil, poche pleine de liquide, devienne *dur*, il faut

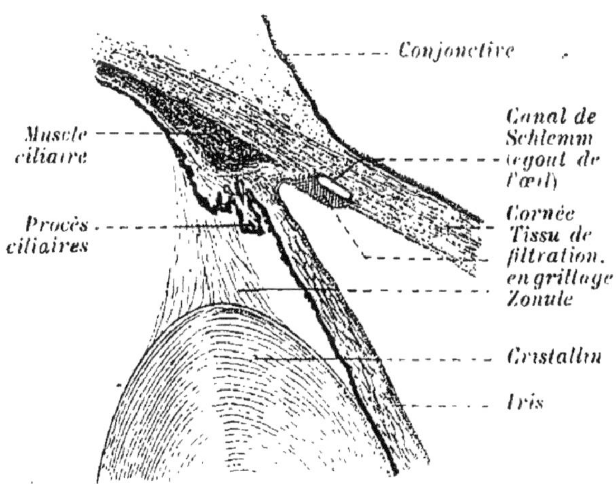

Fig. 296. — Les voies de filtration de l'œil.

deux choses : 1° que les voies d'*excrétion*, de ***filtration***, des liquides intraoculaires, se rétrécissent ou *se bouchent*; 2° qu'une *modification des* **liquides** intraoculaires, en *quantité* et en *qualité*, se produise.

La surproduction des liquides intraoculaires aide encore les voies de filtration à se boucher de la façon suivante.

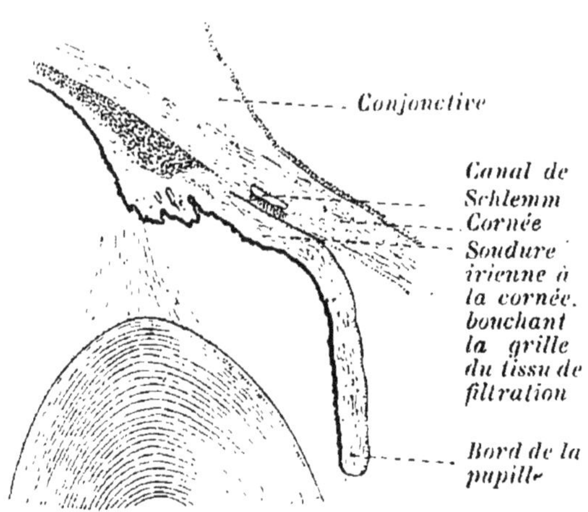

Fig. 297. — L'adhérence irido-cornéenne dans le glaucome avancé.

Il est admissible que la filtration *normale* se produise surtout au niveau de la paroi grillagée du canal de Schlemm (sinus probablement veineux), sis à la jonction de la cornée et de la sclérotique (fig. 296).

Dans nombre de glaucomes anciens, la base de l'iris, poussée en avant par la surproduction et l'épaississement des humeurs intraoculaires, vient, *comme une feuille de papier oblitérant une grille d'égout*, adhérer au tissu de filtration (fig. 297). C'est la **soudure irido-cornéenne**.

Dans certains glaucomes **secondaires**, la soudure *de la pupille au cristallin* (fig. 299) empêche le passage des liquides dans la *chambre antérieure* : d'où rétention *rétro-irienne* (iris en *tomate* (fig. 298), en voile *gonflée*), que l'iridectomie supprime, en ouvrant une porte à travers la cloison, par une *pupille artificielle*.

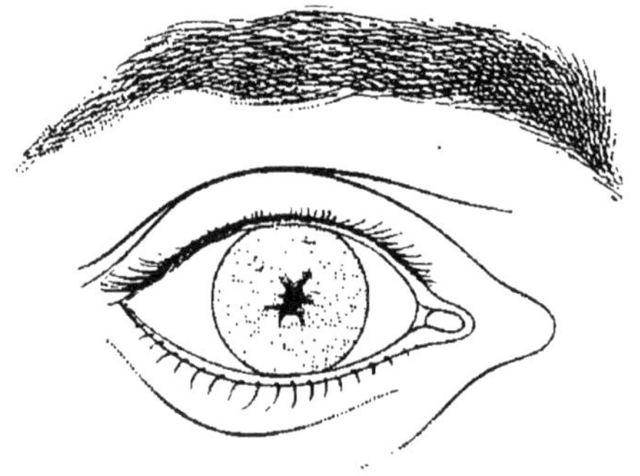

Fig. 298. — Glaucome *secondaire* avec iris en tomate.

Mais, dans le glaucome PRIMITIF **aigu**, les causes sont tout autres. Nous soutenons[1], depuis bien des années, qu'il se produit dans l'œil, un **œdème**

1. A. TERSON. Pathogénie du glaucome. *Baillière, éd.*

aigu hypersécrétoire, ***non inflammatoire***, semblable dans sa nature, son mécanisme et son étiologie ***à l'œdème aigu du poumon*** en particulier, que vous connaissez pour l'avoir soigné inopinément.

La ***brusque*** *hypersécrétion* intraoculaire de ce liquide *très albumineux* caractérise le *glaucome aigu primitif.*

Les glaucomes *subaigu* et *chronique* sont des *œdèmes lents* en rapport avec les anomalies de sécrétion et d'excrétion chez les *artérioscléreux*, les *intoxiqués* et les *neuro-arthritiques.*

Quoiqu'il en soit, l'*hyperpression intraoculaire écrase la rétine* et défonce le *nerf optique*; il est urgent de *détendre* l'œil pour le dégager de l'étreinte et relever la vision.

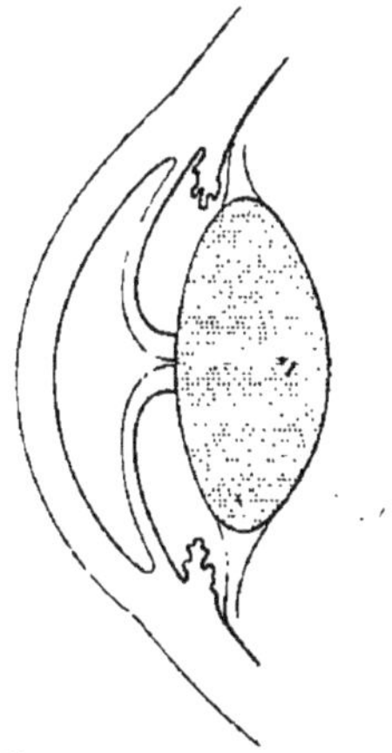

Fig. 299. — Pupille adhérente et iris distendu par l'humeur aqueuse, dans le glaucome *secondaire* à l'iritis.

DIAGNOSTIC

Le diagnostic du glaucome ***primitif*** se heurte à des ERREURS très différentes, suivant qu'il porte sur un glaucome avec ***douleurs*** et ***congestion*** évidentes de l'œil (glaucome ***aigu*** et *subaigu*) ou sur un glaucome ***chronique***, à ***froid***, INSIDIEUX, SANS DOULEUR NI ROUGEUR.

Glaucome aigu et subaigu. — L'ŒIL EST ROUGE, LE MALADE SOUFFRE.

C'est, ***avant tout***, ***avec une*** IRITIS que vous éviterez la confusion, puisque l'ATROPINE, UTILE dans l'IRITIS, EST NÉFASTE DANS LE GLAUCOME et qu'une OPÉRATION d'URGENCE, *indiquée dans le glaucome aigu*, serait DÉSASTREUSE DANS L'IRITIS AIGUE.

Le diagnostic ***capital*** et « interchangeable » entre ces deux affections *principales* et d'autres moins importantes (conjonctivite, sclérite, ténonite, etc.), est détaillé avec le *Diagnostic* des ***maladies de l'Iris***, page 334. Le TOUCHER en est l'élément principal.

Le glaucome aigu ***hémorragique***, pernicieux, s'accompagne d'une forte congestion irienne (iris-brique), d'hémorragies rétiniennes et iriennes. La *pupille* n'est *pas très dilatée* : les douleurs sont extrêmes, *l'œil est dur*, l'état général très défectueux (artério-sclérose, diabète, etc.); *c'est le glaucome le plus facile à prendre pour une iritis.*

Glaucome chronique. — Le glaucome chronique avec ***conges-***

tion permanente a tous les caractères *extérieurs* du glaucome subaigu, mais trop souvent le médecin confond le ***glaucome chronique*** SIMPLE avec la ***cataracte***.

L'œil, SANS ROUGEUR, est en effet INDOLORE et ***pas*** TRÈS ***dur*** au toucher. La pupille *est* légèrement *grisâtre* et, sans plus ample informé, on a l'***impression d'une cataracte*** commençante. Le médecin ***croit voir*** la cataracte et *il le dit* au malade. Puis le malade et le médecin ***attendent*** philosophiquement ***que cette cataracte soit mûre*** pour l'opération.

Enfin le patient consulte un spécialiste qui constate :

1° *Qu'**il n'y a pas*** et *qu'**il n'y a jamais eu de cataracte***;

2° *Que le **nerf optique** est à peu près **atrophié***;

3° Que la maladie est arrivée à un degré voisin de la cécité ***incurable***. L'œil est « à moitié mort. »

Tout cela aurait été évité, en faisant examiner le fond de l'***œil***, ***dès le début*** du trouble visuel.

C'est encore avec l'***atrophie des nerfs optiques*** dans le ***tabès*** qu'il ne faudra pas confondre le glaucome chronique.

Dans le ***glaucome chronique*** :

L'œil est assez ***dur*** et la pupille ***large***;

Le champ visuel est *rétréci* spécialement *du côté du nez*;

Le malade voit *des* ***arc-en-ciel autour des lumières***.

Dans l'***atrophie des nerfs optiques*** du TABES :

L'œil a une *tension normale* et la pupille *étroite*;

Le champ visuel est rétréci *concentriquement*:

Le malade ne voit *pas d'arc-en-ciel* autour d'une lumière;

Il a une *affection* caractéristique *du système nerveux*.

Toutefois seul est concluant l'examen du ***fond*** *de l'œil*.

Le **glaucome secondaire**, l'*hypertonie* SURAJOUTEE (***staphylome cornéen***, ***leucome adhérent***, ***iritis occlusive***, ***tumeur***, ***luxation du cristallin***), s'annonce par une poussée congestive, douloureuse et *se diagnostique avec les doigts*. Cette *complication* porte le « coup de grâce » à ces yeux déjà désorganisés.

PRONOSTIC ET TRAITEMENT

LE ***glaucome*** AIGU ***non traité*** ABOUTIT A LA ***cécité douloureuse***.

Au plus tôt, il importe de diminuer et de mettre HORS D'ÉTAT DE NUIRE, l'***hyperpression intra-oculaire qui anéantit les***

fonctions de la rétine et du nerf optique, comprimés comme une herbe sous une pierre.

Le praticien a entendu parler d'une opération ***d'urgence***, l'*iridectomie*, que de Græfe a introduite dans le traitement du glaucome (1856). Il est certain qu'elle compte un très grand nombre de succès; il est non moins certain qu'elle est *très délicate* dans le glaucome *aigu* et ***qu'il est tout à fait dangereux de la tenter***, DANS CES CIRCONSTANCES SPÉCIALES, ***si l'on n'est pas un ophtalmologiste expérimenté.***

Aussi le praticien se gardera-t-il d'intervenir ***lui-même***, *quelle que soit l'urgence apparente ou réelle*, ***quelles que soient les injonctions des traités de chirurgie d'urgence***, sur un œil glaucomateux où la *conjonctive* hyperémiée se *déchire* facilement sous la pince à fixation, où la *chambre antérieure est réduite*, la *pupille dilatée*, l'œil *si douloureux* que l'anesthésie *générale* est parfois nécessaire.

Un mouvement inévitable du malade jettera le cristallin sur le couteau et la *cataracte traumatique* doublera l'hypertension, car il faut être habilement AIDÉ pendant l'opération.

Or, deux ou trois jours se passeront sans péril (on sauve des yeux qui ont attendu une dizaine de jours) et ***au grand avantage du malade***, si le ***praticien prépare l'œil*** et le place dans des *conditions préopératoires* RÉELLEMENT ***plus favorables***.

Ce qu'il doit ÉVITER :

1° Les *collyres irritants* (*nitrate d'argent, sulfate de zinc, pommade jaune, lavages boriqués* que nous avons vu plus d'une fois constituer, pendant plusieurs jours, l'*unique* (!) traitement du glaucome aigu, *eau blanche*, etc.).

2° L'***atropine*** et les mydriatiques (cocaïne, scopolamine). En principe, ***tout médicament qui dilate*** la pupille, ***rend*** ici ***l'œil plus dur*** :

3° Le ***bandeau***, qui presse. Préférer une compresse volante ;

4° Les ***irrigations***. Rien à enlever ni à nettoyer sur un œil dur :

5° Les ***compresses très chaudes*** et les *vésicatoires*.

Ce qu'il doit FAIRE :

1° Appliquer les ***myotiques***. Le nitrate de ***pilocarpine*** à 1 0/0 $\left(\frac{0,10}{10^{gr}}\right)$, 5 à 6 *fois par jour*, est le ***meilleur*** et le mieux toléré.

L'***ésérine*** est *très irritante en collyre aqueux*, moins irritante en collyre ***huileux*** : myotique brutal, ***drastique***, et *que l'ophtalmologiste* ***seul*** *prescrira.*

Ne pas mélanger ésérine et pilocarpine; vous vous priveriez de l'alternance *méthodique* de ces remèdes pour l'avenir.

2° ***3 ou 4 sangsues*** à la tempe.

3° Un peu de ***poudre de dionine***, projetée dans l'œil, entraîne, *après une vive réaction momentanée*, une accalmie, mais l'accoutumance est rapide.

4° Le ***chloral***, le ***véronal*** et ses associations (valéronal) favoriseront le *sommeil* et la *sédation*. L'amélioration qu'amène une *nuit paisible*, est manifeste.

La ***morphine*** et l'***opium*** ont également un effet sédatif appréciable et TENDENT A RÉTRÉCIR LA PUPILLE. Ce sont les ***meilleurs analgésiques*** dans le glaucome.

5° ***Pédiluves chauds***, salés, sinapisés. ***Laxatifs***, sudorifiques.

6° Tout cela fait ***quelquefois*** *passer la crise glaucomateuse* et d'ailleurs, à tous points de vue, le traitement précédent met l'œil *en meilleur état* ***pour l'intervention*** jugée indispensable.

C'est alors que sur cet œil, *un peu détendu*, *moins douloureux*, *à pupille moins large*, se pratiquera l'IRIDECTOMIE A PLAIE SCLÉRALE, avec *durable résultat*. Nombre de nos malades se maintiennent guéris depuis quinze ans et plus.

Quelquefois la *ponction sclérale postérieure* est préférable ou seule possible, mais l'iridectomie, avec ou sans résection d'une lèvre de la plaie (*sclérectomie* de Lagrange), convient à la plupart des glaucomes.

Cependant le *glaucome hémorragique*, le glaucome *absolu*, le glaucome *chronique* simple, *ne bénéficient pas toujours de l'iridectomie*, mais d'interventions différentes.

Il en est de même du *glaucome buphtalmique de l'enfant*.

Sauf ***tumeur intra-oculaire***, ***il est exceptionnel d'avoir actuellement à enlever un œil glaucomateux***. La dionine et les opérations le rendent *peu à peu*, sinon *mou*, tout au moins ***non douloureux***, et le *glaucome ne prédispose pas à l'ophtalmie sympathique* (loi de Wecker).

GLAUCOME CHRONIQUE. — Les *instillations de pilocarpine* et le traitement *général* commencent la cure : puis ces malades ne devront ***pas abandonner***, *opérés ou non*, la pilocarpine.

La pilocarpine est leur ***pain quotidien*** (et même bi ou triquotidien).

Plusieurs subiront, *en temps opportun*, une *opération* (iridectomie, sclérectomie, etc.) dont l'ophtalmologiste établira l'indication et la technique. Mais ce ***glaucome*** *insidieux* est une affection particulièrement rebelle.

GLAUCOME HÉMORRAGIQUE. — C'est le plus redoutable de tous. L'iridectomie aboutirait à une détente hémorragique. Des fistulisations prudentes par sclérotomies postérieures et sclérectomies *empêcheront quelquefois l'énucléation*, aidées par les myotiques, la dionine et la morphine.

Le **traitement général *du glaucome*** s'adresse aux ***tares*** révélées par l'examen total (albuminurie, diabète, artériosclérose, syphilis, cardiopathies, *hypertension artérielle*, etc.).

Éviter les iodures, qui congestionnent ces yeux, et se borner à l'*iode* organique, aux *hypotenseurs*, aux *sédatifs* (bromures, valéronal), *au régime alimentaire* approprié.

LES YEUX TROP MOUS

En opposition aux yeux trop durs, il existe des yeux ***flasques***, rarement à cause d'une affection *transitoire* (*ophtalmomalacie essentielle paroxystique*). ***Ordinairement un œil trop mou*** tend à l'***atrophie, après décollement de la rétine.***

Ces yeux n'offrent pas grande ressource. Il *vaut mieux* avoir un œil *trop dur* (glaucome) que son contraire, l'œil *trop mou*. Les collyres et les opérations rendront à l'œil ***trop dur***, mais ***non*** à l'œil ***trop mou***, une tension sensiblement normale.

L'***extrême mollesse*** du globe au toucher digital est donc *un* ***signe de mauvais augure.***

Enfin les yeux devenus ***mous, rouges et douloureux après une blessure*** (irido-cyclite traumatique), prédisposent à ***la cécité*** des ***deux yeux*** par ***ophtalmie sympathique.***

Que de raisons pour *se méfier des yeux mous* !

CHAPITRE XV

LES MALADIES DU CRISTALLIN

Le *cristallin*, ***lentille*** « de l'appareil photographique », enveloppé d'une *capsule transparente*, est suspendu derrière le *diaphragme* irien par des filaments hyalins, dont l'ensemble porte le nom de *zonule* (fig. 296, p. 345).

Ses lésions entravent les fonctions visuelles par ***anomalies congénitales***, par ***déplacement*** complet (***luxation***) ou partiel (***subluxation***), allant jusqu'à l'***expulsion*** totale (*aphakie*), enfin et surtout par ***perte*** de ***transparence*** (CATARACTE).

DÉPLACEMENTS

Les déplacements du cristallin peuvent être reconnus par le praticien.

Le cristallin est quelquefois ***expulsé*** complètement à travers une plaie ou une vaste ulcération. ***Quand vous voulez retourner les paupières*** ou les *écarter*, chez un ***blessé***, chez un ***nouveau-né*** *qui se débat* et dont la *cornée* est *ulcérée*, ***méfiez-vous*** de provoquer cet accident.

Ne touchez aux paupières que délicatement et *suivant les règles* (voy. la ***Consultation ophtalmologique élémentaire***) ; *sinon abstenez-vous*, d'autant que l'expulsion du cristallin, visible pour tout l'entourage, sera commentée par lui.

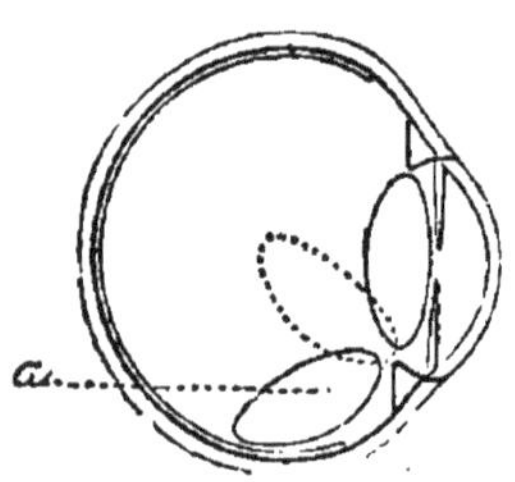

Fig. 300. — Luxation et chute du cristallin (*a*) dans le corps vitré.

Le cristallin luxé ***en arrière de l'iris*** tombe ***dans le corps vitré*** (fig. 300). L'abaissement de la cataracte est sa *luxation volontaire*.

Souvent le cristallin déplacé détermine des troubles graves (*glaucome* secondaire, etc.). C'est ce qui a conduit à abandonner l'abaissemen de la cataracte pour adopter son extraction.

Quand le cristallin est luxé ***en avant de l'iris*** (fig. 301), dans la chambre antérieure, il y reste quelque temps *transparent*, puis devient opaque.

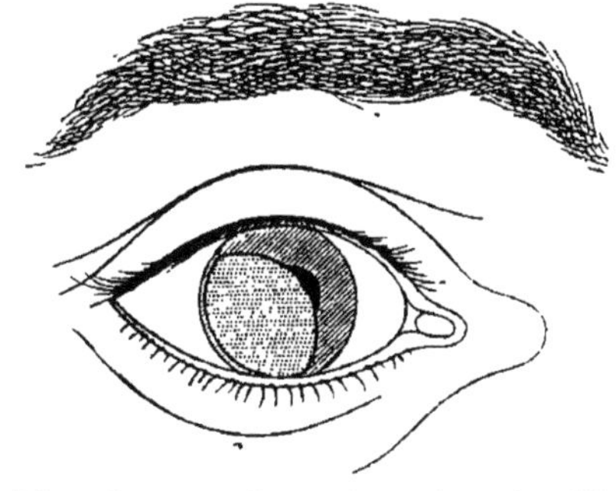
Fig. 301. — Luxation du cristallin dans la chambre antérieure.

Certains cristallins ***errants*** passent et repassent dans la pupille. Il suffit de faire pencher la tête au malade, de lui faire ramasser un objet, pour voir le cristallin, qui nage comme dans un bocal (cristallin flottant), passer et repasser par la « chatière » pupillaire. De tels yeux sont désorganisés (glaucome chronique).

Nous avons signalé la ***blessure*** par où se produit une ***luxation sous la conjonctive***.

SUBLUXATIONS

Dans les déplacements *partiels* (fig. 302), le cristallin encore à moitié suspendu à la zonule, pivote sur son axe.

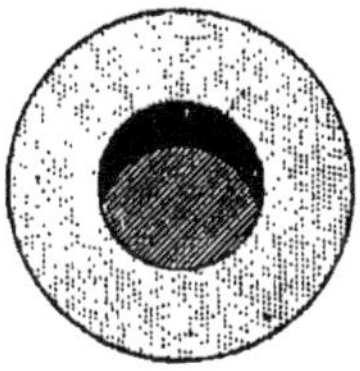

Fig. 302. — Subluxation inférieure du cristallin.

Diagnostic. — Un **signe capital** vous frappera.

L'*iris* et la *pupille* **tremblotent**, parce que le cristallin ne leur offre plus son soutien et *oscille lui-même*.

Ce tremblement irien est facile à constater, avec l'*éclairage artificiel latéral et la loupe*.

Après **une opération de cataracte**, *l'iris tremble* aussi, car il n'y *a plus de cristallin derrière la pupille*.

Dans les subluxations, *la chambre antérieure n'a pas partout la même profondeur*, car le cristallin subluxé *s'appuie sur l'iris*, en le faisant « ***bomber*** ». Au contraire, la chambre antérieure est plus profonde et le tremblement irien plus intense, *dans la région* où l'iris *n'est pas repoussé* par le cristallin. L'iris est *creux* en cet endroit.

La *vision* est *défectueuse*. Un fort verre convexe (10 à 12 dioptries, « verre à opération de cataracte ») l'améliore, car il « remplace » le cristallin, si ce cristallin a *totalement* abandonné la pupille. Dans le déplacement *partiel*, *l'astigmatisme irrégulier et l'obliquité du cristallin* contrarient l'amélioration par les verres.

Dans l'*ectopie congénitale*, le bord du cristallin partage aussi en deux la pupille (fig. 303). Ce cristallin est quelquefois transparent.

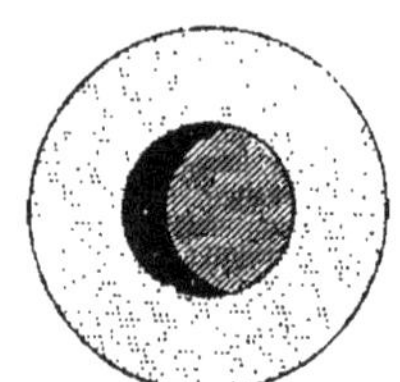

Fig. 303. — Ectopie latérale du cristallin.

Dans la **chambre antérieure**, le cristallin *luxé* et *transparent* montre son *bord*, *roussâtre*, *circulaire*, à *reflet « doré »*.

S'il est *opaque*, ne le prenez pas pour un **kyste** de l'iris, pour un **nodule inflammatoire, parasitaire *ou* néoplasique**. Le cristallin est identique à une *lentille* ou, ramolli, *s'effrite* en **pellicules** blanchâtres.

Pronostic et traitement. — Les luxations **intra-oculaires** mal *tolérées favorisent* **le glaucome**, soit par action irritante hypersécrétoire, soit en bouchant les voies de filtration des liquides intra-oculaires.

L'extraction du cristallin, fixé préalablement avec une aiguille, s'il est mobile, se fera par une plaie cornéenne.

La **luxation sous-conjonctivale** comporte, quand la plaie est refermée et le chémosis conjonctival disparu, l'ablation de la lentille.

Pour les **subluxations**, l'expectation, les myotiques (pilocarpine), sinon des opérations (iridectomie, extraction, etc.), telle est la conduite à tenir, combinée aux moyens optiques.

Le **pronostic** d'un déplacement cristallinien est ***toujours sérieux***.

Méfiez-vous des yeux où **l'iris tremble**, recherchez si le cristallin est à *sa place*, ***tâtez ces yeux*** pour savoir s'ils sont *durs*. Conseillez l'instillation, *deux fois par jour*, du collyre de nitrate de **pilocarpine** à 1 pour 100, en attendant une décision, prise de concert avec l'ophtalmologiste.

Évitez l'atropine qui précipiterait l'éclosion d'un *accès de glaucome*.

En somme, en présence d'une luxation *partielle* ou *complète* de la lentille, vous devez savoir :

1° Que **cette luxation ne guérit pas**. Les ligaments suspenseurs cassés restent cassés, et la vision défectueuse :

2° Que le cristallin, devenu **corps étranger intra-oculaire**, cause plus d'un **accident**, dont le principal est un **glaucome** intense, douloureux et tenace :

3° Qu'on doit **surveiller** de tels yeux, y *instiller* la **pilocarpine** ET NON L'ATROPINE, établir si une **opération** est recommandable.

OPACITÉS PASSAGÈRES

Pseudo-cataracte spontanément curable. — A la suite d'une violente ***contusion***, quelquefois même avec *rupture* de l'œil (coup de poing, choc de boulon, etc.), vous constatez une *opacité cristallinienne*, de forme plutôt *singulière* (*striée, étoilée, tachetée, filamenteuse*), partielle ou très étendue.

Vous avez l'*impression d'une cataracte traumatique*. ***Or cette opacité n'y aboutit pas.***

Au bout de *quelques jours*, le cristallin *redevient transparent* et il **ne faut pas confondre** cette opacité ***fugace*** avec la **cataracte traumatique**.

Pensez aux opacités *fugaces*, ***transitoires***, avant de ***conclure*** à la ***cataracte vraie***, dans la rédaction des ***certificats***.

CATARACTE

Au cours de vos études, dans votre pratique, dans la vie de tous les jours, vous entendez parler de la « ***cataracte*** ».

Que devez-vous penser?

Le nom de « cataracte » (καταρακτη, chute (d'une humeur) est, comme plusieurs vieilles appellations à éliminer, une dénomination vague, sinon pittoresque. Les anciens croyaient à l'existence d'un *exsudat* placé *au devant du cristallin*, siège supposé de la vision.

Au XVIIIe siècle, l'***extraction*** de la cataracte et ***l'examen anatomique*** d'yeux ***où elle avait été abaissée***, déplacée avec *une aiguille*, prouvèrent que la ***cataracte est le cristallin opaque*** et que ce cristallin n'est d'ailleurs qu'un élément modificateur, et *non percepteur*, dans la vision.

La cataracte est son opacité définitive.

Le cristallin *opaque bouche la pupille*, empêche les objets de se peindre sur la rétine. Enlevez ce bouchon et la rétine continuera à photographier ce qu'on lui présentera.

CAUSES DE LA CATARACTE

Une blessure directe, un violent ébranlement auront pour conséquence une cataracte *traumatique*, expérimentale.

Mais ordinairement la lésion est spontanée, sans cause sûre; les troubles *vasculaires*, *nutritifs* et généraux supposés ne sont pas décelables.

L'*hérédité* est parfois en jeu. Les cataractes sont plus fréquentes en divers *pays* (Inde) et dans les *professions* qui font *suer* (forgerons, verriers, etc). L' « arthritisme » et surtout « l'artério-sclérose » n'existent nullement chez tous les cataractés.

Un ***mauvais état général*** (***diabète***, etc.) s'accompagne éventuellement de cataracte. — L'ingestion de *naphtaline* la produit chez le *lapin*.

Un ***mauvais état local*** (*perforation de la cornée*, *irido-choroïdites*, *choroïdites*, *décollement de la rétine*, etc.) se complique aussi d'une cataracte, plus ou moins ***inopérable***, parce que dans un œil désorganisé.

Par elle-même, la déchéance due à l'*âge* prédispose à la cataracte (***cataracte dite sénile***) : mais on observe exceptionnellement des cataractes à ***tout âge***, ***même chez l'enfant***.

ÉVOLUTION CLINIQUE

Chez le vieillard, la cataracte banale qui survient, par exemple, vers la soixantaine, sans tare générale ou oculaire *nette*, est annoncée par une **gêne *visuelle* monoculaire.**

Il est ***rare*** que les **deux yeux** soient pris ***en même temps*** au *même degré*.

Le malade se plaint d'un **brouillard** et souvent d'une HYPERSENSIBILITÉ **à la lumière.** Il s'abrite sous un grand chapeau, un voile, des lunettes noires.

Sa **vue** *de loin* **devient plus courte**, il devient *myope*; pour la vision *de près*, il ne recherche pas un verre convexe plus fort ou *diminue la force* de celui qu'il portait.

Certaines personnes se félicitent de relire **sans lunettes.**

Méfiez-vous : elles ont *presque toujours* un **début de cataracte**; après cette trompeuse amélioration, le brouillard s'épaissira, l'acuité visuelle baissera, les progrès de cette cataracte ne seront que trop évidents.

Quelques malades sont tourmentés par des **taches**, des **mouches volantes**, des **aberrations visuelles** (micropsie).

Ils voient les objets en double, en triple (**polyopie monoculaire**), par exemple 8 flammes à un bec de gaz.

Tous ces signes ne sont *pas au complet* chez *chaque cataracté.*

La suite varie avec la nature et la consistance de la cataracte qui, plus ou moins vite, se *complétera*, « ***mûrira*** ».

Chez l'enfant, *la plupart* des cataractes « de naissance », *partielles* ou *congénitales, ne se complètent jamais.*

Les cataractes **dures**, nucléaires. ont une marche lente. Nombre de vieillards lisent, écrivent, travaillent, **avec des cataractes incomplètes qui ne les rendront jamais aveugles, *auxquelles il ne faut pas toucher.***

Les cataractes **molles** « vont » *très vite*; en quelques mois, en quelques semaines, le cristallin est transformé en une *bouillie blanchâtre*, aussi épaisse qu'un *grain de riz* bouilli. Ainsi un **diabétique jeune,** à glycosurie *énorme*, aura, en un mois, sa cataracte molle, blanche et *totale*, aux *deux* yeux.

La cataracte **traumatique** par piqûre du cristallin est également blanche, molle, et se développe en quelques *jours.*

Une cataracte devient, RAREMENT A NOTRE ÉPOQUE, **trop mûre.** Elle se **détache** de son appareil suspenseur et tombe comme une pierre au fond de l'œil.

On a parlé de cataractés s'agenouillant brusquement sur un prie-dieu et recouvrant ainsi la vision par miracle... et par *luxation* de leur cristallin.

La cataracte trop mûre peut aussi se **résorber** : mais il reste la capsule, « la bourse » qui contient les débris du cristallin, avec un noyau mobile et *ratatiné.*

En principe, ***ne comptez pas sur ces éventualités*** exceptionnelles. Si le malade a les ***deux yeux*** *atteints*, l'opération, **au moment opportun**, ni *trop tôt*, ni *trop tard*, aura lieu dans les meilleures conditions possibles. *Si le malade n'a qu'**un œil atteint***, si l'autre œil lui permet son existence habituelle, ne vous préoccupez guère de sa cataracte et *laissez-le tranquille.* L'opération *monoculaire* créerait une gênante *inégalité* de vision entre les deux yeux, si elle était prématurée.

DIAGNOSTIC

Il semble bien facile, bien élémentaire, de reconnaître l'existence d'une cataracte; cependant les ophtalmologistes savent par expérience qu'à tout moment un *malade leur est envoyé* ***avec le***

diagnostic ferme d'une cataracte, or **cette cataracte n'existe pas** et n'a jamais existé.

Pourtant son médecin **a vu**, DE SES YEUX VU, un *reflet* ***grisâtre*** *dans la* ***pupille***.

Le mot de *cataracte* a d'ailleurs effrayé le malade. Ne jamais le prononcer **trop tôt**, **même quand le** ***diagnostic est sûr***, *surtout si le malade n'aura pas à se faire opérer*, la cataracte restant toujours *incomplète*. La crainte permanente d'une opération le plongerait dans une profonde tristesse.

Axiomes. — 1° *Ne parlez* ***jamais*** *d'une cataracte avant d'être assuré de sa* ***réalité***;

2° *Ne parlez* ***pas toujours*** *d'une cataracte*, ***même certaine***;

3° *Ne la confirmez* que si, *la cataracte étant très* ***avancée***, ***l'opération est proche***.

Pour une cataracte **au début** :

1° Ne prenez pas le **reflet grisâtre** que présente, **au jour**, la *pupille* des **vieillards** SAINS;

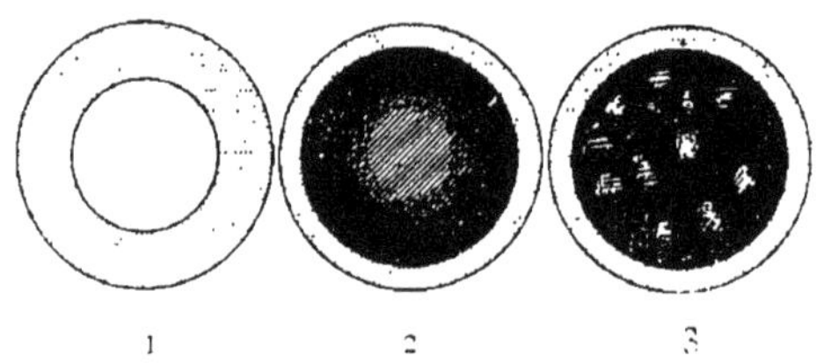

Fig. 304. — A l'éclairage latéral artificiel : 1, cataracte complète (blanche et opaque); 2, cataracte partielle centrale (nucléaire); 3, cataracte partielle pointillée.

2° Ne vous contentez point de la *lumière* **diurne** : examinez les yeux à la **lumière artificielle**;

3° Pratiquez, dans le *doute*, la **dilatation pupillaire** par la cocaïne, **et non par l'atropine**, gênante et dangereuse; elle dégagera la partie du cristallin cachée sous l'iris. En regardant la pupille *élargie*, à l'éclairage latéral artificiel avec la *loupe* (voy. p. 24), vous verrez alors des points, des stries, des taches grises ou blanches, dans le cristallin (fig. 304).

4° Examinez l'œil avec le **miroir ophtalmoscopique**, **SANS LOUPE**, *en envoyant la lumière dans la pupille dilatée* : l'éclairage traverse le cristallin dont les *opacités* se dessinent **en noir** (fig. 305) sur un fond rouge uniforme.

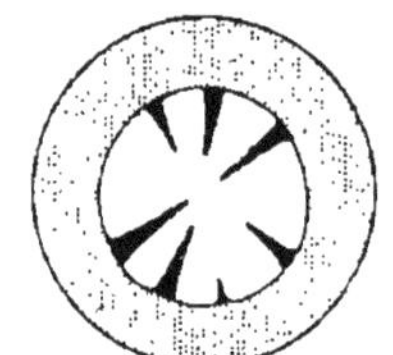

Fig. 305. — Stries de cataracte partielle vues avec le miroir.

Vous êtes *alors*, ***et seulement alors***, *assuré* de l'existence d'une *cataracte*, parce que vous avez ***vu*** la forme, le siège, le nombre des *opacités*.

Les examens ultérieurs vous fixeront sur l'évolution de cette cataracte.

Ne vous laissez pas induire aussi en erreur par deux éventualités :

1° Le fond de l'œil, ***inéclairable***, reste *noir*. L'œil contient peut-être une cataracte ***noire***, liée à des choroïdites et à des hémorragies intraoculaires.

Recherchez les trois *images de Sanson-Purkinje* (fig. 306). La troisième, *renversée*, est fournie par la face postérieure de la lentille, les deux autres, *droites*, sont dues à la cornée et à la surface antérieure du cristallin. Dans la cataracte *complète*, SEULE L'IMAGE CORNÉENNE (*a*) PERSISTE.

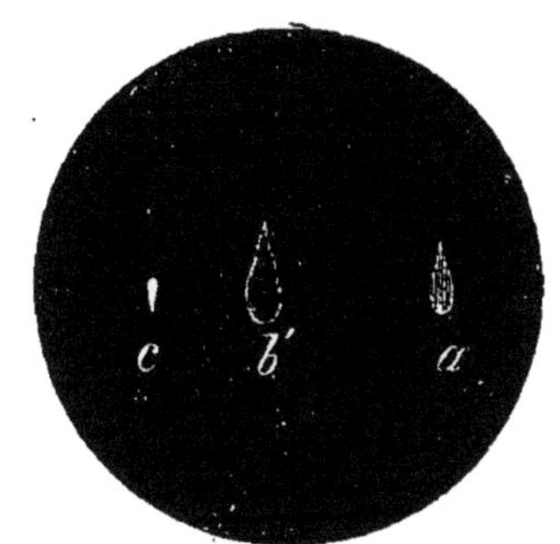

Fig. 306. — Images de Sanson-Purkinje :
a, image fournie par la cornée ; *b'*, image fournie par la cristalloïde antérieure ; *c*, image renversée fournie par la cristalloïde postérieure. Une bougie est placée au-devant de l'œil, dans la chambre noire.

2° Quand les *images sont au complet*, alors que le fond de l'œil est TOUT NOIR, le cristallin est cependant *transparent* ; c'est derrière lui, dans le ***corps vitré***, qu'existent les raisons de l'*inéclairabilité* (opacité, hémorragie, tumeur mélanique, etc).

3° Une *cataracte* est *très visible*, ***paraît très avancée***, et ***cependant le malade lit*** de fins caractères, parce que de minimes parties du cristallin sont transparentes, *en treillis* ; ainsi dans la myopie élevée où il ne faut pas opérer de telles cataractes.

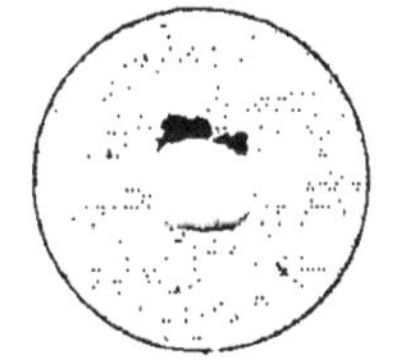

Fig. 307. — Exsudat intra-pupillaire simulant une cataracte.

Avec quoi peut-on confondre une cataracte ? — *Avec rien*, si vous y regardez **de près**, à la **loupe** et au **miroir**, avec une *lumière artificielle*. Sinon vous confondrez :

1° Avec un ***glaucome chronique***. *L'erreur est grave* ; vous direz au glaucomateux qu'il *a une cataracte à laisser mûrir*, et le glaucome achèvera son œil... *qui n'a pas de cataracte*. Or ce glaucome aurait pu être traité utilement par les myotiques (pilocarpine) et par une opération.

2° Une ***iritis*** ancienne, avec synéchies et ***exsudats*** sur le cristallin (fig. 307), *le recouvre d'une* **pellicule** *blanchâtre*, *simulant* une cataracte. Mais, avec la loupe, vous verrez l'opacité ***adhérer*** aux bords de la pupille; de plus la dilatation pupillaire rendra les adhérences *évidentes*. Il existe parfois une ***veritable*** *cataracte adhérente*, facilement reconnaissable.

3° Les ***opacités passagères***. signalées plus haut, sont un trouble ***post-traumatique*** transitoire.

DAIGNOSTIC DES VARIÉTÉS

Après que vous aurez rejeté les ***pseudo-cataractes***, pensez au diagnostic de la ***varieté*** de cataracte *vraie* :

1° Suivant l'***étiologie*** locale (maladie du reste de l'œil, ***irido-***

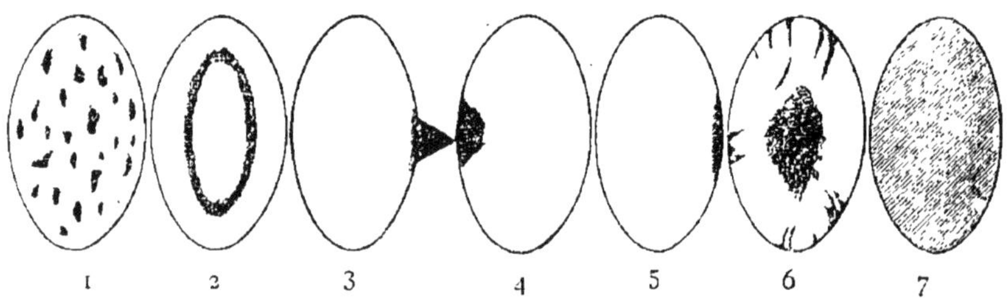

Fig. 308. — Les cataractes.
Congénitales : 1, pointillée; 2, zonulaire; 3, pyramidale.
Acquises : 4, 5, polaires antérieure et postérieure; 6, cataracte à noyau, banale, incomplète; 7, complète.

choroïdite, ***décollement de la rétine***, ***rétinite pigmentaire***, etc.) ou générale (***diabète***, etc.);

2° Suivant la ***nature*** (***congénitale*** ou ***acquise***), et la *variété* ***anatomo-pathologique*** :

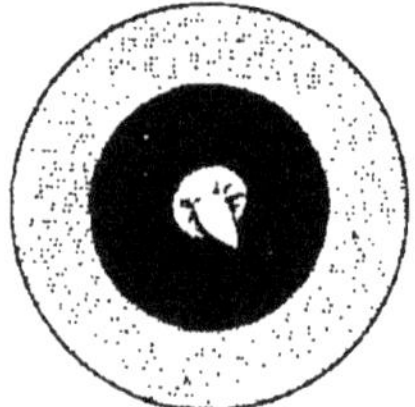

Fig. 309. — Cataracte pyramidale vue à l'éclairage latéral.

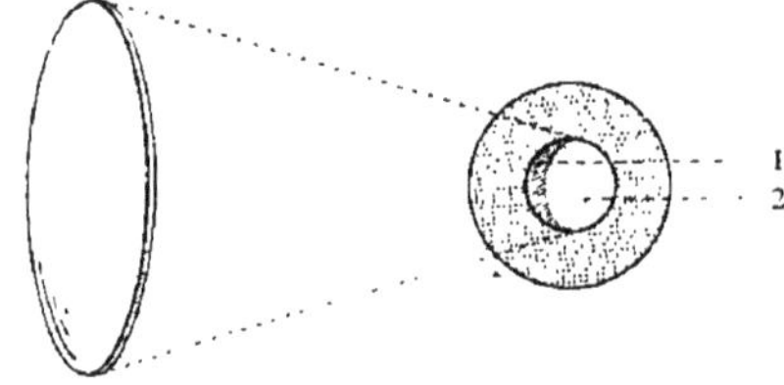

Fig. 310 — Cataracte *incomplète* éclairée avec la loupe : 1, ombre des parties transparentes; 2, noyau opaque.

a) ***Congénitale*** (fig. 308) : *pyramidale* — vrai champignon précristallinien en mamelon — *zonulaire* (*couche* cataractée au milieu d'un cristallin transparent), *pointillée*, liquide, etc. ;

b) **Acquise** : (polaire, *nucléaire*, *dure*, *molle*, *liquide*, à **noyau** *flottant* (cataracte morgagnienne), ossifiee, crétacée, capsulaire, membraneuse, etc.;

3° Suivant la **maturité**. L'ombre *portée* de l'iris (fig. 310), d'autant *plus marquée* qu'il y a davantage de couches transparentes, vous instruira déjà, mais seuls des examens *successifs et comparatifs* des *deux yeux* (où la cataracte existe à un degre inégal) vous fixeront peu à peu sur la **consistance** de la lentille à extraire.

Remarques pratiques.

Recherchez, dans les antécédents, la possibilité d'un *traumatisme*, voire *fort ancien* (cataracte monoculaire tardive).

Examinez les **réflexes pupillaires**.

Le ***fond de l'œil***, même si la cataracte est totale, *est* **bon**, quand le sujet perçoit, ***en tous sens***, une lumière (bougie) promenée *dans l'obscurité*, à **5 mètres**.

Sinon, une lésion *invisible* compromet l'intégrité des membranes profondes et le succès *visuel* de l'opération.

Tatez ces yeux pour savoir s'ils n'ont pas de **glaucome**.

Ne cherchez pas à provoquer, par des *chocs*, les **phosphènes**, sensations lumineuses d'une interprétation discutable, pouvant coexister avec des lésions intra-oculaires : ces investigations sont justemen tombees en désuétude.

Examinez TOUT **votre malade**. Les *urines*, le *cœur*, les *vaisseaux*, la *tension artérielle*, seront principalement étudiés.

TRAITEMENT

La cataracte est certaine. Or *elle ne se résorbe, ne s'arrête ou ne s'éclaircit* **presque** *jamais*.

Que devez-vous conseiller au malade? Un traitement médical?

Le traitement *général* est celui de l'étiologie, si elle est appréciable (artériosclerose, *diabète*, etc.).

Le traitement local *médicamenteux*, plus ou moins « résolutif », consiste en collyres iodurés (iodure de potassium à 1/50, par exemple, deux fois par jour, en gouttes ou en bains d'œillère). Il est très rare qu'il arrête l'évolution de la cataracte.

Vous ne devez jamais le prescrire, avant un diagnostic *absolument ferme* : aucune confusion, clinique ou thérapeutique, ne peut être tolérée en présence d'une cataracte.

La **vision** de *quelques* malades est *provisoirement* améliorée par les *mydriatiques* (atropine, cocaïne, euphtalmine à 1 %).

Le *traitement chirurgical* sera donc envisagé.

La cataracte est-elle **opérable ?**

Faut-il l'opérer ? quand et ***comment ?***

Est-elle ***simple*** ou ***compliquée ?***

Est-elle **inopérable,** l'opération comportant un *bénéfice visuel* ***nul*** et de sérieux *dangers ?*

LES BONNES CATARACTES

1° Pour être opérées. les ***bonnes*** cataractes doivent ***être aussi complètes que possible.*** La *maturité* de la cataracte est et reste désirable. La cataracte *mûre* sort entière de sa *capsule*, comme une amande *solide*, au lieu de baver, *comme l'amande encore sirupeuse.* La cataracte *incomplète* laisse des débris *transparents* qui s'épaississent (**cataractes secondaires**) et nécessitent une seconde opération. L'appréciation de la maturité revient à l'ophtalmologiste, mais. habituellement, *l'opération du* ***premier*** *œil est indiquée,* ***lorsque le second œil est gêné pour la lecture.*** Alors elle contentera davantage l'opéré.

Il est préférable que le malade *ne puisse compter les doigts* avec l'œil à opérer.

Très souvent les médecins disent à leur malade que leur cataracte *va être opérée, alors qu'elle est loin d'être mûre* : fausse manœuvre.

La cataracte deviendra-t-elle ***trop mûre***, si l'on attend des années, l'autre œil servant à la vision ?

Mieux vaut trop attendre que pas assez.

2° Quand la cataracte n'existe que ***dans un seul œil*** et ***si l'autre œil voit très bien***, ne faites opérer votre malade que *s'il le désire formellement.* Il sera débarrassé de la « tache », mais l'inégalité de réfraction le tourmentera. La différence des *verres* correcteurs est alors telle qu'il *regrette plus ou moins son état antérieur* et se sert exclusivement de l'œil *non opéré.*

3° Rappelez-vous que les cataractes ***traumatiques*** se ***fondent*** souvent seules. Elles ne seront opérées que ***rarement*** et ***tardivement*** (plusieurs mois après l'accident), sous peine de *complications* et même d'*ophtalmie sympathique.*

Toucher le moins possible à une cataracte traumatique.

4° ***On opère*** les cataractes ***en toute saison.***

Faut-il opérer les deux yeux?

L'opération du premier œil est obligatoire, celle du second est facultative. Quand un malade a été opéré, *avec* grand *succès*, d'*une cataracte*, **ne le poussez pas à faire opérer le second œil**. Cédez naturellement au désir formellement exprimé du malade, tout en sachant que *ce malade* « court sa chance » une deuxième fois et plus âgé. Toutefois nous avons opéré souvent, même à la fin de la cure du premier œil, le second œil avec d'excellents résultats.

On ne doit **jamais** *opérer les deux yeux* **en une seule séance**, c'est tout risquer fort inutilement.

L'opération de la cataracte donne des résultats presque continuellement satisfaisants, mais n'en nécessite pas moins une cure attentive comportant une quinzaine de jours de pansements et de séjour à la chambre.

LES MAUVAISES CATARACTES

Il faut extraire la cataracte lorsqu'on a toute raison de croire qu'on améliorera l'état ***visuel*** du malade, sans causer de préjudice à sa ***santé générale***.

Pressez toujours sur le sac lacrymal pour voir si vous n'en ferez pas *sourdre* une **sécrétion**, purulente ou glaireuse, capable d'entraîner **une infection** *de la plaie opératoire, avec* ***phlegmon diffus de l'œil***.

Toute cataracte avec lésion des voies lacrymales est ***inopérable****, tant que les voies lacrymales n'ont pas été remises dans un état satisfaisant.*

Même sans dacryocystite, l'**ozène** est redoutable.

Examinez donc toujours l'état du nez et des voies lacrymales d'un cataracté.

Traitez aussi l'*ectropion*, les *conjonctivites*, les *blépharites*.

Les *dents* très négligées, « à la paysanne », seront assainies.

Le *décollement de la rétine* (l'œil est *mou* au toucher et la *perception de la bougie*, à 5 mètres, *très irrégulière*), le *glaucome* (l'œil est *dur*), sont des contre-indications primordiales.

Les cataractes TROP MURES, subluxées, pierreuses, crétacées, sont opérables *sous réserves*.

Les *adhérences irido-cristalliniennes* après *iritis* ne sont pas une contre-indication, car une *large iridectomie* permet le passage de la cataracte à travers la *pupille artificielle*.

Un ***mauvais état général*** contre-indique l'opération (sujets *très séniles. cachectiques*, etc.). Les *cardiaques*, les *emphysémateux*, les *tousseurs*, les *épileptiques*, les *prostatiques*, sont plus ou moins opérables.

Après avoir mis le malade dans les meilleures conditions (réduction du sucre par l'antipyrine, le régime, la cure de jeûne), nous avons opéré *avec succès* bien des sujets ***diabétiques***. Cependant les microbes ensemencent mieux ce terrain et l'iritis survient ici quelquefois après une simple iridectomie.

Quelle est l'opération à proposer? — L'opération usuelle sera l'*extraction*, méthode française (Daviel, 1745). L'*abaissement*, modernisé par l'*iridectomie preparatoire* (Bourgeois), ne sera que très exceptionnellement recommandable.

Chez l'*enfant*, la discission de la capsule, l'iridectomie ou l'extraction sont à discuter pour chaque variété de cataracte.

L'*extraction avec iridectomie*, iridectomie souvent *préparatoire* (exécutée quelques mois à l'avance), est celle qui présente, chez l'*adulte*, à l'heure actuelle, *le plus de garanties*.

Elle consiste à enlever la lentille, tout *en respectant la partie postérieure de sa capsule transparente*, barrière qui préserve de l'expulsion du corps vitré. La partie *antérieure* de cette enveloppe, INCISÉE OU EXCISÉE, se *rétracte* et le cristallin sort de l'œil sous une pression prudente.

Avantages et inconvénients de l'opération. — L'opération de la cataracte, *bien exécutée* chez les malades *opérables*, donne un résultat généralement *bon*.

L'opéré revoit, mais sa vision, si l'œil était normal comme réfraction avant la cataracte, lui permet *seulement de se conduire, s'il ne met pas des verres lenticulaires, suppléants du cristallin*. Voilà pour la vision des objets *éloignés*.

La vision des objets *rapprochés*, la lecture, le travail « de près », nécessiteront une *seconde paire de lunettes* avec verres convexes encore plus forts, de 4 dioptries plus forts que pour la vision « de loin ». La nouvelle vision de loin et de près, avec ou sans combinaison de verres sphéro-cylindriques, suivant le degré de l'astigmatisme coexistant, permettra cependant à peu près tous les métiers. Nous connaissons des ophtalmologistes, opérés *des deux yeux*, qui ont repris l'exercice de la chirurgie oculaire! Un de nos malades, opéré également des deux yeux, a continué son métier de prote avec la plus grande régularité.

Toutefois les verres à « cataracte », volumineux et lourds,

gênent au début les opérés pour apprécier les distances, pour descendre les escaliers, etc.

Ces opérés se plaignent d'*éblouissements*, de vision *colorée* (érythropsie).

Ces inconvénients sont évidemment minimes ou *passagers*, sans comparaison avec l'avantage de la cécité vaincue. Les malades inintelligents, ignorants, mal élevés, exigeants ou neurasthéniques, les souligneront cependant avec insistance.

Accidents possibles. — Les accidents opératoires ***immédiats*** résultent *d'une erreur de technique* ou de l'*indocilité*, avec *terreur panique*, du malade (*expulsion du corps* vitré, *luxation* intra-oculaire du cristallin, etc). A l'ophtalmologiste de les prévoir pour en éviter les conséquences.

Surtout chez les artério scléreux *hypertendus*, une fâcheuse complication est une *hémorragie brusque du fond de l'œil*, hémorragie sous-choroïdienne que j'ai appelée ***expulsive***. Cet accident redoutable est heureusement très rare : nous avons fait plus de 600 extractions de la cataracte sans l'observer.

Parmi les accidents ***tardifs***, citons l'*iritis*, le *retard de cicatrisation*, l'*infection*, très exceptionnelle depuis qu'on *stérilise* les *instruments*, pouvant néanmoins se produire alors que toutes les précautions auront été prises, car on ne *stérilise* pas plus le *sac conjonctival* qu'une bouche ou un vagin.

Des *chocs* de la main du patient ou de son entourage, des baisers inopportuns ont plus d'une fois provoqué la *réouverture de la plaie*, chez les malades mal surveillés.

On observe enfin le *délire post-opératoire* (débander alors un œil et lever le malade, car le patient « *ne sait plus où il est* »), des *pneumonies*, des *hémorragies cérébrales* et la mort chez des vieillards plus ou moins tarés.

La CATARACTE SECONDAIRE n'est pas commune ***si l'on opère des cataractes mûres*** : elle consiste en une pellicule plissée, « papier à cigarette », qui obture la pupille ; une nouvelle intervention, quelques mois après la première (section ou extraction de cette membrane), assure une vision meilleure.

Mais il est essentiel de lutter contre l'impatience du malade, car, ***si l'on opère trop tôt***, des ***accidents inflammatoires*** apparaissent et sont particulièrement redoutables.

LE ROLE DU PRATICIEN DANS LE TRAITEMENT PRÉ- ET POST-OPÉRATOIRE

Le résultat de l'examen **complet** du malade par le praticien sera transmis à l'opérateur choisi.

Un *régime* désintoxiquant, avec peu de viande et à midi seulement, sera recommandé avant l'opération. Une purgation, puis quelques jours de simples laxatifs, sont indiqués. *Tout état général anormal* (diabète, cardiopathie, hypertension artérielle) comporte le régime et les médicaments corrélatifs.

Puis l'ophtalmologiste veille aux soins *pré-opératoires*.

Après l'opération, le *médecin traitant* peut-il « se charger des pansements »? Généralement ***non***, sauf s'il en a une expérience particulière.

Ici l'asepsie ne suffit plus : il faut un *apprentissage* pour acquérir la *légèreté digitale* **indispensable**, pour changer les pansements de cet œil, **très fragile** pendant la cicatrisation, et qu'une pression inconsciente ***viderait***.

Ordinairement l'ophtalmologiste fera *lui-même* les *pansements consécutifs, aussi importants que l'opération* et le medecin, collaborateur précieux, surveillera l'état général.

L'asepsie des collyres, tampons et pansements est **de rigueur jusqu'au bout.**

Les pansements seront *secs et rares*. Les *deux yeux* restent bandés et le malade *au lit pendant* **trois jours.** Changer le pansement plus tôt s'il surgit une douleur ***croissante***, de mauvais augure. Puis les pansements deviennent monoculaires. Le malade est placé dans un fauteuil et, s'il y a lieu, reprend un laxatif. Vers le 12e jour *au plus tôt*, les bandeaux *volants*, puis les *lunettes fumées* remplacent le pansement occlusif et le malade sort *vers le* 15e *jour.*

Les vieillards emphysémateux, sujets à la broncho-pneumonie hypostatique, seront *levés avant le* 3e *jour.*

Le malade trouvera dans la chambre *noire* le repos, le silence et une nourriture *molle*. Vous lui procurerez (véronal, valéronal) le calme et le sommeil (pas de bromidia ni de cannabis qui exposent à des cauchemars), sans oublier les recommandations pour éviter les *chocs sur l'œil.*

Ces détails sommaires suffisent pour indiquer au praticien combien cette cure diffère de celle d'une autre opération chirurgicale.

CHAPITRE XVI

LES MALADIES DU FOND DE L'ŒIL

Le praticien *soupçonnera une lésion profonde, lorsque*, SANS LÉSION EXTÉRIEURE de cet œil qui semble « un œil comme un autre », **la vision n'est pas ou n'est qu'incomplètement améliorée par le *trou sténopéique*.** (Voy. p. 27 et 40, carte percée.)

Arrêté forcément devant les « ***mystères* » *du fond de l'œil***, il cherchera, *sans examen ophtalmoscopique*, à débrouiller ce chaos, plus apparent que réel.

Un diagnostic, un pronostic et un traitement ***d'attente***, établis sur de logiques *présomptions*, précéderont la consultation indispensable avec le spécialiste. *En l'attendant* :

Procéder à un examen complet du malade, des *urines*, des *viscères*, de la *tension artérielle*, du *sang*, des *antécédents* personnels et familiaux, puis à un ***traitement préliminaire***, émissions sanguines, vésicatoires, pédiluves, laxatifs, régime résultant de l'examen des organes ; parer enfin aux ***indications d'urgence*** (*injection de sérum pour les grandes hémorragies*, traitement des *crises* nerveuses, des *accidents cérébraux*...). *Repos au lit, nourriture molle* et *peu toxique*, *silence* et *obscurité*.

Éviter les instillations et lotions inutiles, irritantes (eau boriquée, sulfate de zinc, etc.) ou dangereuses (atropine).

Eviter un ***diagnostic*** *ferme*, puisque ce diagnostic nécessite l'examen ophtalmoscopique. Pas de mots imprudents ou imprécis, tels qu'*amaurose*, *paralysie* ; les termes, systématiquement vagues, de congestion, d'anémie, de troubles, qui *n'engagent à rien*, ne sauraient être mal interprétés. De même, tout en calmant l'affolement, en prenant « tout au sérieux, mais rien au tragique », *pas de* ***pronostic*** *ferme*. ***L'étiologie*** est toujours *complexe*.

Ne pas laisser entendre que l'ophtalmologiste exécutera *une* ***opération***. Dans beaucoup de maladies du fond de l'œil, ce genre de traitement est inapplicable; le malade serait étonné que l'ophtalmologiste « n'en parle pas ».

I. — MALADIES DU CORPS VITRÉ

L'humeur vitrée qui remplit les trois quarts de l'œil est un « blanc d'œuf » vivant, cloisonné *en méduse* par des tractus transparents, et non un simple *liquide*. Ce « corps » incomplètement diffluent suppure quelquefois (Voy. ***Phlegmons de l'œil***), « s'infiltre » de sang, « s'organise » ou se remplit d'éléments cellulaires plus ou moins opaques, généralement MOBILES.

LES MOUCHES VOLANTES

Vous serez brusquement consulté par un client extrêmement incommodé par des apparitions singulières, qu'on appelait autrefois ***la berlue*** ou les « ***imaginations*** », flocons, filaments, globules, « toiles d'araignée » (fig. 311), qui, au moindre mouvement oculaire, « s'enlèvent », se poursuivent et s'enchevêtrent comme un essaim.

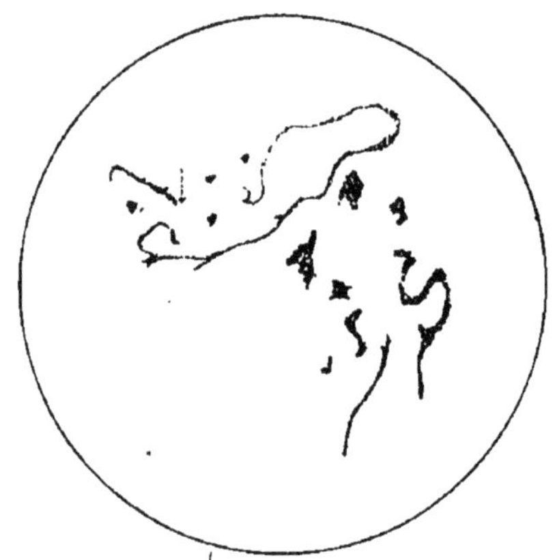

Fig. 311. — Mouches volantes dessinées par un myope.

Anxieux, le malade ferme alternativement chaque œil, compare leur vision et trouve qu'elle n'a pas subi de diminution considérable.

Dans la rue, il aperçoit ses « mouches volantes », *les yeux fermés*, à travers les paupières translucides.

Un faible éclairage, des verres teintés, ou, au contraire, une très vive lumière, diminuent la gêne. Sur un ciel blanchâtre, « pommelé », dans le champ du microscope, les corps flottants se démènent avec une vivacité ***alarmante***.

Cependant il n'y a pas à redouter, *ordinairement*, de terminaison grave. Sans promettre une amélioration *rapide*, par un traitement, une hygiène oculaire et générale appropriées, vous supprimerez ou vous modifierez quelques mouches volantes et vous amènerez le malade à se résigner philosophiquement à celles qui resteront, tout en soignant son système nerveux, plus ou moins atteint de faiblesse irritable (neurasthénie).

En ophtalmologie VÉCUE, ***deux grandes catégories*** de sujets atteints de mouches volantes : les uns sont ***myopes***; les autres ***ne le sont pas***, division clinique et thérapeutique ***fondamentale***.

LE MALADE EST MYOPE

Demandez d'abord à l'intéressé qui porte, ou ne porte pas, des lunettes : « ***Avez-vous la vue courte?*** » *Neuf fois sur dix, la réponse sera affirmative.* Vous avez affaire à des mouches volantes survenues CHEZ UN MYOPE.

Après la quarantaine, les *myopes tourmentés par des mouches volantes* sont LÉGION.

Étiologie. — Elles ont, sur ce *terrain*, des causes nombreuses.

Les causes *oculaires* consistent en surmenage visuel, lectures et travaux nocturnes, éclairages trop forts ou trop faibles, professions intolérables pour des yeux délicats.

Les causes *générales* existent TOUJOURS concurremment. Le terrain nerveux est ordinairement éprouvé. « Mouche dans l'œil, araignée dans le plafond » (*sic*), répétait un de nos maîtres. Les affections déprimantes et chroniques (métrites, uréthrites, affections cutanées, etc), tous les surmenages, FACULTATIFS OU OBLIGATOIRES, les inquiétudes, les soucis permanents et complexes, les déceptions, font naître les mouches volantes chez un myope, essentiellement *prédisposé*. Nous en avons observé l'éclosion IMMÉDIATE APRÈS une scène de famille, la perte d'un procès, un incendie désastreux....

Pronostic. — Devrez-vous, avant l'examen complet d'un ophtalmologiste, porter un pronostic quelconque?

Pas d' « optimisme béat » : (quelques-uns de ces yeux seront, tôt ou tard, le siège d'accidents destructifs, tels qu'hémorragies rétiniennes et décollement de la rétine). Vous devez cependant consoler le malade, en lui disant qu'un grand nombre de myopes n'ont *jamais* d'accidents consécutifs importants, qu'une foule d'hommes célèbres, de toutes professions, ont des mouches volantes qui ne les ont pas empêchés de mener jusqu'au bout une vie absorbante, tout en les tourmentant sans cesse.

Vous fournirez, à l'occasion, un argument *ad hominem*. Si vous êtes un médecin myope, « frisant la cinquantaine », vous avez beaucoup lu, vu, peiné, moralement et physiquement : probablement êtes-vous ennuyé par des mouches volantes, et depuis plusieurs années. Votre ophtalmologiste vous a trouvé d'assez bons yeux tout de même : il vous a rassuré, amélioré, sinon guéri, et, sur son avis, vous *ménagez désormais* vos yeux.

Les mouches prétendues physiologiques.

Sous prétexte que tout le monde finit par voir, en regardant un ciel pur avec des yeux normaux, des corpuscules globulaires, on a fait repasser pas mal de mouches volantes de la pathologie dans la physiologie. *Rien n'est normal quand on se plaint sincèrement : on ne se plaint pas* avant qu'on ne soit malade.

Si ces mouches étaient « normales », comment expliquer qu'A UN MOMENT PRÉCIS elles ont COMMENCÉ A GÊNER ?

Il est sûr que les ***neurasthéniques*** en sont impressionnés davantage, et cette maladie nouvelle influe encore sur leur état psychique. Ces malades, soi-disant *imaginaires*, n'en sont pas moins des *malades*; leur maladie est imaginaire surtout dans l'esprit de ceux qui les entourent. Le *Malade imaginaire* n'est, comme Debove l'a clairement démontré, qu'une *observation comique* de *neurasthénie*, tout comme, à notre avis, *Hamlet* est simplement une *observation tragique* de *neurasthénie* méconnue, combattue ou niée, par un entourage hostile, froid ou niais.

Certes la « berlue » est réelle et n'est que trop obsédante.

Pronostic et traitement. — Quelle est donc la *signification* des mouches volantes ***chez un myope***?

C'est un ***avertissement***.

Moins, ou plus du tout, de travaux prolongés à la *lumière artificielle*, moins de travaux fins, moins de surmenage. Il faut « en prendre et en laisser ». Sinon il surgit de nouvelles mouches que nombre de myopes dessinent sur de mystérieux carnets : clients « aux petits dessins » qui rappellent « le nerveux aux petits papiers » de Charcot.

Les mouches se multiplient chez les sujets qui se refusent à *rien* changer à leur existence, qui veulent se coucher tard, au lieu de se borner à une courte lecture, à quelque jeu facile, à quelque conversation, jusqu'à dix heures, qui continuent à lire au lit, à *rallumer* pour relire, à « nourrir » leurs mouches volantes.

Mais, en somme, beaucoup d'yeux se conservent, ***chez les myopes qui ne vivent pas trop vieux***, malgré les mouches volantes.

L'*ophtalmologiste*, après avoir vérifié l'état de l'œil, vous priera d'examiner le malade tout entier (organes, urines, fonctions diverses), de rechercher les infections chroniques et les diathèses.

Le traitement variera périodiquement. Il est excessif de dire qu'on ne peut *rien* sur les mouches volantes. Nous avons vu bien des fois l'usage de l'*iode* organique, à faibles doses longtemps continuées, parfois combiné aux préparations *bromurées*, surtout à la valériane et au véronal, être suivi d'une amélioration positive. Un *régime* alimentaire laxatif et désintoxicant est également utile, ainsi que les préparations *phosphoriques* et phosphatées, les bienfaits de l'hygiène physique et psychique. On tâchera de modifier le travail et les conditions d'existence du malade, s'il a les moyens de les transformer.

Car il existe un *préjugé fâcheux* que le patient, ***fier de sa myopie***, vous exprimera en termes candides : « Je suis étonné de ce qui m'arrive, car je suis myope, et vous savez, docteur, que les *yeux de myope sont les meilleurs* ! »

En réalité, contrairement à la légende, ce sont de *mauvais yeux*, les plus « tendres », les plus fragiles. Certes les gens *très faiblement myopes* peuvent, à peu près toute leur vie, s'abstenir de *verres convexes* pour la vue *de près*, alors que le commun des mortels en porte dès 45 ans. C'est l'histoire des centenaires qui lisent sans lunettes, avec des yeux *un peu myopes*, voyant bien *de près, sans lunettes, médiocrement de loin*. Le miracle se réduit, quand on s'approche, à des proportions modestes.

Enfin, dans la *myopie extrême* et *compliquée*, les corps flottants, épais et nombreux, imposent une thérapeutique encore plus active. Les injections hydrargyriques intra-musculaires sont alors indispensables.

LE MALADE N'EST PAS MYOPE

On peut n'être pas myope, être hypermétrope, presbyte, emmétrope, astigmate, et *avoir des mouches volantes*.

Redoutez alors une maladie, encore à son début, *choroïdite, neuro-rétinite, opacité du cristallin*. Les CORPS FLOTTANTS se multiplient, par exemple, pendant les rechutes de l'***irido-choroïdite*** *chronique*.

Ces mouches volantes ne sont qu'un ***épiphénomène***, un symptôme *avant-*

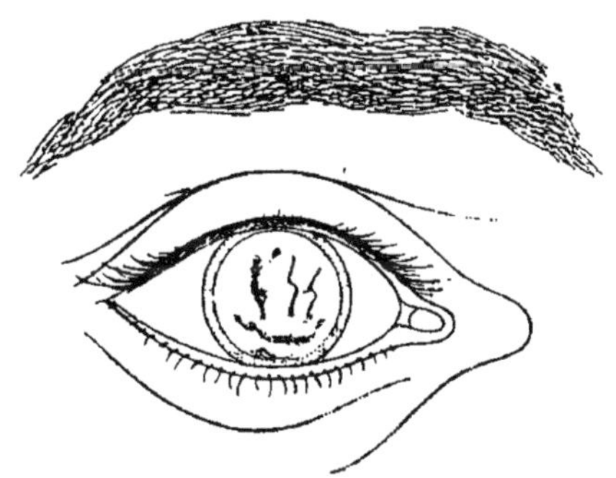

Fig. 312. — Volumineux corps flottants vus par la pupille dilatée, éclairée par le miroir.

coureur, *concomitant* ou *consécutif*, mais **secondaire**. *C'est la suie qui voltige autour de l'incendie* et *ce genre* de mouches volantes *disparaît* à la guérison de la maladie *originelle.*

Vous verrez danser ces corps, mobiles comme la lie du vin, en éclairant avec le miroir la pupille dilatée et en priant le malade de remuer légèrement son œil illuminé (fig. 312).

SYNCHISIS ÉTINCELANT

Dans la chambre antérieure flottent des corps luisants, semblables à ces *paillettes* qui habitent les flacons d'eau-de-vie de Dantzig. Le corps vitré en recèle en abondance. Habituellement ils coexistent avec des lésions internes, une vision éteinte, une cataracte *jaunâtre* et **inopérable.**

INONDATION HÉMORRAGIQUE DU CORPS VITRÉ

La **grande hémorragie spontanée** qui remplit brusquement le corps vitré et supprime la vision *en quelques minutes*, présente, ainsi que **les sujets atteints**, un **type spécial.**

Sans doute il n'est pas absolument exceptionnel d'observer, *après la cinquantaine*, chez un artério-scléreux avec hypertension sanguine, une hémorragie envahissant le corps vitré. Le trouble visuel ne disparaîtra qu'*incomplètement* ; il subsiste des « corps flottants ». L'accident intéresse ***un*** *œil* et la récidive est rare.

L'HÉMORRAGIE DES JEUNES SUJETS

Un **jeune homme** perd subitement la vision d'un œil. L'ophtalmologiste trouve cet œil **plein de sang** et diagnostique l'hémorragie dite « *des jeunes sujets* ». Or, qu'arrivera-t-il? *Cette* **averse** *hémorragique* **se résorbera** *très* **vite**, d'une manière *inespérée*, étonnante, au moins *lors des premières atteintes.* Un mois après sa cécité temporaire, l'œil relit...., en attendant la RÉCIDIVE.

Diagnostic. — *Chez un adolescent* **dont les yeux étaient normaux**, pensez à la *grande hémorragie intra-oculaire monolatérale*, lors d'une **brusque chute visuelle**. L'embolie, l'hémorragie, la thrombose dans la rétine ou le nerf optique, le décollement de la rétine (œil presque toujours **myope**), les amblyopies et amauroses, ***ne*** *ressemblent pas à cela*, et d'ailleurs seront éliminés par l'ophtalmologiste. Déjà, *si vous envoyez vous-même un peu de lumière* dans la pupille *avec le miroir* ophtalmoscopique, l'intérieur de l'œil ne s'éclaire pas : **la pupille reste noire**, D'UN NOIR DE JAIS. Le corps vitré n'est plus qu'*un caillot.*

La *cataracte « noire »* rend aussi la pupille d'un noir de jais, mais elle est *lente* et survient chez des vieillards.

Pronostic. — Le *pronostic est grave*, la cécité fréquente ***après plusieurs rechutes***, car l'hémorragie *récidive* une, deux, dix fois, EN TROMBE. Elle attaquera ***l'autre œil***. Le corps vitré ne supportera plus les *dernières invasions sanguines*, « s'organisera », fusionnera avec l'ennemi, se rétractera, puis tout finira par un ***décollement de la rétine***.

Étiologie. — Vous chercherez une cause locale ou générale. *L'œil était normal* avant l'accident. Souvent *rien d'insolite* à l'examen des viscères, des urines, du cœur, des vaisseaux, de la tension artérielle. Quelquefois cependant, le sujet est *tuberculeux*, nous l'avons plusieurs fois noté; il peut être *hémophile*, *mais c'est l'exception*. Examinés par des ***spécialistes*** en la matière, les ***réactions*** et l'état du ***sang*** sont ordinairement normaux. ***Alors***? alors il plane encore un mystère, à peine entamé, sur l'étiologie de ces hémorragies fluxionnaires, de ces « ***hémoptysies*** *dans le corps vitré* ».

Traitement. — De concert avec l'ophtalmologiste qui hâtera la résorption locale (*dionine*, *injections sous-conjonctivales*), prescrivez le traitement étiologique (tuberculose, hémophilie, etc.), régularisez les habitudes, l'alimentation, les selles.

D'urgence, repos au lit, émétine, injection de sérum, chlorure de calcium..., tout ce que vous conseilleriez pour une *hémoptysie* foudroyante.

PARASITES

Le *cysticerque* détermine dans le corps vitré des accidents conduisant à l'ablation du parasite ou, quelquefois, de l'œil.

II. — CHOROIDITES ET CHORIO-RÉTINITES

Les choroïdites se produisent isolément ou suivent les iritis et les irido-cyclites, situées dans un même tissu extrêmement vulnérable aux agents infectieux, aux métastases toxémiques et autres « humeurs peccantes ».

La choroïde suppure même *en bloc* (Voy. ***Phlegmons***).

Choroïdite syphilitique. — *Brouillard*, *visions lumineuses*, *mouches volantes*, défectuosités dans l'appréciation du volume des objets (*micropsie*), taches (*scotomes*) ou lacunes, lecture difficile, ***aucun signe inflammatoire extérieur***, sensation de *pesanteur oculaire* et *orbitaire*.

L'oculiste découvre une des ***variétés*** de ***choroïdite*** (diffuse, disséminée, plastique, pustuleuse, aréolaire, pigmentaire).

L'*ancienneté de la syphilis* ne veut *rien* dire. On a une choroïdite quarante ans après le chancre, comme on l'a, galopante, après quelques mois de syphilis. Recherchez la syphilis ***héréditaire***.

Le diabète et l'albuminurie, les lésions viscérales, donnent des processus *mixtes*.

Chorio-rétinite des myopes. — Un *myope*, à mesure qu'il avance en âge, se plaint ordinairement de mouches volantes, de scotomes, de vibrations lumineuses, de déformation des caractères à la lecture.

La *chorio-rétinite myopique*, avec ou sans syphilis, se complique de cataracte, de corps flottants dans le corps vitré, d'hémorragies et finalement de décollement rétinien. Contrairement aux racontars, *les yeux de myope ne sont pas de qualité supérieure* et leurs affections, *toujours sérieuses*, sont *quelquefois incurables*.

Traitement des chorio-rétinites. — Maladies longues, *à rechutes* faciles, surveillance de *plusieurs années*.

1° La chorio-rétinite guérit, *si elle est franchement syphilitique* (et non *para*syphilitique), énergiquement soignée, dès son apparition (injections, frictions);

2° *Les autres* choroïdites ne se rattachent pas toujours à une étiologie *unique* ou évidente (tuberculose, états *viscéraux* (foie, etc.), dyscrasies et infections de toute nature) et sont plus rebelles.

L'***hygiène*** et le ***traitement général*** sont indispensables. Le traitement *local* et *péri-oculaire* des choroïdites (injections sous-conjonctivales, temporales, verres fumés, application de dionine, ventouses, vésicatoires, sangsues, électrisation) est accessoire.

Même à défaut de ***syphilis démontrable*** par n'importe quel moyen, Wassermann compris, le ***traitement mercuriel*** sera *empiriquement utile* et nous ne saurions trop lutter contre la crainte *sui generis* qu'inspire, à tous les malades et à trop de médecins, ce traitement mercuriel. Si vous l'employez quand il ne pourra altérer la santé générale, sous des *formes* masquées au besoin, prudentes et bien supportées, ***que risquez-vous?***

Anomalies congénitales. — Très curieuses (colobome de la choroïde) et seulement découvertes à l'ophtalmoscope.

Ossification. — Dans les ***moignons***, la choroïde forme des *ossifications, douloureuses au toucher digital* et délimitables par la radiographie : ces constatations conduisent à l'ablation de l'œil.

HÉMORRAGIES RÉTINIENNES

Les *nuages*, *taches* et *lacunes* (*scotomes*) du champ visuel dépendent souvent d'*hémorragies rétiniennes*.

Ces taches ou ces lacunes sont ***immobiles*** : cela les distingue des ***corps flottants*** et des ***mouches volantes qui tourbillonnent dans le corps vitré***. La lecture est impossible, lorsque l'hémorragie occupe la région *centrale* de la rétine (région de la *macula*) : ces hémorragies *maculaires* permettent de voir le commencement et la fin d'une ligne, dont le *milieu* est effacé, *disloqué*.

Les hémorragies rétiniennes se produisent quelquefois chez des sujets en très bonne santé générale apparente, à la suite d'*efforts* (sports, jardinage, travaux fatigants, quinte de toux) ou de *traumatismes* locaux ou généraux (*compression du thorax*, *brûlures étendues*, etc.). Elles surviennent aussi dans les yeux atteints d'une tare (*myopie*, choroïdite, etc.).

Le médecin devra examiner le malade, ***organe par organe, sécrétion par sécrétion, fonction par fonction*** : cet examen ne sera *jamais* ni *trop complet*, ni trop moderne (*cœur*, *tension artérielle*, URINES, *sang* (azotémie, hémophilie, hématoscopie, réaction de Wassermann, cutiréaction, etc.).

Recherchez, dans les *antécédents* et les *concomitants*, les ***défections*** viscérales, les ***intoxications*** et les ***infections*** aiguës ou chroniques, car le traitement *étiologique* empêchera peut-être la *rechute*.

Mais il arrivera que vous ne trouverez rien pour expliquer la rupture vasculaire, sauf une ***artério-sclérose*** discutable.

L'hémorragie rétinienne, ***signe précurseur :*** *son pronostic* ***vital.***

Une hémorragie rétinienne ***précède*** parfois, à échéance variable, une ***hémorragie cérébrale***.

D'ailleurs *une hémorragie rétinienne est une hémorragie cérébrale*, puisque la ***rétine*** EST ***une circonvolution cérébrale*** épanouie dans l'œil.

Les hémorragies des *brightiques*, des *diabétiques*..., seront décrites avec les COMPLICATIONS OCULAIRES DES MALADIES GÉNÉRALES. Car ***l'apparition des hémorragies rétiniennes chez un albuminurique indique souvent la mort prochaine***

TRAITEMENT : *obscurité*, *repos* et *révulsifs* (sinapismes, pédiluves, mouches, sangsues), avant la consultation spéciale et nécessaire pour les *innombrables* maladies rétiniennes, puisqu'elles relèvent d'un examen ophtalmoscopique précis. Voici cependant des CAS MAJEURS que le *praticien* SOUPÇONNERA, ***d'après les troubles*** accusés par le patient.

RÉTINITE PIGMENTAIRE

Le ***médecin de famille*** est consulté au sujet d'un ***enfant,*** généralement de 7 à 8 ans, dont ***la vue baisse extraordinairement, dès que le jour diminue.*** Cette héméralopie, véritable *amblyopie crépusculaire*, l'*immobilise* à la chute du jour. La *consanguinité* des parents et l'*hérédité* de la rétinite sont fréquentes ; quelquefois, vous trouverez des affections hépatiques ou la surdi-mutité. L'oculiste découvrira une rétinite pigmentaire, *cirrhose atrophique de la rétine, qui ne relève souvent plus directement de la syphilis.*

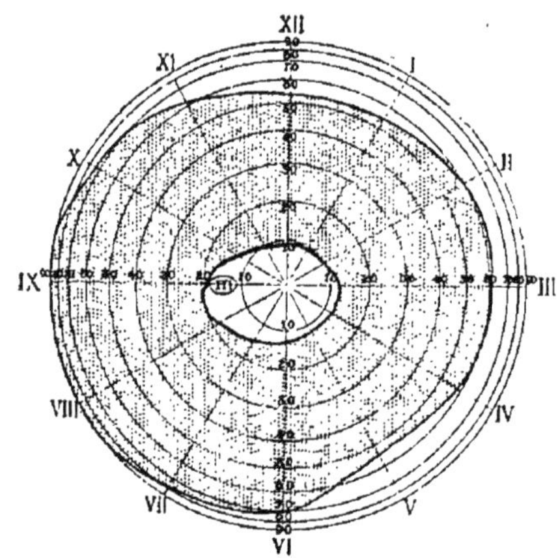

Fig. 313. — Rétrécissement concentrique du champ visuel dans une rétinite pigmentaire.

Assez différente des chorio-rétinites *hérédo-syphilitiques*, *cette affection résiste au mercure.* Le champ visuel subira un rétrécissement progressif concentrique (fig. 313). *Le malade ne deviendra jamais aveugle*, mais sa vue baissera, malgré tous les traitements. Il y aura donc lieu, avant que l'enfant entreprenne une carrière, d'établir un diagnostic et un pronostic qui dirigeront *toute sa vie.*

EMBOLIE, THROMBOSE

Vous serez brusquement appelé pour *un malade* qui, ***en quelques secondes****, aura* ***perdu totalement la vue d'un œil***; cet œil, extérieurement, semble *normal.* Cependant le patient ne distingue plus le jour de la nuit; embolie ou thrombose de la rétine, *avec ou sans lésion cardiaque.* Sauf dans les embolies *partielles*, les ***artères rétiniennes terminales, en cul-de-sac,***

***sans anastomoses**, sont complètement bouchées.* **L'autre œil** reste souvent indemne.

L'oculiste établira le diagnostic avec les *grandes hémorragies dans le corps vitré* ou le *nerf optique* et diverses affections intra-oculaires ou cérébrales.

Traitement *d'urgence* : inhalation prudente de *nitrite d'amyle*, 2 ou 3 sangsues à la tempe, pédiluves....

DÉCOLLEMENT

Vous serez mandé par un malade, *presque toujours* **myope**, ému par un affaiblissement *rapide* de la vision *d'un* œil, trouble précédé ou accompagné de *sensations lumineuses* étranges. Craignez alors le **décollement de la rétine**, maladie grave, pouvant atteindre plus tard les deux yeux.

Le *champ visuel* est *rétréci* (fig. 314). Fermez *le bon œil*, promenez votre main devant le mauvais œil; le malade ne *l'aperçoit que dans certaines positions* et ne voit qu'*une partie* des doigts. *Sous le reflet du miroir ophtalmoscopique*, la pupille est *alternativement noire* et *rouge*, *au moindre mouvement oculaire*. L'œil est *mou*. La lecture est difficile ou impossible.

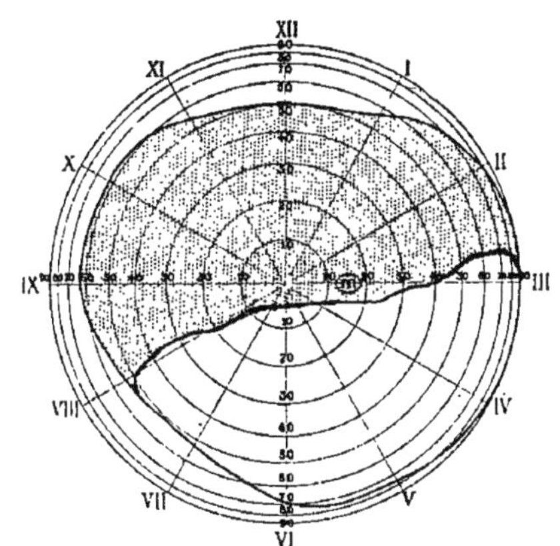

Fig. 314. — Lacune du champ visuel dans un décollement de la rétine.

La thérapeutique aura un effet médiocre ou passager. ***Les décollements de la rétine auxquels il ne faut pas toucher, sont nombreux***. La ponction de l'œil, entre autres moyens plutôt précaires, est cependant quelquefois recommandable.

Par suite de l'allongement du globe, des lésions du corps vitré et de sa liquéfaction partielle, la **myopie** fournit le principal contingent de décollements rétiniens; mais un décollement peut accompagner diverses maladies intra-oculaires et se produire aussi dans *l'état oculaire et général le plus normal*, en apparence, avec ou sans traumatisme, *refroidissement* intense et subit, etc.

Les décollements SUSPECTS recouvrent une *tumeur*, **sarcome**

mélanique. Dès lors c'est l'***extraction de l'œil***, ET NON CELLE DE LA TUMEUR, ***qui s'impose***.

Enfin les décollements retranchés *derrière une* ***cataracte*** sont, nous l'avons dit, un motif *d'inopérabilité* de cette *cataracte*.

Comme ***traitement*** immédiat, le repos *absolu* AU LIT, dans le *décubitus dorsal*, avec un bandeau léger, produira une ***amélioration visuelle*** *appréciée*. Concertez-vous ensuite avec l'ophtalmologiste.

III. — MALADIES DU NERF OPTIQUE

Bien que l'*ophtalmoscope* soit ***indispensable*** ici, le médecin aura quelques notions sur ces maladies, assez disparates comme ***étiologie*** et ***pronostic*** VISUEL OU VITAL.

NÉVRITES

A. ***Névrites inflammatoires*** par ***infection*** et ***toxémie***. Le nerf, à l'examen ophtalmoscopique, est déformé, turgide, rouge. La syphilis, la tuberculose, toutes les maladies générales, viscérales, ou de voisinage (sinusites), peuvent être en cause.

B. ***OEdèmes passifs***. Le nerf optique est *gonflé* par une *stase* que favorisent la lame criblée, la disposition de la circulation veineuse du nerf, l'exagération de la tension et de la circulation intra-craniennes, en particulier dans les ***tumeurs cérébrales***.

Il faut bien se garder de confondre les névrites inflammatoires, ***actives***, de type syphilitique par exemple (qui ne diffèrent pas, *comme processus pathogénique*, d'une *iritis* ou d'une *choroïdite*), *avec un œdème* ***passif*** d'origine *néoplasique*.

C. Les ***intoxications*** (tabac, alcool) et certaines ***infections*** (rhumatisme, etc.) produisent une variété de névrite, dite rétro-oculaire ou *rétro-bulbaire*, ***curable***, que nous retrouverons avec les amblyopies et amauroses, *troubles visuels sans lésion*.

ATROPHIES

Les ***scléroses*** et ***atrophies*** du nerf optique sont parfois *consécutives* à une névrite qui se termine littéralement par une cicatrice du nerf optique; mais, d'ordinaire, elles débutent spontanément : c'est ***l'atrophie pure et simple*** de la « feuille qui jaunit et qui meurt » ; le ***tabes*** offre l'exemple le plus navrant de cette dégénérescence implacable.

Les atrophies du nerf optique qui n'ont été précédées d'aucune névrite, sont incurables et progressives, tandis que celles qui suivent une névrite, restent partielles. Le nerf est alors un arbre qui conserve quelques rameaux verts.

L'atrophie particulière au ***glaucome*** est due à ***l'hyperpression intra-oculaire*** qui *écrase le nerf optique*.

Distinction capitale entre la névrite et l'atrophie du nerf optique. — Vous entendrez fréquemment dire qu'un *tabétique* a une *névrite optique*; ***rien n'est plus faux.*** Le ***tabétique*** est en réalité atteint d'***une impitoyable sclérose*** du nerf optique, tandis qu'un syphilitique *non tabétique* présentera la *véritable* névrite optique, *inflammatoire*, ***et guérira par le traitement mercuriel*** : celui-ci ***aggravera*** (!) *l'atrophie tabétique*.

Névrite optique et ***atrophie optique*** S'OPPOSENT *comme* NATURE, PRONOSTIC, TABLEAU OPHTALMOSCOPIQUE.

*Les **névrites** inflammatoires, œdémateuses ou toxiques*, ***guérissent***, sauf *tumeur* cérébrale ou orbitaire *malignes*.

*L'**atrophie ne guérit pas*** et se termine par la CÉCITÉ.

Les grandes **hémorragies** (apoplexies) dans les gaines du nerf optique, les thromboses et les embolies, seront diagnostiquées par l'ophtalmologiste.

TYPES DE MALADIES DU NERF OPTIQUE

Un déménageur ***tombe*** dans l'escalier : il perd ou ne perd pas connaissance, mais s'aperçoit qu'*un de ses yeux ne voit plus rien*. Le ***pronostic*** est ***mauvais. Le nerf s'atrophie.***

Un ***tabétique***, « vivotant » avec quelques douleurs fulgurantes, sans réflexes rotuliens, avec signe d'Argyll, pupille oblique-ovalaire, paresse vésicale, vieille syphilis, voit trouble avec UN œil. L'ophtalmologiste y constate une légère *pâleur* du nerf optique qui a l'***aspect lunaire.*** *Quoi qu'on fasse, plus vite* avec un traitement mercuriel *violent*, ce malade aura une atrophie du nerf optique et *le second œil imitera le premier*.

Un malade se plaint, dans la convalescence d'une ***fièvre typhoïde***, d'un trouble visuel : ordinairement *névrite optique inflammatoire*, plus ou moins complètement curable.

Un ***syphilitique*** a la vue troublée par des nuages, des étincelles, une fumée.... : *névro-rétinite* dont il *guérira* par le traitement mercuriel, iodé, arsenical, ***contrairement au tabétique.***

Un ***brightique*** ne peut plus lire : hémorragies rétiniennes avec *œdème des nerfs optiques.* Cet œdème persistera, avec des hauts et des bas, jusqu'à la mort, *sans amener toujours la cécité complète.*

Un jeune homme se plaint de maux de tête, de troubles visuels et nerveux divers. ***Œdème bilatéral*** des nerfs optiques, indice d'une ***tumeur cérébrale***. Une tumeur ***orbitaire*** entraîne, *du côté correspondant*, les mêmes conséquences.

Un cocher déclare que sa vue baisse et qu'***à la vive lumière***, en ***plein jour***, il est ***presque aveugle et confond les couleurs***, prenant dix francs pour dix sous (!). Ce **signe** *vous autorise à conclure* à une intoxication par *le tabac et l'alcool*, dont vous *guérirez* le malade.

Remarques essentielles. — En étudiant les RAPPORTS DES MALADIES DES YEUX AVEC LES MALADIES GÉNÉRALES, nous verrons l'examen *ophtalmoscopique* et *ophtalmologique* corroborer constamment le diagnostic d'une affection *intra-cranienne* ou d'une *maladie générale* (maladie nerveuse, mal de Bright, etc.). En effet :

Toute infection générale ou **viscérale *peut engendrer une névrite inflammatoire*** (*syphilis, sinusites* sphénoïdale, frontale, maxillaire, ethmoïdale, *otite, infection paradentaire, métrite, méningite, myélite, ophtalmie sympathique*). Parfois l'origine de l'infection reste obscure, malgré les recherches les plus averties.

Toute* néoplasie *intra-crânienne ou orbitaire peut engendrer une stase œdémateuse du nerf optique.

Atrophie du nerf optique après de grandes hémorragies. — Une ***hématémèse***, une ***métrorragie***, une *épistaxis*, une hémorragie quelconque, sont capables de RENDRE AVEUGLE. Nous reviendrons *à fond* sur ce sujet qui mérite toute l'attention du praticien.

Il existe enfin une sclérose partielle du nerf optique atteignant les ***membres d'une même famille***, dès la puberté. Cette sclérose, dite *familiale, n'aboutit pas à la cécité.* Elle s'accompagne de *scotome central*; *le malade voit mieux vers le soir*, à cause du moindre éblouissement et de la dilatation pupillaire, un peu comme dans l'intoxication alcoolique ou diabétique.

Le **traitement** des maladies du nerf optique est, en principe, celui des *maladies de la choroïde et de la rétine*, déjà mentionné : le praticien et l'ophtalmologiste uniront le traitement *local* (révulsions temporale et mastoïdienne, émissions sanguines, injections péri-oculaires) au traitement *général*, physique (sudation, électrisation, etc.) et *étiologique*.

Une opération (ponction lombaire, trépanation) complétera, au besoin, le diagnostic et le traitement. Le neu-

rologiste et l'ophtalmologiste en établiront avec vous l'opportunité.

IV. — TUMEURS

Le *praticien* les *constatera* ou les *soupçonnera* à des phases fort différentes.

1° La tumeur, devenue *extra-oculaire*, « champignonne » après avoir ***perforé*** *la coque*.

2° La tumeur, également ***visible à l'œil nu***, siège SUR *l'iris*, sous la cornée, « *sous verre* » (Kystes grisâtres, angiomes, sarcomes à ne pas confondre avec des nodules syphilitiques, tuberculeux...... Voy. ***Maladies de l'iris***).

3° La tumeur, ***invisible à l'œil nu***, est née DERRIÈRE *l'iris*. Sans *ophtalmoscopie* ces tumeurs *seront néanmoins soupçonnées*, si elles sont accompagnées d'***hypertension de l'œil***, devenu ***dur*** *au* ***toucher***.

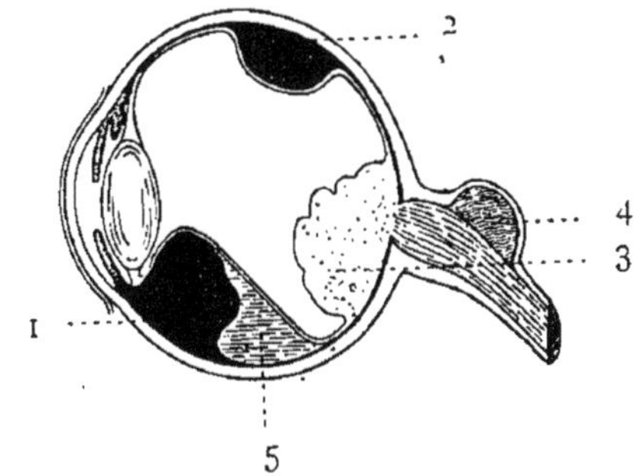

Fig. 315. — Les tumeurs *malignes* du fond de l'œil.

1, Sarcome mélanique du corps ciliaire ; 2, sarcome de la choroïde ; 3, gliome de la rétine ; 4, sarcome des gaines du nerf optique ; 5, décollement *concomitant* de la rétine.

Pensez à l'éventualité d'une TUMEUR, *devant un* ***glaucome monolatéral***.

Certes, au début du néoplasme, l'œil a sa tension normale, une vision passable. Nous avons observé des sarcomes du corps ciliaire chez des malades qui « consultaient pour des verres » et *lisaient* avec le verre approprié.

Ces tumeurs MALIGNES « poussent » dans la *choroïde*, le *corps ciliaire*, la *rétine*, la partie *orbitaire* du *nerf optique* (Voy. ***Tumeurs de l'orbite***).

LE GLIOME DE LA RÉTINE, CANCER DES ENFANTS

Méfiez-vous d'une ***tumeur*** chez un ***enfant*** qui, *à la lumière* artificielle, présente un ***reflet fauve de la pupille***, dont l'éclat rappelle celui des ***prunelles*** d'un ***chat***. L'enfant paraît ***en bonne santé générale***.

Or il a un ***gliome de la rétine***, affection terrible, *bilatérale dans un cinquième des cas, souvent* terminée, ***malgré l'ablation de l'œil***, par la ***mort*** au milieu des métastases orbitaires et cérébrales.

L'ophtalmologiste complétera immédiatement le diagnostic (*pseudo-gliomes* après suppuration du corps vitré et de la rétine) et décidera du traitement.

SARCOMES ET CARCINOMES INTRA-OCULAIRES

Les ***sarcomes***, ***mélaniques*** ou non, se développent dans la *choroïde* et le *corps ciliaire* et ***n'entrainent presque jamais d'adénopathie***. Les traumatismes y prédisposent.

Les ***tumeurs carcinomateuses*** de l'*estomac*, de l'*utérus*..., peuvent envoyer *dans l'œil* une *colonie* et le praticien recherchera si une tumeur intra-oculaire n'accompagne pas un *cancer* préalable de l'*estomac* ou de l'*utérus*.

Diagnostic. — 1° ***Quand la pupille est libre***, le fond de l'œil *éclairable*, la *néoplasie* ***visible avec l'ophtalmoscope***, l'ophtalmologiste sépare les tumeurs des ***pseudo-tumeurs*** (*tubercule, gomme*, etc.), des ***corps étrangers*** et des ***parasites*** (cysticerque). Les ***pseudo-tumeurs*** s'accompagnent d'une *réaction inflammatoire* (***iritis***) et des *symptômes* d'une infection de l'organisme (*syphilis, tuberculose*, etc.), à déterminer par les réactions modernes.

Au contraire, ***la vraie tumeur*** (sarcome, carcinome) ne s'accompagne que très exceptionnellement d'une iritis. ***Elle se complique*** surtout de ***glaucome***, de *dureté* de l'œil.

Les *réactions du sérum des cancéreux* compléteront les diagnostics douteux.

2° Quand un ***décollement de la rétine***, une *cataracte*, une occlusion de la *pupille*, des *hémorragies*, un *trouble cornéen*, ***masquent une tumeur*** PROBABLE, l'ophtalmologiste, comme pour les sinus péri-orbitaires, *appliquera sur* l'œil cocaïnisé, une lampe électrique spéciale, telle que celle de Rochon-Duvigneaud. L'*opacité* ou la *transparence* régionales l'amèneront à conclure, avec ou sans *opération exploratrice* (iridectomie, ponction) et *radiographie* (*corps étrangers enkystés, ossifications*).

Le ***traitement*** sera l'*ablation de l'œil* et, à la rigueur, d'un fragment du nerf optique.

Le ***pronostic du sarcome*** est variable, mais, *contrairement* à celui du *gliome*, ***il est meilleur qu'on ne pourrait le sup-***

poser et meilleur aussi que celui des cancers des autres régions. Il est toutefois plutôt *paradoxal.*

Plusieurs de nos opérés de sarcome mélanique intra-oculaire vivent encore, *quinze ans et plus après l'opération*, sans récidive ni métastase. Un nombre à peu près égal est mort de métastase *hépatique* ou intestinale, ***sans récidive orbitaire.*** Mais tel sarcome ancien, volumineux, ne donnera pas de métastase : telle tumeur récente et petite sera suivie d'une mort assez rapide.

Après l'énucléation, le *praticien*, auquel sera remis le malade, se rappellera la prédilection de la métastase pour ***le foie***.

V. — PHLEGMONS

Quelques livres d'ophtalmologie désignent, sous le nom de ***panophtalmie***, la ***destruction suppurative totale du globe*** oculaire. En fait, *panophtalmie* ne veut dire qu'inflammation généralisée, *sans indication de suppuration.*

L'appellation ancienne de « phlegmon de l'œil » valait mieux. Celle de **phlegmon diffus intra-oculaire** exprime la réalité.

LES DEUX PHLEGMONS

Le praticien saura reconnaître ***deux*** grandes ***catégories*** de ***suppuration massive*** de l'œil ; l'une COMMENCE, la seconde FINIT, PAR LE FOND de l'œil.

Dans la *première*, ni *plaie* ni *traumatisme*, mais ***abcès spontané*** dû à une infection **à distance**, **métastatique**, INDIRECTE (*infection puerpérale*, *fièvre éruptive*, etc.).

Dans la *seconde*, un ulcère de la *cornée*, une *plaie* oculaire sont l'origine ***immédiate*** d'une infection DIRECTE, **ectogène**. Nous avons vu une épingle à chapeau inoculer l'intérieur de l'œil, comme on inocule un bouillon de culture.

Le phlegmon d'origine ***externe*** *nécessitera* ***une opération***, *tandis que le* ***phlegmon d'origine interne*** *n'en nécessite* ***à peu près jamais.*** DIAGNOSTIC, PRONOSTIC, TRAITEMENT, TOUT EST OPPOSÉ.

1° *PHLEGMON* ***MÉTASTATIQUE***, *ENDOGÈNE*

Évolution. — Le praticien constatera, le *premier*, les désordres oculaires, parce qu'ordinairement, ils se produisent au cours d'une *infection sanguine*, *pneumonie*, *érysipèle*, *fievre éruptive*.

Leur type classique est fourni par l'*infection puerpérale*.

Au cours de la maladie ou dans la convalescence, la vision d'un œil *ou des deux yeux* se trouble, *sans vives douleurs*, *puis disparaît totalement*, *sans que l'œil soit extérieurement très enflammé*; c'est le PHLEGMON FROID de l'œil. La ***pupille présente un reflet jaunâtre***, car le *corps vitré n'est qu'un amas de pus* dont une partie franchira la pupille pour se déverser « en cascade » au bas de la chambre antérieure. Puis l'œil *ou les yeux s'atrophient*, qu'il y ait eu ou non une perforation de la coque.

Diagnostic. — Cette ***infection d'emblée du fond de l'œil*** ressemble à l'*irido-cyclite suppurée* avec *hypopion* (voy. ***Maladies de l'Iris***). Celle-ci est moins grave et la vision est conservée, ***parce que le corps vitré reste intact***.

Méfiez-vous, *au cours d'une maladie infectieuse*, de la *perte* rapide *de la vision* AVEC TEINTE JAUNATRE DE LA PUPILLE. Mettez, par une consultation, votre responsabilité à couvert, *de bonne heure*, car cette complication inopinée est aussi redoutable POUR LA VIE que POUR LA VUE.

Pronostic visuel et vital. — Le pronostic VISUEL est très grave. Presque toujours un œil ou les deux yeux sont totalement perdus. La septicémie *gonococcique* semble moins dangereuse et nous en avons suivi un cas où une vision inespérée est revenue.

Le pronostic VITAL est extrêmement sévère. Le phlegmon intra-oculaire est souvent un ***signe précurseur de la mort***.

Lorsqu'*un seul œil* est atteint, quelques malades survivent. Ils meurent à peu près tous, si les *deux yeux* sont intéressés.

Étiologie. — En général évidente : infection « *médicale* » (érysipèle, fièvre éruptive, pneumonie, méningite, etc.) ou *chirurgicale* (anthrax, suppuration péridentaire, blessure, phlegmon périnéphrétique, etc.).

Lorsque la cause profonde est impossible à déceler, vous ne trouvez (pas toujours) que la cause occasionnelle.

Ainsi un *refroidissement* violent détermine ce phlegmon « spontané », comme il déterminerait une pneumonie. Panas avait observé un phlegmon oculaire spontané chez un vieillard, après plusieurs heures de séjour au grand froid sur une impériale d'omnibus, et du côté exposé au vent. Il s'agit ordinairement d'alcooliques, de surmenés, de miséreux, atteints de dyscrasies ou d'infections chroniques.

Les *urines* sont éventuellement chargées de sucre et le *diabète, ignoré ou non, jusqu'à la suppuration intra-oculaire*, en explique la gravité.

Traitement. — Traitez la *pyohémie* par le mercure (frictions), le collargol sous toutes ses formes (injection et pommade), l'électrargol, les injections d'autres métaux (or), la saignée et le « lavage » du sang, les *abcès de fixation* (térébenthine)....

Localement, applications chaudes, émissions sanguines (sangsues à la tempe), atropine.

Si la maladie n'a touché *qu'un œil, doit-on l'enlever*? Presque **jamais.**

Pourquoi enlever un œil atrophié, s'il n'est ni douloureux, ni dangereux?

L'*ophtalmie sympathique* reste fort douteuse ***après les suppurations destructrices.*** Conservez, à son gré, au malade *son œil* plus ou moins *réduit*, sans ajouter encore aux tristesses qui l'accablent, et coiffez d'*un œil artificiel* ce moignon mobile.

2° PHLEGMON D'ORIGINE EXTERNE, ECTOGÈNE

Évolution clinique. — Après une blessure ou un ulcère cornéen, ordinairement avec ***dacryocystite***, l'**empyème** de la chambre antérieure apparait. La ***conjonctive péricornéenne*** se ***tuméfie en tomate*** (fig. 316), les ***paupières se gonflent*** et ***s'immobilisent. Fièvre et douleurs intenses.***

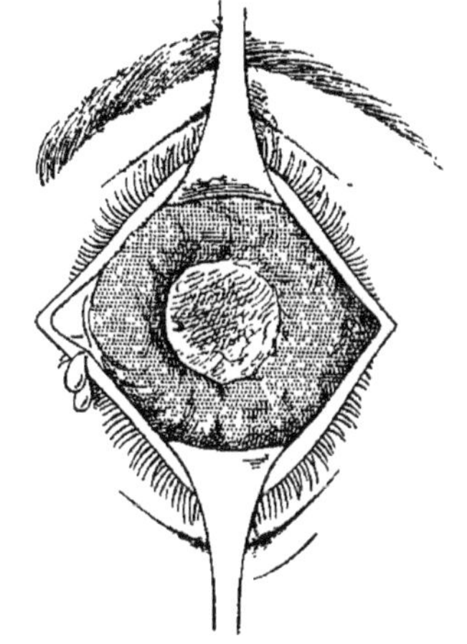

Fig. 316. — L'aspect du phlegmon diffus intra-oculaire.

La suite et la fin, c'est la ***débâcle***, plutôt ***lente.***

Les douleurs sont plus violentes que dans le phlegmon métastatique, parce que, dans le phlegmon d'origine externe, les nerfs du corps ciliaire sont d'abord envahis, tandis que le phlegmon endogène atteint surtout la rétine et le corps vitré, peu sensibles.

Enfin des ***grumeaux*** purulents s'échappent, vrais *bourbillons*, de l'œil qui se transforme en ***moignon.***

Pronostic. — L'œil est perdu, mais, ***à l'inverse*** de ce qui se passe pour le ***phlegmon métastatique***, LA MORT N'EST GUÈRE A CRAINDRE. « *L'œil crève, mais on ne crève pas de l'œil* », me disait un paysan, « bon clinicien ». Il est en effet exceptionnel que ce phlegmon, en somme encapsulé, conduise a une infection méningitique, ***si l'on ne cherche pas à enlever*** inconsidérément ***cet œil.***

De plus, l'***ophtalmie sympathique ne se produit généralement pas après le phlegmon total.*** *La vision de l'autre œil reste intacte.* Dans l'œil dont il n'est resté que les *quatre murs*, l'incendie a détruit jusqu'aux agents éventuels de transmission sympathique.

Diagnostic et traitement. — Vous éviterez la confusion avec une **conjonctivite blennorragique** où le *chémosis* est aussi marqué, mais la sécrétion caractéristique.

Pressez le *coin* interne de l'œil et le sac lacrymal pour exprimer *le pus* de la **dacryocystite**, source ordinaire du phlegmon.

Ne confondez pas le phlegmon de l'ŒIL avec le **phlegmon de** l'ORBITE, où l'œil, ***immobile, projeté en avant, ne voit rien*** (compression du nerf optique), ***quoiqu'il paraisse sain extérieurement.***

Pensez à la **ténonite** (inflammation *rhumatoïde* périoculaire). L'œil, quoique rouge et gonflé, ***voit*** : *peu* ou *pas de fièvre.*

Evitez : Les applications *froides*, les pansements *secs*, la révulsion (mouches, vésicatoires), **surtout la glace.**

Conseillez : un pansement **humide et chaud**, *permanent* (eau bouillie et taffetas chiffon), puis, plusieurs fois dans les vingt-quatre heures, un **cataplasme de farine de lin** très chaud. N'en n'ayez pas la phobie. RIEN NE SOULAGE AUTANT. Les compresses chaudes et les cataplasmes de fécule, purée vite refroidie, ont un effet *médiocre.*

Injection de ***morphine***, de ***dionine*** : hypnotiques et calmants....

L'***ophtalmologiste*** interviendra au moment opportun.

Les ***débridements***, avec évacuation *partielle* d'un contenu *très* DENSE, ne ***soulagent pas toujours*** suffisamment.

Mieux vaut une opération complète. Mais ***cette opération ne sera pas l'énucléation***, l'ablation totale de l'œil, pour des motifs tirés, SANS PARTI PRIS, de l'expérience clinique.

Il est, en effet, positif qu'un phlegmon, *abandonné* aux cataplasmes ou *traité par* le *simple curage de l'œil*, n'entraîne presque jamais la ***mort.*** Il est non moins positif que l'énucléation, ***inoffensive dans ses autres indications***, a été suivie d'un assez grand nombre de morts par méningite, *quand elle a été exécutée pour un phlegmon intra-oculaire*, malgré la même *technique* et la même *antisepsie que dans toute autre occasion.*

Le *premier mouvement*, *extraire* l'œil perdu, douloureux et purulent, *n'est pas le bon* : il est susceptible d'entraîner la mort.

L'exentération (**curage**), certaines cautérisations chimiques et la cautérisation ignée *profonde* conservent, avec raison, la coque de l'œil, ***barrière qui s'oppose aux propagations méningitiques.***

Le malade garde « son œil » et *la* **prothèse** procure à l'œil artificiel une *mobilité* et un aspect *supérieurs à ceux qui suivent l'énucléation.*

J'ai conseillé et exécuté, le premier, *des cautérisations ignées*, avec le *thermo-cautère Paquelin*, *en plein corps vitré purulent* (A. Terson, MALADIES DE L'ŒIL. Traité de chirurgie Le Dentu-Delbet, 1897, pages 172 et 267): « Quelques pointes de feu ***dans l'intérieur du globe largement ouvert, comme dans un anthrax***, ont une action heureuse pour diminuer les *douleurs* et accentuer la terminaison, comme nous l'avons *souvent* remarqué. » « On cautérisera ***le reste*** *du corps vitré* au THERMO-CAUTÈRE. La *sédation* des douleurs est *immédiate* et le moignon se cicatrise plus vite ». Telles sont les expressions, sans ambiguïté, dont je me suis servi.

L'exentération *ignée*, que de Lapersonne a de nouveau préconisée et systématisée, est donc, pour nous, une opération très recommandable.

Le seul argument ***en faveur de l'énucléation*** serait le soulagement soi-disant instantané que quelques opérateurs garantissent au patient pour enlever ses dernières résistances, tout en l'exposant, d'une part, *à la mort*, d'autre part, à une prothèse forcément plus disgracieuse.

CHAPITRE XVII

LE MALADE A BESOIN DE LUNETTES

LES DÉFAUTS OPTIQUES DE L'ŒIL

L'œil est une chambre noire avec lentille et diaphragme, un appareil photographique vivant.

Dans un œil *normal*, dit ***emmétrope*** (ενμετρον, *dans la règle*), les rayons parallèles, venus des objets éloignés (du *punctum remotum*, point *le plus distant* qui produise encore une image nette sur la rétine), en pratique au moins ***de 5 mètres*** de distance, se concentrent sur la rétine. *L'œil est au point* (fig. 317) : *pas besoin de verres.*

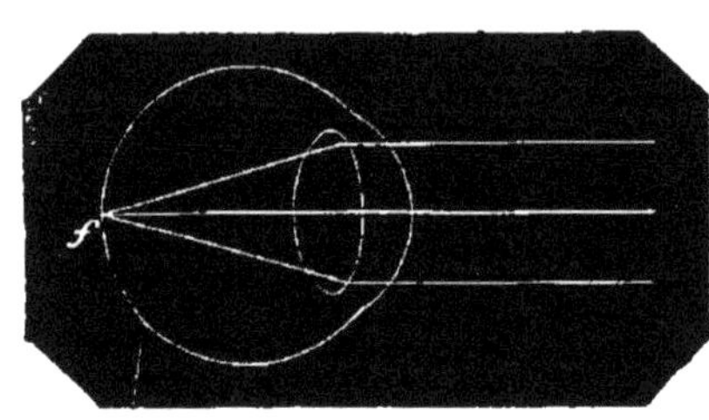

Fig. 317. — Œil EMMÉTROPE, normal, où les rayons parallèles ont leur foyer, *f*, sur la rétine.

Grâce à *l'accommodation*, modification de la *lentille* (cristallin) par le *muscle ciliaire*, l'image des objets ***rapprochés***, situés *entre 5 mètres et l'œil*, se construit correctement sur la rétine, ***tant que le malade n'est pas presbyte*** à cause de son ***âge***, ou s'il n'est pas

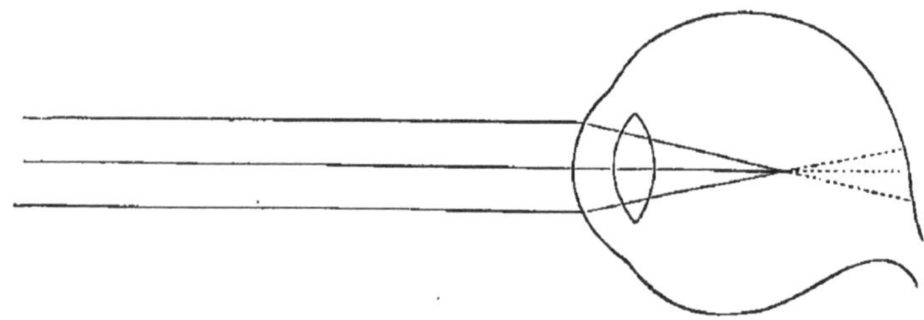
Fig. 318. — L'œil trop long, MYOPE ou, mieux, HYPOMÉTROPE.

hypermétrope. Le *punctum proximum* est le point le plus *proche* que l'œil voie nettement *sans* accommoder. Sa distance du punctum remotum est le *parcours accommodatif*.

Si l'œil est ***trop long*** ou ***trop court***, ou si, pour d'autres raisons (modifications dans la réfringence et les courbures), il se comporte comme s'il l'était, l'appareil photographique *n'est plus au point;* l'œil est ***myope*** dans le premier cas (fig. 318), ***hypermétrope*** dans le second (fig. 319). La myopie devrait, pensons-nous, être appelée HYPOMÉTROPIE, pour unifier les dénominations usuelles.

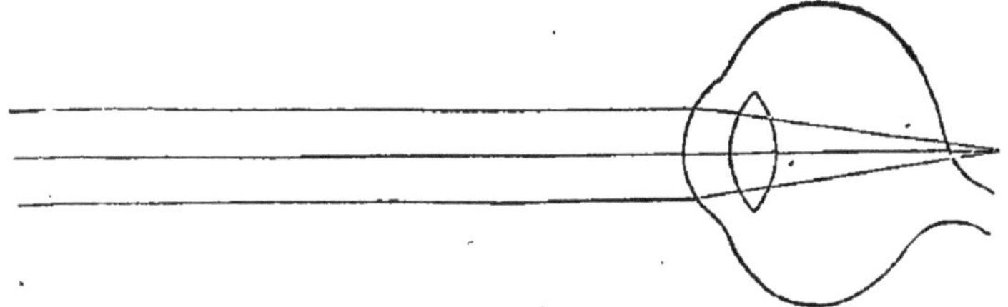

Fig. 319. — L'œil trop court, HYPERMÉTROPE.

Il faudra donc des verres, *concaves* ou *convexes* (fig. 320), pour modifier la marche des rayons et remettre l'image ***à sa place***, sur la plaque à photographie, sur la *rétine*, que nous ne saurions ni avancer ni reculer.

Avec *l'âge*, le cristallin et le muscle ciliaire perdent peu à peu leur souplesse: vers 45 ans, la ***presbytie*** s'établit.

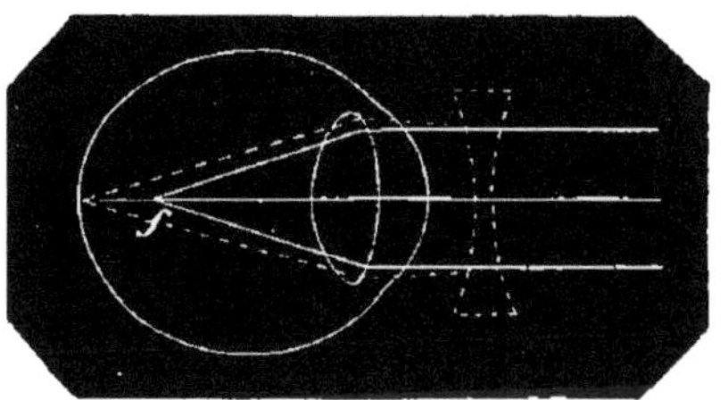

Fig. 320. — Effet du verre concave sur l'œil *myope*. Le foyer *f* est *reculé* sur la rétine trop éloignée. Sur l'œil *hypermétrope*, l'effet du verre est l'inverse.

Au surplus, des affaiblissements momentanés et des paralysies de l'accommodation bénéficient, *à tout âge*, des verres *convexes* et des myotiques.

On naît onhypermétrope, on devient presbyte.

Enfin une cornée ou un cristallin dont les surfaces géométriques sont *irrégulières*, comme celles d'un verre de montre déformé, sinueux, ***troublent*** les images, ***aussi bien de loin que de près***; ***astigmatisme*** ou astigmie (αστιγμα, *incapacité d'un point*), où les méridiens de l'œil n'ont pas la même réfraction : un méridien peut être hypométrope et l'autre hypermétrope, *dans le même œil* (astigmatisme myopique, simple, composé, hypermétropique simple, composé, mixte).

Des verres ***cylindriques***, n'ayant d'action *que sur le ou les* *méridiens défectueux* et placés *perpendiculairement à ces méridiens*, corrigeront cette anomalie, *associée* ou non aux autres.

Désignation et graduation des verres. — L'unité, appelée ***dioptrie*** (Monoyer), équivaut au pouvoir réfringent d'une lentille qui a une longueur focale d'un mètre. La lentille d'une dioptrie se subdivise en $0^D,25$, $0^D,50$, $0^D,75$.

Comme beaucoup de personnes parlent encore de l'ancienne numération en *pouces*, quoique la numération en dioptries (*système métrique*) soit adoptée depuis plus de 30 ans, voici les *correspondances* des deux numérations. Constamment un myope vous dira qu'il porte *du n° 2*, ce qui, ***dans l'ancienne numération*** en ***pouces***, correspond à une myopie ***extrême***, tandis qu'une myopie de ***deux dioptries*** *est une myopie* ***très faible***.

NOTATION PARALLÈLE EN DIOPTRIES ET EN POUCES

DIOPTRIES	POUCES	DIOPTRIES	POUCES
0,50	72	5,50	6 1/2
0,75	48	**6**	**6**
1	36	7	5
1,25	30	8	4 1/2
1,50	24	9	4
1,75	20	10	3 1/2
2	18	11	3 1/4
2,25	16	12	3
2,50	15	13 }	2 3/4
2,75	14	14 }	
3	12	15	2 1/2
3,50	10	16	2 1/4
4	9	18 }	2
4,50	8	20 }	
5	7		

6 dioptries et 6 pouces se correspondent.

VERRES CORRECTEURS

Les verres correcteurs sont sphériques, concaves, convexes, bi-concaves, bi-convexes, plan-concaves, plan-convexes, cylindriques concaves, cylindres convexes, hyperboliques, coniques, toriques, périscopiques, prismatiques. Les verres prismatiques rendent service dans l'insuffisance et les paralysies des muscles de l'œil.

Tous les verres sont susceptibles de se combiner, d'être incolores ou colorés.

Les lunettes, *en demi-lune* (fig. 321), à *la Franklin* (verres accouplés ou verres à *double foyer* (fig. 322), corrigeront ***à la fois*** les visions défectueuses de près *et* de loin. Un peintre *hypermétrope* aura besoin pour voir son modèle et son travail, de verres différents qui seront réunis en un seul. Un pianiste, un horloger, un graveur, porteront, dans leurs actes professionnels, des verres plus faibles ou plus forts que pour la lecture.

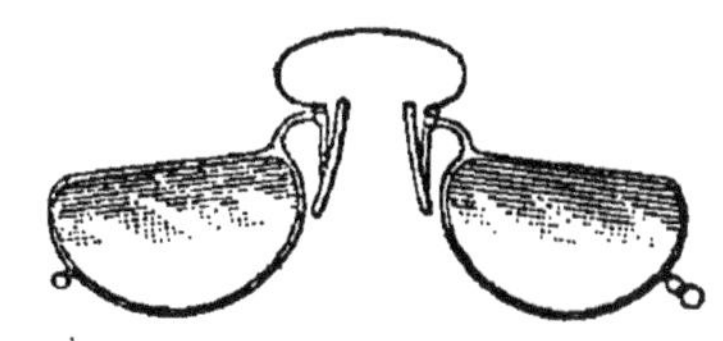

Fig. 321. — Verres en demi-lune

Quand les lunettes ne donnent qu'un résultat insuffisant, la ***lorgnette*** et la ***loupe*** deviennent les dernières ressources. De Wecker et Masselon ont signalé des *myopes*, et nous en avons vu, auxquels aucun verre ne convenait plus, à cause de l'usure de leurs yeux, et qui employaient, pour la *vision* ***de loin***, une large loupe qui, tenue à bonne distance, leur offrait une image *renversée*, mais *nette*, des inscriptions, numéros de maison, etc.

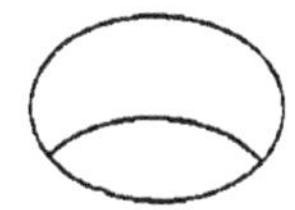

Fig. 322. Verre à double foyer.

On reconnaît le numéro du verre déjà porté par l'appréciation du déplacement des images, après apposition de verres gradués sur les lunettes habituelles, ou avec un *cylindro-sphéromètre.*

MONTURES USUELLES

Les verres, de bonne dimension, seront *exactement* adaptés à l'écartement des pupilles. Les montures disloquées provoquent des troubles visuels.

Le *décentrage* des verres sphériques présente cependant des indications.

Le malade ira, au moins la première fois, *prendre mesure* chez l'opticien pour trouver la monture qui lui convient, les différences individuelles (forme, matière, dimensions), étant considérables.

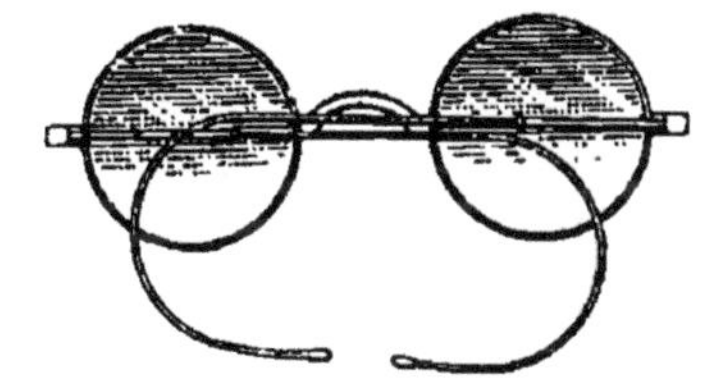

Fig. 323. — Lunettes rondes avec branches à crochets.

Un binocle tenant solidement sur le nez, *inoxydable* (nickel, or, écaille), rend souvent autant de services que les lunettes. Les enfants et quelques adultes sont réduits aux lunettes et aux faces-à-main, s'ils ne peuvent porter de binocle, quelles que soient la matière et la forme des *plaquettes* (fig. 324).

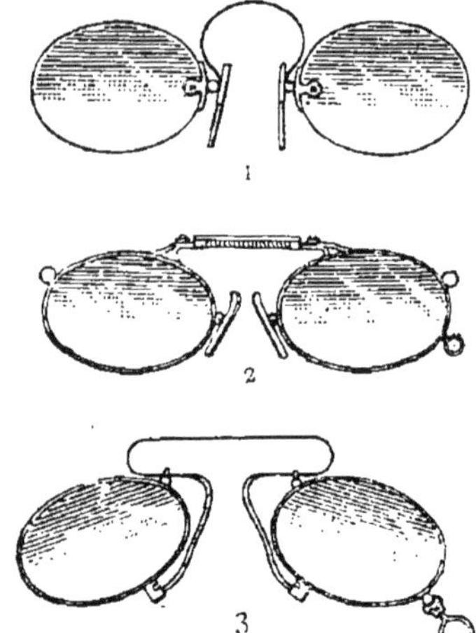

Fig. 324. — Binocles usuels. 1, Horizontal non cerclé ; 2, à glissière, pour ASTIGMATE ; 3, à plaquettes SINUEUSES pour les nez « difficiles ».

Les *faces-à-main mono* et *binoculaires* rendent service à certains myopes et hypermétropes, en se *superposant* temporairement aux verres portés constamment.

Lunettes à renversement.

Quand un sujet n'a ***qu'un œil de bon*** ou des yeux très différents, une monture en X (fig. 324), qui n'a *ni haut ni bas*, avec un verre pour la vision de *loin* et l'autre pour la vision *de près*, se *renverse*, suivant le besoin (on *retournerait* un *binocle* analogue), l'œil nul ou faible n'étant pas gêné par le verre qui facilite la vision du meilleur œil.

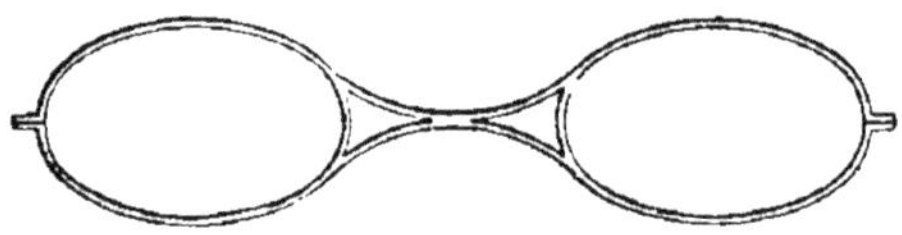

Fig. 325. — Lunettes en X, à renversement.

PRESCRIPTION A DISTANCE

Le médecin, soit pour lui-même, soit pour un malade, demande qu'on lui *envoie* des verres. Pour une bonne adaptation, *il transmettra une monture correcte*; pour les verres **convexes** devenus *trop faibles* (les changer *au moins tous les deux ans*), il demandera le numéro suivant, mais les modifications pathologiques possibles rendent cette pratique aléatoire.

Tout malade *qui n'a jamais porté de lunettes*, sera soumis à l'examen du fond de l'œil.

DÉTERMINATION DES RÉFRACTIONS ANORMALES

L'***ophtalmologiste*** a plusieurs systèmes à sa disposition.

Comme tout le monde, il *essaie des verres de « numéro » différent* (méthode dite ***subjective***), mais il utilise, en plus, des manœuvres ***objectives***, l'*optométrie* et l'*ophtalmométrie*, l'examen *ophtalmoscopique* à l'*image droite*.

Sans montrer le fond de l'œil, une méthode *française* (Cuignet, Parent) découvre aussi la réfraction anormale par un jeu d'*ombres pupillaires* (***skiascopie***, *σκια, ombre*), ces ombres se dirigeant dans un sens différent suivant que l'œil est myope, hypermétrope, astigmate, quand l'observateur incline ou tourne le miroir. Puis le malade tient devant son œil une *palette de verres* ***gradués*** qui, lorsqu'ils corrigent la défectuosité, *changent la direction de l'ombre*.

Malgré la simplicité *apparente* de la skiascopie, *un sérieux apprentissage* et un *contrôle* restent nécessaires pour éviter les erreurs.

Au simple essai de verres successifs le ***praticien*** devra quelques certitudes ou présomptions. Cet essai réintervient *en dernier ressort* pour corroborer les résultats obtenus avec les méthodes soi-disant objectives (toujours subjectives de la part de l'observateur) et vérifier la tolérance du malade.

La *vision de loin* est recherchée pour ***chaque œil séparément***, un des yeux, une monture d'essai étant placée sur le nez, oblitéré par une *plaque opaque*. L'examiné, *le dos tourne au jour*, *à 5 mètres du tableau* spécial très éclairé, lit *tout* ou *s'arrête* à une rangée de lettres.

L'observateur met alors devant l'œil libre la plaque ***percée*** *du trou* « sténopéique » (fig. 41, p. 40). Si le malade, amélioré, « gagne » une rangée de lettres, il a certainement une anomalie de la réfraction et des *verres* lui rendront service.

Si, *au contraire*, le *trou* sténopéique *diminue la vision*, *le malade ne bénéficiera pas de lunettes*.

L'***essai successif*** de verres ***sphériques***, d'abord *concaves* (— 1, — 2 dioptries, etc.), qui améliorent (***myopie***) ou troublent, de verres *convexes* (***hypermétropie***), ou enfin, à *défaut d'amélioration*, d'un verre ***cylindrique*** (— 0,50, — 1 ou + 0,50 et + 1) que l'***on fait tourner*** devant l'œil, seul ou associé au verre sphérique qui a produit préalablement le meilleur résultat, au besoin la présentation du *cadran* (fig. 30, p. 28), dont les rayons sont vus inégaux et « flous » par l'*astigmate*, telle est la conduite à tenir. L'acuité visuelle est parfaite, si *la ligne*, correspondant à $1 = 10/10$ (fig. 326), est vue en entier. Sinon l'acuité visuelle, inférieure à la normale, est désignée par la fraction en regard de la dernière ligne lue (4/10, 5/10, 2/10, etc.). On inscrit le verre qui, après avoir procuré la meilleure vision, est suivi immédiatement d'un verre ***qui la trouble, qui est trop fort.***

Un œil ***normal*** ou ***corrigé*** lit les lettres suivantes (fig. 326), *tenues* à la distance de 5 mètres.

T C N D Z P

Fig. 326. — Un œil normal épèle ces lettres à 5 mètres de distance.

Le sujet *illettré* ou *alexique* cérébral, celui ***qui ne sait pas*** ou ***plus lire***, tiendra à la main un carton découpé qu'il placera dans les positions où il voit sa forme sur l'échelle spéciale (fig. 30, p. 28).

Pour la ***vision de près***, le plaignant lit mieux, plus mal ou ne lit pas, avec des verres, le plus fin caractère d'une échelle appropriée, *à 33 centimètres de distance*, ou, à défaut d'échelle, les petites lettres de la *quatrième page* d'un *journal.*

CHOIX DE VERRES

Le praticien doit-il « se lancer » résolument dans le ***choix*** *de lunettes*? Evidemment non. Sur ce chapitre, il serait moins avancé qu'un *opticien qui, plus d'une fois, se trompe*, car l'appréciation des lésions oculaires reste pour lui lettre morte.

Prenons, comme exemple, un *myope*. A la rigueur, si la myopie est minime, le verre concave qui, à 5 mètres, produit la meilleure vision, peut être trouvé, sinon prescrit, *par n'importe qui*. Mais, dans la myopie *élevée* ou *compliquée d'astigmatisme*, un examen des lésions et le concours d'un spécialiste sont aussi *indispensables* pour le choix des verres que pour le traitement.

Sur l'***ordonnance***, le *numéro* des verres concaves est précédé du signe —, celui des verres convexes du signe +, par exemple, — 3, + 5, celui des verres cylindriques, de l'inscription de l'axe du verre, 90° + 0,75, 0° — 1.

Ne pas constamment prescrire le verre *qui assure la vision la plus nette*, mais plutôt le mieux toléré.

Certains **hypermétropes**, d'un degré *très élevé, sont* **confondus** *par les médecins et même les opticiens* **avec les myopes**, parce qu'ils se *rapprochent de ce qu'ils lisent*, attitude véritablement **paradoxale.**

Presbytie. — La *presbytie faible*, entre 43 et 46 ans, donne le moins de déception au praticien et au malade par la prescription d'un verre convexe assurant la meilleure lecture *à 33 centimètres de distance*, tout en permettant d'avancer et de reculer de 3 à 4 centimètres, la vision restant excellente, **sans verres**, pour les objets *éloignés*. Les lignes *suivantes* doivent être lues *facilement* à 33 centimètres.

Le ton n'est que la convenance du style à la nature du sujet, il ne doit jamais être forcé, il naîtra naturellement du fond même de la chose et dépendra beaucoup du point de généralité auquel on aura porté ses pensées. Si l'on s'est élevé aux idées plus générales et si l'objet en lui-même est grand, le ton paraîtra

Un sujet *faiblement myope* deviendra peu à peu, *en plus, presbyte*; il aura des verres *concaves pour voir de loin, convexes pour voir de près*.

VERRES CONVEXES USUELS DANS LA PRESBYTIE

AGES	DIOPTRIES	AGES	DIOPTRIES
44	0,50	60	2,50
46	0,75	62	2,75
48	1	65	3
50	1,25	68	3,50
52	1,50	71	4
54	1,75	75	4,50
65	2	80	5
58	2,25	85	5,50

Ces chiffres ne sont qu'une **moyenne.**

Les maux de tête d'origine oculaire. — A côté des douleurs de tête dont une **maladie oculaire** *est la cause évidente* (iritis, glaucome, kératites, etc.), l'*astigmatisme*, la *presbytie*, l'*hypermétropie*, la *myopie forte*, sont l'origine d'un **grand nombre de céphalées tenaces.** Les *neurasthéniques*, les *hypertendus artériels*, les *surmenés*, les *intoxiqués*, les *diathésiques*.... souffrent davantage de leur tare oculaire. Les préparations phosphoriques, la quinine, l'hydrothérapie, l'exercice modéré au grand air, l'hygiène, les laxatifs, un régime antidyspeptique, la désintoxication du tube digestif, du foie...., les médications nécessaires seront adjoints par le praticien à la prescription des **verres.**

Il existe des sujets ***paraissant avoir une excellente vision***, mais souffrant de *maux de tête* que le port de verres *prismatiques* et *cylindriques* améliore : *astigmates* d'un faible degré ou *infirmes* de la convergence ou de la divergence, *voyant* ***momentanément*** *à peu près comme tout le monde*, mais que leur anomalie méconnue oblige à des *efforts pénibles*. Un travail prolongé, une *lecture nocturne*, toujours peu recommandable, occasionne, *le lendemain* soit une *migraine* (chez un migraineux, la fatigue oculaire est l'occasion d'un accès), soit un mal à la tête *non migraineux*, mais caractéristique (*ocular headache*). Le port de verres *teintés* et des transformations dans *l'éclairage artificiel* guérissent aussi quelques névropathes de céphalées par hypersensibilité rétinienne.

Le médecin provoquera l'examen des yeux, *sains en apparence, lorsqu'il existe des maux de tête* que rien ne calme. L'ophtalmologiste dira si, oui ou non, l'état de l'œil est en cause, car il ne faut pas attribuer *seulement* à un trouble oculaire, cependant *réel*, des maux de tête dont les origines n'auraient pas été suffisamment recherchées (mal de Bright, neurasthénie, etc.).

Mais le praticien ne se limitera pas au traitement général, alors que les lunettes supprimeraient la gêne visuelle et les douleurs. Une de mes malades, *hypermétrope*, qu'une prescription de lunettes a rendue *instantanément* à l'état normal, avait été traitée, *pendant plus d'une année*, exclusivement, disons avec acharnement, par les remèdes les plus variés, *à Paris même*, par un des maîtres de la thérapeutique, *sans examen oculaire*, quoique la vision fût médiocre.

PRÉJUGÉS ET PRONOSTICS

Le médecin engagera ses malades à ne pas acheter de verres, sans examen ni prescription ophtalmologiques (verre de qualité mauvaise ou mal appropriée, — les myopes sont très gênés par les forts verres en *cristal de roche*, — couleur, astigmatisme, adaptation difficile, coexistence d'une maladie de l'œil).

Le médecin entendra dire que le port de verres a aggravé ou créé (!) la myopie, la presbytie, alors que ce sont des maladies inéluctables. Le malade n'est jamais fâché d'attribuer tout son mal à autrui. Que de fois il raconte que, *mal soigné*, son œil a été « abîmé », alors que les soins ont assurément arrêté le mal! Que de familles où l'*on n'admet pas* qu'on puisse être taré, myope, presbyte, borgne, tuberculeux, cancéreux.....!

La **presbytie** se corrige intégralement par des verres à *graduer*, tous les deux ans au moins.

La plupart des femmes, en France du moins, ne portent des verres qu'après des années de souffrance : ailleurs, les plus insignifiantes anomalies visuelles se décorent d'une paire de lunettes d'une esthétique et d'une nécessité fort discutables.

Ne demandez jamais son âge à *une* et rarement à un presbyte. *Quel que soit cet âge*, le verre correspondra au défaut visuel.

L'**astigmatisme**, seul ou combiné, bénéficie considérablement des verres, *s'il est régulier*. Il entraîne néanmoins, surtout dans diverses professions (dessinateurs, architectes), une gêne constante, des maux de tête, une prédisposition aux maladies oculaires. Le port de montures et de verres à construire *spécialement*, est un ennui de plus.

L'**hypermétropie** se corrige par les verres, mais reste l'antithèse des travaux fins et prolongés. Le strabisme et le glaucome sont plus fréquents chez les hypermétropes.

La **myopie** — **hypométropie** — est *une maladie véritable* qui porte le nom d'un de ses symptômes (μύειν, cligner). C'est un allongement, ordinairement progressif, de l'œil, avec usure des membranes visuelles.

Rien de plus absurde que de supposer que *les yeux myopes sont les meilleurs*. Dès que la myopie dépasse trois dioptries, ils sont *plus menacés que les autres et n'ont absolument rien d'enviable.*

L'ophtalmologiste s'opposera par l'hygiène à la progression de la myopie (Voy. **Prophylaxie des affections oculaires**) et traitera les lésions (Voy. ***M. du fond de l'œil***).

Malgré les affirmations les plus charlatanesques, cette *ectasie de l'œil* ne saurait disparaître et les opérations (extraction du cristallin, etc.) peuvent être suivies de graves conséquences (décollement de la rétine), vu l'état de délabrement profond des yeux très myopes.

On sait peu de chose sur les causes de la myopie. Les travaux *trop rapprochés*, *fins* et *prolongés* dans un mauvais éclairage, la favorisent et l'aggravent chez les **prédisposés** : les sauvages sont fort rarement myopes. L'hérédité est habituelle. La constitution, la conformation crânienne et orbitaire ont une influence pathogénique, mais il reste des inconnues sur ce sujet. Ainsi la myopie. *très fréquente en Hollande*, est *très rare en Belgique.*

Le médecin enverra *les enfants* à l'oculiste, avant que la myopie (*maladie de croissance*) ait pris des proportions considérables.

Vraies et fausses myopies. — Eviter de prendre pour des myopes *véritables* les personnes qui voient mal *de loin*, par suite de *lésions* (taies, cataractes congénitales, rétinites, anomalies) et *même* d'hypermétropie.

Chez les jeunes sujets, des pseudo-myopies, les seules curables, sont dues à des *spasmes accommodatifs.*

Chez les sujets *âgés*, se méfier quand un presbyte *ne change pas* régulièrement de verres, ou *diminue* le « numéro » de ses verres (*cataracte au début*). Ici encore, un examen spécial s'impose pour préciser l'état de l'œil.

ANISOMÉTROPIE

Lorsque les sujets « n'ont pas les deux yeux pareils », il est rare qu'on puisse « égaliser » les deux visions, vu la différence de grandeur des images, etc. Il *vaut mieux parfois ne pas porter de verres.*

Lorsqu'un des yeux est excellent, pas de verre devant l'œil *défectueux*, quoique, pris *isolément*, cet œil voie parfaitement avec ce verre.

Un œil est *myope*, l'*autre hypermétrope*; pas de verres, car *un* œil sert *pour la vue de loin*, l'*autre pour la vue de près.* Nous avons connu des ophtalmologistes qui exerçaient ainsi, sans verres.

Si les yeux, de même nature, myopes, hypermétropes, astigmates, à un degré *très* différent, ne supportent que la correction du *meilleur* œil, soit pour la vue de loin, soit pour la vue de près, la prescription dépendra de la tolérance personnelle, du genre de travail et d'existence, de l'écart qui sépare la réfraction des deux yeux. Le médecin ne devra donc pas croire et dire que l'ophtalmologiste prescrira « naturellement » des verres appropriés à la vision de chacun des yeux. Ce problème comporte en effet une solution des plus variables.

EXAMENS SPÉCIAUX

Le praticien peut être consulté sur l'aptitude visuelle d'un futur soldat, d'un futur marin, d'un candidat à un poste dans les chemins de fer, dans les *accidents du travail*, les questions *médico-légales*, les mises à la retraite, les incapacités permanentes dans la mutualité....

Tout médecin, grâce à des moyens très simples, séparera AISÉMENT les sujets ***normaux*** des ***anormaux*** et soupçonnera les ***fraudeurs***.

ÉLIMINATION DES NORMAUX

Vous ne pratiquerez pas l'examen endoscopique avec l'ophtalmoscope, mais vous constaterez qu'à l'éclairage *diurne* et *artificiel*, à la *loupe*, le malade présente ou ne présente *pas* une lésion du ***segment antérieur de l'œil*** ou de ses ***annexes***.

Vous évaluez ensuite, *chaque œil étant successivement obturé*, l'acuité visuelle, avec l'échelle graduée. Vous notez l'acuité *normale* ou le chiffre qui lui correspond, ***sans verres***. Vous établissez (voy. p. 403) si l'œil reconnaît les *couleurs*.

Vous êtes SUR alors que chaque œil EST NORMAL, OU INFÉRIEUR à ce qu'il devrait être.

S'il existe une *infériorité* d'un œil ou des deux yeux, vous recherchez avec le ***trou sténopéique*** (fig. 41, p. 40) ou une ***carte de visite percée*** d'un gros trou d'épingle, si la vision est ***améliorée ou non***. ***Si elle s'améliore***, vous essayez les verres concaves et convexes. L'acuité visuelle, ***pour chaque œil séparé***, devient *normale* ou *suffisante* pour garantir l'admission du postulant, d'après les *instructions officielles*, contemporaines et d'ailleurs périodiques.

Cette simple constatation est infiniment importante. Que de fois nous avons vu des jeunes gens arrêtés, *au dernier moment*, par leurs défauts visuels, à l'entrée des Écoles, ou reconnus bons pour le service militaire *actif*, alors qu'ils ne se croyaient capables que du service *auxiliaire* et inversement !

La page 394 contient la ligne de caractères que chaque œil ***normal*** (V = 1 ou 10/10) épèle facilement ***sur ce livre tenu à 5 mètres de distance.***

Les *échelles visuelles* ne sont pas encore toutes graduées ***en dixièmes***, quoique cette numération soit la meilleure.

Adressez enfin à un ophtalmologiste, quelquefois à un service spécial (Val-de-Grâce, Ministère de la Marine, Chemins de fer, etc.), les candidats litigieux, chez qui l'expérience corporative et les tares *supplémentaires* feront pencher la balance.

ARMÉE

Instruction officielle sur l'aptitude visuelle au service militaire, revisée au 15 septembre 1914.

ORGANES DE LA VISION

77. — *DIMINUTION DE L'ACUITÉ VISUELLE*

1° L'aptitude au service **armé** exige une acuité visuelle supérieure ou tout au moins égale à 1/2 pour *un* œil et à 1/20, pour *l'autre* œil, *après correction*, s'il y a lieu, par les verres *sphériques*.

2° Seront versés dans le service **auxiliaire** les jeunes gens qui ont, *après correction*, s'il y a lieu, par les verres *sphériques*, une acuité visuelle supérieure ou égale à 1/4 (un quart) pour un œil, celle de *l'autre* œil étant inférieure à 1/20 (un vingtième) ou même *aboli*, sous la réserve des causes de réforme spécifiées plus loin et de l'élimination de tous les *borgnes présentant une difformité apparente.*

L'**exemption** et la **réforme** ne sont prononcées que si l'acuité visuelle de *l'œil* **le meilleur** est inférieure à 1/4 (un quart), *après correction*, s'il y a lieu, par les verres sphériques.

La *perte de la vision d'un œil*, l'acuité visuelle de l'*autre* œil égalant *au moins 1/4*, entraine le classement dans le service **auxiliaire**, toutes les fois que la cécité résulte de lésions éteintes depuis longtemps et non susceptibles de retours offensifs. Dans les autres cas, l'exemption ou la réforme seront prononcées.

3° L'acuité se mesure au moyen de l'échelle visuelle placée à 5 mètres de l'examiné et à sa hauteur.

78. — *MYOPIE*

a) Est compatible avec le service **armé** :

La myopie ne dépassant pas **sept** dioptries, à condition que l'acuité visuelle soit ramenée par les *verres* correcteurs aux limites spécifiées au *premier* paragraphe de l'article 77.

b) Est compatible avec le service **auxiliaire :**

La myopie *supérieure à* **sept** *dioptries*, à condition que l'acuité visuelle soit ramenée par les *verres* correcteurs aux limites fixées au *deuxième* paragraphe de l'article 77.

La myopie *compliquée* de lésions choroïdiennes étendues et progressives entraînant une acuité visuelle inférieure aux limites fixées à l'article 77, est incompatible avec tout service et entraîne la réforme.

79. — *HYPERMÉTROPIE*

a) Est compatible avec le service armé :

L'hypermétropie qui, *après correction par les verres convexes*, ne détermine pas une acuité visuelle inférieure aux limites fixées par le premier paragraphe de l'article 77.

b) Est compatible avec le service auxiliaire :

L'hypermétropie qui, après correction par les verres convexes, ne détermine pas une acuité visuelle inférieure aux limites fixées par le deuxième paragraphe de l'article 77.

80. — *ASTIGMATISME*

L'astigmatisme est compatible avec le service *armé*, s'il ne détermine pas une acuité visuelle inférieure aux limites fixées par le paragraphe I de l'article 77.

81. — *AMBLYOPIE ET AMAUROSE*

Dans un certain nombre de cas, la diminution ou la perte de la vision existe sans altérations appréciables des organes.

La décision de l'expert est alors basée sur les renseignements fournis par les autorités civiles et sur les résultats que lui apportent les procédés multiples destinés à déjouer les tentatives de **simulation**. Si sa conviction n'est pas établie, le médecin doit demander une enquête militaire, renvoyer le sujet à une séance ultérieure, enfin le déclarer bon pour le service.

La réforme ne sera prononcée qu'après une période d'observation.

82. — *AFFECTIONS DES PAUPIÈRES*

Entraînent l'*exemption* et la *réforme* : la destruction complète ou étendue; les cicatrices vicieuses; l'ankyloblépharon et le symblépharon étendus; l'entropion et l'ectropion prononcés; les tumeurs volumineuses ou de mauvaise nature; le trichiasis congénital avec pannus de la cornée; le ptosis congénital; le blépharospasme invétéré. La blépharite chronique rebelle peut être une cause de réforme temporaire.

83. — *AFFECTIONS DES VOIES LACRYMALES*

Motivent le classement dans le service *auxiliaire* :

Les tumeurs bénignes de la glande lacrymale; l'épiphora à un degré modéré; la dacryocystite chronique non suppurée. L'épiphora très prononcé, la dacryocystite suppurée et la fistule lacrymale peuvent justifier l'exemption et au besoin la réforme.

84. — *AFFECTIONS DE LA CONJONCTIVE*

Les conjonctivites chroniques rebelles et, en particulier, la conjonctivite granuleuse, le ptérygion atteignant le centre de la cornée, les tumeurs volumineuses ou malignes de la conjonctive et de la caroncule lacrymale entraînent l'*exemption*.

Le ptérygion atteignant le centre de la cornée et inopérable, les tumeurs volumineuses ou malignes de la conjonctive et de la caroncule lacrymale sont des motifs de réforme. La réforme *temporaire* pourra être prononcée dans les conjonctivites chroniques et en particulier la conjonctivite granuleuse, si elles sont susceptibles de guérison.

85 et suivants. — *AFFECTIONS DE LA CORNÉE, ETC.*

Nécessitent l'exemption et la réforme :

Les kératites anciennes, spécialement les kératites vasculaires ou panniformes étendues; les ulcérations profondes des cornées, les staphylomes.

Les taies ou opacités de la cornée sont compatibles avec le service armé ou avec le service auxiliaire, suivant le degré de diminution de l'acuité visuelle fixé par l'article 77. Si l'acuité est au-dessous des limites fixées, l'exemption est prononcée.

Lorsque les kératites, les ulcérations et opacifications de la cornée seront limitées, relativement récentes et paraîtront susceptibles de s'amender, on prononcera la réforme temporaire.

Entrainent l'exemption et la réforme :

Le staphylome antérieur de la *sclérotique*; la sclérite et l'épisclérite anciennes et étendues; les vices de conformation de *l'iris* et les synéchies qui abaissent l'acuité visuelle au-dessous des limites fixées; les tumeurs de l'iris de nature maligne ou envahissante. L'iritis chronique, la mydriase persistante peuvent motiver la réforme temporaire. Les déplacements, l'opacité du *cristallin* et de sa capsule, l'absence du cristallin, lorsqu'ils réduisent l'acuité visuelle au-dessous des limites fixées respectivement pour les services armé ou auxiliaire, entraînent l'exemption et la réforme.

Le coloboma étendu, l'albinisme, les tumeurs de la *choroïde*, les choroïdites étendues et progressives, le *glaucome*, les rétinites, le décollement de la *rétine*, la névrite et l'atrophie des *nerfs optiques*, nécessitent l'*exemption* et la *réforme*; ainsi que :

La *perte* ou la désorganisation d'*un œil* ou des *deux* yeux; les tumeurs intra-oculaires; l'exophtalmie prononcée, avec abaissement de l'acuité visuelle.

Les tumeurs progressives ou malignes de la *cavité orbitaire*, les ostéites chroniques avec déformations prononcées, nécessitent l'exemption et la réforme.

92. — AFFECTIONS DES MUSCLES DE L'ŒIL

Le nystagmus et le strabisme fonctionnel, compatibles avec le service *armé* ou *auxiliaire*, suivant le degré de diminution de l'acuité visuelle fixée par l'article 77, entraînent l'*exemption*, si l'abaissement de l'acuité visuelle dépasse les limites fixées. La paralysie d'un ou de plusieurs muscles de l'œil, n'étant parfois que passagère, nécessite le *renvoi* à la fin des opérations du conseil. La paralysie persistante motive l'*exemption* et la *réforme*. On prononcera la réforme temporaire dans les cas de paralysie encore récente, mais ayant résisté au traitement.

ÉCOLES

Pour l'*École de Saint-Cyr*, règles du service armé.

L'*École Polytechnique* reçoit, sur l'*avis d'un Conseil spécial*, des élèves, *de vision très défectueuse*, capables de suivre les cours, mais ne pouvant, à leur sortie, poursuivre qu'une carrière civile.

EXAMEN DU SENS DES COULEURS

D'une extrême importance pour la visibilité des **signaux** (**marine** et **chemins de fer**). Le **praticien** se servira simplement des *laines colorées* de **Holmgren**, en manœuvrant d'après le tableau ci-contre.

Examen du Sens des Couleurs
avec les écheveaux

1° Présentez un écheveau *vert-pâle* à l'examiné, en l'invitant à rassembler les écheveaux semblables pris dans le tas; s'il est *vicié*, il groupe les écheveaux *disparates* figurés ci-dessous.

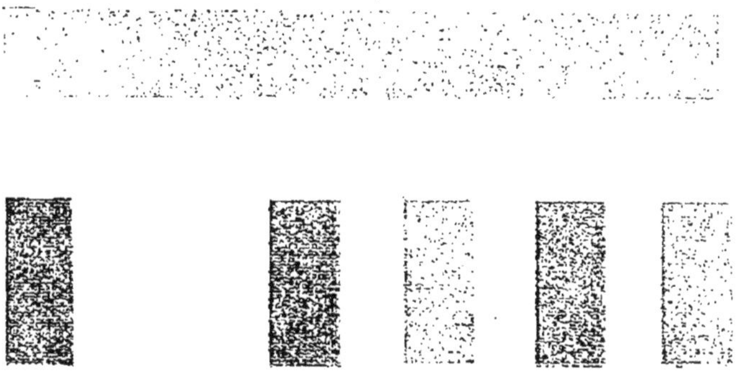

2° Présentez un écheveau *pourpré* (rouge-mauve)

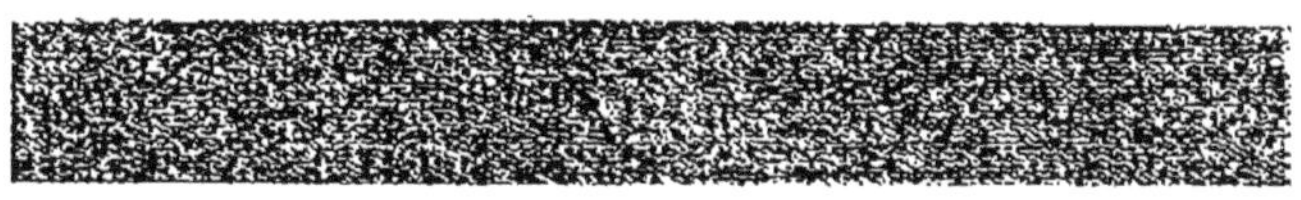

Le *vicié* pour le *rouge* lui réunit les *bleus* et *violets* ci-dessous.

Le *vicié* pour le *vert* lui réunit les *gris* et *verts* ci-dessous.

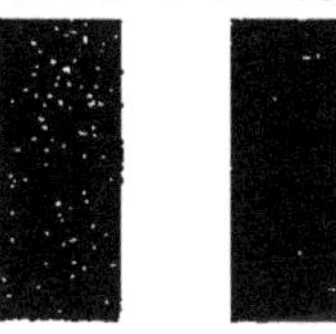

3° Epreuve complémentaire, *facultative*, avec un écheveau *rouge-vif*.

L'aveugle pour le *rouge* lui juxtapose des *verts* et des *marrons foncés*.

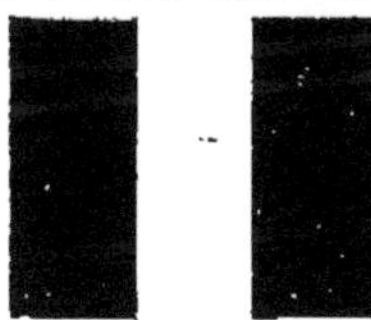

L'aveugle pour le *vert* lui juxtapose des *verts* et des *marrons clairs*

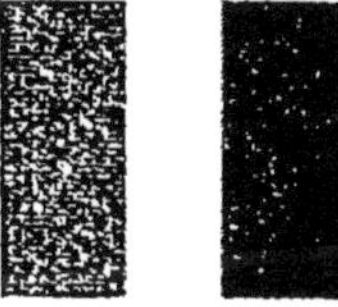

N. B. -- Ne jamais prononcer le nom des couleurs présentées.

ÉCOLE NAVALE

Les conditions d'admission sont les suivantes, à partir de 1912.

Les candidats, d'aptitude physique requise pour le service de la flotte et, de plus, soumis à des épreuves optométriques et daltoniques, auront une acuité visuelle égale au minimum à *trois cinquièmes pour un œil* et à *deux cinquièmes pour l'autre, sans correction par les verres.*

Marine militaire. — Suivant l'instruction la plus récente, *les verres ne sont pas admis*, en principe, *dans le service actif.* Le **sens des couleurs** doit être parfait.

Une acuité de 1/5 pour un œil et 3/5 pour l'autre, une légère diminution du champ visuel binoculaire du côté des tempes, sont compatibles avec le service actif, *sans verres.*

Les sujets inférieurs sont versés dans le service *auxiliaire.*

Les myopes, hypermétropes, astigmates, sont pris pour le service actif, si leur acuité vaut 1/5 pour un œil et 3/5 pour l'autre, *toujours sans verres.*

Le port des *verres* est *autorisé* pour le service *auxiliaire*, si la *correction* procure l'acuité visuelle ci-dessus. Pour les autres tares, règlements de l'armée de terre.

Marine marchande. — Les inscrits et les capitaines auront une acuité de 3/5 pour un œil, 2/5 pour l'autre, et un sens régulier des couleurs.

CHEMINS DE FER

La saine appréciation *des couleurs* est aussi importante que la bonne acuité visuelle pour les ***services de la voie.***

L'administration des chemins de fer de l'*État* et la Compagnie du *Midi* exigent, *pour chaque œil séparément*, l'acuité normale, ***sans verres*** : *champ visuel* et *sens des couleurs normaux.*

Les Compagnies du *Nord*, de l'*Est* et de *Paris-Lyon-Méditerranée*, moins exigeantes, demandent une acuité visuelle au moins normale pour les deux yeux *réunis*, un champ visuel et un sens des couleurs impeccables, mais admettent pour *chaque œil*, pris *séparément*, une acuité visuelle légèrement inférieure à la normale (5/10), ***toujours sans verres.***

Les services ***auxiliaires*** (bureaux, ateliers, magasins) acceptent les tares visuelles et les lunettes. A la limite, l'ophtalmologiste *de la Compagnie* juge en dernier ressort.

Des *réexamens périodiques* sont indispensables (maladies intercurrentes, altération du sens des couleurs par l'alcoolisme, etc.).

PROFESSIONS DIVERSES

Les fantaisies outrancières de quelques peintres conduisent à se demander si leur sens des couleurs est normal, toutes réserves faites sur leur sincérité artistique.

L'avis de l'ophtalmologiste sur le choix d'une profession, quand les yeux sont anormaux, empêchera des erreurs très lourdes pour l'avenir. Nombre de professions libérales et intellectuelles, médecine (mais non chirurgie) comprise, sont relativement compatibles avec les fortes anomalies de la réfraction. *Les règles d'admission au service militaire actif seraient assez justement applicables aux* ***automobilistes*** *et aux* ***chasseurs***.

Dans les métiers dangereux, plusieurs patrons imposent, depuis les lois sur les accidents du travail, un examen oculaire préalable à leurs ouvriers.

ÉCOLIERS

Faites examiner par l'ophtalmologiste les enfants qui voient mal, pour leur éviter des punitions continuelles, régler leur situation et les préserver (Voy. ***Prophylaxie des M. oculaires***), de lésions graves (*myopie progressive*).

L'examen de tout écolier est opportun, ***lorsqu'il sait lire les grandes lettres***. Les enfants défilent devant l'échelle visuelle, *placée à 5 mètres de distance, très éclairée*; notez ceux qui ont, ou n'ont pas, une acuité visuelle *normale*, ***pour chaque œil isolé***. *Les anormaux seront envoyés à un spécialiste*, après avoir été d'office, rapprochés du tableau noir.

A défaut de médecin l'instituteur procéderait à cet examen sommaire, mais probant.

CERTIFICATS

Votre certificat sera contrôlé. Ecrivez seulement ce que vous avez *constaté*. Dites : *le malade voit... le malade lit... le malade accuse une acuité... ou au dire de l'examiné....*

Ce certificat dont vous conserverez le double et qui sera *légalisé*, sera rédigé, dans le doute, sur papier ***timbré*** (sauf les certificats d'***accidents du travail*** et les certificats ***militaires***), pour prévenir toute discussion fiscale.

Le médecin, consulté par un ***simulateur***, se gardera d'en être la dupe, grâce aux *moyens de défense* détaillés dans le chapitre XIX.

CHAPITRE XVIII

LES AMBLYOPIES ET LES AMAUROSES

Les troubles suivants intrigueront particulièrement le praticien, car l'ophtalmologiste lui déclare, après examen complet, qu'il n'y a ***pas de lésion intra-oculaire*** et, d'autre part, le malade. ***sans lésion oculaire***, n'a ***pas été soulagé par les verres***.

On réserve à cet état le nom d'***amblyopie*** (αμβλυς, émoussé), quand la vision est peu troublée, et celui d'***amaurose*** (αμαυρος, obscur), quand elle l'est tout à fait. Quelquefois un œil est amblyope et l'autre amaurotique. Jusqu'à l'invention de l'ophtalmoscopie (1851), nul ne pouvait ***trier*** les cas ***avec*** ou ***sans lésions*** intra-oculaires; aussi le *nom d'amaurose désignait-il la* ***cécité*** *sous ses formes profondes et, dans le public, cette tradition ne s'est pas perdue.* SI VOUS PRONONCEZ, ***à tort,*** LE NOM D'AMAUROSE, on cherche dans le dictionnaire et voici ce qu'on trouve, ce que nous trouvons, dans un dictionnaire *pris au hasard* : ***l'amaurose est une paralysie du nerf optique***. Or, le malade n'est pas condamné à la cécité, car la plupart des amauroses ***sont intégralement curables***.

Présumez une amblyopie ou une amaurose, lorsqu'une chute visuelle ***brusque*** *atteint les* ***deux yeux***, une perte visuelle *monoculaire* coexistant ***presque toujours*** avec une ***lésion*** intra-oculaire. Mais les ***exceptions*** ne sont pas très rares.

Autrefois l'*amaurose* était « *un état où le médecin et le malade ne voyaient rien* », définition, en effet, aussi exacte qu'humoristique, *avant l'ophtalmoscope*. A présent, ***l'absence de lésion intra-oculaire*** PERMET DE CONCLURE, soit à un trouble ***fonctionnel*** issu d'une névrose, d'une intoxication, de désordres circulatoires ou nerveux (crise d'hypertension artérielle, migraine ophtalmique, etc.), soit à une ***lésion*** *organique* ULTRA-OCULAIRE, située ***derrière l'œil***, ***plus haut*** que lui. L'***examen du champ visuel*** est ***alors ordinairement capital*** (***hémianopsie***).

L'***asthénopie*** est la FATIGUE OCULAIRE, *avec trouble visuel transitoire*, des myopes, hypermétropes, névrosés, intoxiqués, surmenés, anémiques, grands malades et blessés.

HÉMÉRALOPIE

L'*héméralopie* (mot étymologiquement faux) est une ***amblyopie crépusculaire***, la vision baissant *subitement* à la chute du jour. Un affaiblissement *passager* par *dénutrition* (marins, détenus, cachectiques), peut-être un *hypo-fonctionnement du* **foie**, en sont la cause, et, depuis les temps les plus anciens, le meilleur moyen de guérir vite de l'héméralopie, est d'absorber du *foie* sous toutes ses formes (*depuis le foie gras jusqu'à l'huile de foie de morue*).

Dans l'héméralopie, faites corriger les vices de réfraction et, de plus, *rechercher* la **rétinite pigmentaire** (Voy. p. 42 et 376). L'héméralopie *sans lésion* guérit intégralement.

NÉVROSES

Les amblyopies et amauroses appelées autrefois ***hystériques*** (baptisez-les à la nouvelle mode neurologique, les *faits* resteront les mêmes) sont des ***cécités*** ou des ***quasi-cécités soudaines***, après un choc *moral* (colère, chagrin, discussion) ou *physique* (accident de chemin de fer, névralgies, etc.), aussi bien chez *un enfant* que chez un *adulte*, plus fréquemment dans le *sexe féminin*, et quelquefois si complètes qu'on ne fait pas reculer la malade en approchant de ses cils une allumette enflammée.

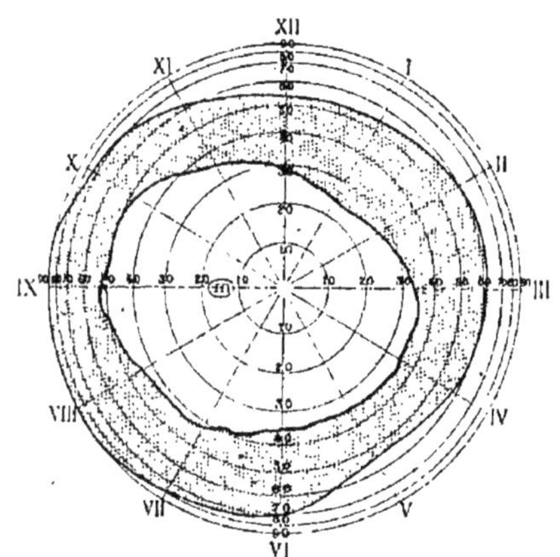

Fig. 327. — Rétrécissement du champ visuel dans une amblyopie hystérique.

L'*examen ophtalmoscopique* établit l'*intégrité du fond* des yeux.

L'examen du champ visuel montre, dans l'*amblyopie*, un champ visuel modifié par un rétrécissement concentrique (fig. 327), avec *inversion des couleurs*, le champ des couleurs étant, contrairement à l'état normal, plus étendu que celui du blanc.

Recherchez la possibilité de *stigmates* oculaires (polyopie monoculaire, micropsie, blépharospasme, diminution de la sensibilité conjonctivale au toucher), rares et douteux d'ailleurs.

Les réflexes pupillaires sont conservés.

Certaines *amauroses prolongées* ne présentent *aucune cause, aucun stigmate, aucune* **simulation** démontrables. L'étiologie reste indéfiniment incertaine.

Le ***traitement*** est celui d'une paralysie dite hystérique (*métallothérapie, suggestion* sous toutes ses formes, *électrothérapie*, etc.). La guérison est instantanée ou lente, partielle ou intégrale, et pas toujours définitive.

AMAUROSE URÉMIQUE

Examinez toujours les urines, *lors d'une amaurose brusque* (*urémiques, saturnins, etc.*) (Voy. chap. XX).

AMBLYOPIE PAR L'ALCOOL ET LE TABAC

1° Ce trouble visuel est ***complètement curable***, pris au début, ***par le seul traitement médical***;

2° Ses *symptômes* sont si ***caractéristiques*** que TOUT ***praticien*** prévenu les ***dépistera***, *sans emploi de l'ophtalmoscope.*

Chez qui ? — Même chez le médecin et le curé (!), dans les deux sexes, surtout chez les ***représentants***, ***entrepreneurs***, ***négociants***, ***cafetiers***, ***ouvriers*** et ***cochers***.

Sont ***prédisposés***, le débilité, le névrosé, l'artério-scléreux, l'alcoolique héréditaire, le sujet *momentanément mal nourri* (chômage, siège, expulsion), celui qui, soumis à une influence morale déprimante (chagrins, deuil), en profite pour boire davantage.

L'œnophile qui mange largement et travaille au grand air, l'ivrogne occasionnel, sont moins souvent touchés que l'alcoolique véritable qui ne s'enivre jamais et chez qui la « goutte » creuse... le système nerveux.

Le tabac amène rarement, à lui *seul*, l'amblyopie. La dose, la qualité du tabac, la manière de le fumer ou de l'absorber (chique), varient avec la résistance individuelle. *L'alcool* ***méthylique*** *produit, contrairement à l'alcool éthylique*, une ***cécité incurable***, par *atrophie du nerf optique*. L'ingestion de ce produit a d'ailleurs tué des centaines de personnes en Allemagne et en Angleterre.

Le sujet intoxiqué est de *réfraction* normale ou *hypermétrope*: il n'est, pour ainsi dire, jamais myope, probablement parce qu'il y a beaucoup plus de presbytes, d'emmétropes et d'hypermétropes que de myopes, sinon parce que le myope, peu résistant, boit moins ou que l'œil de l'hypermétrope a une vulnérabilité spéciale.

Diagnostic. — Le diagnostic se base sur *deux* symptômes *très nets* et *faciles à retenir*.

1° ***Le sujet voit mieux le soir qu'en plein jour.*** Ébloui à midi, il est à son aise *dès que le jour baisse* : c'est un NYCTALOPE.

2° ***Il confond les couleurs des petits objets.*** *Il prend 10 francs pour 10 sous.* Percez dans une carte de visite un trou de la grosseur d'un *pois*. Placez dessous un papier *vert ou rouge*. Le malade ne reconnaît pas la couleur du disque, alors qu'il reconnaît la couleur de la *feuille entière*. En effet son *champ visuel*, intact à la périphérie, présente un ***scotome central*** (voy. fig. 45, p. 48). La macula et le faisceau maculaire, centres fonctionnels de la rétine, sont plus altérés par l'intoxication que le reste de la rétine et du nerf optique.

La ***vision de loin est gênée***; le cocher ne lit plus le nom des rues. La *vision de près* est améliorée par une forte *loupe*, sans être rendue parfaite.

Or, l'*examen ophtalmoscopique*, pratiqué par qui de droit, démontre l'*intégrité* du *fond de l'œil* ou, quelquefois, une légère *pâleur* latérale externe du nerf optique, et c'est tout, *excepté dans les intoxications dues à l'alcool méthylique*, où l'*atrophie du nerf optique est fréquente*.

L'évolution clinique et le pronostic sont des plus intéressants.

Abstinent et bien soigné, en quelques semaines le malade récupère une partie de sa vision; la lecture devient normale après quelques mois, sauf si le malade a été traité vraiment trop tard, après des années d'amblyopie; il est encore améliorable.

Ainsi donc, chez un sujet ***voyant d'autant mieux que la lumière est plus faible*** et, de plus, ***confondant*** les ***couleurs***, recherchez les signes de l'*alcoolisme* et du *tabagisme* (tremblement, état psychique, hallucinations nocturnes). VOUS LES TROUVEREZ, vous diagnostiquerez l'amblyopie correspondante, vous guérirez le malade et vous l'empêcherez de sombrer dans *la folie alcoolique*, dont l'amblyopie est le *signe avant-coureur*.

Demandez d'abord à un amblyope, *quel qu'il soit* : « *Voyez-vous mieux vers le soir ?*

Si oui, le diagnostic est fait, le patient ***est un intoxiqué***. Ne lui demandez s'il boit qu'à la fin de la consultation : *alors* il ne ment plus, parce qu'il a compris que vous connaissez la cause de son mal.

Exceptions : L'amblyopie alcoolique ressemble à d'autres extrêmement rares (iodoforme, ***diabète***, *même chez un sujet qui* *n'est ni alcoolique* ni tabagique) et à certaines névrites *rétro-bulbaires* passagères, rhumatismales (Parinaud) et infectieuses. ***Examinez les urines*** *dans les troubles visuels avec* ***nyctalopie*** *et* ***scotome central.***

Une lourde erreur à éviter. — Avec un *début d'atrophie du nerf* ***optique*** dans le TABES, la confusion est lamentable : ***le tabétique devient aveugle, l'alcoolique guérit.*** Or le tabétique voit *plus mal* le soir et n'a généralement *pas de* ***scotome central.*** L'examen ophtalmoscopique décèle *l'atrophie du nerf.*

Traitement. — L'amblyopie toxique sera combattue par l'abstinence d'abord et par les médicaments ensuite.

Il est inutile de décourager et de tourmenter par un régime lacté ou monacal. Un verre de vin *rouge*, coupé d'eau, à chaque repas, ne fera aucun mal; permettez le café, le thé, *un peu* de bière, les sirops, la limonade, les préparations amères sans alcool (sirop de gentiane, d'écorces d'oranges). Supprimez le vin pur, les liqueurs, les apéritifs.

Le patient sera *bien nourri*, mais sans aliments faisandés (gibier, fromages forts). Les œufs frais (lécithine), les aliments phosphatés et phosphorés lui sont très utiles. Repas du soir végétarien. Diurétiques, laxatifs, diaphorétiques, massage, exercice au grand air, hydrothérapie.

Médicaments : iode organique, phosphore, calmants (bromure, véronal, valéronal), amers (strychnine, noix vomique). Peu d'iodure, congestionnant les yeux, fatiguant l'estomac; l'associer quelquefois au bromure, pour varier.

Les verres *convexes* et la *loupe* aident la vision de près. Les verres *fumés* diminuent l'éblouissement.

HÉMIANOPSIES

Nous avons, avec ***l'examen du champ visuel*** (chap. II, p. 30) et la ***séméiologie oculaire*** (chap. III, p. 46), expliqué les principales *variétés* d'hémi-cécité.

La consultation ***ophtalmologique*** et ***neurologique*** [INDISPENSABLE établira la ***localisation***, ***l'étiologie*** (ramollissement, hémorragie, tumeur, acromégalie, syphilis, tuberculose, urémie, corps étranger) et le ***traitement.***

Le ***pronostic*** est *variable* : les hémianopsies sont trop souvent *incurables* : cependant nous observerons une ***crise d'hémianopsie*** dans la maladie suivante.

MIGRAINE AVEC SCOTOME SCINTILLANT

Le nom de « migraine ophtalmique » est réservé à la vision transitoire de **taches sombres** et de traits **lumineux** et **vibrants** (*scotome scintillant*), associée à une *hémi*-céphalée violente.

Peu d'affections *effraient* davantage les malades par leur *brusquerie* et surprennent autant un médecin non renseigné.

La migraine à feu d'artifice. — Le patient (neuro-arthritique, débilité, grand fumeur, surmené — excès de travail, excès génitaux, veilles prolongées, chagrins) se lève mal en train, la tête lourde. Puis la souffrance *unilatérale* de la région oculo-frontale devient intense (en clou), en même temps qu'une *fumée* s'étend devant les yeux. Les objets paraissent quelquefois, *mais pas toujours*, partagés (*hémianopsie temporaire*). Peu à peu, la fumée se condense (*scotome*), à côté du point de fixation, car la lecture reste possible, quoique tout flotte devant le malade. Alors les *visions lumineuses* surgissent (fig. 328), éclairs, étincelles, zigzags et *créneaux* lumineux, tracé de **sphygmographe**, dont les traits *s'enchevêtrent* et trépident « en cinéma », dans le brouillard. La *céphalée* se complique de *vertige*, de nausées, avec ou sans lipothymie. Une de nos malades tombait évanouie, inondée de son vomissement, dans sa voiture. Graduellement, les fumées et les éclairs abandonnent, en une demi-heure environ, le sujet qui reste ***étourdi***, indisposé par une sensation de froid et d'anéantissement. Les *accès se répètent*, soit rarement (tous les deux ou trois ans), soit à raison de deux ou trois par mois, *par semaine*, par jour. A l'occasion, troubles de la parole, affaiblissement du bras, dans les migraines ophtalmiques « accompagnées » (Charcot).

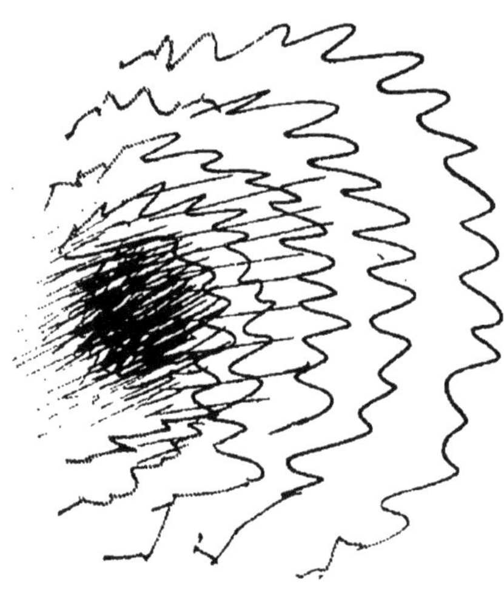

Fig. 328. — Scotome scintillant dessiné par un malade.

Pronostic. — Sauf *exception* assez rare (tumeur ou lésion vasculaire cérébrales), le ***scotome scintillant*** est ***d'un pronostic*** plutôt ***bénin.***

Son ***traitement*** ne saurait être négligé, car les accès multipliés sont très pénibles, très gênants. Diminuez l'intoxication. Que le malade soit *végétarien, le soir,* prenne des *laxatifs, ne fume plus, supprime* tous les *surmenages* : les phosphates, les bromures, la valériane et le véronal (valéronal), sont recommandables, combinés aux agents physiques (massage, sudation, exercice et séjour au grand air).

Au début de la crise, la cryogénine et une tasse de café ou de thé très forts et légèrement alcoolisés, l'antipyrine et la caféine, seront adjoints au repos.

CÉCITÉS VERBALES

Lorsque, sans troubles du champ visuel ni lésions du fond de l'œil, le malade ne *comprend pas* ou est incapable d'*énoncer ce qu'il voit*, il est atteint d'***amnésie visuelle***, d'*aphasie*, d'*agraphie*, d'*alexie*.

La zone de Wernicke (fig. 329) est le siège des localisations correspondantes. La cécité verbale s'accompagne constamment d'*hémianopsie homonyme droite.*

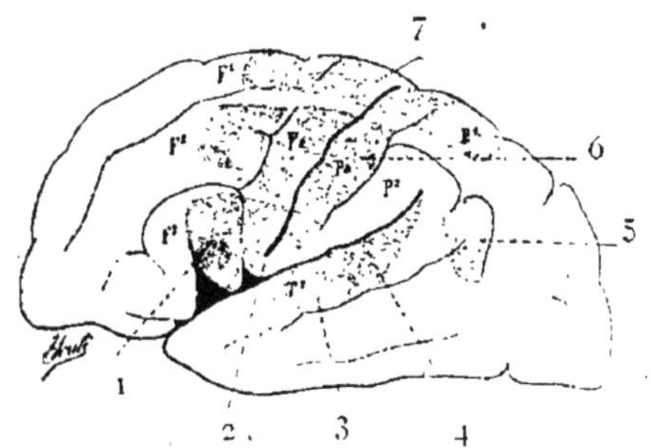

Fig. 329. — Localisations corticales. 1, Parole; 2, larynx; 3, audition; 4, audition verbale; 5, vision verbale; 6, membre supérieur; 7, m. inférieur.

AMBLYOPIE ET AMAUROSE SIMULÉES

Pensez toujours à la simulation ou à l'exagération possibles d'un trouble visuel avec ou SANS LÉSION OCULAIRE évidente.

Voici les moyens de les déjouer.

CHAPITRE XIX

LES SIMULATEURS

La simulation est surtout en rapport avec les ***accidents du travail*** qui lui ont donné un regain de vitalité, et avec l'aptitude au ***service militaire***, ***marin***, ***administratif*** (*chemins de fer*, etc.). Le ***fraudeur*** est un ***blessé*** ou un ***candidat***. Mais vous rencontrerez tout à coup l'enfant ou la jeune fille, en apparence insoupçonnables, qui mentiront pour ne pas aller en classe, pour se procurer une villégiature, pour aller « consulter l'oculiste » à Paris!

Une idée de vengeance s'unit quelquefois à la simulation.

L'enfant gâté reçoit une claque et déclare « qu'il ne voit plus *rien* » de l'œil du côté touché. Les parents épousent la querelle de l'enfant et demandent naturellement une réparation.

Le ***pseudo-simulateur*** est un ***aliéné***.

Nous avons été consulté deux fois par des malades qui ont vu depuis d'autres confrères : leurs yeux étaient sains, et leurs porteurs se plaignaient de douleurs intra-oculaires telles qu'ils *demandaient à subir l'énucléation* d'un œil voyant parfaitement! Ces douleurs étaient réelles, mais mentales, et nous savons, pour un de ces malades, que l'internement a terminé son histoire.

Enfin, nous trouvons les *auto-mutilateurs*, tels que ceux qui se sont arraché *les deux yeux*.

Mais des pensionnaires d'ouvroir s'introduisent du papier roulé, des cendres, du sable, du verre pilé (!), *sous les paupières* et sont traînées de médecin en médecin jusqu'au jour où elles avouent, en pleurnichant, leur supercherie, au milieu de l'indignation générale.

Les détenus, les soldats, se blessent entre eux ou seuls. Un médecin militaire a vu neuf cas de piqûre volontaire avec ***cataracte traumatique***.

Après ***accident du travail***, les « petits fraudeurs » sont légion. Le blessé à son compte reste moins longtemps malade que le blessé aux frais d'autrui et certes l'accident du travail est une *maladie avec ralentissement de la guérison*. Le sujet exagérera la déperdition visuelle, accusera des douleurs paroxystiques, une incapacité de travail définitive, mettra sur le compte de l'accident toutes ses tares visuelles préalables.

Le CANDIDAT *dissimule* ses tares.

La simulation, toujours considérée comme possible, sera écartée par une recherche *impartiale*. Le praticien n'est ni un juge ni un témoin, mais un *contrôleur* qui, avec *prudence, science* et *intégrité*, sauvegardera les intérêts de *tous*.

Voici, pour *mettre en évidence* la bonne foi ou la fraude, des moyens *simples*, qui s'appliquent aux ***affections visibles à l'œil nu***, puis aux ***affections profondes*** et aux troubles visuels ***sans lésion***.

A. — *AFFECTIONS EXTERNES*

Maladies provoquées. — *Méfiez-vous* : 1° lorsque la maladie, d'allure insolite, ne subit *aucune amélioration* par les remèdes usuels ; 2° quand elle reste obstinément *monoculaire*, le simulateur risquant plus facilement un œil que les deux yeux ; 3° quand elle a des *rechutes brusques*. Les « trucs » usités dans chaque métier sont assez usuels dans les milieux prédisposés, chez les forçats, dans les bataillons d'Afrique, pour qu'il en existe des carnets de recettes.

Si le mystère ne s'éclaircit pas, un *pansement collodionné muni de marques* (fils de couleur, etc.), qui le rendent difficile à « recacheter », arrête la maladie du jour au lendemain.

États complexes. — Un individu *entretiendra* un mal *réel* (blépharite, conjonctivite, etc.) ou attribuera à l'***accident*** *un état pathologique latent ou antérieur*. La simulation se combine ainsi à la *dissimulation*.

Un ouvrier, atteint de dacryocystite purulente, blesse sa cornée : un ulcère, qui arrive au *phlegmon total* de l'œil, en résulte. Quoique la blessure cornéenne, *seule, sans dacryocystite*, fût *incapable* d'entraîner cette terminaison, c'est à l'occasion d'une blessure *dans le travail* que la perte de l'œil est survenue.

Le plaignant attribuera une conjonctivite blennorragique à son travail dans les poussières.

L'intromission d'un corps étranger ou divers traumatismes (contusions, plaie de la cornée, etc.) seront la *cause occasionnelle*, qui, chez tel sujet manifestement **hérédo-syphilitique**, « déclanchera » la kératite *hérédo-syphilitique* bilatérale.

Tout *état pathologique antérieur* mériterait d'être établi, *avant l'embauchage*. En général, les caractères *spéciaux* des *cicatrices* montrent ce qui provient, ou non, d'un traumatisme.

B. — TROUBLES DOULOUREUX OU VISUELS AVEC OU SANS LÉSIONS

Les exagérateurs. — Un blessé se plaint de *douleurs* ou de *troubles visuels* l'empêchant de travailler. Or, à l'examen *externe*, *l'œil paraît sain*.

L'examen *endoscopique* sera pratiqué *par le spécialiste*.

Certaines « douleurs internes », après un *traumatisme*, sont parfois si énergiquement affirmées par le malade qu'on douterait de sa bonne foi, si l'on ne savait que des *traumatismes minimes* (*érosion cornéenne par branche de palmier*, *coup d'ongle*, etc.) provoquent des *crises périodiques* de douleur (*kératalgie traumatique*), alors que l'*érosion est cicatrisée*, ***en dehors des accidents du travail.***

Vaincu par la *fatigue douloureuse* (**asthénopie**), le patient ne saurait, depuis l'accident qui a fortement ébranlé son système nerveux, travailler longtemps, sans qu'une violente *courbature* s'empare de ses yeux. Cette affection ne sera considérée comme simulée, que si aucun moyen (port de verres, etc.) n'arrive à modifier les réponses et d'ailleurs, elle ne rend pas complètement *incapable* de travailler.

En ce qui concerne les mouches volantes, scotomes, scintillements, limitation du champ visuel, recourez encore au concours de l'ophtalmologiste.

SIMULATION DE LA CÉCITÉ

Il est nécessaire d'établir plusieurs catégories.

1° ***Le malade dit ne rien voir des*** DEUX ***yeux; il se déclare*** COMPLÈTEMENT AVEUGLE.

Il est impossible de simuler longtemps la cécité *totale*. Les soldats ou marins qui l'essaient, *échouent* rapidement. Après un ***accident du travail***, le blessé ne simule guère la ***cécité absolue***, puisque, s'il est reconnu *incapable* d'exercer un métier, le résultat *pécuniaire* sera, *même s'il y voit encore un peu*, le maximum de ce qu'il est susceptible d'obtenir.

Il sera bon, néanmoins, de déjouer les affirmations d'un sujet qui prétend n'y *rien* voir ou distinguer, tout au plus, « le jour de la nuit ».

L'***attitude*** du faux aveugle n'est pas celle du *véritable amaurotique* qui, la tête levée, fixe le ciel.

Elle n'est pas non plus celle du photophobe qui larmoie et met sa main sur ses yeux. Elle est contradictoire; le sujet cligne, trébuche, au petit bonheur.

Dites-lui de *regarder sa main*, de *joindre ses index*, *d'écrire son nom* : ***l'aveugle le peut facilement***; vous le feriez, les *yeux fermés*. Le simulateur n'essaie pas ou exécute une tentative ridicule.

Vous n'aurez pas toujours à recourir aux *moyens de surprise* (apparition de galvano-cautère allumé, d'instrument piquant, imminence d'une instillation, d'une commotion électrique, projection de lumière avec une lampe électrique de poche, purgatifs énergiques).

2° ***Le sujet dit ne*** RIEN VOIR D'UN ŒIL, ***l'autre ayant une vision normale ou affaiblie.***

Il s'agit de prouver que l'œil *déclaré* aveugle *voit* et de déterminer *ce qu'il voit*, ***sans que le malade s'en doute.***

Les moyens de surprise qui, l'autre œil *étant soigneusement obturé* (pansement), démontrent que l'œil soi-disant aveugle voit encore, sont les mêmes que pour la cécité *bilatérale*.

Vous repousserez les procédés qui neutralisent par un ***remède*** la *vision du bon œil* (myotiques, mydriatiques), le malade lisant alors avec l'œil qui en était *censé* incapable.

Outre que le malade se rend compte du trouble *nouveau* apporté *au bon œil* qui n'est d'ailleurs pas entièrement neutralisé, l'ésérine et l'atropine ont des effets prolongés qui compliquent singulièrement la situation.

Lorsqu'un *seul œil est* totalement *aveugle*, il *diverge* souvent plus ou moins.

L'examen des ***pupilles*** est indispensable.

Obturez l'œil sain, l'œil *véritablement aveugle* a sa pupille qui ne se contracte pas à la lumière. Mais elle se contractera si vous y exposez l'*œil sain*. Si, les deux yeux étant ouverts, vous *fermez l'œil sain*, la pupille de l'œil réellement aveugle *se dilatera*.

Si l'amaurose est fictive, la *contraction* pupillaire se produira, au contraire, *sauf dilatation frauduleuse par l'atropine* ou paralysie de l'iris.

Au cours d'un examen *du champ visuel*, le plaignant se trahira tout en causant.

L'examen du *champ de vision binoculaire* est également important. Une bougie est promenée devant les yeux du malade, la tête immobile; il déclare voir la bougie, *dans une position* où, *seul, l'œil prétendu aveugle peut l'apercevoir.*

Invitez le malade à **enfiler une grosse aiguille**, *à large trou* (passe-lacet). Un *borgne* n'y parvient pas facilement (essayez avec un œil fermé). Le simulateur y parvient avec aisance, *car il a la vision binoculaire.*

Un très fort verre convexe (+ 12 à 15 dioptries) montre une flamme de bougie comme une boule de feu. Placez alternativement devant chacun des yeux un verre plan *opaque* et ce verre convexe; le simulateur ne reconnaît plus l'œil avec lequel il voit et s'embrouille dans ses réponses.

Les procédés de *choix* **neutralisent le bon œil**, *sans que le malade s'en aperçoive*; s'il lit ou reconnaît encore des objets, c'est *avec l'œil réputé aveugle.*

Annihilez ainsi la vision du *bon œil* avec un *fort verre* convexe ou concave (+ ou — 12 à 15 dioptries), *l'autre œil étant muni d'un verre neutre transparent.*

L'interposition d'un objet entre les yeux et le livre est fort démonstrative. Placez un crayon parallèlement à un livre, *au moins* à 15 centimètres de ce livre, *en tenant les deux yeux ouverts*; vous verrez le texte *comme s'il n'y avait pas d'objet interposé.*

Au contraire, fermez un œil pour vous mettre dans la situation d'un borgne; le crayon vous *cache* une partie du *texte. Si donc un soi-disant borgne lit malgré l'interposition du crayon,* il ment, car il voit avec les deux yeux.

Les ***échelles*** de caractères ***rouges*** ou ***verts*** (Snellen, Stilling) sont communément employées. Un verre d'une de ces couleurs *neutralise la couleur complémentaire*. Un verre rouge empêchera de voir des caractères verts ou des caractères jaunes. Mettez un verre neutre sur l'œil *réputé nul* et un *coloré sur le bon*, puis invitez à lire l'échelle colorée : si le malade lit, c'est avec l'œil soi-disant aveugle, puisque le bon est annihilé par le verre de couleur.

L'opérateur vérifiera, en achetant une échelle colorée, si la neutralisation est totale. Le commerce fournit trop de cartons où un *luisant* spécial permet, *malgré le verre de couleur*, de lire avec l'œil *prétendu* neutralisé. Si l'on trace des caractères avec un *crayon de couleur*, l'*enfoncement du papier* permet encore de lire.

Les *épreuves amenant la* **diplopie** sont à essayer.

Placez la monture d'essai sur les yeux du *soi-disant borgne*.

Mettez, d'un côté, un ***verre prismatique***, la base en bas. Si le plaignant dit *voir double*, forcément *ses* **deux** *yeux voient*.

Les autres épreuves sont une affaire de spécialiste.

Si le sujet est méfiant, substituons au prisme simple un prisme *biréfringent* (Monoyer, Galezowski), qui produit la ***diplopie monoculaire***. Prouvons ainsi à l'intéressé qu'il *voit double avec un seul œil*. Puis replaçons, à un autre moment ou un autre jour, le prisme *simple*. L'examiné qui *continue* à voir double, *voit* alors *décidément avec ses deux yeux*.

Les *boîtes pseudoscopiques* sont plutôt employées par les médecins militaires. Le sujet, trompé par *un jeu de miroirs*, ne sait plus *quel* est *l'œil qui voit* et s'embrouille.

Pour ces épreuves, il est nécessaire, comme dans les suivantes, que ce sujet ne ferme pas alternativement chaque œil pour apprécier ce qu'il distingue avec chaque œil séparé. *Il doit constamment garder les deux yeux ouverts*: ***le lui ordonner formellement***.

Le **stéréoscope** et le *diploscope* de Rémy démontrent immédiatement si l'examiné voit avec les deux yeux.

3° ***Le malade se plaint d'un simple*** AFFAIBLISSEMENT ***visuel*** MONOCULAIRE.

Dans les *dilatations pupillaires monolatérales*, éliminez l'introduction d'*atropine*. Un pansement collodionné déjouera la fraude.

Pour déceler l'***exagération*** d'un trouble RÉEL, *neutralisons l'autre œil* par un verre convexe très fort et mettons devant l'œil *réputé faible* un verre neutre *transparent*. Présentons alors ***notre échelle spéciale*** (fig. 330). Ses caractères, grands et petits, sont groupés *sans ordre*, pour que rien ne fasse soupçonner leur degré de visibilité.

Tout malade est invité à lire cette échelle *avant une autre, dès la première séance*, inopinément, entre deux parties de l'examen. Nous notons ses affirmations et *terminons* par la présentation de l'*échelle graduée ordinaire*. La comparaison des réponses motive notre opinion sur la bonne foi du client sans négliger les autres constatations.

4° ***Le malade se plaint*** D'Y VOIR MAL DES DEUX YEUX, ***également ou inégalement.***

A. — *Le malade, blessé* AUX DEUX YEUX, *dit qu'il a, sans doute, un œil meilleur que l'autre,* mais *qu'il est incapable de continuer son métier* ou *même de gagner sa vie.*

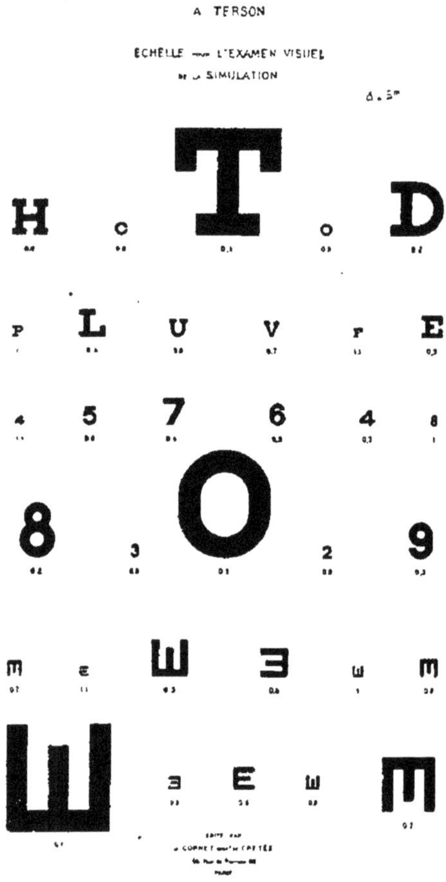

Fig. 330. — Échelle de A. Terson pour le contrôle de la simulation et de l'exagération.

Reprendre les expériences qui, sans que le patient s'en doute, neutralisent tantôt un œil, tantôt l'autre, pour vérifier si l'acuité visuelle *du meilleur œil* est au-dessous de l'acuité *professionnelle* (Voy. ***Accidents du travail.***)

B. — Le malade *avait un mauvais œil* et *un œil normal; l'accident a lésé le « bon œil »*. Même conduite à tenir.

C. — Le malade, après la blessure d'*un œil*, se plaint d'y voir plus mal *de l'autre* ; les ***troubles sympathiques*** sont objectifs, subjectifs, *réels* ou *supposés*. Pour le second et ***dernier*** œil, la *tentation d'exagérer* devient très puissante.

Éliminez avec soin, par l'absence de leurs signes positifs, déjà étudiés, les *amblyopies hystéro-traumatiques*, ou dues à *l'alcool*, *au tabac*, aux autres causes générales (diabète, brightisme, syphilis, etc.).

Ne laissez jamais soupçonner que telle ou telle manœuvre cherche à prendre la mauvaise foi en flagrant délit.

Sauf conclusion indiscutable, *le plaignant, tenu en observation, sera « recommandé » à un spécialiste.*

CHAPITRE XX

LES COMPLICATIONS OCULAIRES DES MALADIES GÉNÉRALES

Aiguës ou chroniques, ***la plupart des maladies générales peuvent s'accompagner d'une affection de l'œil***, à *n'importe quel moment de leur évolution* et *après la convalescence.*

Il est plus rare de voir une lésion *de l'œil* se compliquer d'une métastase infectieuse ou néoplasique.

Tantôt c'est sur la *complication oculaire* que *le praticien désire un avis de l'ophtalmologiste*, tantôt c'est *l'ophtalmologiste* qui, consulté pour un trouble *visuel, découvre sa relation avec un état anormal,* parfois méconnu, tel le diabète qu'il nous est arrivé de déceler, plusieurs fois, *chez les confrères* qui négligent d'examiner leurs urines.

Il arrive aussi qu'une maladie des yeux (iritis, hémorragie rétinienne, trouble pupillaire) constitue un ***signe précurseur*** ou, en somme, LA PREMIÈRE LOCALISATION. ***La maladie générale a commencé par l'œil***. *Plus tard le sujet deviendra* ***largement*** *brightique*, *goutteux*, artério-scléreux, cardiaque. *Au moment* de l'accident oculaire, plus d'une fois, le médecin, lors de la revision totale des fonctions et des organes, ne trouve ***rien*** et *déclare le patient en parfaite santé,* mieux portant que lui-même.... En réalité, l'affection oculaire était la *manifestation* d'une intoxication, d'une infection, d'une dégénérescence ***latentes***. Réglez l'hygiène et traitez, sans commentaire, ce que vous trouvez de subnormal, en attendant l'évidence des gros événements, *concluants* pour tous et d'une signification « aveuglante ».

Le praticien devra se méfier de l'imprévu et de la variété *des complications oculaires.*

Un *diabétique* n'aura pas toujours *la « cataracte diabétique »*, mais une amblyopie, une rétinite, une iritis, non moins diabétiques, quoique moins attendues.

Enfin les lésions *oculaires* ont, au cours de plusieurs maladies générales, la plus haute importance, non seulement ***pour le pronostic visuel***, mais encore ***pour le pronostic vital.***

Il en est ainsi dans les affections ***rénales.***

MALADIES DES REINS

L'***examen ophtalmoscopique*** découvre des tableaux pathognomoniques qui provoquent l'examen des urines, lorsque la néphrite est encore *ignorée.*

On rencontre aussi, chez les brightiques, des *iritis,* des *cataractes,* des paralysies oculo-motrices, sans rien de caractéristique.

L'***œdème*** *bilatéral des* ***paupières,*** trop considéré comme un symptôme positif d'affection rénale, n'est pas plus caractéristique, bien qu'il justifie, en principe, l'examen des urines.

RÉTINITE ALBUMINURIQUE

Le malade a, depuis longtemps, une néphrite *interstitielle typique* qu'il supporte, grâce à un régime, une hygiène, une résistance personnelle convenables. Puis, brusquement, à la suite d'une cause occasionnelle (fatigue, *écart de régime, refroidissement*), il se plaint de voir trouble, des deux yeux *simultanément.* Ce trouble, pas amélioré par les lunettes, s'accentue : le malade ne peut plus lire, tout en se conduisant ou en exerçant tel ou tel métier.

Très généralement, il ne deviendra pas aveugle, ***mais ne se débarrassera jamais*** de son perpétuel brouillard.

L'aspect de cette rétinite albuminurique consiste en *hémorragies* et en *plaques blanches* de la rétine, avec *gonflement œdémateux du nerf* optique.

Ce genre d'affection rétinienne ne guérit que si la néphrite guérit. Ainsi dans les néphrites des *jeunes,* dans la néphrite *scarlatineuse,* dans les néphrites *aiguës* infectieuses de toute nature et dans les albuminuries *gravidiques,* la maladie des yeux cesse avec la néphrite passagère.

Nous avons dit que les sujets atteints ne devenaient pas aveugles, tout au moins dans l'immense majorité des cas. Quelquefois le glaucome hémorragique, le ***décollement de la rétine,*** surtout chez les ***myopes brightiques*** (chez l'un d'eux, nous avons observé un *décollement bilatéral de la rétine* en quelques semaines), amènent la cécité plus ou moins complète.

AMAUROSE URÉMIQUE PASSAGÈRE

Chez des albuminuriques à *hypertension artérielle extrême*, il se produit des **cécités soudaines**, où l'ophtalmologiste consulté ne trouve *aucune lésion du fond de l'œil.* Ces amauroses sont dues à une poussée d'*hypertension artérielle* et à sa réaction cérébrale, combinées à l'*intoxication urémique.*

Le pronostic *visuel* est favorable; après quelques heures ou quelques jours, la vision redevient provisoirement bonne.

RÉTINITE PRÉALBUMINURIQUE

Un malade, plus ou moins artério-scléreux, est saisi brusquement d'un leger trouble visuel, avec scotomes.

L'ophtalmologiste découvre une ou plusieurs *hémorragies rétiniennes*, **sans les autres signes** de la *rétinite albuminurique.* **Pas d'albuminurie** ou, si elle existe, elle est insignifiante. Or. **plusieurs mois après**, se développe **quelquefois** l'ensemble symptomatique d'une grave *néphrite interstitielle.* Les accidents rétiniens, *préalbuminuriques*, en ont constitué le *signe précurseur.*

Nombre de brightiques n'ont cependant jamais de lésions oculaires.

L'examen à l'ophtalmoscope éliminera les *coïncidences* inquiétantes. Nous avons vu ainsi des hémorragies *sous-conjonctivales* effrayantes ne s'accompagner d'aucune hémorragie *intra-oculaire.* De même, le port *de verres* supprime les troubles ambigus, dus à la mauvaise réfraction.

PRONOSTIC DES RÉTINITES

Pronostic visuel. — Le praticien rassurera déjà le malade, atteint de *rétinite albuminurique*, en lui disant que cette affection prolongée ne rend *jamais aveugle.*

Pronostic vital. — Le praticien saura toutefois que l'apparition de la *complication oculaire* indique un **pronostic** *particulièrement* **grave pour la vie**. En effet, *lorsqu'un brightique est atteint du côté des yeux*, il est rare qu'il survive plus de 2 ans au début de l'affection *oculaire.*

Nous avons observé les complications mortelles les plus variées (urémie, œdème pulmonaire, hémorragie cérébrale, etc.), *un mois à un an après la constatation de la rétinite.*

Les nouvelles recherches sur l'*azotémie* (Widal) ont enregistré de très remarquables précisions, car l'examen du sang explique pourquoi, parmi les brightiques, les **azotémiques** sont plus menacés que les autres, aux points de vue **vital** et **visuel**.

L'apparition de la rétinite à PLAQUES BLANCHES serait la preuve de l'invasion AZOTÉMIQUE.

La NEURO-RÉTINITE, purement ŒDÉMATEUSE, serait surtout le fait de la CHLORURÉMIE et les HÉMORRAGIES rétiniennes dépendraient plutôt de l'HYPERTENSION.

Ces types existent isolément ou se compliquent.

Widal nous a enseigné que, lorsque le taux de l'urée oscille entre 1 et 2 grammes par litre de sérum, la survie dépasse rarement une année; entre 2 et 3 grammes, la mort est prochaine.

Les conditions d'existence, un régime attentif correspondant à l'*état réel* du sang, *azotémique* ou non, l'absence de refroidissement et de surmenage, ont une influence appréciable pour retarder l'échéance.

Les diverses néphrites dues à la **syphilis** acquise ou héréditaire s'accompagnent souvent de rétinite albuminurique, dans des yeux préalablement sains ou tarés; celle-ci guérit si la néphrite est guérissable, mais *le malade succombe plus ordinairement* à la néphrite, dont on sait le pronostic grave, malgré LE TRAITEMENT, assez épineux, à diriger contre la *variété* de néphrite syphilitique ou parasyphilitique.

Les néphrites toxiques (saturnisme) et leur rétinite sont aussi d'un mauvais pronostic.

La **nature de la rétinite albuminurique** est complexe : l'hypertension artérielle, l'artério-sclérose locale et générale, l'infection et l'intoxication sanguines, l'azotémie et la cholestérinémie, l'insuffisance rénale y associent leurs rôles respectifs.

Dans le traitement de l'affection oculo-rénale, utilisez de faibles quantités d'iode organique, le chlorure de calcium, les sels de strontium (lactate), le regime déchloruré, lacté, hypoazoté, suivant la *variété* de néphrite, au besoin les hypotenseurs artériels (nitrites) et conseillez d'éviter scrupuleusement les refroidissements.

Nous avons vu les accidents oculaires survenir chez des brightiques immédiatement à la suite d'un bain froid ou d'une longue exposition forcée à l'humidité.

La ponction lombaire sera envisagée, lorsque la maladie réside presque exclusivement dans l'œdème des nerfs optiques.

Un problème domine la *rétinite albuminurique* apparue au cours de la **grossesse**.

La malade est-elle menacée de devenir aveugle, au point de recourir à l'*avortement* ou à l'*accouchement provoqué*?

Il est admis que, si la rétinite albuminurique se produit ***dans les six premiers mois***, l'enfant n'arrive pas à terme et la mère peut perdre la vue. L'avortement est alors ordinairement conseillé.

A la fin de la grossesse, accouchement provoqué, si la rétinite et l'œdème du nerf optique sont intenses.

L'accoucheur jugera en dernier ressort, après s'être concerté avec le médecin, l'ophtalmologiste, la mère et la famille.

AFFECTIONS AVEC URINES ANORMALES

DIABÈTE

Cataracte. — *Bien se garder de la considérer* comme L'UNIQUE complication oculaire. ***Rien n'est plus varié que les complications oculaires du diabète.***

La ***cataracte*** diffère avec l'*âge* du sujet.

Chez le diabétique ***âgé***, la prédisposition naturelle à l'opacification banale du cristallin est facilitée par le diabète.

Chez les ***jeunes***, par exemple chez un diabétique de 18 ans, survient rapidement une ***double*** cataracte ***blanche*** et ***molle***. Ce diabète aigu, intense, a une terminaison fatale et hâtive par cachexie ou tuberculose pulmonaire. *Plus la cataracte est rapide, plus le diabète est grave.*

Des cataractes diabétiques auraient rétrocédé sous l'influence d'une cure hydro-thermale et du régime. Un tel résultat est profondément exceptionnel, sinon légendaire.

La cataracte des diabétiques n'est pas inopérable, quoique l'opération se complique plus facilement d'inflammation ; nous avons opéré avec succès des malades dont les urines contenaient une quantité *considérable* de *sucre* et d'*albumine*. Iridectomie préparatoire, quelque temps avant l'extraction du cristallin, de manière à graduer les traumatismes.

La ***rétinite diabétique*** ressemble à la rétinite brightique. Toutefois les hémorragies prédominent sur les plaques blanches ; le nerf optique ne présente pas d'œdème, habituel dans la rétinite albuminurique. Mais les rétinites ***mixtes*** des ***diabétiques albuminuriques*** sont, selon nous, les plus vulgaires.

Chez le diabétique, le ***glaucome hémorragique***, très grave et très douloureux, précède quelquefois l'*hémorragie cérébrale*.

Comme pour le mal de Bright, l'apparition des troubles oculaires marque une aggravation générale, *avec moins de rigueur*, si ces diabétiques n'ont que de petites hémorragies rétiniennes, *sans albuminurie.*

Les hémorragies rétiniennes sont exceptionnellement assez abondantes pour envahir le corps vitré, chez les diabétiques artério-scléreux. Le décollement de la rétine peut les suivre.

Quelques diabétiques sont atteints d'affaiblissement rapide de l'accommodation, de ***myopie brusque***, avec ou sans lésions cristalliniennes, d'*hémianopsie* par hémorragie cérébrale, de ***paralysie des muscles de l'œil*** (toujours vérifier l'état des urines dans la *diplopie*), généralement transitoire.

Amblyopie diabétique. — Le diabétique qui *met à profit sa soif* pathologique pour boire plus d'alcool, est atteint d'amblyopie avec troubles de la vision des couleurs et scotome central (Voy. p. 407).

Mais *certains diabétiques* **sobres** présentent une amblyopie par *intoxication, relevant directement du diabète.* ***L'examen ophtalmoscopique s'impose***, car il existe des ***atrophies*** incurables ***du nerf optique***, à côté de l'amblyopie curable.

Les maladies oculaires, chez les diabétiques, présentent une *gravité* spéciale. « Cherchez le sucre », au cours des *ulcères graves* de la cornée, des phlegmons, des *irido-cyclites* REBELLES.

En somme, en présence d'une affection ***réfractaire, galopante***, insolite, *le praticien soupçonnera le diabète.*

Le régime diversifié, intelligent, modernisé, uni au traitement local, les remèdes (santonine, permanganate, iode à faibles doses, phosphates, arsenic, etc.), les cures minérales (Vichy, Neubourg, etc.), seront prescrits, dès la glycosurie en évidence.

Le *traitement général*, malgré sa valeur, serait ordinairement impuissant à arrêter *seul* les lésions oculaires.

GOUTTE

Quelquefois *la goutte débute par l'œil.*

C'est ainsi que nous avons vu des *iritis* et des *sclérites précéder* les accidents de congestion goutteuse des membres, quoiqu'elles les suivent plus fréquemment.

Les goutteux artério-scléreux, diabétiques, légèrement albuminuriques, ont des rétinites qui participent de ces diverses étiologies.

Il semble que, chez les goutteux, les poussées d'*iritis* s'accompagnent plus facilement d'*hémorragie dans la chambre antérieure* (*hypoéma*). Des kératites avec concrétions blanchâtres ont été également attribuées à la goutte.

Chez les *femmes*, dont la goutte est *larvée*, nombre de « *rhumatismes* » ne sont que des manifestations goutteuses.

De même, du côté de l'*orbite*, il nous est arrivé de calmer par les *spécifiques de la goutte* (colchique), les douleurs atroces d'une ténonite que nul des remèdes « antirhumatismaux » et des moyens physiques usuels n'avait pu abattre.

MALADIES DE L'APPAREIL CIRCULATOIRE

CARDIOPATHIES

Les **cardiaques**, à la dernière période, présentent des œdèmes des paupières, des hémorragies rétiniennes, des stases du nerf optique, des hématomes orbitaires, complications ultimes ou agoniques.

Certains signes ophtalmoscópiques des cardiopathies (pouls artériel, pouls veineux, réplétion veineuse, ischémie ou hypérémie rétiniennes), seront déterminés par le spécialiste.

Les affections cardiaques causent parfois, avant la période terminale, une *hémorragie dans la rétine ou dans le nerf optique*, accident associé soit à l'*insuffisance aortique*, soit au bruit de galop avec *hypertension artérielle*. L'examen de l'œil et du **cœur** sera nécessairement complété par celui des **vaisseaux** et de la **tension artérielle**.

Les cardiopathies aggravent (hémorragies) les maladies banales du fond de l'œil, telles que la *myopie forte*.

Mais, en somme, les complications oculo-cardiaques sont bien moins fréquentes qu'on ne le croirait *a priori*.

Les hémorragies rétiniennes peuvent constituer le **signe précurseur** d'une affection des vaisseaux. Là aussi la constatation *précoce* de l'**hypertension artérielle** est intéressante.

Dans les *endocardites chroniques*, une complication oculaire subite est constituée par l'obstruction, avec **embolie** ou **thrombose, de l'artère centrale de la rétine**. Cette affection est généralement **monoculaire** et se caractérise par la CÉCITÉ SUBITE D'UN ŒIL. Cette cécité est définitive et totale, sauf dans l'obstruction *partielle* où persiste un petit lambeau du champ visuel (fig. 331). Ordinairement, ces malades, qui ont souffert de rhumatisme articulaire, ont une maladie de cœur.

Presque toujours, *le second œil est préservé*; cependant nous l'avons vu pris, quelques mois ou quelques années plus tard.

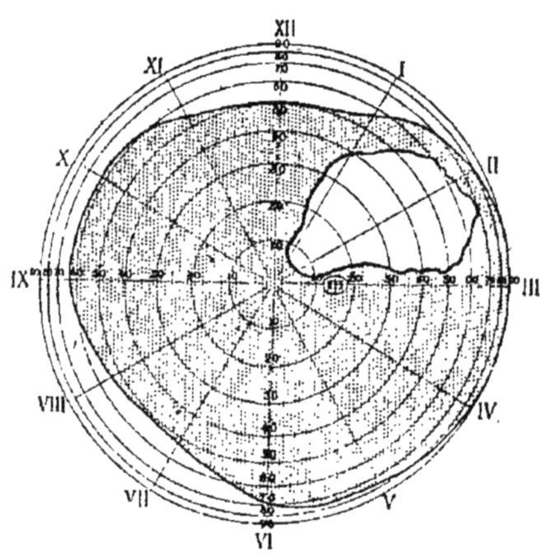

Fig. 331. — Persistance d'un lambeau du champ visuel dans l'obstruction vasculaire *partielle* de la rétine.

Traitement d'urgence : (Voy. **Maladies du fond de l'œil**, p. 377).

Dans l'endocardite *infectieuse* aiguë, un groupe microbien envahit les vaisseaux rétiniens et *infecte le corps vitré* contigu, avec **phlegmon métastatique** et atrophie ultérieure du globe (Voy. **Phlegmons intra-oculaires**, chapitre XVI).

Les cardiaques, au cours d'exercices violents (gymnastique, bicyclette, etc.), sont assez sujets aux hémorragies rétiniennes.

Enfin une maladie du *cœur* peut s'accompagner de **glaucome**.

ARTÉRIO-SCLÉROSE

On use *et on abuse* évidemment de l'étiologie et de l'*étiquette* « *artério-sclérose* » pour les maladies du fond de l'œil, car, sous ce titre, l'on englobe nombre de choses connues et inconnues. Entre « voir » l'artério-sclérose *partout* et ne l'admettre nulle part, gît la vérité pratique. Les **hémorragies dans la rétine**, le nerf optique, la choroïde, sont forcément dues, en proportion variable, à la diminution de l'élasticité et du calibre vasculaires associée aux intoxications que présente, ne présente pas ou présentera plus tard, d'une manière décelable, le malade en observation.

Dans le glaucome, surtout **dans le glaucome hémorragique** et **dans le glaucome subaigu**, nous avons contribué à établir l'existence de l'*hypertension artérielle*. L'*intoxication*, l'*excitation angio-nerveuse*, l'*artério-sclérose* et l'*hypertension artérielle* sont les éléments fondamentaux du glaucome *primitif* (Voy. **Glaucome**, chapitre XIV).

Le *traitement général agit lentement* sur les affections oculaires attribuées à l'artério-sclérose; l'*iode* organique, à faible dose continue, le régime et l'hygiène, les phosphatides, les hypotenseurs (nitrites),..... ont leurs indications. ***Evitez l'iodure à doses*** congestives. Recherchez *l'étiologie* de la sclérose *elle-même.*

Les ***anévrysmes aortiques*** s'accompagnent d'inégalité pupillaire, à cause de leur action sur le ***sympathique cervical*** excité (*mydriase*) ou paralysé (*myosis*). Méfiez-vous cependant des *inégalités* pupillaires uniquement dues à la syphilis concomitante.

Les ***ecchymoses sous-conjonctivales***, chez les sujets AGÉS et artério-scléreux, sont un *signe de probabilité* d'hémorragie cérébrale ultérieure. Nous avons observé plusieurs exemples de cette terminaison, sans qu'il faille en tirer, toujours *in petto*, de trop rigoureuses conclusions.

Les ***infections*** des ***veines*** (*phlegmatia alba dolens*) sont capables d'amener des lésions vasculaires du fond de l'œil (embolie, thrombo-phlébite) ou encore la ***thrombo-phlébite mortelle des sinus de la dure-mère*** (voy. ***Maladies de l'orbite***).

ALTÉRATIONS DU SANG

L'***étude du sang*** « impur » (forme et nombre des *globules*, *hémoglobine*, *microbes* et *parasites*, *réactions* modernes de la syphilis, de la tuberculose, examen de l'*azotémie*, de la *chlorurémie*, de l'*uricémie*, de l'*oxalémie*), a conquis la plus juste importance dans le ***diagnostic***, le ***pronostic*** et le ***traitement*** des innombrables ***localisations oculaires*** d'affections générales *évidentes* ou *masquées*.

La réaction dite de Wassermann a corroboré ce que la clinique inférait sur l'*origine*, très ordinairement *syphilitique*, de la ***kératite interstitielle***, du ***tabes*** et de la ***paralysie générale***. Les réactions de la ***tuberculose*** ont appuyé l'*affinité* de la ***conjonctivite*** dite ***phlycténulaire*** avec la tuberculose. Chez les ***brightiques***, le pronostic *vital* sévère de la *rétinite albuminurique* et la diversité des types ophtalmoscopiques ont été expliqués. Et ce n'est qu'un commencement!

Ayez recours à ces méthodes, sans leur attribuer une prépondérance *absolue* dans le diagnostic, le traitement et le pronostic. Nous savons qu'une réaction *négative* n'empêche pas toujours l'éclosion d'accidents, nettement syphilitiques, et la réaction tuberculeuse dans une conjonctivite phlycténulaire ne prouve pas que l'enfant aura le sort final d'un tuberculeux. Le *médecin de famille* n'a pas, en présence de résultats d'*apparence* impressionnante, à se départir de son ***tact*** indispensable et inébranlable, tout en utilisant, à l'occasion, les armes que le public, très ou trop averti, lui reprocherait d'avoir négligées.

Les ***chlorotiques*** et les ***anémiques*** sont tourmentés par l'asthénopie, la photophobie, les mouches volantes, mais, avec quelques modifications fonctionnelles (pouls artériel, pouls veineux, troubles visuels transitoires), sans altérations sérieuses. Les névrites optiques sont attribuables à des chloroses compliquées d'infection générale.

Le ***purpura***, le ***scorbut***, le ***scorbut infantile (maladie de Barlow)***, engendrent divers troubles oculaires. Cette dernière maladie prédispose aux *hémorragies* ***dans les orbites*** avec ***exophtalmie bilatérale***. Le pronostic visuel est variable, suivant que le foyer est plus ou moins voisin du nerf optique.

La ***leucémie*** produit de graves *rétinites* avec hémorragies. Elle occasionne aussi dans l'*iris* et dans l'*orbite*, des *néoformations symétriques*. ***Pensez à la leucémie dans les tumeurs bilatérales des glandes lacrymales, des paupières et de l'orbite***. Vérifiez alors l'état des *ganglions*, de la *rate* et des *globules du sang*.

Ces constatations seront d'autant plus influentes que le ***traitement arsenical*** et plusieurs médications amènent la guérison ***d'énormes*** néoplasies leucémiques ***de l'orbite***, ***pseudo-tumeurs curables***.

L'***hémophilie*** entraîne des hémorragies spontanées dans l'œil et ses annexes. Des enfants sont morts à la suite de minimes *scarifications* de la conjonctive et, comme l'ablation d'une dent, l'*extirpation* d'un *chalazion* a mis tel *hémophile* en danger, par hémorragie; aussi le curage du chalazion avec incision simple est-il ici plus indiqué que l'extirpation large.

LA CÉCITÉ A LA SUITE DE PERTES SANGUINES

Il nous semble très nécessaire d'attirer l'attention du praticien sur une complication visuelle, redoutable, ***des hémorragies de n'importe quelle région du corps***, hémorragies *spontanées*, *traumatiques* ou *chirurgicales*, mais plutôt *viscérales* (***estomac***, ***utérus***). *Médecins* et *chirurgiens* doivent savoir qu'on peut devenir *définitivement* ***aveugle, quelques heures***, et encore ***quelques*** JOURS, ***après une perte de sang*** plus ou moins considérable.

Jusqu'à ces dernières années, aucun traitement n'avait paru

enrayer un processus aussi grave. Nous pensons qu'il en est autrement aujourd'hui.

Les hémorragies du **tube digestif** (hématémèses, hémorragies intestinales) constituent le tiers des origines observées, puis viennent les hémorragies **utérines**, les hémorragies *chirurgicales*, surtout les *saignées* répétées, les *épistaxis*, l'*hémoptysie*, les hémorragies d'origine *disparate*, depuis celles déterminées par les *sangsues* jusqu'aux *hématuries*.

En somme, les **hématémèses** et les **métrorragies sont en tête** de l'étiologie; or **presque tous les traités de pathologie interne et externe sont muets** *sur cette terrible terminaison*.

Il est cependant capital de connaître les *conditions de production* de ce désastre imprévu. *Rarement* (dans un quart des cas environ), la *perte bilatérale de la vision* est *foudroyante*. Le patient perd connaissance, à la suite de son hématémèse ou de son hémorragie quelconque, et se *trouve aveugle* en revenant à lui. *Ordinairement*, c'est **quelques heures à six jours après l'hémorragie** que la vision s'éteint, **cécité complète** qui persiste ou disparaît en tout ou en partie, alors que, l'hémorragie arrêtée depuis longtemps, le malade *semblait à l'abri* de tout accident correspondant.

Les hémorragies peu abondantes, si elles sont *répétées* chez des sujets dont l'*état général* est *mauvais* (*fièvre typhoïde, cancer*, etc.), entraînent, autant que les grandes pertes de sang, ce retentissement oculaire.

Dans les neuf dixièmes des cas, les **deux yeux sont intéressés**. La localisation *monoculaire* est tout à fait rare et s'explique d'autant moins qu'il n'y a pas de raison apparente pour que les deux yeux ne soient pas touchés à la fois. Toutefois, dans beaucoup d'affections d'origine générale, nous voyons un seul œil atteint, pour des motifs obscurs et discutables.

L'**ophtalmoscope** permet de constater **deux types endoscopiques.**

L'un rappelle beaucoup l'**anémie** du fond de l'œil après ingestion brusque d'*énormes doses de quinine*. Les vaisseaux sont *filiformes* et *la pâleur de la papille* crée l'impresssion d'une *atrophie du nerf*. Quand, d'ailleurs, une amélioration ne se produit pas, le nerf optique s'*atrophie* réellement et, suivant que l'atrophie est *partielle* ou *totale*, il reste une **vision médiocre** et des fragments de champ visuel, sinon la **cécité** *uni-* ou *bilatérale*.

Un type ophtalmoscopique plus rare, visible dans un œil, alors que le second œil présente le type précédent, montre une névrite optique, mélange d'œdème, par trouble circulatoire, et d'inflammation. Puis, guérison ou atrophie partielle.

Si, pour les cécités *immédiates après la perte de sang*, *l'anémie* subite joue un rôle d'autant plus exclusif que l'artère centrale de la rétine est *terminale*, en cul-de-sac, les intoxications et infections sanguines expliqueraient mieux les névrites tardives.

Dans la moitié des cas, ***cécité à peu près complète ou complète et définitive*** : *tel était* le **pronostic** *classique, il y a quelques années*. Le traitement médicamenteux de l'anémie post-hémorragique, le traitement oculaire (massage, iridectomie, opération sur le nerf optique (!) proposée par de Wecker), restaient sans résultat probant.

Nous avons, il y a une dizaine d'années, recommandé ***d'urgence*** une ***abondante injection de sérum artificiel***, qui agit ***à la fois*** sur la *tension sanguine*, sur *l'infection* et sur *l'intoxication*. Depuis, plusieurs observations personnelles ou recueillies par divers confrères ont noté le retour intégral ou très large à la vision après ce traitement, qui ne saurait être infaillible, *mais* ***est le seul*** *qui, réunissant toutes les indications*, ***se combine logiquement à tout*** *autre*.

Le praticien n'oubliera pas :

1° Que *toute perte sanguine* entraîne *éventuellement*, tout de suite ou ***après plusieurs jours***, une ***cécité*** incurable ou curable ;

2° Que le meilleur traitement d'***urgence*** *est une ample injection de sérum artificiel* (sérum physiologique, ou mieux, sérum de Locke).

MALADIES DE L'APPAREIL RESPIRATOIRE

NEZ

Nombre d'affections nasales ont un retentissement oculaire de ***voisinage***, *infectieux*, *réflexe* ou *mécanique*.

Les ***anthrax***, les *furoncles* des ***narines*** et de *la lèvre supérieure* conduisent parfois à la *phlébite orbitaire* et *méningée*.

Les ***rhinites*** aiguës et chroniques sont l'origine de *rétrécissements lacrymaux* et de ***dacryocystites***.

Les ***végétations adénoïdes*** suscitent aussi des troubles réflexes (asthénopie) ou coexistent avec la *kérato-conjonctivite* *pustuleuse* (prétendue phlycténulaire) à répétition, développée sur le même terrain.

L'***ozène*** est la cause redoutable de ***dacryocystites***, de *conjonctivites*, de *très graves ulcères et abcès cornéens*.

Méfiez-vous d'un ***traumatisme***, *fortuit ou opératoire*, sur la *cornée d'un ozéneux*; MÊME SANS DACRYOCYSTITE. L'***infection purulente*** le complique ordinairement.

Les ***néoplasies*** (*polypes* naso-pharyngiens, *tumeurs*) s'accompagnent de complications oculaires allant jusqu'à l'intrusion massive dans les orbites.

Méfiez-vous des fausses végétations adénoïdes, *sarcomes* à propagations intra-orbitaires, après l'ablation de la végétation soi-disant adénoïde.

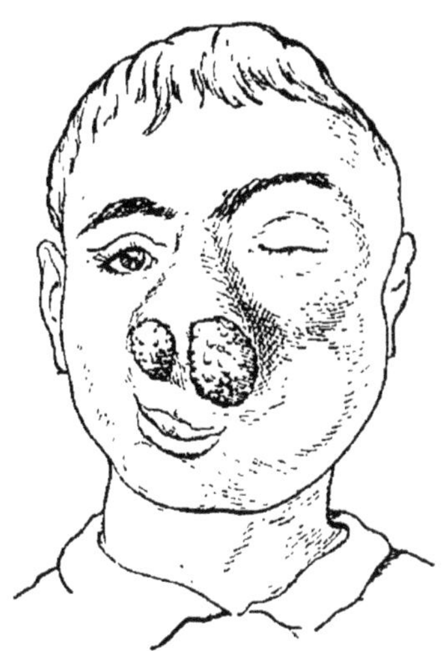

Fig. 332. — Conséquences d'un polype naso-pharyngien (Laurens).

En principe, l'***examen du nez et des sinus***, INDISPENSABLE ***dans toute affection des voies lacrymales et de l'orbite***, est TRÈS UTILE dans la majorité des maladies de l'œil.

SINUS PÉRIORBITAIRES

Au cours des sinusites (sinus maxillaire, frontal, sphénoïdal, cellules ethmoïdales), le ***phlegmon*** et la PHLÉBITE ***orbitaires*** sont les complications les plus funestes (Voy. ***Orbite***).

Les sinusites occasionnent des accidents oculaires extrêmement variés (*diplopie* paralytique, *névrite optique*, *rétinite*, *décollement de la rétine*, *hémorragies rétiniennes*, *suppuration du corps vitré*, *larmoiement*, *asthénopie*).

Les *opérations sur le sinus frontal* provoquent des paralysies du *grand oblique*, s'il y a *destruction* de la *poulie* où passe son tendon.

Quand vous êtes en présence d'une affection ORBITAIRE, ***pensez aux sinus osseux*** et aux DENTS, ***à cause de leur relation avec le sinus maxillaire***.

Envisagée *de bonne heure*, la collaboration *des* spécialistes diminuera votre lourde *responsabilité*.

LARYNX, TRACHÉE, BRONCHES, POUMONS

Rappelons les **symptômes pupillaires** *unilatéraux* dus à l'action, sur le *grand sympathique cervical*, des *cancers* du larynx, des adénopathies trachéo-bronchiques, des tumeurs du médiastin, et la **mydriase** (*excitation*) ou le **myosis** (*paralysie*) qui en résultent.

Les **infections** *broncho-pulmonaires* et la GRIPPE produisent ou aggravent bien des maladies oculaires (*iritis*, *ulcère cornéen*, *névrite optique*, *glaucome*). La grippe engendre parfois l'*herpès cornéen*, à type vésiculaire (voy. fig. 252, p. 297), d'*évolution courte* et sans gravité, mais surtout la *kératite « dendritique »*, *affection longue, tenace*, à cicatrices broussailleuses, *caractéristiques* (v. fig. 253, p. 298).

La PNEUMONIE provoque éventuellement des **suppurations du corps vitré** (voy. **Phlegmons de l'œil**), des *paralysies* oculo-motrices, des *iritis*, des *névrites optiques*, plus ou moins curables.

Les **signes pupillaires** y sont particulièrement intéressants pour le praticien.

La *mydriase du* **côté pulmonaire lésé** a été signalée dans la *pneumonie du sommet*. De plus, la mydriase **bilatérale** est *plus fréquente* chez les sujets **qui guérissent.** L'*évolution fatale* n'entraînerait que peu ou pas de mydriase.

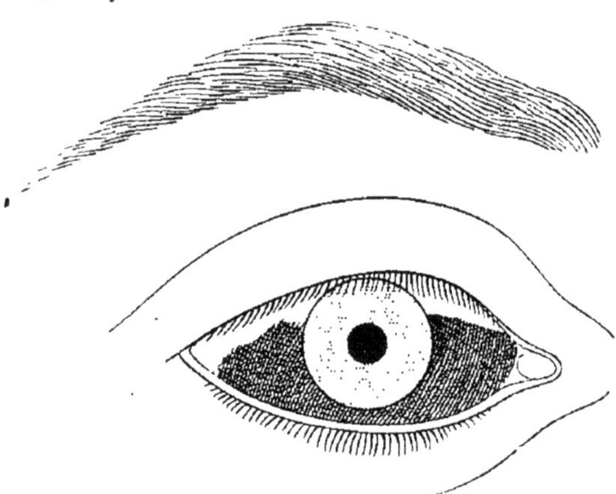

Fig. 333. — Ecchymose sous-conjonctivale dans la coqueluche.

Dans la **pleurésie**, l'*inégalité pupillaire* est souvent notée (mydriase du côté malade).

L'**opération de l'empyème** a pu donner des *troubles oculo-cérébraux* subits, par embolie ou thrombose, dans la rétine et les nerfs optiques.

Les *éternuements*, les *quintes de toux*, provoquent quelquefois des hémorragies rétiniennes et le décollement de la rétine chez les prédisposés (*myopes*).

La **coqueluche** et ses *ecchymoses sous-conjonctivales*, plus inquiétantes que dangereuses (fig. 333), *ne sont* ***pas compliquées d'hémorragie du fond de l'œil.***

La ***tuberculose pulmonaire*** *chronique* s'accompagne rarement de troubles oculaires. *Le malade va jusqu'au bout avec de bons yeux.* La **tuberculose oculaire**, *exceptionnelle chez les phtisiques,* ***est fréquente*** dans la ***granulie*** et chez les sujets atteints de *tuberculoses* ***locales*** (*lupus, tumeurs blanches, adénites*).

Au début de la tuberculose pulmonaire, on constate quelquefois une ***mydriase***, *plus intense du côté pulmonaire attaqué le premier.* Le myosis est habituel à la période terminale. Ne pas négliger l'examen des *pupilles*, au diagnostic initial.

MALADIES DE L'OREILLE

Les ***otites*** peuvent être suivies d'*irido-choroïdites*, de *névrites optiques*, de ***thrombo-phlébites dans les sinus*** *de la dure-mère* et les *veines orbitaires.*

On devient quelquefois aveugle et sourd, après une ophtalmie sympathique (de Wecker).

Moins sérieuse est l'apparition d'une ***paralysie*** *de la 6e paire*, au cours d'une *otite.* Le malade se trouve atteint d'un ***brusque strabisme convergent*** et de *diplopie. En général* la paralysie *guérit, sans complication cérébrale. Très exceptionnellement*, une *méningite* se développe.

Le *syndrome de Gradenigo* (céphalalgie unilatérale et paralysie de la 6e paire *du côté de l'otite*), qu'il soit d'origine infectieuse ou réflexe, n'effraiera pas outre mesure le praticien, malgré les *réserves* indispensables.

Mentionnons encore les paralysies du *facial*, du *trijumeau* et d'autres nerfs crâniens, comme complications des otites.

Le *nystagmus* (tremblement oculaire) apparaît dans les excitations du conduit auditif (lavages froids, opérations, etc.) et les maladies de l'oreille interne. Ce nystagmus, *provoqué* expérimentalement, fournit aussi des renseignements otologiques importants. Rappelons enfin les phénomènes d'*audition colorée.*

MALADIES DE L'APPAREIL DIGESTIF

DENTS

Les *vieilles croyances* aux affections oculo-dentaires, malgré les erreurs et les exagérations, contiennent une part de vrai.

Il est, en effet, des larmoiements, des blépharospasmes, des amblyopies, d'origine bucco-dentaire. On perd la vue, on meurt d'une *phlébite orbito-cérébrale*, après suppuration péri-dentaire ou extraction dentaire inopportune.

Raison de plus pour engager les négligents à améliorer l'état de leur bouche.

Les ***rapports anatomiques oculo-dentaires*** s'établissent d'abord par les ***sinus osseux péri-orbitaires*** et surtout par le sinus maxillaire. Les dents sont trop éloignées du canal lacrymal pour amener directement une dacryocystite (voy. fig. 122, p. 157). Le trait d'union reste la sinusite. La *canine* est certes la dent la plus rapprochée de l'œil, ***la « dent de l'œil »***; ***cliniquement, ce n'est pas elle qui provoque le plus d'accidents oculaires***; ce sont les *premières molaires* (sinusite maxillaire).

Les ***alvéoles de seconde dentition*** *affleurent l'orbite*. Pensez-y, *chez les enfants*, pour un *abcès* facial situé dans la région de la paupière inférieure.

Les *veines* des *gencives, de la bouche, des amygdales*, s'anastomosent avec les veines *orbito-faciales*, et, plus directement, ***à même***, avec les sinus veineux *intra-crâniens* (*veines des trous ovale et petit rond*). L'***infection orbito-crânienne***, d'origine ANTÉRIEURE, se propage par les veines faciales, et l'infection POSTERIEURE, *rétrograde*, ***crânio-orbitaire***, par le sinus caverneux et le plexus ptérygoïdien. Un ***abcès autour d'une dent de sagesse*** pourra, l'*autopsie nous l'a prouvé*, produire ainsi d'*emblée* la *thrombo-phlébite intra-crânienne*, en entrant « *par derrière* » dans le crâne.

Enfin les *filets nerveux* du trijumeau innervent les dents, le canal lacrymo-nasal, l'œil, et l'on sait que ce nerf sensible s'anastomose avec les nerfs moteurs (facial animant l'orbiculaire, nerfs oculo-moteurs).

Ces rapports expliquent les résultats oculaires, ***infectieux, réflexes, sensitifs*** ou ***moteurs***, d'une affection *bucco dentaire*.

Coexistences. — Mêmes causes générales de malformations et maladies oculo-dentaires (syphilis héréditaire avec ses kératites et choroïdites, rachitisme avec ses cataractes congénitales, chute des dents chez les diabétiques, etc.).

Influence de l'œil sur les dents. — Les inflammations, les tumeurs orbitaires et oculaires, produisent des névralgies dentaires. Le ***cathétérisme lacrymal*** crée une sensation d'irradiation dans les dents supérieures et antérieures, née de la connexion des nerfs lacrymo-dentaires.

Influence des dents sur l'œil. — Elle est beaucoup plus « courante » que la précédente, qu'il s'agisse d'érosion, de carie, de pulpite, d'*ostéo-périostite suppurée*, de prothèse et surtout d'*extraction dentaire*. Dans les trois quarts des cas, la ***mâchoire supérieure***, *la 1re et la 2e* ***molaires***, RAREMENT *la canine*, sont en cause.

Les affections de la ***mâchoire inférieure*** ont une tendance à gagner *directement l'intérieur du crâne* (plexus veineux ptérygoïdien, veines du trou ovale et sinus caverneux), *sans passer*, ou en ***finissant***, *par l'orbite*. Celles de la mâchoire ***supérieure*** gagnent l endocrâne, *en* ***commençant*** par l'orbite, comme les infections faciales et sinusiennes.

La *dentition* amène *passagèrement* de la photophobie, de la congestion conjonctivale, du strabisme, chez les petits enfants.

Recherchez l'***étiologie dentaire*** dans le *blépharospasme*, la *blépharoptose*. les *névralgies* oculaires, les ***abcès*** de la ***paupière inférieure*** (infection *remontée* des incisives antérieures ou de la canine). les *larmoiements* que rien n'explique (nous en avons supprimé qui résistaient au cathétérisme, en faisant enlever les dents creuses et irritables), les ***kératites*** où le trijumeau est intéressé (*kératite neuro-paralytique* avec ***insensibilité*** de la cornée), les *iritis* tenaces, *suppurations du corps vitré*, *névrites* optiques, crises de ***glaucome*** après névralgie ou opération dentaires.

Des ***amauroses*** rappelant l'*amblyopie dite hystérique* cèdent à l'extraction de dents plus ou moins douloureuses et entamées.

Dans toutes les inflammations orbitaires examinez *les dents* et *les sinus*, surtout le sinus maxillaire.

Méfiez-vous de l'ablation d'une dent en ***plein phlegmon péridentaire***. Le *fait*, quelle qu'en soit l'explication, est que cette intervention est trop souvent compliquée d'accidents phlébitiques ***mortels***, dont nous avons vu une série d'exemples. Ouvrez l'*abcès*, puis attendez, pour procéder, A FROID, à l'ablation de la dent. Même situation que pour l'*appendicite*, où tant de radicaux sont devenus opportunistes, et pour le *phlegmon de l'œil*, où l'énucléation a été plus d'une fois suivie de la méningite que ne suivent pas le curage simple de la coque ou les cautérisations intra-oculaires.

BOUCHE ET PHARYNX

Les *abcès* buccaux et les *amygdalites* peuvent se terminer par une *thrombo-phlébite des sinus* de la dure-mère, avec ***exophtalmie bilatérale***, les veines du *plexus pharyngien communiquant* *par les orifices de la base du crâne* (trou *ovale*) *avec le sinus caverneux*.

Les ANGINES A FAUSSES MEMBRANES s'accompagnent quelquefois, à la *convalescence*, d'une **dilatation pupillaire uni- ou bilatérale, avec impossibilité de lire** : parfois aussi **diplopie** et **strabisme**. Ces **paralysies de l'iris, du muscle ciliaire** (accommodation) ou *d'un muscle* **externe** de l'œil, *guérissent* lentement, avec ou sans sérothérapie, peu active ici.

Instillez la *pilocarpine* qui rétrécit la pupille et facilite la lecture.

Vous pourrez observer des engorgements *simultanés* des glandes sous-maxillaires, parotides et lacrymales (voy. ***Maladies de l'appareil lacrymal***) dans la maladie de Mickulicz (fig. 125) et les *oreillons*.

ŒSOPHAGE

Quelques affections *œsophagiennes* (tumeurs, etc.) créent une inégalité pupillaire par excitation ou paralysie *unilatérales* du *sympathique cervical*.

ESTOMAC, INTESTIN, FOIE

Les **fermentations**, la **constipation** *aggravent les maladies des yeux* : à elles seules, elles causent des troubles, même des affections oculaires, attribués trop exclusivement à la neurasthénie, à la chlorose, à « l'arthritisme »....

Aussi un régime **peu carné, peu toxique, laxatif**, une **diététique** attentive et souple, sont-ils *indispensables dans la plupart des maladies oculaires chroniques*, dues, pour nous, en partie (sur des terrains *spéciaux*, modifiés, altérés par l'infection acquise ou héréditaire), à l'*intoxication* et au *déséquilibre* des *échanges* par lésion et dystrophie des viscères.

Le rôle des *vers* intestinaux dans l'amblyopie et l'asthénopie reste assez douteux. La filaire, les cysticerques, les kystes hydatiques, existent éventuellement, nous l'avons vu, dans l'œil et ses annexes. La *trichinose* entraîne un *œdème palpébral* précoce, des paralysies de l'accommodation et des muscles de l'œil.

La complication oculaire la plus redoutable d'une maladie gastro-intestinale est encore la **cécité totale ou partielle**, à la suite d'**une perte de sang**, telle que l'**hématémèse** ou le **melœna**. (Voy. p. 429).

Les **chorio-rétinites**, la *rétinite pigmentaire* (cirrhose rétinienne), beaucoup de maladies *intra-oculaires*, le *xanthélasma palpébral*, ont des relations variées avec l'état pathologique du **foie.**

L'*homologie* des régions spécialisées de l'œil avec les divers organes (la rétine est son cerveau, les procès ciliaires son rein, la choroïde son foie.....) est des plus intéressantes : l'anatomie et l'histologie l'établissent, corroborées par la physiologie. La pathologie et une thérapeutique *complexe* confirment les unes et les autres.

L'*héméralopie* (chute de la vision au crépuscule), la xanthopsie, des hémorragies rétiniennes, coexistent quelquefois avec les *ictères* dont nous rappelons la *coloration conjonctivale.*

Les dystrophies, la syphilis, les infections acquises ou héréditaires produisent des lésions oculaires et hépatiques « en cercle vicieux », dont la recherche étiologique et le traitement doivent tenir le plus grand compte.

La *lithiase biliaire* et ses coliques accompagnent plus d'une fois la lithiase conjonctivale, l'épisclérite, la sclérite, l'iritis. Le *glaucome aigu* peut suivre ces crises douloureuses.

Enfin les **tumeurs** de l'estomac, de l'intestin et du **foie** ont de singulières, mais logiques, affinités avec les **tumeurs intra-oculaires**, nées dans la choroïde (Voy. p. 382).

MALADIES DE L'APPAREIL GÉNITAL

Blennorragie. — La blennorragie touche l'œil de *deux manières* : 1° **par inoculation directe** : c'est la terrible conjonctivite PURULENTE de l'adulte et du nouveau-né; 2° **par métastase**, moins grave, catarrhe **sans inoculation directe** (Voy. aux **Maladies de la conjonctive**, le diagnostic entre ces deux conjonctivites, DE PRONOSTIC et de TRAITEMENT SI DIFFÉRENTS).

La blennorragie subaiguë ou chronique s'accompagne aussi d'**iritis** (voy. **M. de l'iris**), de névrite optique et d'autres maladies *internes* de l'œil.

Chez la **femme**, une foule d'affections intra-oculaires (iritis, choroïdites, névrites optiques, etc.) ou de troubles visuels (amblyopies, amauroses) éveillent l'idée d'une origine *génitale.* Si l'adage absolu : « *tota mulier in utero* », est forcément exagéré, il n'en reste pas moins que vous serez appelé *d'abord* à rechercher, à accepter ou à écarter cette étiologie.

La **menstruation exacerbe les maladies oculaires.**

A la **ménopause**, qu'il s'agisse de coïncidences *d'âge*, *d'usure*, *d'auto-intoxication* ou d'une plus grande *réceptivité du terrain à l'infection* (rôle des **glandes internes** et de leur **involution**), *les maladies du fond de l'œil deviennent plus fréquentes*. Le « retour d'âge », si redouté, s'accompagne en effet souvent de choroïdites et de multiples affections oculaires. La *myopie se compliquera*, dans des yeux *jusque-là* passables. Une opinion outrancière attribuerait toutes les maladies oculaires à la ménopause. Comparez-les à celles d'un homme du même âge (et *retour d'âge*) pour en constituer le départ et le traitement.

L'**infection intra-oculaire**, sous toutes ses formes, est susceptible de naître d'une *métrite*, d'une *salpingo-ovarite*, de l'infection *puerpérale* et de se combiner aux troubles dystrophiques.

Les **pertes sanguines**, les *métrorragies* engendrent des troubles visuels allant jusqu'à la *cécité* et commandent un *diagnostic*, un *pronostic* et un *traitement* **d'urgence** (p. 430).

Pendant la **grossesse**, les patientes se plaignent de fatigue visuelle, de mouches volantes, peu dangereuses. *Évitez* cependant, sans plus ample informé, le banal : « *cela ne sera rien* » et ses cruels mécomptes, tels que la *neuro-rétinite albuminurique*, la *névrite optique* sans albuminurie, le *décollement rétinien*, les *hémorragies rétiniennes*, les *paralysies* des muscles de l'œil. Certains accidents conduiront à l'avortement, à l'accouchement provoqué (Voy. **M. des Reins**).

Après l'*accouchement*, méfiez-vous de la cécité par métrorragie.

La *lactation* s'accompagne éventuellement de névrite optique, généralement curable.

ACCOUCHEMENT ET MALADIES DU NOUVEAU-NÉ

Les nouveau-nés, dans les **accouchements difficiles** (**forceps**, version, etc.), peuvent présenter de l'**exophtalmie** passagère, avec ou sans fracture orbitaire, des *blessures des paupières* et *de la cornée*, diverses lésions intra-oculaires, des *paralysies des muscles de l'œil*, avec chute de la paupière *supérieure*, voire la **luxation prépalpébrale** de l'œil, placé en paraphimosis! Ces désastres (dont les observations et la pathogénie sont discutées dans le travail de Lévy : Lésions de l'orbite au cours des extractions par le forceps, *Annales de gynécologie*, 1913), nécessitent le traitement habituel et *urgent* des grandes **blessures de l'œil** (chap. VI).

Il est très *rare* que le strabisme, à *ne pas confondre* avec une *paralysie* oculaire, s'observe à la naissance : s'il se présente, il guérit ordinairement seul. Le praticien devra se rappeler que le ***vrai strabisme persistant***, justiciable d'une longue cure, parfois d'une opération, *surgit seulement vers l'âge de 2 ou 3 ans.*

Nous avons observé, *à la naissance*, des cataractes, des iritis, des taies, une fistule cornéenne...,

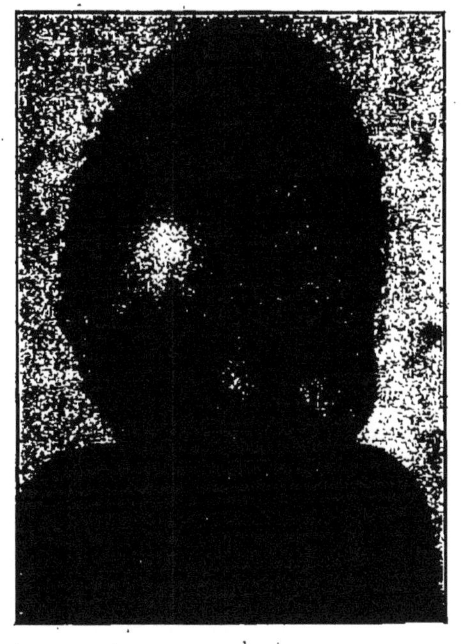

Fig. 334. — Luxation obstétricale de l'œil (Lévy).

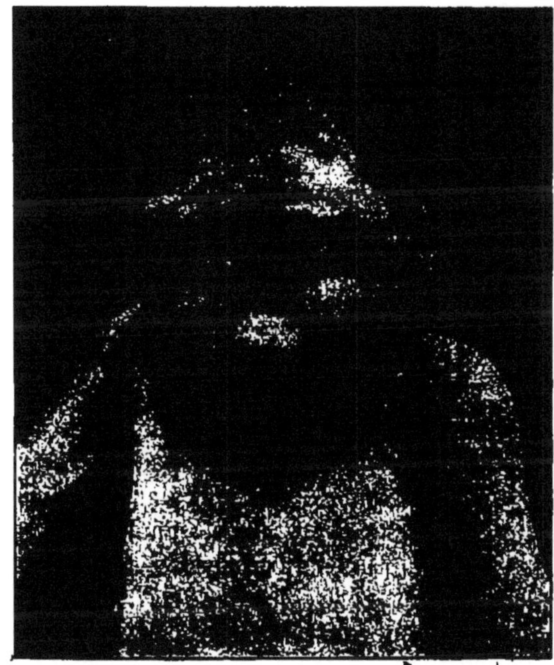

Fig. 335. — Cyclope (Roland et Aramborou).

une fois même l'ophtalmie purulente au cours de l'***opération césarienne***. L'enfant avait les yeux très sécrétants, lorsqu'il apparut. L'ophtalmie guérit, sans complications par le traitement approprié.

Les *anomalies congénitales* (**cyclopie** (fig. 335), anophtalmie, microphtalmie, colobomes palpébraux, iriens, etc.), sont nombreuses. Sur leurs origines, les parents présentent des explications plus ou moins fabuleuses.

Rappelons-nous cependant les expériences de Dareste sur la production *à volonté* des monstruosités, ainsi que diverses coïncidences réellement troublantes, lorsque plusieurs témoignages les corroborent, dans la pratique journalière.

MALADIES DE LA PEAU

L'eczéma, *l'herpès*, etc., apparaissent au *niveau des paupières*, de la *conjonctive* et de la *cornée* tout comme sur le reste des téguments. La *dermatologie entière* s'y trouve représentée, mais, lorsque la maladie *générale* **commence par les paupières** ou n'y est que peu développée, fruste, il faudra nettement déterminer ce qui, baptisé du nom banal de *blépharite*, de conjonctivite,

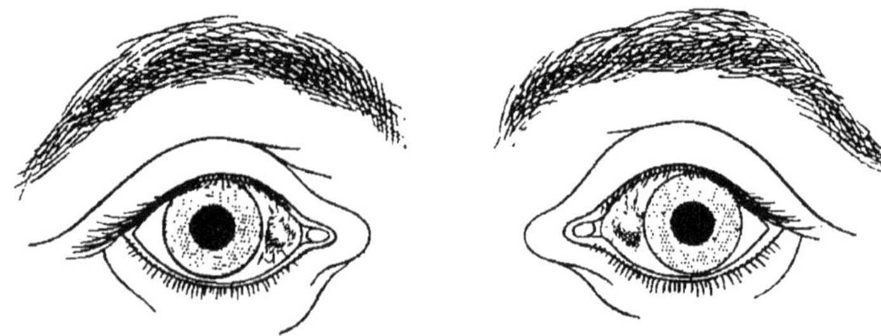

Fig. 336. — Nodosités symétriques dans l'érythème polymorphe.

de kératite, est cependant une *dermatose* classée et s'inspirer d'un diagnostic et d'un traitement dermatologiques (Voy. ***M. des paupières***).

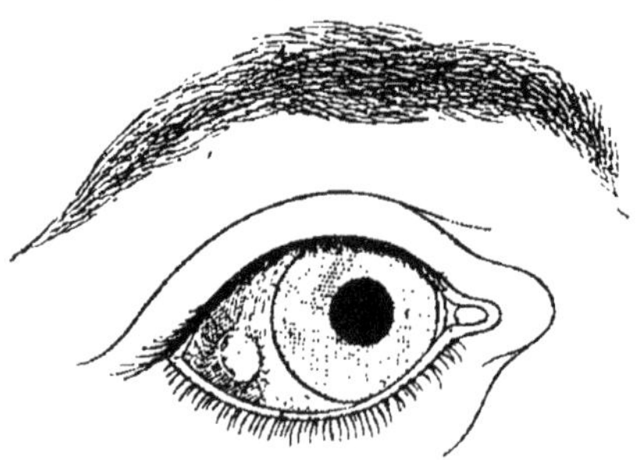

Fig. 337. — Vésicule conjonctivale dans l'hydroa.

L'érythème polymorphe et l'érythème ***noueux*** occasionnent, nous l'avons signalé à plusieurs reprises, d'*énormes nodosités rougeâtres* et *bilatérales* (fig. 336), sur la conjonctive et la sclérotique : elles disparaissent peu à peu complètement. Rarement, dans le cours de l'érythème, d'autres affections oculaires surgissent (glaucome, iritis), mais cet érythème est souvent suivi d'une complication *tuberculeuse*, méningitique ou pulmonaire. *L'érythème hydroa* (fig. 337) produit des vésicules transparentes sur la conjonctive.

Certaines affections cutanées (eczéma, pellagre, etc.), offrent des métastases et des alternances oculaires (iritis, névrites, choroïdites, paralysies, cataracte). Nous avons noté l'apparition d'innombrables mouches volantes, le *lendemain* d'une poussée d'*urticaire*, entre maints exemples analogues.

Le **pemphigus** cause des symblépharons incurables, avec destruction *absolue* des culs-de-sac. L'œil est soudé aux paupières.

Le traitement anti-toxique, le traitement des *viscères* concurremment malades, déficients ou infectés, et le *régime alimentaire strict des dermatoses* ont, par leur union, une influence heureuse sur nombre de lésions oculaires chroniques ou « à *poussées* ».

Les grandes *brûlures* de la peau se compliquent parfois d'hémorragies rétiniennes ou de névrites optiques, à ne pas confondre avec les névrites par intoxication chez les brûlés traités par l'*iodoforme*.

MALADIES DU SYSTÈME NERVEUX

MÉNINGES

Le nerf optique *n'est pas un nerf*, mais un **pédoncule cérébral**, avec *fibres à myéline et névroglie*, muni des *gaines du cerveau*, terminé par la rétine qui *est* une **circonvolution** *cérébrale*, avec *continuité* et *identité* de *tissus*, de *vascularisation* et de *pathologie* encéphaliques.

Les **méningites** s'accompagnent naturellement de **névrites optiques**, rarement de *paralysies*, d'*irido-choroïdites*, de *suppurations du corps vitré* avec *décollement rétinien*. *Quelques méningitiques*, examinés soigneusement et régulièrement avec l'*ophtalmoscope*, *ne présentent jamais de lésion du fond de l'œil.*

Dans la méningite *tuberculeuse*, il a été, surtout à l'autopsie, constaté **quelquefois** des tubercules de la choroïde. *Ces tubercules ne se produisent pas régulièrement* et la *névrite optique* est habituellement celle des autres méningites. Il serait présomptueux de vouloir diagnostiquer une méningite tuberculeuse uniquement par la recherche de tubercules choroïdiens.

Dans les méningites *guéries*, l'examen du fond de l'œil reste nécessaire, car ces yeux affaiblis conservent une atrophie *partielle* des nerfs optiques et du nystagmus.

Les méningites *rachidiennes*, le *mal de Pott*, entrainent aussi des névrites optiques.

CERVEAU

Les **abcès du cerveau**, les **encéphalites**, provoquent des névrites optiques, plus rarement que les méningites.

L'**hydrocéphalie** altère les nerfs optiques (œdème des papilles, atrophie plus ou moins complète).

Les **hémorragies cérébrales** ne donnent *presque* jamais de lésions du fond de l'œil. La *vision est très diminuée*, mais l'ophtalmoscope ne révèle rien d'anormal : puis elle redevient bonne, *parfois au bout de quelques mois*.

Il est fort important de séparer un trouble réellement oculaire de l'*agraphie*, l'*aphasie*, l'*alexie* qui le simulent. Les échelles *pour illettrés* (voy. p. 28), où le sujet n'a pas à expliquer ce qu'il voit, démontrent que l'œil voit, mais que le *cerveau ne peut comprendre* les lettres que cet œil *sain* lui transmet.

Certaines hémorragies *méningées* entraînent un épanchement sanguin *dans les gaines du nerf optique*, avec atrophie plus ou moins complète du nerf.

Dans le *ramollissement* cérébral avec ictus, la constatation de l'**hémianopsie** *permet une exacte localisation du foyer de ramollissement*, sis ordinairement au **cuneus** (Voy. fig. 42, p. 46), avec hémianopsie *homonyme*, droite ou gauche. C'est dans l'hémisphère *opposé* à la **lacune** du champ visuel qu'est la lésion (cuneus *gauche* en cas de perte symétrique de la partie *droite* du champ visuel (Voy. **Signification clinique des hémianopsies**, p. 45). Les *blessures* peuvent s'accompagner d'hémianopsie localisante.

TUMEURS.

Les tumeurs endo-crâniennes ont un retentissement oculaire avec **œdème des nerfs optiques**, vulgairement appelé **névrite optique** : il s'y joint des paralysies des nerfs et muscles de l'œil, des phénomènes fonctionnels divers, mais la « *névrite optique* » *reste le principal* ou *le seul symptôme* ophtalmique.

L'**examen oculaire** donne les plus grandes présomptions de tumeur cérébrale, mais il est *rare* qu'il la **localise**. Son résultat devra se confronter avec celui de l'**examen du champ visuel, hémianopsique** ou *non*.

Il est *exceptionnel* que la stase névritique soit *unilatérale* ou *plus marquée du côté* de la *tumeur*.

La névrite est d'autant plus fréquente que le sujet est plus jeune. Dans les tumeurs cérébrales après 60 ans, elle manque au moins dans la moitié des cas : elle est constante avant 30 ans, et plus habituelle dans les tumeurs de la base.

Le praticien demandera un examen ***oculaire*** et ***neurologique***, avant de consulter le chirurgien pour recourir aux ***ponctions lombaires*** ou à la ***trépanation décompressive***.

Le siège de la tumeur cérébrale reste ordinairement dans le domaine des *probabilités*, malgré les recherches les plus averties.

ACROMÉGALIE.

La *néoplasie pituitaire* occasionne des complications oculaires *caractéristiques*, qui aident le *diagnostic* de la maladie originelle elle-même.

Le facies est spécial (œdème palpébral chronique, *exophtalmie*).

Plusieurs symptômes sont variables (névralgies du trijumeau, céphalées péri-oculaires, nystagmus, paralysies des nerfs oculo-moteurs, hémorragies retiniennes, atrophie progressive du nerf optique, scotomes centraux, etc.). Le ***signe*** PATHOGNOMONIQUE, — ***hémianopsie bitemporale***, avec perte ***des deux moitiés externes*** du champ visuel — est dû à la *compression* chiasmatique des *faisceaux croisés* du nerf optique qui commandent les deux moitiés *internes* des rétines (revoir la fig. 44, p. 47).

Si le masque, l'allongement des extrémités, le gigantisme, conduisent à penser à l'acromégalie, le *champ visuel*, par sa forme typique, la révèle.

Le pronostic n'est pas rapidement mauvais. Le sujet n'arrive que *lentement* à la quasi-cécité. Rien ici qui rappelle la cécité « marchante » du tabès. Chez l'acromégalique, le nerf comprimé souffre comme une herbe sous la pierre et vit en veilleuse.

CERVELET

Dans les *néoplasies* du **cervelet**, signes oculaires des tumeurs cérébro-spinales. Les *hémorragies* et les *abcès* déterminent fréquemment le *nystagmus*, la *déviation conjuguée* de la tête et des yeux.

L'*hérédo-ataxie cérébelleuse* entraîne l'atrophie du nerf optique, des paralysies de la 6e et de la 3e paire, avec blépharoptose.

Les affections des **tubercules quadrijumeaux**, des pédoncules, de la protubérance produisent des ***paralysies associées des nerfs et muscles de l'œil*** (p. 198), en particulier les syndromes classiques de *Millard-Gubler* (paralysie de la 6e paire et du facial du même côté que la lésion, hémiplégie opposée) et de

Weber (paralysie de la 3ᵉ paire du côté de la lésion, paralysie de la face et des membres du côté opposé).

Les affections du **bulbe** et de la colonne *cervicale* s'accompagnent éventuellement de troubles *oculo-sympathiques* par *excitation* ou paralysie du *grand sympathique cervical* (syndrome de Claude-Bernard) et de syndromes nombreux qui concernent le *neurologiste*. La *paralysie labio-glosso-laryngée*, la paralysie *bulbaire asthénique*, se compliquent de paralysies oculaires isolées ou associées (ophtalmoplégies).

MOELLE

Les ***myélites*** s'associent aux *névrites optiques*. Une variété de *myélite* a même été baptisée du nom de ***neuro-myélite optique aiguë***. La névrite *précède* de quelques jours la myélite, l'escorte ou la suit. Ces névrites n'ont pas toujours le pronostic sévère de la névrite méningitique.

Tabes. — Dans le tabes, la complication visuelle la plus terrible est la ***cécité bi-latérale***, jusqu'ici ***implacable***, née de l'***atrophie progressive des nerfs optiques***.

Les signes oculaires permettent le diagnostic du tabes quand ils sont *associés à la* ***perte*** *des* ***réflexes rotuliens***. Lorsque vous observez le ***signe d'Argyll-Robertson***, l'***inégalité des pupilles***, leur ***irrégularité***, la pupille n'étant plus ronde, mais ***oblique-ovalaire*** (fig. 338), le ***myosis***, (*quoique*, dans *de rares cas*, la *pupille* puisse être *dilatée*), ***avec ou sans réaction sanguine positive***, ***avec ou sans aveu de syphilis***, le malade est un *tabétique* et *il a eu* très probablement *la syphilis*.

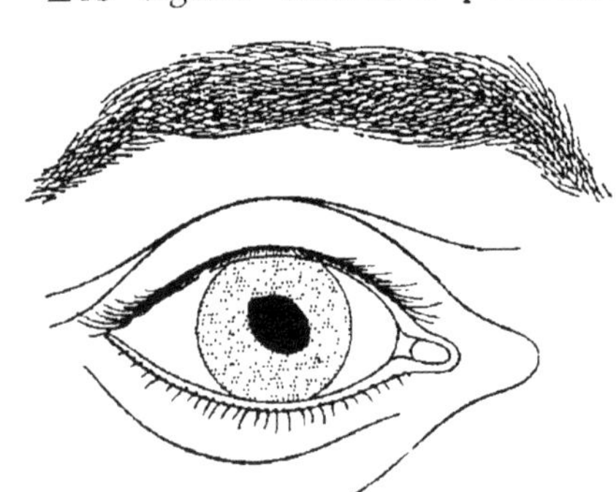

Fig. 338. — Pupille oblique-ovalaire (ordinairement plus étroite).

Son système nerveux a été souvent soumis à d'excessives fatigues de tout ordre : la « famille névropathique » forme le fond du tableau.

Quelquefois des contractures ou des paralysies des *muscles* de l'œil surgissent, ordinairement *transitoires*.

Autrement sinistre est le tableau suivant. Un homme d'une quarantaine d'années, d'apparence florissante, vient vous consulter pour un *léger affaiblissement de la vision d'***un seul** *œil. Cet œil est encore très bon* : s'il ne lit pas les plus fins caractères de l'échelle visuelle, il *lit parfaitement un livre ou un journal.* Néanmoins l'ophtalmoscope montrera une *pâleur* crayeuse *du nerf optique.*

Vous avez noté le signe d'Argyll, les pupilles étroites et déformées, les réflexes rotuliens disparus, les douleurs fulgurantes et la syphilis ancienne, *bien ou mal* soignée. Or le **second œil sera forcément atteint d'atrophie du nerf optique.** *Quoi que vous fassiez,* PLUS VITE avec **un traitement** *mercuriel* **intensif**, ce malade deviendra *totalement aveugle*, en un ou deux ans.

Malade et médecin sont prêts « à tout faire » pour *sauver* le **second** œil, qui représente, non plus un œil comme le premier, mais la *fonction visuelle.* Leurs efforts sont vains ou dangereux.

Ne croyez pas ceux qui prétendent avoir guéri des lésions *tabétiques* du nerf optique par un traitement mercuriel outré : ils ont guéri, chez des malades **non tabétiques** ou **tabétiques**, des *névrites* **aiguës**, *syphilitiques* et *inflammatoires*, qui, en effet, *guérissent parfaitement par les injections mercurielles*, d'autant mieux que le traitement est plus actif. Mais on n'a **jamais** encore amélioré ni par l'*iode*, ni par le *mercure*, ni par l'*arsenic*, aucune ATROPHIE *du nerf optique* **dans le tabes : on n'a jamais pu préserver le** SECOND **œil** : telle est la dure réalité.

Le *salvarsan* n'a pas éclairci la situation. Cependant nous n'avons pas constaté, avec lui, la chute visuelle *brusque* qui accompagnait un traitement *mercuriel* violent.

Chez la plupart des tabétiques atteints *d'abord* d'atrophie des nerfs optiques et de *cécité*, les troubles *locomoteurs* ne se produisent pas et l'apparition de la cécité diminue l'intensité des troubles locomoteurs et des douleurs fulgurantes.

Le *nystagmus* et l'*érythropsie* (vision rougeâtre des objets) s'observent chez de rares ataxiques.

Il est enfin positif que le **signe d'Argyll existe** chez des malades **non tabétiques** et que les **syphilitiques** NON TABÉTIQUES possèdent des *réflexes pupillaires normaux.*

Paralysie générale. — Quoique puisée à la même source que le tabes (car l'expérience nous range parmi les partisans de leur origine syphilitique), la paralysie générale ne s'accompagne guère, au moins aux *premières* périodes, d'*atrophie du nerf optique* ou même de névrite optique. Le malade — type consulte pour une **inégalité pupillaire extrême**; ses *pupilles* sont **très dila-**

tées, contrairement à celles des tabétiques, mais *une* pupille est *plus large* que l'autre. De plus, il se déclare *privé* de la faculté *de lire*. **Les pupilles** sont *immobiles à la lumière* ET *à l'accommodation*. Quelquefois le *signe d'Argyll-Robertson* existe comme dans le tabes. *Un très fort verre convexe* permet la lecture, car *le fond de ces yeux est sain*. **Pas d'atrophie nerveuse**. Additionnez ensuite les *p tits signes* de la paralysie générale, le tremblement, les troubles de la parole. Les réflexes *rotuliens* sont *intacts* ou *exagérés*. La syphilis est avouée, ignorée ou niée, la réaction de Wassermann généralement positive.

De telles constatations ont leur valeur, lorsqu'il s'agit de paralytiques *débutants* et d'actes *délictueux* invraisemblables. **L'examen des yeux** vous permettra d'***affirmer*** ensemble l'irresponsabilité et la *paralysie générale progressive*.

Quant à l'évolution, nous connaissons de tels malades qui n'ont pas sombré dans la paralysie complète. Que de fois, par contre, en trois ou quatre ans, désordre progressif et mort dans le gâtisme ! *Il est* toutefois *exceptionnel que le malade devienne aveugle*, sauf à la période terminale.

Les myotiques (*nitrate de pilocarpine* à 1 °/₀, 2 fois par jour), les *verres convexes*, palliatifs de la paralysie accommodatrice, réconfortent en permettant des lectures espacées.

Dans la **maladie de Friedreich** (tabes héréditaire), la *cécité* par atrophie du nerf optique est *très rare*, comparativement à ce qui s'observe dans le tabes acquis. Le *nystagmus* est à peu près *constant*. Les pupilles sont ordinairement normales.

Dans la **maladie de Little** (tabes spasmodique), loucherie fréquente, avec ou sans contracture ou paralysie des muscles de l'œil. Anomalies congénitales variables. Signes de syphilis héréditaire.

Dans ces deux formes de tabes, la *cécité est insolite*.

Syringomyélie — La *syringomyélie* ne s'accompagne guère de cécité, sauf coexistence de tumeur cérébrale ou de tabes. Par contre, les paralysies des muscles de l'œil, le nystagmus, l'inégalité pupillaire avec ou sans signe d'Argyll, et surtout le *syndrome de Claude-Bernard*, par lésion du centre sympathique cervical (légère blépharoptose, énophtalmie, myosis, le tout unilatéral), éclairent la voie du diagnostic.

Sclérose en plaques. — La sclérose en plaques ne rend *presque jamais aveugle*, *quoique les nerfs optiques soient touchés* au moins dans la moitié des cas : leur sclérose reste incomplète.

Recherchez le nystagmus, pathognomonique, s'il est associé au ***tremblement dans les mouvements volontaires***. Les paralysies des muscles de l'œil sont passagères et récidivantes, comme celles du tabes. Les pupilles, étroites, ont des réflexes normaux ou exagérés.

Il y a là plus qu'il n'en faut pour éviter, sauf association possible, toute confusion avec la paralysie agitante, le tabes et les différentes névropathies.

Le *réflexe oculo-cardiaque* serait *aboli* dans le tabes, la sclérose en plaques, les hémiplégies....

Aliénation mentale. — Les *fous* proprement dits ne présentent pas de lésions oculaires spéciales : les troubles se réduisent à des hypérémies passagères des nerfs optiques et du cerveau, avec ou sans ***crises*** de ***congestion conjonctivale***. Mais des ***auto-mutilateurs*** *se sont, avec les ongles et les doigts seuls*, ***extrait les deux yeux***, *en quelques minutes*. Nous avons publié une observation semblable (*Soc. d'Opht. de Paris*, 1911), dans la mélancolie mutilatrice avec délire religieux, et montré les deux globes arrachés.

Les *dégénérés* et les idiots ont des lésions oculaires fort disparates (méningites, syphilis héréditaire, anomalies congénitales).

Neurasthénie. — Les neurasthéniques se plaignent justement de leurs yeux *harcelés* par les mouches volantes, l'asthénopie, les névralgies, les migraines. Mais il n'y a *pas* de *lésion particulière* à la neurasthénie. L'*examen du fond de l'œil par un spécialiste* rassurera ces malades.

Chez eux, pas trop de *bromures* dépresseurs et de médicaments constipants (fer) : désintoxiquez par le régime et les laxatifs. Le *phosphore*, *l'iode*, les *phosphates*, la chaux, la strychnine, l'ibogaïne, la valériane, le véronal, la diététique, l'hygiène, les agents physiques et psychiques, améliorent ensuite le présent et l'avenir.

Épilepsie. — Les anomalies de la réfraction et les anomalies congénitales sont fréquentes chez les épileptiques.

Mentionnons encore l'examen des yeux dans la **chorée** (différencier les *spasmes* des *tics* palpebraux), la **paralysie agitante** de Parkinson (aspect « figé » des globes oculaires), la **maladie de Thomsen** (spasmes des releveurs palpébraux analogues à ceux du goitre exophtalmique), les **myopathies progressives** (amyotrophie des paupières qui restent trop ouvertes). Nous avons décrit, avec les maladies de l'*orbite*, le **goitre exophtalmique** et ses dangers ophtalmiques.

Hystérie. — Voyez le diagnostic et le traitement des ***amauroses***, des CÉCITÉS SUBITES « *hystéro-traumatiques* », ainsi que la recherche de ***la simulation***, aux chapitres XVIII et XIX.

INFECTIONS

Toutes les infections *aiguës* ou *chroniques*, unies aux *intoxications* et *altérations viscérales*, associées aux états *diathésiques* acquis ou héréditaires, sont susceptibles de provoquer des troubles visuels ou de se localiser dans l'œil. Voici leurs complications les plus ordinaires.

Fièvres éruptives. — La ***rougeole*** s'accompagne de *conjonctivite* précoce ; l'hypérémie affecte d'abord la *partie du globe oculaire laissée à découvert* par les paupières : celle-ci offre l'apparence d'un ptérygion (*aspect* dit *ptérygial*, qui permettrait, à lui seul, de faire le ***diagnostic du début de la rougeole.*** Nous l'avons vu persister quelque temps, *après la guérison*). A la convalescence, les *orgelets à répétition*, les abcès de la paupière, les *kérato-conjonctivites pustuleuses*, sont à craindre et à *traiter*.

La rougeole est une des causes principales de TAIES ***indélébiles, parce qu'on ne soigne pas suffisamment l'œil malade au cours de la rougeole.***

Ne négligez jamais, sous prétexte que, dans toute rougeole, les yeux sont banalement rouges, de vous *assurer* de la *nature vraie* de la maladie oculaire. ***Vérifiez, quotidiennement, si la cornée « ne se prend pas ».*** S'il surgit une kératite, au lieu de vous borner à des lavages « boriqués », confiez les yeux à un spécialiste *pour prévenir* des OPACITÉS et *une* ***défectuosité visuelle*** *incurables*.

La ***scarlatine*** est quelquefois compliquée de conjonctivite à fausses membranes ou plus tard de rétinite albuminurique.

La ***varicelle*** provoque rarement des éruptions cornéennes et conjonctivales, des névrites optiques tardives.

A la *période aiguë*, les pustules palpébrales et conjonctivales de la ***variole*** inoculent la cornée. *Avant la vaccination, la variole était l'origine vulgaire de la cécité.*

Si l'œdème palpébral est extrême, n'hésitez point, *avec les releveurs à valve*, à soulever les paupières pour ***voir*** la cornée. *Sinon, vous trouverez peut-être les cornées perforées*, quand le malade voudra ou pourra ouvrir spontanément les yeux.

A la *convalescence*, l'infection endogène donne souvent des *métastases intra-oculaires* graves (irido-choroïdites purulentes, *suppurations de la rétine et du corps vitré*, névrites optiques), des furoncles, des orgelets, des abcès orbitaires. Plus tard, les blépharites *ulcéreuses* et atrophiques *rebelles*, les cils déviés tourmenteront le patient.

Le traitement local, à la période éruptive, se composera d'instillations, répétées cinq à six fois par jour, d'argyrol à 2/10, d'onctions de pommade à l'iodoforme, au collargol ou à l'ectogan, et d'un pansement humide.

La **vaccine** s'inocule parfois aux *paupières* et à la *conjonctive* : la *kératite* vaccinale est grave. *Recommandez au vacciné, à son entourage, de se prémunir contre une telle contamination par les doigts* ou les linges.

Diphtérie. — La *conjonctivite* à fausses membranes, la *paralysie de l'accommodation avec mydriase* **(examinez toujours les pupilles et la vision, au cours des angines)**, les *paralysies des nerfs et muscles de l'œil* comportent le traitement antidiphtérique moderne. Le sérum a une splendide influence *sur la conjonctivite* diphtérique véritable, *moins rapide sur les paralysies* oculaires.

Oreillons. — L'inflammation bilatérale des glandes lacrymales (oreillons de la glande lacrymale), — d'où l'*aspect caractéristique* des paupières supérieures en *poche* —, les conjonctivites, l'iritis, les névrites optiques, toutes les complications possibles des fièvres éruptives, y sont de pronostic variable, plutôt bénin.

Pustule maligne. — (Voy. **Paupières**).

Fièvre typhoïde. — Parmi les complications oculaires, d'ailleurs rares, la *névrite* peut aboutir à la cécité par atrophie du nerf optique, mais nous en avons observé plusieurs, unilatérales, où la vision est redevenue à peu près bonne.

Choléra. — La cyanose palpébrale, les ecchymoses sous-conjonctivales, la coloration grisâtre de la sclérotique, les opacités cornéennes par dessiccation de l'œil qui reste entr'ouvert, la dilatation pupillaire, le myosis à la dernière période, font partie intégrante du facies cholérique.

Impaludisme. — L'infection endogène et viscérale donne des iritis, des mouches volantes, des neuro-rétinites, des choroïdites, des éruptions herpétiformes sur la cornée; elle complique les maladies oculaires *préexistantes*, aiguës ou chroniques.

Rhumatisme. — Les *iritis*, les *névrites optiques* et les *sclérites*, les *ténonites* peuvent en relever. Son rôle est plus discutable dans les paralysies, les choroïdites, etc. Ne négligez pas les moyens objectifs de diagnostic avec la syphilis, la tuberculose, etc.; écartez la confusion entre la *goutte* et les divers processus (infectieux ou dystrophiques) *articulaires*.

Érysipèle. — Les *abcès des paupières*, quelquefois la *gangrène* symétrique, le trichiasis, les *cicatrices vicieuses*, l'*éléphantiasis*, avec toutes leurs conséquences : la *dacryocystite* suppurée, les *conjonctivites* à fausses membranes, les ulcères *cornéens*, le phlegmon total de l'œil, le phlegmon de l'*orbite*, la phlébite de l'orbite et des méninges, sont ses plus graves complications. Et cela n'exclut pas les iritis, les névrites optiques, le glaucome; un érysipélateux est véritablement *exposé* à *toutes* les affections oculaires. Aussi *l'œil d'un érysipélateux sera-t-il examiné au moindre trouble visuel.*

Très rarement un *érysipèle « curateur »* **améliore** une affection oculaire ou orbitaire chronique (trachome, lèpre, tumeur).

Scrofulo-tuberculose. — Rappelez-vous, pour y parer, que la scrofulo-tuberculose est la grande pourvoyeuse en ***taies de la cornée***, dans l'enfance (voy. ***M. de la conjonctive***, p. 287).

Tuberculose. — Parmi les principales infections oculaires, nous avons trouvé les localisations palpébrales, lacrymales, conjonctivales, cornéennes, iriennes, choroïdiennes... du bacille de Koch.

La tuberculose oculaire n'est pas complètement réfractaire au traitement intelligemment combiné et se cache dans les processus où on ne la soupçonnerait pas. Aidez-vous, pour la déceler, des investigations les plus modernes. L'*ophtalmo-réaction* n'est toutefois pas sans dangers.

Lèpre. — Les *nodules lépreux* de la *cornée*, l'*iritis* avec ou sans *lépromes*, les lésions palpébrales en *chapelet*, la paralysie de l'orbiculaire, sont typiques : méfiez-vous des lèpres *frustes*.

Chancre mou. — Le chancre mou des paupières, longtemps nié, est rare, mais réel (inoculations, microbe de Ducrey).

SYPHILIS

Syphilis acquise. — Le *chancre induré*, souvent *méconnu*, sur les paupières et la conjonctive, les *pustules*, *papules*, *plaques muqueuses*, *gommes*, *dacryoadénites* et *dacryocystites*. *kératites* parenchymateuses, *iritis*, *gommes* **perforantes** du corps ciliaire, *choroïdites*, *rétinites*, *névrites* et *atrophies optiques*, *paralysies*, *sclérites*, *ostéo-périostites orbitaires*, voilà des complications, déjà vues, de la syphilis.

Recherchez toujours la syphilis dans les maladies oculaires ambiguës, quel que soit le malade, et, ordinairement, sans l'informer de votre but. Utilisez les réactions spéciales, *sans les croire infaillibles*, puis un traitement d'***épreuve*** : pas seulement par ingestion, car les *frictions* ou les injections de sels solubles sont plus actives. Si vous vous adressez à une préparation *insoluble*. le calomel (*nouvelle* préparation indolore) vaudra mieux que l'huile grise, dangereuse et peu efficace.

Vous ne guérirez d'ailleurs ni le tabes, ni la paralysie générale, ni la parasyphilis viscérale, par le mercure ou par le salvarsan.

Préférez généralement à l'iodure à haute dose, le mercure et l'iode organique. (Voy. p. 101 notre vue d'ensemble du traitement de la ***syphilis oculaire***.)

Ne vous fiez point à l'*ordre chronologique* et *classique* des lésions oculaires de la syphilis. Vous observerez une gomme intra-oculaire, *trois mois après le chancre*, tout comme *une iritis, trente ans après*.

La ***syphilis oculaire des vieillards*** qui ont *contracté* « trop tard » la maladie, est *quelquefois* destructive et réfractaire au traitement spécifique.

Syphilis héréditaire. — La kératite parenchymateuse, l'iritis, les choroïdites, les ostéo-périostites orbitaires, entre autres grosses lésions, en résultent. Chez le nouveau-né, l'enfant, l'adolescent, chez l'***adulte***, pensez constamment à la possibilité de la syphilis HÉRÉDITAIRE, *précoce*, *retardée* ou *tardive*, *même en l'absence des stigmates d'Hutchinson*.

La syphilis héréditaire coexiste souvent avec les *anomalies congénitales* de l'œil et maints troubles oculo-*névropathiques*.

INTOXICATIONS

Les intoxications s'accompagnent fréquemment ***d'amblyopie et d'amaurose***, dont ***l'examen ophtalmoscopique et l'examen du champ visuel*** aident le *diagnostic* et le *pronostic*.

L'amblyopie ***alcoolique*** et ***tabagique***, ***type d'amblyopie toxique lente***, avec ***amélioration visuelle vespérale***, PATHOGNOMONIQUE (Voy. p. 407 et 408), ***guérit***, dès que le sujet s'abstient et suit le traitement approprié.

Quelques sujets, après avoir absorbé EN BLOC une ***dose massive*** de ***quinine*** (3 à 6 gr.), sont saisis d'un affaiblissement visuel avec **atrophie partielle des nerfs optiques**, mais ne perdent pas complètement la vision.

Une série de malades traités par l'**atoxyl** sont restés, **pour toujours, aveugles** par *atrophie bilatérale des nerfs optiques.*

L'**iodoforme,** employé sur de trop vastes étendues de peau ulcérée, ou bien absorbé par l'estomac, occasionne des altérations du nerf optique, de pronostic variable.

Le **plomb** engendre l'amblyopie à scotome central, mais aussi des rétinites hémorragiques et albuminuriques, des névrites optiques, des paralysies, des hémianopsies.

L'*amaurose saturnine, sans lésion* du fond de l'œil, est *brusque* et curable comme l'*amaurose urémique transitoire.*

La *fougère mâle* et la *pelletiérine* ont quelquefois entraîné la cécité bilatérale et incurable, à côté de troubles passagers.

La **naphtaline** provoque des lésions internes **avec cataracte, facile à reproduire chez les animaux.**

Tous les *toxiques*, **remèdes, poisons, aliments** *avariés, champignons vénéneux*, peuvent amener des accidents oculaires, de curabilité très diverse. *Au moindre affaissement visuel, faites examiner les yeux*, tout en traitant naturellement d'*urgence* l'intoxication *alimentaire* ou *médicamenteuse.*

CHAPITRE XXI

L'ABLATION DE L'ŒIL ET LA PROTHÈSE

INDICATIONS OPÉRATOIRES

L'œil, *perdu pour la vision*, DOIT CEPENDANT ÊTRE CONSERVÉ, *s'il n'est pas* ***douloureux***, extrêmement ***difforme***, ***dangereux*** pour ***la vie*** (***tumeur maligne***), *capable d'entraîner* ***la cécité de l'autre œil*** (***ophtalmie sympathique***).

Il y a cinquante ans, on « arrachait les yeux » aussi souvent qu'on arrachait les dents : actuellement on conserve les 9/10 des yeux, comme les 9/10 des dents.

Examinons les ***indications impératives*** de l'énucléation.

1° ***L'œil perdu est le siège de*** DOULEURS ***intolérables.***

Il est rare que la thérapeutique locale (*dionine*, *opérations*) et générale reste impuissante.

L'énucléation d'yeux atteints d'***atrophie douloureuse*** s'impose néanmoins. Les yeux contenant des plaques d'*ossification* choroïdienne et *quelques* yeux atteints de *glaucome absolu* finissent encore plutôt par l'énucléation que par des résections.

2° ***L'œil perdu est*** DIFFORME, ***trop gros*** ou ***trop petit.***

S'il est ***trop gros*** (*buphtalmie*, *staphylome cornéen*), ***il vaut mieux en réséquer une partie que l'enlever tout entier.*** La résection crée un *moignon* qui, revêtu de l'œil artificiel (voy. fig. 276, p. 318), paraît *vivant*, parce que cet œil artificiel, ***de même niveau***, est ***aussi mobile*** *que l'autre*. La prothèse est ALORS *invisible*, *tandis qu'après l'énucléation totale*, la paupière supérieure offre un *creux* sous le sourcil et l'œil *artificiel*, *peu mobile*, est très enfoncé.

Si l'œil perdu est atrophié, ***très réduit***, ***mais indolore***, il suffira, SANS OPÉRATION, de le coiffer d'un œil artificiel, ainsi qu'un moignon opératoire : art d'utiliser les restes.

Lorsqu'un œil, de ***volume normal***, est ***taché***, blanchâtre, le tatouage remplacera généralement l'énucléation.

3° ***L'œil perdu est*** DANGEREUX POUR LA VIE.

Une ***tumeur maligne intra-oculaire*** (sarcome, gliome) *nécessite l'énucléation*, parfois la résection du nerf optique et le curage de l'orbite. Mais une *petite* tumeur maligne, située ***sur l'œil***, sera largement enlevée, en tissu sain, et l'emplacement soumis à la cautérisation ignée; souvent il ne se produit pas de récidive. Sinon, il sera temps de supprimer l'œil. Dans les tumeurs *externes* d'ailleurs, l'œil reste capable de voir lorsqu'il contient une tumeur *intra-oculaire*, il est d'abord privé de *vision*.

4° ***L'œil perdu est*** DANGEREUX POUR L'AUTRE ŒIL.

Vous savez que l'***ophtalmie sympathique*** engendre, à peu d'exceptions près, la perte du *second* œil, c'est-à-dire la ***cécité complète*** et ***définitive***. Cette ophtalmie sympathique sera redoutée après un ***traumatisme*** de ***l'iris*** et du ***corps ciliaire***. Sa crainte commande l'***énucléation*** PRÉVENTIVE des yeux très ***prédisposés***. Lorsque l'*ophtalmie sympathique* est *déclarée*, l'énucléation de l'œil qui l'a provoquée, s'impose, excepté lorsque ***cet œil voit*** encore.

Beaucoup d'yeux perdus n'entraînent pas l'ophtalmie sympathique. Elle ne se produit pas :

1° ***Après le phlegmon diffus de l'œil.***

Comme l'énucléation est ici quelquefois suivie d'une *méningite*, mieux vaut se limiter à des opérations inoffensives (curage de l'œil, cautérisation intra-oculaire (voy. p. 387).

2° ***Dans le glaucome absolu*** (de Wecker). Bien entendu, ne pas confondre avec le glaucome se développant sur le second œil.

Yeux douteux. — Lorsqu'un œil reste ***très douloureux à la pression*** *digitale*, il contient un corps étranger méconnu, une ossification choroïdienne ou des lésions telles *qu'il convient de l'énucléer*, puisque sa sensibilité l'empêche de *tolérer l'œil artificiel* et qu'il expose à des *troubles sympathiques. Dans le doute, ne* ***pas*** *s'abstenir*.

Pour les yeux et pour les membres, la conservation est devenue la règle. Cependant, comme toute amputation, l'*énucléation sauve* quelquefois *la vie* et, en plus, *la vue* du « bon » œil, dernière ressource.

OPÉRATION

L'énucléation a des suites généralement courtes. L'*œil artificiel* sera « essayé », trois semaines après elle.

C'est à Bonnet (de Lyon) qu'est due la technique actuelle de l'opération.

Sans entrer dans les détails techniques, rappelons que l'opération, exécutable sous l'anesthésie locale ou sous l'anesthésie générale, suivant l'occurrence, est une véritable *désarticulation de l'œil*, non un arrachement. La conjonctive décollée au ras de la cornée, l'œil en est décoiffé. Chaque tendon, chargé sur un crochet à strabisme, est sectionné : le nerf optique est coupé avec des ciseaux courbes, épais et mousses. Finalement la conjonctive suturée enveloppe un *moignon régulier*.

Des *aliénés* auto-mutilateurs se sont extrait *les deux yeux*, en sectionnant la muqueuse avec les ongles, puis en saisissant l'œil entre les doigts. L'*auto-énucléation* n'est pas un mythe.

PROTHÈSE

Les **yeux artificiels**, utilisés couramment depuis le XVIe siècle, se fabriquaient alors surtout à Venise.

Actuellement l'œil artificiel est, sauf variantes, une **coque d'émail**, à bords arrondis, demi-œil correspondant à la partie visible de l'œil vivant (fig. 339). Des vaisseaux marquent le diamètre horizontal, et une encoche, l'extrémité supérieure et nasale de la pièce (fig. 340). Certains yeux ont leur *encoche spéciale* pour les *brides* palpébrales (yeux en « *plat à barbe* »).

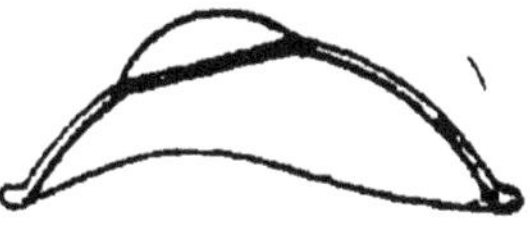

Fig. 339. — Coupe de l'œil artificiel.

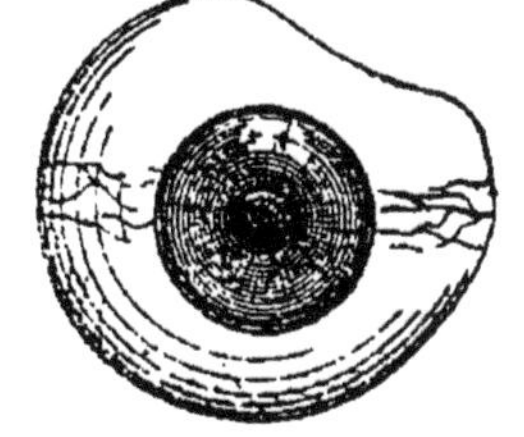

Fig. 340. — Œil artificiel (œil droit).

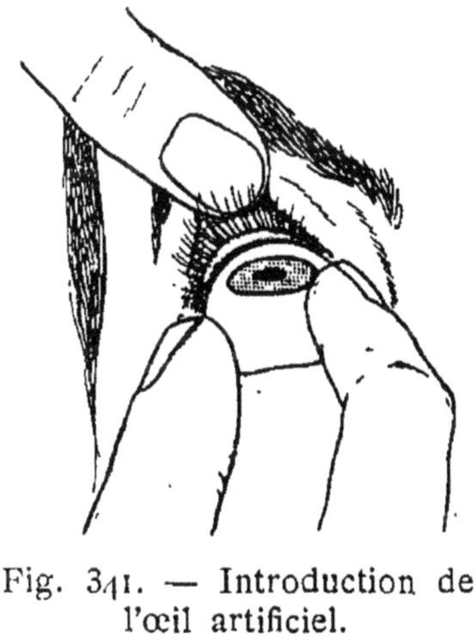

L'introduction de la pièce sous la paupière supérieure (fig. 341 et 342), n'est pas douloureuse, pas plus que celle d'un dentier.

Pour retirer l'œil, la face est penchée en avant et la coque soulevée avec une tête d'épingle (fig. 343), une sonde, un stylet courbé ou l'ongle, après avoir abaissé la paupière inférieure. Ces manœuvres se

Fig. 341. — Introduction de l'œil artificiel.

passeront au-dessus d'un linge propre destiné à recevoir l'œil artificiel, *très fragile.*

Cet œil sera déposé pour la nuit, lavé à l'eau bouillie, parfois au savon, puis essuyé : les ocularistes conseillent de ne pas le maintenir dans un liquide.

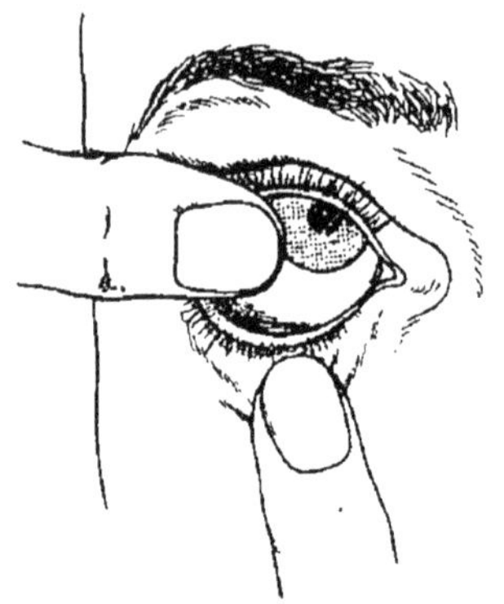

Fig. 342. — L'œil mis en place.

Il est ***essentiel de changer les yeux artificiels, au moins une fois par an.*** Devenus *ternes* et *rugueux*, ils entretiennent des conjonctivites, des bourgeons charnus, du larmoiement.

Le ***praticien*** adressera son malade à un *oculariste* et déconseillera l'achat au hasard, chez les pharmaciens, les opticiens. Les yeux *tout faits* ne sont jamais identiques à l'œil subsistant et le malade les choisit *toujours* ***trop grands.*** Ils « forcent » et blessent ; devant l'œil convenable, les bords des paupières, *en se fermant sans effort*, arriveront au contact facile et lâche.

Les soins de l'ophtalmologiste modifieront les paupières et les conjonctives enflammées, qui n'admettent plus la pièce artificielle ou la laissent tomber.

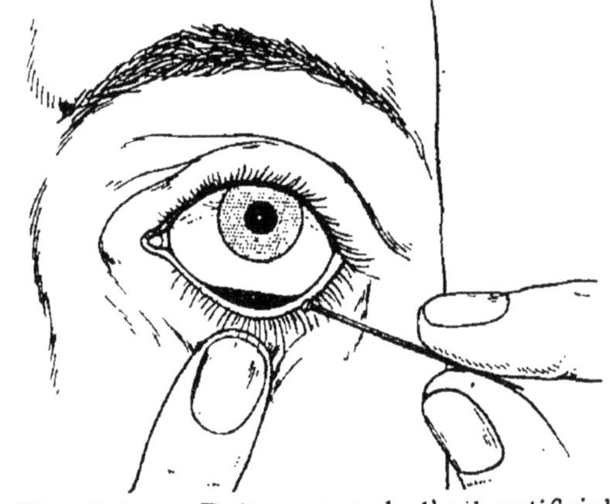

Fig. 343. — Enlèvement de l'œil artificiel.

Vous rencontrerez des personnes qui *ne veulent pas porter d'œil artificiel* : elles ont tort. Entre autres services, le port de la pièce empêche les paupières et les culs-de-sac de se rétrécir, surtout chez les ***enfants***, et de rendre plus tard la prothèse impossible, quand le patient aura changé d'idée, ce qui n'est pas rare.

La prothèse *orbito-faciale* (blessures de guerre, accidents d'automobile, etc.) complète, au besoin, la prothèse oculaire.

CHAPITRE XXII

L'AMÉLIORATION DU SORT DES AVEUGLES

Le plus grand service à rendre à un incurable, aveugle ou presque aveugle, c'est de lui redonner le courage et le goût d'une occupation. Il garde alors quelque indépendance et continue, s'il le faut, à gagner sa vie, au lieu de poursuivre son existence dans une tristesse inactive et permanente.

Au cours d'une maladie que vous savez incurable (atrophie tabétique du nerf optique, décollement de la rétine, blessure destructrice des deux yeux, ophtalmie sympathique, etc.), devez-vous, aux perpétuelles questions du malade, répondre que la *cécité* est *prochaine*?

Malgré l'opinion de Javal, oculiste devenu aveugle, qui demandait qu'on avertit tout *futur aveugle* de son pénible *avenir*, tranchez cette question par la négative.

Sans parler des *suicides* qu'ont plus d'une fois entraînés des affirmations catégoriques, diverses conséquences sérieuses, pour le malade et son entourage, bien ou mal intentionné, en résultent, et il est préférable de les empêcher de survenir.

Ne ***dites*** surtout ***jamais*** au malade (vous semblât-il le plus intelligent, le plus résigné, le plus « philosophe »), qu'il ***est*** et qu'il ***restera*** *aveugle*. Espérez, en causant avec lui, un progrès de la science, dont il bénéficiera probablement ; soyez, résolument, bon et pratique.

L'***aveugle-né*** *opérable* (*cataracte congénitale*) sera confié à un ophtalmologiste. Aucune observation sur la guérison de l'aveugle-né et son *apprentissage* visuel n'est plus remarquable que celle de Moreau (*Annales d'oculistique*, 1913). Elle servira de type.

Un ***enfant*** ou un ***adulte*** deviennent lentement ou sont A PEU PRÈS AVEUGLES (atrophie du nerf optique, rétinite pigmentaire, myopie excessive avec lésions, blessures, etc.). Conseillez-leur d'apprendre la ***lecture*** et l'***écriture*** EN RELIEF suivant la

méthode Braille (fig. 344) ou d'autres non moins intéressantes[1], puis un ***métier*** (organistes, accordeurs, vanniers, brossiers, fabricants de sacs en papier, masseurs, etc.). Plusieurs de nos malades ont appris la *dactylographie* tant qu'ils y voyaient encore ; d'autres connaissent la lecture et l'écriture spéciales, alors qu'ils ne deviendront jamais aveugles.

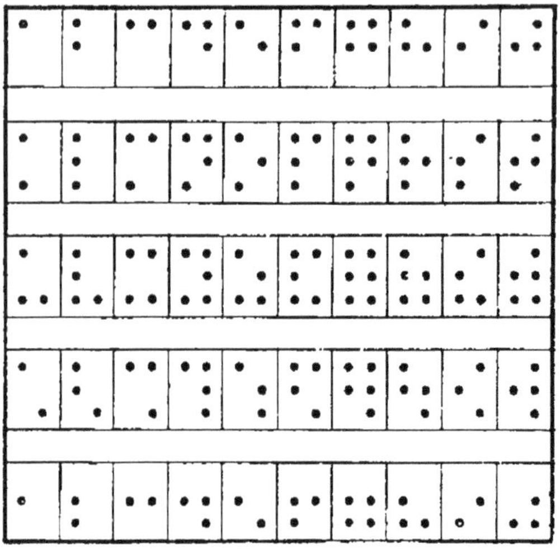

a b c d e f g h i j
k l m n o p q r s t
u v x y z ç é à è ù
â ê î ô û ë ï ü œ w
, ; : . ? ! () « * »

Fig. 344. — Alphabet Braille (en relief).

Nombre de distractions, de sports, de livres, de journaux spéciaux sont recommandables. Un aveugle intelligent, valide, *entendant* convenablement, entouré de gens de bonne volonté, est capable de réalisations invraisemblables. Après Homère, Milton, Huber, Augustin Thierry, beaucoup d'avocats, de professeurs, de savants continuent leurs occupations, malgré la cécité.

Adresses pour renseignements complémentaires :

Association Valentin Haüy, 9, rue Duroc, Paris ;

Institution des jeunes aveugles, 56, boulevard des Invalides, Paris ;

École Braille, Saint-Mandé (Seine) ;

Hospice des Quinze-Vingts, 28, rue de Charenton, Paris.

Livres à consulter, en plus du travail de Monprofit et Mulot :

1° Barazer : *Conseils aux personnes qui perdent la vue* (à l'*Association Haüy, 9, rue Duroc*). Ce livre contient aussi la liste des *Établissements départementaux* pour aveugles.

2° Javal : *Entre aveugles* (Masson et Cie, éditeurs).

3° Villey : *Le monde des aveugles* (Flammarion, éditeur).

(1) Monprofit. L'éducation des aveugles de la *guerre* (méthode de Mlle Mulot) *Bull. de l'Acad. de méd., 30 nov. 1915.*

CHAPITRE XXIII

PROPHYLAXIE DES AFFECTIONS OCULAIRES

L'œil lutte, pendant toute la vie, et sera justement *défendu* contre *trois sortes de dangers*, relevant d'une ***infection externe***, d'une altération par ***traumatisme*** ou ***usure***, d'un ***mauvais état général***.

1° CHEZ LE NOUVEAU-NÉ

Comment préserverez-vous l'œil de l'***infection*** par les sécrétions de la mère?

Si possible *avant la ligature du cordon*, bassinez les paupières (2 ou 3 pincées de bicarbonate de soude par bol d'eau bouillie chaude), puis un autre tampon déverse entre les paupières un peu de ce liquide préparé *dans un deuxième bol*; essuyez avec un dernier tampon.

Pratiquez ensuite une ***instillation antiseptique***.

La *méthode de Crédé* (instillation de nitrate d'argent à 2 p. 100) a fait ses preuves; mais cette dose est trop forte, trop caustique. ***1 pour 100*** $\left(\frac{\text{dix centig.}}{\text{10 gr.}}\right)$ ***suffit*** (2 gouttes dans chaque œil). Inutile de laver ensuite à l'eau salée.

Pendant une ou deux journées persistent une *légère* rougeur et de vagues mucosités qui s'atténuent rapidement.

Le jus de citron, le permanganate, l'iodoforme, sont moins sûrs.

Le ***sublimé en irrigations*** *a provoqué des* ***opacités*** *cornéennes* ***indélébiles***, depuis que les sages-femmes se sont crues autorisées à traiter de la même manière l'œil et le vagin.

Nous sommes partisan d'appliquer A TOUT NOUVEAU-NÉ, ***quel que soit l'état de la mère, l'instillation prophylactique*** de nitrate d'argent à 1 pour 100 (voire d'argyrol à 2 pour 10). ***Elle offre***, sans ***danger***, sans ***inconvénient***, de réelles ***garanties***.

Nous ne concevons pas comment quelques accoucheurs et ophtalmologistes la *réservent* aux enfants d'une mère chez laquelle ils constatent ou soupçonnent(?) une infection particulière.

Pendant les *jours qui suivent* la naissance, surveillez les causes d'inoculation par les *mains*, les *récipients*, les *tampons*, les serviettes ; guerre aux *éponges*.

L'ophtalmie des nouveau-nés devrait être plus explicitement mentionnée dans les livrets de mariage *et* dans un avis remis aux parents qui viennent annoncer la naissance (Brière, Terson père).

Si, le troisième jour, les yeux sont sécrétants, gonflés, rouges, L'OPHTALMIE PURULENTE, DÉCLARÉE, ***réclame d'urgence le traitement*** (Voy. p. 275) et l'offensive les plus énergiques.

La loi demande ***la déclaration*** de l'***ophtalmie purulente***, de l'***ophtalmie diphtérique*** et de l'***ophtalmie granuleuse***. En ce qui concerne l'ophtalmie ***purulente***, qui ne se transmet que par contact, il suffit de brûler ou d'ébouillanter les objets souillés et de savonner les mains contaminées. Aucune désinfection du local n'a de raison d'être.

2° *CHEZ L'ENFANT ET L'ADOLESCENT*

A LA NAISSANCE, craignez les blessures *par le forceps* et l'*ophtalmie purulente*. Plus tard :

Les traumatismes;

L'ophtalmie scrofuleuse, agent habituel des ***taies*** de la cornée (fig. 345), péril social important;

L'hérédo-syphilis oculaire;

Les conjonctivites catarrhales *contagieuses* et ***à fausses membranes***;

Les conjonctivites traînantes (***conjonctivite folliculaire, granulo-trachomateuse*** (contagieuse), ***printanière***);

Le strabisme;

Le développement de la myopie.

La prudence et les soins hâtifs rendent ces éventualités ÉVITABLES, en adoucissent les conséquences, en bornent la contagiosité.

DÈS QUE L'ŒIL D'UN ENFANT ROUGIT, le praticien EXAMINERA LA CORNÉE avec une LAMPE et avec une LOUPE.

La kératite, voilà l'ennemi, trop souvent MÉCONNU. Traitée TROP TARD, elle laissera une cicatrice *indélébile*, *apparente* et qui *gênera la vue*.

Dans le doute, le praticien appliquera *la* ***pommade jaune*** (Voy. p. 289), pierre de touche.

Lorsqu'un enfant de 7 à 8 ans est tourmenté par des ***clignements perpétuels***, ces derniers sont provoqués assez ordinairement par une conjonctivite *folliculaire* (Voy. p. 279). Examinez alors l'intérieur de la paupière ***inférieure*** (fig. 229), pour y trouver les *grains* ***adenoïdes***.

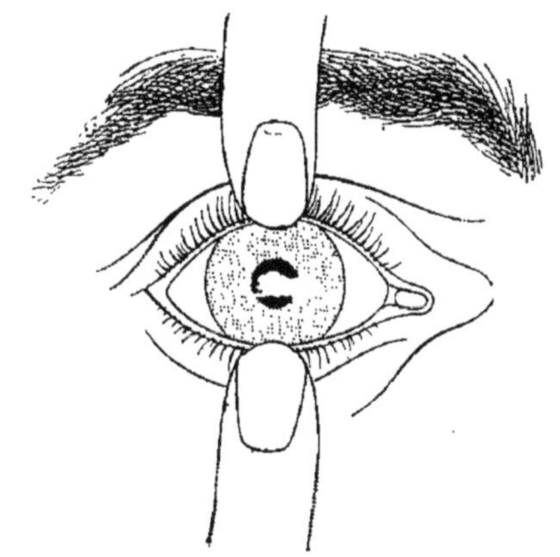

Fig. 345. — La taie cornéenne, presque toujours évitable.

Aux premiers jours chauds, la ***conjonctivite printanière*** (voy. p. 284) préludera par la photophobie, le larmoiement et le catarrhe. Ces symptômes pénibles s'atténueront vers la fin de l'été pour reparaître au printemps, *pendant plusieurs années*. La vision n'est pas menacée.

Méfiez-vous des ***reflets chatoyants de la pupille d'un enfant*** (gliome de la rétine, coloboma de la choroïde, etc.).

Chez les ***petites filles*** qui sont atteintes d'une ophtalmie purulente, pensez à la ***vulvite*** probable.

Chez tous les enfants, exigez, au moins pour les yeux, la ***propreté des mains***.

PROPHYLAXIE DES INFECTIONS ÉPIDÉMIQUES

A ***l'école***, la détermination et l'exclusion des *contagieux* sont indispensables.

Les enfants atteints d'ulcérations syphilitiques ou tuberculeuses des paupières, de rougeole, de conjonctivite *sécrétante*, de conjonctivite granuleuse, etc., seront *isolés*. Dans les pays où la ***conjonctivite granuleuse*** abonde (Algérie, Égypte, Belgique, etc.), des *écoles spéciales* grouperont logiquement de tels malades, comme les *écoles de contagieux* à l'hôpital Saint-Louis.

PROPHYLAXIE DES TRAUMATISMES

Que d'yeux perforés par les ***jouets dangereux***, les fléchettes, les pistolets, les pétards, les capsules, les objets (ciseaux, couteaux, baguettes, pincettes), que les enfants mal élevés manipulent inconsidérément dans la rue ou en famille....!

La responsabilité des *maîtres d'école* est aussi plus d'une fois engagée (blessures par coups de plume et de cailloux).

Nous avons vu souvent encore les yeux des parents blessés brusquement par un enfant. Les enfants qui tombent dans le feu, présentent parfois d'effroyables cicatrices palpébrales.

PROPHYLAXIE DU STRABISME

Nous avons dit que le strabisme, presque jamais congénital, survient, vers l'âge de deux ou trois ans, chez les névropathes et tarés, pour des raisons qui n'ont rien à voir avec la position du berceau et les hochets, auxquels mères et nourrices l'attribuent avec force. Mais il vaut mieux évidemment éviter de pendre dans le berceau un objet brillant (grelot, miroir), que fixe l'enfant.

PROPHYLAXIE DES TROUBLES VISUELS

Une inspection des yeux des petits enfants, ***avant qu'ils sachent lire***, s'impose s'il existe un symptôme ***objectif*** anormal (taies, inflammations, tumeurs, strabisme).

Lorsque l'enfant sait lire les lettres majuscules, il est INDISPENSABLE, *une fois par an*, de savoir si sa vision est parfaite.

Ce ***contrôle*** *est fort simple*, puisqu'à la rentrée des classes, il suffit de montrer, ***à 5 mètres*** de distance, la ligne de caractères correspondant à l'acuité visuelle *normale* (p. 394). Chaque œil, successivement, est obturé par une carte de visite, un mouchoir propre et personnel, à la rigueur, la main.

Si l'enfant n'épèle pas ces lettres, ***l'examen ophtalmologique*** INDISPENSABLE déterminera l'état ***réel*** de l'œil et de la ***réfraction***. Il est applicable également aux enfants qui, malgré une vision *apparemment normale*, se plaignent de ***maux de tête*** pendant ou après le travail.

PROPHYLAXIE DE LA MYOPIE

Contrairement à un funeste préjugé (V. p. 371 et p. 397), la ***myopie*** est ***pernicieuse pour l'œil***, dès qu'elle atteint ***un degré élevé***.

L'ENFANT NE NAIT PAS MYOPE; *la myopie est une maladie de croissance*, souvent ***héréditaire***. Elle *devient* ***d'autant plus forte***, que les *yeux myopes suivent une* ***hygiène plus défectueuse***.

Il est important d'en constater l'existence, ***dès que l'enfant connaît les lettres***, et d'en limiter les progrès inévitables.

L'**éclairage** sera donc largement octroyé : pour les *écoles*, on admet que, de sa place, tout élève devra, pour être convenablement éclairé, voir un fragment du ciel, sans que nous puissions entrer *ici* dans les détails architecturaux de l'orientation ou de l'éclairage des *écoles*.

Chez ***les prédisposés***, regarder longtemps de trop près est une cause de progression myopique. La ***distance du travail*** sera réglée, en principe, à 33 *centimètres* (rappelez-vous LES DEUX 3) : la pratique la placera entre 30 et 35 centimètres.

Les jeunes myopes ont même été soumis à l'application d'appuie-têtes et de redresseurs (jusqu'à la corde au cou!) pour les empêcher de trop se rapprocher de leur cahier.

Mobilier scolaire. — Il est préférable d'écrire ou de lire sur un ***plan incliné***, la table et le siège en rapport tel que le corps soit à peine penché et la vision facile, le visage tenu à peu près à 33 centimètres du livre.

Pour les enfants, les ***pupitres*** *mobiles* dont la hauteur se modifie avec l'âge, sont recommandables aussi bien pour l'*œil* que pour le *thorax* et la *colonne vertébrale* en plein développement.

Des ***textes*** imprimés en caractères ***gros***... et ***gras*** sont naturellement nécessaires.

Il n'est pas prouvé que ***l'écriture droite soit préférable***, pour l'hygiène oculaire et générale, à l'écriture ***légèrement*** penchée. La formule dite de George Sand (*corps droit, papier droit, écriture droite*) présente, comme toutes les propositions absolues, à peu près autant d'inconvénients divers que l'écriture *très* penchée : *in medio stat virtus.*

Les ***programmes***, le ***repos*** et l'***exercice au grand air***, intelligemment réglés, préviendront le surmenage oculaire.

Le *port de* ***verres bien choisis*** est indispensable. CHEZ L'ENFANT ***qui commence à être myope***, le ***port continuel*** de ***verres corrigeant*** INTÉGRALEMENT ***la myopie*** enraie sa ***progression rapide***, mieux que la ***correction partielle***, car beaucoup d'efforts visuels sont ainsi supprimés. L'enfant supporte, contrairement à l'adulte, la correction *totale* de la myopie et ne devient alors pas très myope.

Chez un ADULTE ***très myope***, *qui n'a point été habitué*, ***dès l'enfance***, *à la correction* ***intégrale*** de sa myopie, seuls, les verres *inférieurs* au degré de la myopie sont tolérés.

Bréviaire du myope :

Se tenir ***au moins*** à ***30 centimètres du livre*** (distance réglementaire = 33 centimètres), ***bien éclairé***, *sans avoir la lumière sur les yeux*, lire le moins possible à la *lumière artificielle*, *jamais couché*; ***reposer ses yeux*** quelques minutes, après chaque heure de travail; travailler sur un ***plan incliné***, avec un siège permettant de conserver le corps à peu près droit : ***écrire gros*** et pas trop penché : éviter les ***travaux trop fins*** et trop prolongés : porter des ***verres corrigeant***, *chez l'enfant*, ***toute la myopie*** : ***ne pas croire*** *que les yeux de myopes sont* ***plus résistants*** *que les autres* et les soumettre *périodiquement* à un examen spécial.

HYGIÈNE DE L'ŒIL CHEZ L'ADULTE

TOILETTE DES YEUX

Autant que possible, les yeux seront lavés, matin et soir, avec une serviette propre, ou des tampons hydrophiles, et de l'eau bouillie tiède, les mains préalablement savonnées.

Les lavages froids, l'emploi des éponges (!), la manie d'ouvrir les yeux dans une cuvette d'eau froide, si répandus, ne sont pas sans dangers.

Teintures. — Les teintures à base d'aniline causent des éruptions palpébrales, avec boursouflement des paupières, chémosis, maux de tête, etc., à moins qu'un lavage soigneux n'enlève l'excès de teinture. Le nitrate d'argent, les teintures végétales (henné), les décolorants (eau oxygénée), ne produisent pas d'accidents.

L'usage des *fards* ciliaires n'a pas de nocivité essentielle : pas de conjonctivites ni de blépharites positivement imputables à leur action. Les femmes se communiquent toutefois le trachome, avec le même pinceau colorant... et contaminé, au cours de ces pratiques discutables.

HABITATION

Les *mouches* sont, au moins dans les pays orientaux, des agents continuels de contagion ophtalmique.

La ***température*** habituelle *de l'appartement* variera entre 16 et 18°. Les *poêles* et le froid aux pieds congestionnent les yeux, si l'on ne prend pas les précautions nécessaires.

Les mets épicés, faisandés, une ***alimentation*** trop carnée te *constipante* sont particulièrement nuisibles, sauf atténuations et intermittences judicieuses.

Nombre de maladies des yeux dont on ne trouve pas la cause éclatante, relèvent de dystrophies et d'infections mixtes, favorisées ou créées par l'auto-intoxication intestinale, hépatique....

L'abus de l'*alcool* et du *tabac* (voy. p. 407), les *plaisirs vénériens* mal proportionnés à la résistance personnelle, les veilles, les insomnies et les chagrins, ont aussi leurs effets nocifs.

L'usage de *dormir la fenêtre ouverte* entraîne des catarrhes conjonctivaux, *s'il subsiste des courants d'air*, et, lorsqu'il n'y a pas de courants d'air, **quelques** personnes n'arrivent *jamais* à tolérer le refroidissement nocturne de la chambre (coryzas, rhumes, trachéo-bronchites, angines avec conjonctivites catarrhales).

OPHTALMIES DES ANIMAUX DOMESTIQUES

Des précautions sont recommandables aux zoophiles contre la *contagion* et les *blessures*.

L'ophtalmologie *vétérinaire* est d'ailleurs infiniment instructive.

Les *conjonctivites* folliculaire, purulente, diphtérique, les *kératites* ulcéreuses et *interstitielles* (donc pas toujours syphilitiques), la cataracte, etc., sont communes chez les **chiens** et chez les **chats**. Des iritis graves et périodiques atteignent le **cheval**.

Par contre, plusieurs animaux sont réfractaires à l'inoculation. Vous rempliriez l'œil d'un lapin avec du pus blennorragique sans déterminer d'ophtalmie.

Le singe, et surtout l'anthropomorphe, de réceptivité semblable à celle de l'homme (trachome, syphilis, etc.), constituent le *seul* terrain *expérimental* analogue et qui résoudra de grands problèmes ophtalmologiques. L'*anatomie* de leur œil est celle de l'œil humain, dont diffèrent *considérablement* les yeux des autres animaux. Chez ces derniers, les opérations (cataracte, etc.) réussissent médiocrement, par suite de la structure du globe et de la difficulté de l'immobilisation post-opératoire.

TRAVAIL

Éviter, autant que possible, de lire couché ou soumis à une trépidation.

Éclairage diurne très intense, *jamais en face ni par derrière*. La lumière arrivera *de côté*, surtout de gauche.

Pour l'éclairage *nocturne*, la *grosse* lampe à huile était évidemment la source lumineuse la plus douce; le pétrole est passable.

Le bec de gaz simple chauffe et vicie l'air. Les becs à incandescence seront munis de verres dépolis et d'abat-jour.

Un bon *éclairage de bureau* est fourni par une lampe *électrique* de 16 bougies, à verre dépoli et même jauni, avec abat-jour opaque, la source de lumière à 35 centimètres au-dessus de la table.

L'éclairage des *ateliers* et des *chantiers* reste ordinairement, malgré tous les nouveaux procédés, insuffisant ou dangereux. Il nécessite une étude précise pour chaque local et chaque genre de travail.

VERRES TEINTÉS

Dans nos latitudes, les verres *fumés* ou *ardoisés* (teinte n° 2) protègent suffisamment du grand soleil. Plus foncés (teinte n° 3), leur utilisation suivra les circonstances.

Pour une luminosité moins violente, les verres *jaunes*, teinte n° 2, assez agréables, sont aussi les meilleurs contre l'éclairage *par incandescence* et l'éclairage *électrique*. L'***ophtalmie des neiges*** sera prévenue par le port de verres jaunes, ou jaunes *et* fumés (teinte n° 3).

Les verres à l'*escu'ine* sont à l'étude.

L'examen des ***éclipses***, ***sans verres fumés***, a entraîné des scotomes et de véritables brûlures de la rétine.

CLIMATS ET RACES

Les ***climats***, les ***altitudes*** et les ***races*** influent sur la *répartition* des maladies des yeux. La conjonctivite granuleuse (trachome) est endémique dans plusieurs pays, la cataracte est très ordinaire chez les Hindous....

C'est en Russie et dans les pays orientaux qu'il existe le plus grand nombre d'aveugles (*trachome*, *variole*, etc.) et, aux Pays-Bas, le moindre. En Algérie, leur proportion est trois fois plus forte qu'en France (trachome, syphilis, etc.).

La race, le terrain et l'hérédité favorisent l'apparition de la myopie. Dans les écoles mixtes de pays *neutres*, les sujets d'origine *germanique* deviennent plus habituellement et plus vite myopes que les autres.

Le glaucome est bien plus fréquent chez les *israélites*.

Le *mariage*, entre *anormaux et consanguins*, entraîne trop souvent l'hérédité des tares oculaires et névropathiques (myopie, anomalies, colobomes iriens, cataractes, rétinite pigmentaire, etc.).

Saisons. — Les conjonctivites catarrhales, l'asthme des foins et la conjonctivite *chronique* dite printanière coïncident nettement avec les changements de saison et de temps.

ÉMIGRANTS

Dans les *ports d'embarquement*, les *émigrants* passent devant une commission médicale. Les *immigrants* subissent une nouvelle visite qui déclare les uns, sinon désirables, du moins admissibles, et repousse les *indésirables*.

Les *granuleux* (*trachomateux*) *sont refusés*. Aussi examine-t-on la ***face interne de la paupière supérieure*** pour chercher les ***granulations***. Lorsqu'il n'y a plus que leur ***cicatrice*** (voy. fig. 231), la contagion ne semble pas possible. Mais les examinateurs jugent en dernier ressort. Ils interdisent l'entrée du pays aux aveugles ou demi-aveugles sans moyens d'existence.

Les maladies curables motivent l'*ajournement*.

Une investigation minutieuse concernera la *lèpre*. Nous avons observé à Paris des coloniaux des deux sexes, porteurs de *lésions* cutanées et oculaires *peu visibles* (légère opacité de la cornée, iritis torpide où les yeux n'étaient pas rouges). La lèpre devra donc être dépistée avec une attention qui ne risque point d'être excessive.

PROFESSIONS INSALUBRES

Dans les professions où les yeux sont très exposés (tailleurs de

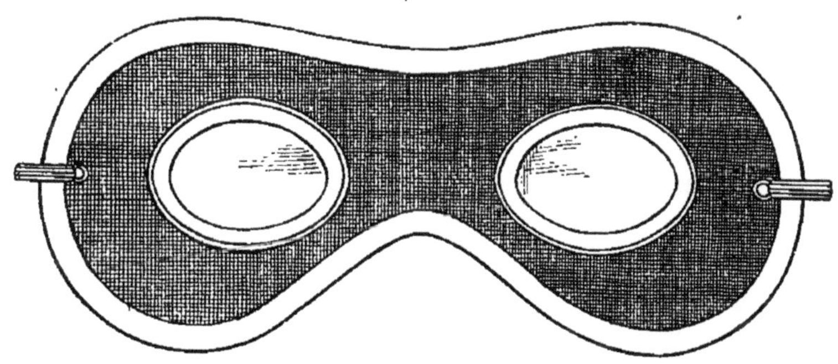

Fig. 316. — Lunettes protectrices.

pierre, marbriers, métallurgistes, ajusteurs, soufreurs de vigne, vidangeurs, etc.), dans les industries chimiques, contre les raffinements caustiques, asphyxiants et lacrymogènes, unis aux innombrables projectiles, avec débris minuscules, de la *guerre* contemporaine, les yeux seront protégés, soit par des masques, soit par des lunettes spéciales, de forme et de matière variables (verre, mica, *coques de métal* à trous et fentes sténopéiques, etc.), à la fois efficaces et suffisamment légères. Sinon les intéressés, même borgnes, refusent de les porter. Ceci compte, lorsqu'une blessure survient chez un travailleur volontairement privé de lunettes.

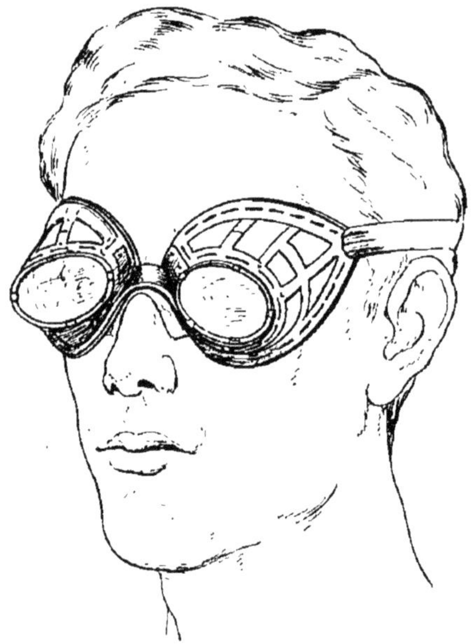

Fig. 347. — Lunettes pare-éclats.

SPORTS

Qu'il s'agisse de course à pied, de gymnastique, d'escrime, de vélocipédie, de boxe, les *hémorragies rétiniennes* ne sont pas rares chez les *myopes*, les cardiaques, les hypertendus.

Nous avons soigné maints graves accidents sportifs (œil crevé par la balle de la pelote basque, décollements rétiniens, déchirures palpébrales, déplacements du cristallin, cataractes traumatiques au foot-ball, etc.).

La *luxation de l'œil en avant des paupières*, grâce à un ingénieux coup de pouce (*gouging*), a été exécutée par quelques boxeurs, procédé que nous supposons en désuétude....

Les **chasseurs** devraient-ils porter des lunettes protectrices? Certes nous avons vu des verres cassés, ou traversés *à l'emporte-pièce*, par un grain de plomb, mais souvent aussi les lunettes neutralisèrent le choc et l'on ne peut guère conseiller ici les appareils presque complètement métalliques des casseurs de pierre.

Les lunettes préférables ont de vastes verres plans avec volet latéral ou des verres en *coquille* contournant le rebord orbitaire. Leur matière la moins mauvaise est le cristal de roche, d'une épaisseur minimum de 6 millimètres, taillé dans le sens opposé à l'axe (verres dits « non-axe »), à bords *dépolis*. La buée ne les atteint pas et leur solidité est grande. Éviter les verres concaves de cristal de roche dans les fortes myopies, où ils sont mal supportés.

Automobilisme, cyclisme, voyages en chemin de fer. — Le courant d'air, les poussières et corps étrangers provoquent naturellement des accidents oculaires (violentes conjonctivites, surtout si les routes sont *goudronnées*).

Lorsque le « chauffeur » a une *médiocre réfraction*, il emploie des lunettes avec larges verres correcteurs. Nombre de nos clients se bornent à leur binocle, plutôt insuffisant.

La buée, quand la voiture s'arrête ou marche lentement, devient gênante, malgré les préparations dont on frotte préalablement le verre. Les lunettes en cristal de roche, qui en sont exemptes, fatiguent quelquefois la vue (difficulté de la taille, indice de réfraction, etc.).

A l'arrivée, le plus simple est de bassiner les yeux avec une tasse d'eau bouillie chaude contenant une pelle à sel (2 à 3 pincées) de bicarbonate, de borate de soude, ou quelques gouttes de glyco-thymoline. Massage et affusions au tampon, plutôt que bains d'œillère, à moins que les culs-de-sac ne soient *bondés* de poussières. Les corps étrangers seront enlevés selon les règles (p. 128).

CHAPITRE XXIV

EXAMEN MÉDICO-LÉGAL

ATTENTATS

L'observation des victimes d'un ***attentat*** comporte l'examen :

1° Des ***signes d'identité*** physiologique ou pathologique (*signalement* des particularités de l'œil, des paupières et sourcils, cicatrices, taches, tumeurs) et d'*identité professionnelle* (poussières incrustées dans les poils et variant avec les métiers, etc.);

2° Des ***lésions*** caractéristiques : ***ecchymoses sous-conjonctivales*** *piquetées* de la ***strangulation***, ***ecchymose palpébrale tardive*** des *fractures du crâne*, ***exophtalmie*** de la ***pendaison***, ***brûlures*** par les caustiques, ***cataractes traumatiques***....

Se méfier, chez le ***nouveau-né***, de l'infanticide par l'introduction dans le crâne d'une aiguille à tricoter glissée sous la paupière supérieure.

Des troubles oculaires accompagnent l'***empoisonnement*** par la belladone (mydriase, gonflement des paupières, etc.), l'opium (myosis), le curare, la nicotine (exophtalmie), le phosphore, l'arsenic, la strychnine..., signes *secondaires* qui en corroborent de plus importants.

ACTES DÉLICTUEUX

L'examen oculaire d'un *paralytique général* (Voy. p. 445), d'un névropathe, d'un déprimé, d'un infecté, est important pour l'appréciation des responsabilités. Il est également instructif dans de nombreux litiges.

ACCIDENTS DU TRAVAIL ET TRAUMATISMES

(Voy. ***Blessures de l'œil***, chap. VI).

SIGNES ET RÉACTIFS OCULAIRES DE LA MORT

L'examen de l'œil vous apportera des renseignements pour distinguer ***la mort réelle*** de la ***mort apparente*** et prévenir l'***ensevelissement prématuré***.

La *perte du clignement*, l'*insensibilité de la cornée*, la *dilatation* et la *fixité pupillaires* succédant au *myosis agonique*, l'*aspect terne* et *vitreux* de l'œil, son *excavation* rapide, vous conduisent à de fortes présomptions.

L'état (à noter) *de la fente palpébrale* est variable et important en médecine légale. ***Il est inexact qu'on meure toujours les yeux ouverts*** : chez *les 2/3 des morts, les yeux sont mi-clos* : le dernier tiers a les yeux soit largement *ouverts*, soit l'un à demi *fermé*, l'autre *ouvert*.

Contrôlez la ***tension oculaire*** par le toucher : l'œil du cadavre est flasque.

L'*examen ophtalmoscopique* montrerait l'*arrêt de la circulation rétinienne*; or, l'*arrêt du pouls et du cœur* sont déjà manifestes.

Les ***instillations irritantes*** méritent d'être quelquefois essayées, tout comme les procédés « mécaniques » (pince hémostatique sur les muqueuses, cautérisation, arrêt de la circulation du doigt par un lien, artériotomie, etc.).

D'*Halluin* a proposé d'instiller de l'*éther*, qui produit une violente rubéfaction conjonctivale sur le *vivant*. Bien que quelques gouttes ne puissent probablement pas être aussi nuisibles pour la cornée, nous avons été consulté pour un œil où l'éther avait largement coulé pendant une *longue* anesthésie chirurgicale. La cornée était profondément ulcérée.

Nous conseillons la ***poudre de dionine***. « Un grain de blé » de cette poudre, déposée dans le cul-de-sac inférieur, entraîne ordinairement un *gonflement* (chémosis) de la conjonctive, avec *cuisson* et *rougeur*. Or, la dionine *n'altère pas la cornée*, nous en avons la preuve journalière en clientèle.

L'***ophtalmo-réaction par la dionine*** sera désormais, selon nous, un *nouveau* critérium, d'autant plus pratique et précieux qu'il est, à la fois, *objectif* et *subjectif*.

La ***méthode de S. Icard*** est fort originale.

Icard injecte dans les muscles ou les veines, à la rigueur dans le tissu cellulaire, 8 à 10 centimètres cubes de la solution colorante :

Fluorescéine	10 gr.
Carbonate de soude	15 gr.
Eau distillée	50 cc.

Sur le ***vivant*** SEUL, la diffusion est telle qu'il paraît avoir une jaunisse intense. « ***L'œil***, *prenant une coloration verte, ressemble à une émeraude* enchâssée dans l'orbite. »

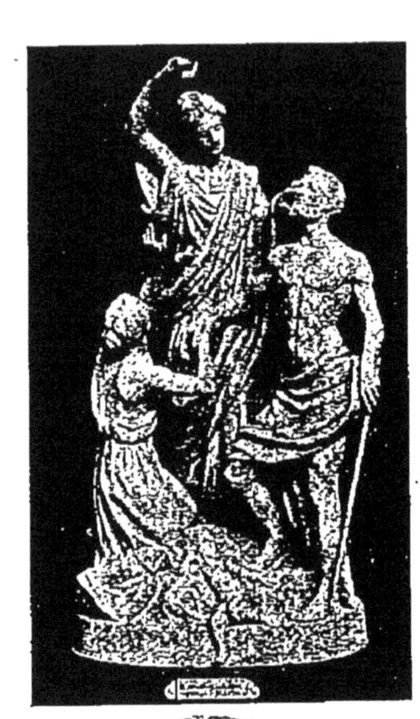

L'OPHTALMOLOGIE
par
ARMAND AUGUSTE

TABLE DES MATIÈRES

CHAPITRE I. — *L'outillage.*

CHAPITRE II. — *La consultation ophtalmologique élémentaire.*

CHAPITRE III. — *Ce qui a poussé le malade à consulter.*

CHAPITRE IV. — *L'adaptation thérapeutique locale et générale.*

CHAPITRE V. — *Remarques thérapeutiques.*

CHAPITRE VI. — *Les blessures de l'œil et des annexes.*

CHAPITRE VII. — **Les maladies de l'appareil lacrymal.**

CHAPITRE VIII. — **Les attitudes vicieuses de l'œil par désordre moteur.**

CHAPITRE IX. — **L'exophtalmie et les maladies de l'orbite.**

CHAPITRE X. — **Les maladies des paupières.**

CHAPITRE XI. — Les maladies de la conjonctive.

CHAPITRE XII. — Les maladies de la cornée et de la sclérotique.

CHAPITRE XIII. — Les maladies de l'iris et du corps ciliaire.

Chapitre XIV. — Le glaucome.

Chapitre XV. — Les maladies du cristallin.

Chapitre XVI. — Les maladies du fond de l'œil.

Chapitre XVII. — Le malade a besoin de lunettes.

CHAPITRE XVIII. — **Les amblyopies et les amauroses.**

CHAPITRE XIX. — **Les simulateurs.**

CHAPITRE XX. — **Les complications oculaires des maladies générales.**

CHAPITRE XXIII. — *Prophylaxie des affections oculaires.*

CHAPITRE XXIV. — *Examen médico-légal.*

73981. — Paris, Imprimerie générale LAHURE, rue de Fleurus, 9.

www.ingramcontent.com/pod-product-compliance
Ingram Content Group UK Ltd.
Pitfield, Milton Keynes, MK11 3LW, UK
UKHW020311200726
13857UKWH00001B/149

9 782012 471306